脊髓肿瘤外科学

主编 王振宇

编者（按姓氏笔画排序）

于 涛　马长城　王振宇　刘 彬

孙建军　张 嘉　李振东　陈晓东

林国中　谢京城

北京大学医学出版社

图书在版编目（CIP）数据

脊髓肿瘤外科学 / 王振宇主编. —北京：北京大学医学出版社，2012.10

ISBN 978-7-5659-0441-7

Ⅰ. ①脊… Ⅱ. ①王… Ⅲ. ①脊髓疾病－肿瘤－外科手术 Ⅳ. ①R739.4

中国版本图书馆CIP数据核字(2012)第206931号

脊髓肿瘤外科学

主　　编：王振宇

出版发行：北京大学医学出版社（电话：010-82802230）

地　　址：（100191）北京市海淀区学院路 38 号 北京大学医学部院内

网　　址：http://www.pumpress.com.cn

E – mail：booksale@bjmu.edu.cn

印　　刷：北京圣彩虹制版印刷技术有限公司

经　　销：新华书店

责任编辑：冯智勇　　责任校对：金彤文　　责任印制：张京生

开　　本：889 mm×1194 mm　1/16　印张：17.25　字数：516 千字

版　　次：2012 年 10 月第 1 版　　2012 年 10 月第 1 次印刷

书　　号：ISBN 978-7-5659-0441-7

定　　价：158.00 元

版权所有，违者必究

（凡属质量问题请与本社发行部联系退换）

本书由
北京大学医学科学出版基金
　　　　资助出版

主 编 简 介

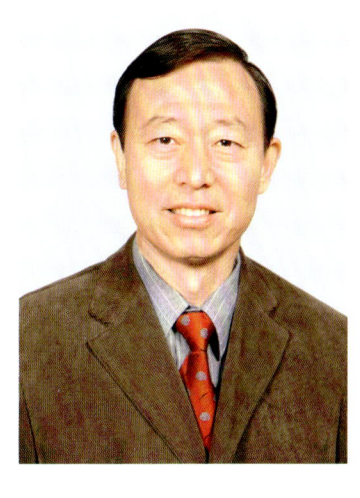

王振宇，北京大学第三医院教授、主任医师、博士生导师、神经外科主任。兼任中华医学会神经外科学会脊髓脊柱专业组副组长、北京医师协会神经外科专科医师分会副会长、北京医学会神经外科专业委员会委员、中国医师协会神经外科分会脊髓脊柱专家委员会委员、北京医师协会神经外科专家委员会委员。《中华神经外科疾病研究杂志》、《中华神经医学杂志》、《中国临床神经外科杂志》、《中国微创外科杂志》、《中华老年心脑血管病杂志》编委。在神经外科疾病诊断及治疗方面积累有丰富的临床经验，尤其擅长颅内肿瘤、各种复杂疑难脊髓肿瘤、脊髓空洞、脊髓先天性畸形等疾病的微创手术治疗。在降低患者病残率、提高患者生存质量方面做了大量卓有成效的工作，具有许多成功的经验。曾先后在国内率先完成了开放血脑屏障化疗恶性脑瘤、神经组织移植促进脊髓损伤后再生修复的系列研究。目前承担的科研课题有：恶性脑肿瘤综合治疗的基础与临床研究、中枢神经系统损伤后的可塑性研究、脊髓空洞发生机制的研究、出血性脑卒中早期诊断与早期治疗研究、脊髓手术术中监测研究等。在国内外医学期刊发表学术论文八十余篇，获得省部级科技成果奖十一项。参加编写的专著有：《立体定向放射神经外科学》、《颅底神经外科学》、《神经外科手术学》、《神经外科疾病定位诊断学》、《神经外科手术入路图谱》、《神经系统肿瘤学》等。

前　言

脊髓是中枢神经系统的重要组成部分，通过复杂的神经结构以及上行和下行的神经通路与脑相互联系，控制和支配躯体的感觉、运动及大小便等功能。因此脊髓手术要求定位准确，操作精细。术中任何不适当的操作或误伤，都会加重原有的脊髓、神经损伤或造成新的医源性损伤，严重者可引起感觉、运动和大小便功能的永久性障碍，甚至瘫痪致残，给患者身心带来不应有的痛苦。

有关脊髓肿瘤手术的知识源于一百多年前。1888年，Gowers和Horsley首次报道成功切除髓外硬脊膜下肿瘤。1907年，Elsberg报道了首例髓内肿瘤切除手术。1919年，Dandy发明了空气脊髓造影术。1921年，Sicard和Forester应用对比剂进行脊髓造影，促进了脊髓肿瘤手术的发展。1940年，Greenwood发明了双极电凝术，并多次报道脊髓髓内肿瘤的成功切除，同时能完全保留脊髓神经功能，且长期不复发。20世纪70年代以前，由于脊髓肿瘤的手术致残率高，尤其是脊髓髓内肿瘤切除会加重脊髓损伤，引起术后瘫痪、呼吸功能障碍、大小便障碍等并发症，大多数学者倾向于保守治疗，常采取椎板减压、活检、肿瘤部分切除术，再给予放射治疗。随着CT、MRI的问世，显微外科技术的不断进步，手术器械的更新，以及电生理监测技术的术中应用，脊髓肿瘤的手术有了长足的发展，手术成为目前治疗脊髓肿瘤的唯一有效方法。

脊髓脊柱外科是北京大学第三医院的专业特色，积累了大量脊髓脊柱疾病的临床病例资料和丰富的外科治疗经验，本书对脊髓脊柱解剖以及不同类型脊髓肿瘤的流行病学、病因病理、临床表现、影像学特点、手术治疗技术、术后并发症、预后等进行了详细描述，并且附有大量影像学和手术图片，同时还介绍了脊髓肿瘤手术相关的脊柱生物力学知识以及脊髓肿瘤手术中神经电生理监测等新技术。脊髓脊柱外科作为一门交叉学科，神经外科、脊柱外科医生都在涉足这一领域，各有所长，需要相互学习，相互合作，并从各自专业工作中吸取宝贵的经验，取长补短。希望本书对从事该领域临床工作的医生有所帮助，不断提高我国脊髓脊柱外科疾病的治疗水平。

王振宇

2012.10

目　录

第一章　脊柱、脊髓解剖与生理 ………… 1
- 第一节　脊　柱 ………………………… 1
- 第二节　脊　膜 ………………………… 4
- 第三节　脊髓和脊神经 ………………… 5
- 第四节　脊髓的血管 …………………… 7

第二章　脊髓肿瘤相关的脊柱生物力学 … 9
- 第一节　脊柱的基本生物力学 ………… 9
- 第二节　影响脊柱稳定性的因素 ……… 11
- 第三节　脊髓肿瘤手术后影响脊柱稳定性的因素 …………………………………… 15
- 第四节　术后脊柱不稳定的预防 ……… 24
- 第五节　脊柱不稳定的诊断 …………… 36
- 第六节　脊柱不稳定的治疗 …………… 38

第三章　脊髓肿瘤术中神经电生理监测技术 … 49
- 第一节　术中神经电生理监测的目的和基本原理 …………………………………… 49
- 第二节　术中神经电生理监测的解剖基础及基本监测方法 …………………………… 50
- 第三节　术中神经电生理监测在脊髓手术中的应用 ………………………………… 58
- 第四节　术中神经电生理监测的影响因素 ……… 61

第四章　脊髓肿瘤总论 ………………… 65
- 第一节　概　述 ………………………… 65
- 第二节　脊髓肿瘤的分类 ……………… 65
- 第三节　发病机制与病理生理学 ……… 68
- 第四节　临床表现 ……………………… 69

- 第五节　影像学检查 …………………… 71
- 第六节　诊断与鉴别诊断 ……………… 73
- 第七节　治　疗 ………………………… 79
- 第八节　预　后 ………………………… 93

第五章　硬脊膜外肿瘤 ………………… 97
- 第一节　概　述 ………………………… 97
- 第二节　病因与病理 …………………… 97
- 第三节　临床表现 ……………………… 99
- 第四节　影像学检查 …………………… 100
- 第五节　诊断与鉴别诊断 ……………… 104
- 第六节　治　疗 ………………………… 105
- 第七节　预　后 ………………………… 108

第六章　硬脊膜内髓外肿瘤 …………… 111
- 第一节　概　述 ………………………… 111
- 第二节　病因与病理 …………………… 111
- 第三节　临床表现 ……………………… 112
- 第四节　影像学检查 …………………… 112
- 第五节　诊断与鉴别诊断 ……………… 121
- 第六节　手术治疗 ……………………… 121
- 第七节　辅助治疗 ……………………… 130
- 第八节　预　后 ………………………… 131

第七章　脊髓髓内肿瘤 ………………… 133
- 第一节　概　述 ………………………… 133
- 第二节　流行病学与病理 ……………… 133
- 第三节　临床表现 ……………………… 139
- 第四节　影像学检查 …………………… 139

第五节	诊断与鉴别诊断	144
第六节	手术治疗	146
第七节	辅助治疗	157
第八节	预后	157

第八章　圆锥马尾部肿瘤 ……159
- 第一节　概　述 ……159
- 第二节　流行病学 ……159
- 第三节　临床表现 ……159
- 第四节　影像学检查 ……161
- 第五节　诊　断 ……168
- 第六节　手术治疗 ……169
- 第七节　手术并发症及防治 ……178
- 第八节　预　后 ……179

第九章　哑铃型肿瘤 ……181
- 第一节　概　述 ……181
- 第二节　临床表现 ……181
- 第三节　影像学检查 ……181
- 第四节　诊断与鉴别诊断 ……182
- 第五节　手术治疗 ……183
- 第六节　手术并发症及防治 ……203
- 第七节　预　后 ……203

第十章　颅颈交界区肿瘤 ……205
- 第一节　概　述 ……205
- 第二节　流行病学 ……205
- 第三节　临床表现 ……205
- 第四节　影像学检查 ……206
- 第五节　诊断与鉴别诊断 ……207
- 第六节　手术治疗 ……207
- 第七节　预　后 ……212

第十一章　多发脊髓肿瘤 ……213
- 第一节　概　述 ……213
- 第二节　临床表现 ……213
- 第三节　手术原则和术中可能碰到的问题 ……214

第十二章　合并脊柱畸形的复发性脊髓肿瘤 ……219
- 第一节　流行病学 ……219
- 第二节　脊柱畸形的易发因素 ……220
- 第三节　临床表现 ……221
- 第四节　预防与治疗 ……221

第十三章　椎旁肿瘤 ……223
- 第一节　概　述 ……223
- 第二节　临床表现 ……223
- 第三节　影像学检查 ……223
- 第四节　诊　断 ……226
- 第五节　手术治疗 ……226

第十四章　假性脊髓肿瘤 ……229
- 第一节　骶管囊肿 ……229
- 第二节　硬脊膜囊肿 ……235
- 第三节　脊髓囊虫病 ……240
- 第四节　椎管内脓肿及肉芽肿病变 ……246
- 第五节　椎管内脱垂游离型间盘 ……250
- 第六节　自发性椎管内血肿 ……253
- 第七节　肠源性囊肿 ……259

索　引 ……265

第一章 脊柱、脊髓解剖与生理

第一节 脊 柱

脊柱由颈椎、胸椎、腰椎、骶椎、尾椎5部分组成。胸段最长，位于两端的寰、枢椎及骶椎有独特的结构，其余的椎体则较为相似。

一、颈椎

颈椎由7节组成，包含2个特殊的椎体：寰椎和枢椎，形状相对特殊，它们起到了在脊椎与颅骨间连接的作用。其余的5个椎体相对相似，国外资料显示成人颈椎椎体从C7下缘到齿状突尖的平均长度大约为12.5cm，但随着颈椎的屈伸长度会有所变化，因此制订手术方案时对于硬脊膜下肿瘤的定位要根据术中的体位进行校正，术中切除骨质之前采用X线或磁共振等影像学方法定位是非常必要的。

寰椎因形如环戒而得名，其两个侧块分别与颅骨的枕结节及枢椎的侧块形成寰枕关节及寰枢关节，寰椎前弓与齿状突形成第5个关节参与头部的转动（图1-1）。

第2~7椎体的后部构成了椎弓结构，由椎弓根、椎板、棘突组成。椎弓根通过小关节来连接脊柱。小关节由上、下关节突组成。由下方椎体突向上的称为上关节突，反之为下关节突。从经关节的轴切面上观察位于后部的关节面来自上位颈椎，前方的关节面来自下位颈椎。神经根孔的上、下界由上、下相邻的脊椎的椎弓根组成，前壁由椎间盘间隙及邻近的钩突组成，后壁则由关节突组成，在寰枕间走行的是颈1神经根，由于特殊的解剖学结构，没有相应的神经根孔，而寰枢之间颈2神经根走行于寰枢侧块关节的后方，其外侧方有椎动脉走行，在颈7胸1椎间孔内走行颈8神经根。在横断面轴位像上，颈椎管呈前后扁的卵圆形，颈神经孔向前外侧30°左右走行，愈向下角度愈增大，颈5神经根在通过神经根孔时与脊髓形成45°角，颈8则以接近直角出脊髓。除寰椎外颈椎的棘突于正中位斜向下，颈2及颈7较为明显，可于皮下触及，可作为手术的体表标记，但是偶有颈6异常粗大的情况，影像学检查可于术前明确。一般来讲除颈7外颈2~6的棘突都有分叉，可作为术中区别颈6、7棘突的标记。颈椎椎管的前后径为15~20mm，硬脊膜囊前后径为10~14mm，脊髓的前后径为6~9mm，占据椎管40%左右（图1-2）。

就韧带结构而言，颈椎有寰枢韧带、前纵韧带、后纵韧带、黄韧带、棘突间韧带及棘上韧带。由十字韧带、齿突尖韧带、翼状韧带从后方使齿突牢固地与寰椎前弓形成寰枢内关节。前、后纵韧带分别从寰椎到骶椎的前、后方表面起到连接椎体的作用，前纵韧带起自枕大孔水平的寰枕前膜，后纵韧带由枕大孔后方的覆膜延续而成。椎体后方的黄韧带、棘间韧带、棘上韧带对脊柱的稳定起到重要作用。黄韧带因由坚韧的黄色弹力纤维构成而得名，行走于相邻椎板之间，向上附着于上一椎板腹侧面，向下附着于下一椎板的上缘，与椎板形成叠瓦状，并向外延伸，参与椎间关节囊的组成。其外侧游离，构成椎间孔的后界。在中线两侧黄韧带相接，常有裂隙存在，常由此处作为手术切除的切入点。黄韧带占据椎管背侧约3/4面

A B C D

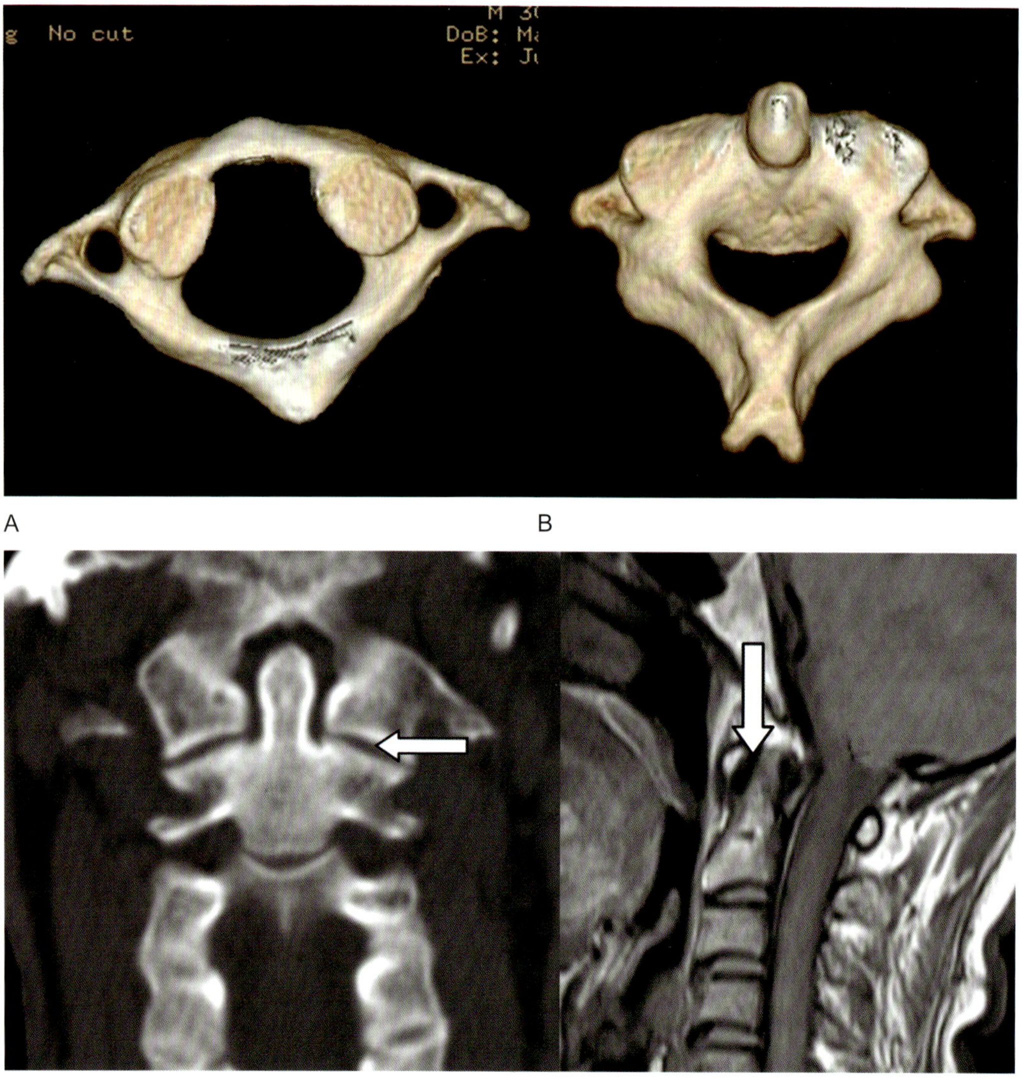

图 1-1 A. CT 重建示寰椎上面；B. CT 重建示枢椎上面；C. CT 重建示寰枢关节；D. MRI 示齿状突与寰椎前弓形成第 5 个关节。

A B

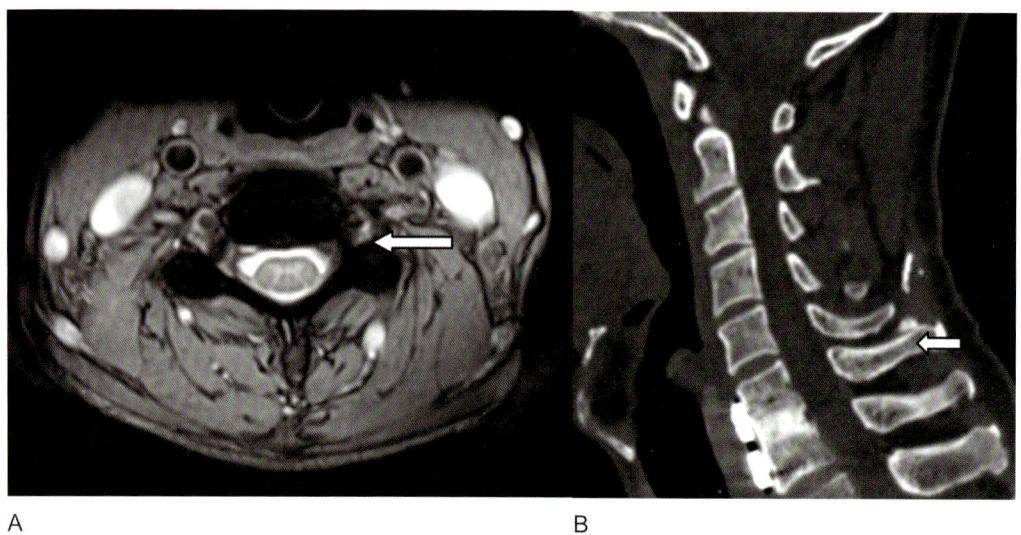

图 1-2 A. MRI 示颈椎椎间孔可见神经根走行，其腹侧有椎动脉自横突间孔穿行；B. CT 示颈 6 棘突与颈 7 等高。

积,此韧带由上而下增强,在颈部向上延续为寰枕后膜,在椎管内连接各个椎板,构成椎管的后界。棘间韧带在棘突间走行,对脊柱后方的稳定起重要作用。棘上韧带顾名思义是在棘突尖延伸的韧带,在半椎板入路手术中应尽可能保持其完整性。

在颈椎走行血管由椎动脉及静脉丛组成。静脉丛主要在椎体的后正中表面与后纵韧带之间走行,椎动脉绝大多数发自锁骨下动脉,个别变异左侧可起自主动脉弓、甲状腺下动脉和颈总动脉。一般来讲椎动脉走行于颈1~6神经根孔前侧方的横突孔(图1-3),但少数病例也可自颈3、4、5、7水平进入横突孔。术前的MRI三维血管成像可以明确是否存在变异,椎动脉在MRI上显示为横突孔内的圆形流空低信号影。近90%的椎动脉在横突间孔内垂直走行,罕见在颈4、5、6水平形成内侧襻。在颈2以上,椎动脉转向后上方,经颈1横突间孔及寰椎后弓上表面的椎动脉沟(少数病例可见闭合而成的椎动脉孔,在分离寰椎时要注意这一变异,要在骨膜下推开小肌肉),向内侧走行形成襻,在其周围可见伴行的静脉丛。该静脉丛在颈2水平和进入颅内节段非常丰富,在颈1、2节段手术显露寰椎的过程中静脉出血提示椎动脉就在附近,压迫止血常常有效。

二、胸椎

胸椎有12节,12节胸椎椎体的高度自上而下逐渐增加,间盘较颈、腰部扁薄,椎间孔位于侧方,椎弓根起自椎体的上半部,椎管呈圆形,脊椎形成轻度生理性后凸,硬脊膜囊及脊髓在胸椎管上部呈轻度前移。胸椎与其他部位不同的是与肋骨形成胸肋关节,第2~10肋骨头与椎体的后、侧表面形成关节,一半的关节面位于上位脊椎,一半的关节面位于下位脊椎。第1、11、12肋仅和相应椎体的上部形成关节。此外,第1~10肋结节与相应节段的横突表面形成肋横突关节。胸椎的椎板相对颈椎来讲要窄,椎管也相对要小(图1-4)。

胸腰椎的椎管外静脉丛非常特殊,由于脑脊液在神经根袖处通过静脉回吸收,当胸腔及腹腔内压

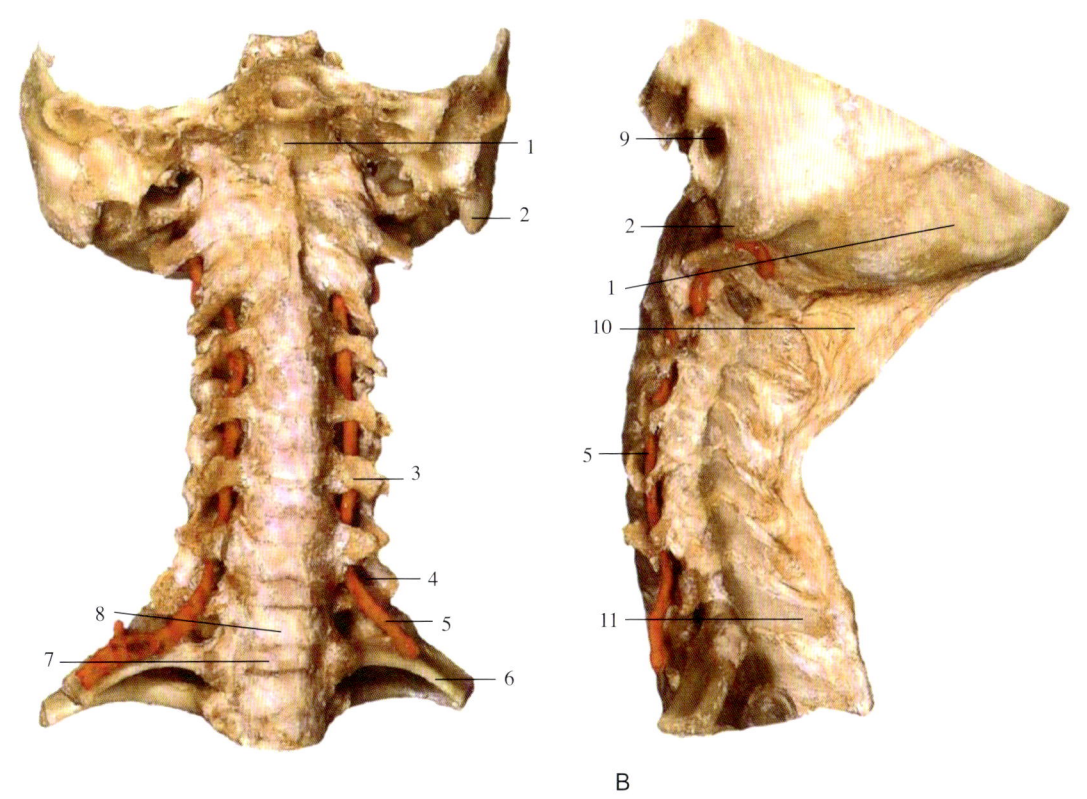

图1-3　椎动脉走行。A,正位;B,侧位。

1.枕骨;2.乳突;3.颈5横突;4.进入颈6横突孔的椎动脉;5.椎动脉;6.第1肋;7.颈7、胸1间盘;8.颈7椎体;9.外耳道;10.项韧带;11.颈7棘突。

力变化时，可通过吻合血管影响到椎管内硬脊膜外静脉丛并对脑脊液压力产生影响。此外椎管外静脉丛还与奇静脉相通，构成绕过上、下腔静脉的平行引流体系。手术时体位不当会使胸、腹压增高，可导致术中硬脊膜外静脉丛出血不止。

三、腰骶椎

腰椎有 5 节，与胸椎形态相似。椎间孔的后界由关节突组成，关节突相对较长并形成冠状位走行的小关节，在腰椎上半部椎管呈卵圆形，在下半部呈类三角形，其前侧方的骨性隐窝由小关节的上关节突切迹构成。骶骨是由 4 个或 5 个椎体融合形成的一个三角形整体，侧方与髂骨形成骶髂关节。腰神经根袖在椎弓根水平走行于硬脊膜囊的前外侧并进入神经根孔的上半部，椎间盘在其下方（图1-5）。硬脊膜外脂肪包含丰富的静脉丛和结缔组织。静脉丛可伴行神经根经神经根孔下部与外部静脉丛交通。

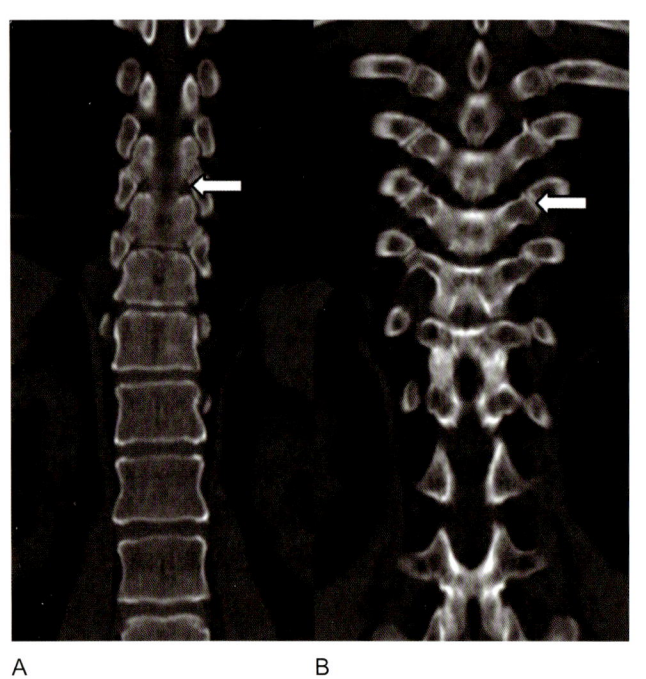

图 1-4　A. CT 重建示胸肋关节；B. CT 重建示肋横突关节。

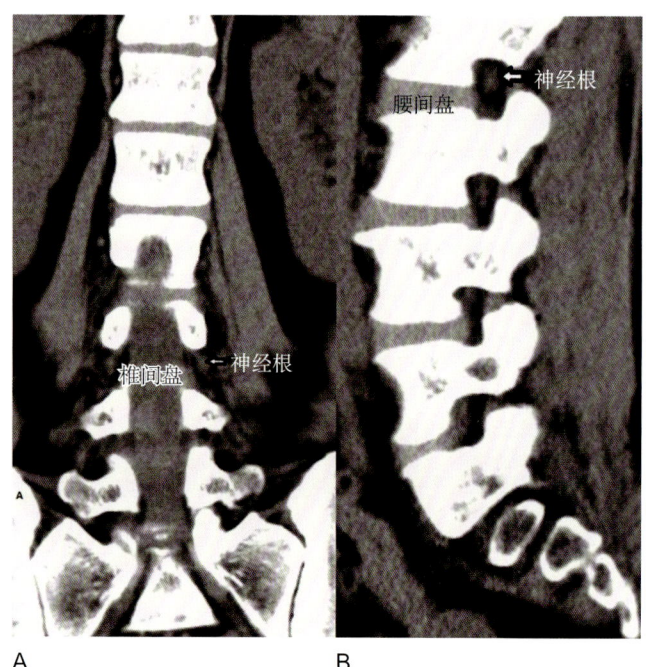

图 1-5　CT 重建示经神经根孔处神经根于椎间孔上部出孔，椎间盘位于椎间孔下部（A，冠状位；B，矢状位）。

第二节　脊　膜

一、硬脊膜

硬脊膜约 0.8mm 厚，由胶原纤维和弹力纤维组成，肿瘤长期压迫时可以萎缩变得菲薄。在枕大孔水平，脑硬脊膜和外骨膜合并形成硬脊膜，分为三层：最内层为硬脑膜内层的延续，中间层为硬脑膜外层的延续，最外层为颅骨骨膜的延续，这种复合结构使得头部运动时不会造成硬脊膜囊脱离椎管的中线区域（图 1-6）。

二、蛛网膜与软脊膜

蛛网膜是脑脊液运行空间的外壁。与硬脊膜疏松附着，包绕神经根至根袖，与硬脊膜融合。在蛛网膜下腔，蛛网膜通过众多的丝条与脊髓表面相连，

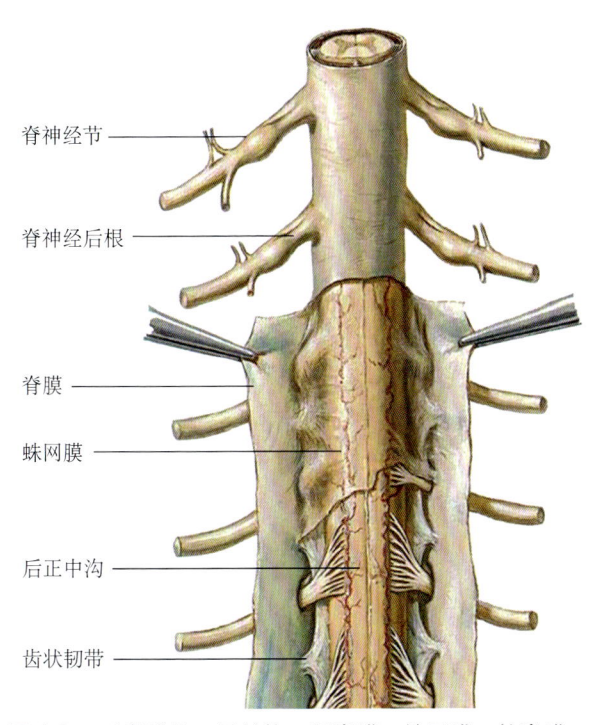

图 1-6　示脊膜的三层结构：硬脊膜、蛛网膜、软脊膜。

在后方较为明显，这些丝条一般认为是起源于软脊膜。后部在蛛网膜与软脊膜之间存在一纵向分隔，将蛛网膜下腔分成左右两半，向颈部及圆锥走行的过程中逐渐穿通，到枕大池及腰大池时消失，在分隔处脊髓表面有后正中静脉走行，因此牵拉此处的蛛网膜可能会牵涉到下方的静脉；在低位颈髓及胸髓的后根入口至神经根袖走行区也存在分隔，在脊髓腹侧的蛛网膜下腔则不存在这样的分隔，前根并不像后根一样被蛛网膜所包绕，后方的分隔在切除大的髓外肿瘤时可提供一个良好的解剖层面。齿状韧带是起源于软脊膜的横向纤维板，走行于软脊膜与硬脊膜内层之间，一般嵌入到神经袖背侧1.5～2mm，走行于两侧的前根与后根之间。软脊膜包绕脊髓，包含纤维束，与齿状韧带及硬脊膜构成复杂的脊髓支撑体系，从而使脊髓位于硬脊膜囊的中间位置，在脊柱活动时避免受到过度的牵张。软脊膜不透水，形成蛛网膜下腔与脊髓血管周围间隙之间的屏障。但也有学者通过动物实验提出细胞外间隙与蛛网膜下腔是相通的两个分腔，其内液体成分相同，脑脊液可沿动脉的血管周围间隙进入细胞外间隙，这种交换依赖于正常的动脉搏动，这种交通位于后根进入带，在这个区域证实软脊膜与蛛网膜下腔有穿通。

第三节　脊髓和脊神经

一、脊髓

男性脊髓长约46cm，女性脊髓长约41.5cm。在颈、腰段形成膨大，颈膨大位于颈4～7，颈5～6最明显，颈髓可随体位有一定的牵伸，国外研究发现颈髓在前屈位时为12.69cm，后伸位时为11.5cm；腰膨大位于胸12椎体水平，取决于圆锥的位置。一般来讲圆锥中止于腰1椎体水平，其下为马尾，圆锥末端形成终丝位于硬脊膜囊中央（图1-7、1-8）。

脊髓由白质及灰质组成。白质由轴突、少突胶质细胞及纤维星形细胞组成，分为后索、侧索、前索；灰质由神经元细胞、树突、少突胶质细胞及星形细胞组成，呈蝴蝶形位于脊髓中央，其中间有脊髓中央管。灰质富含血管，轴突排列成束完成运动和感觉功能。后方正中的薄束、楔束各自传导上、下肢的深感觉及精细触觉至大脑中央后回。感觉神经纤维自后根进入后柱，来自下肢节段的纤维向上走行到后索内侧，在脊髓后表面有一浅沟可区分出薄束与楔束。在白质侧索内走行的重要传导束有脊髓小脑束、脊髓丘脑侧束、皮质脊髓侧束，其排列由内到外是有序的，依次为颈、胸、腰、骶部纤维。在白质前索内走行的有皮质脊髓前束和脊髓丘脑前束（图1-9）。

脊髓的灰质在颈、腰膨大处最大。脊髓中央有一管腔，被覆室管膜细胞，称为中央管，被前后联合的传导束所包绕。灰质分为前、后角，在胸段还有侧角，后角由多层的感觉神经细胞组成。在颈段，颈4以上后角内也含有三叉神经脊束核，因此上颈髓病变可影响到面部的痛温觉。前角由大的运动神经元及中间神经元组成。支配膈肌的膈神经的神经元位于颈3～6节段，此节段的手术可能会导致膈神经麻痹，术后会影响呼吸功能。

二、神经根

感觉纤维通过后根经旁正中的后根进入带进入

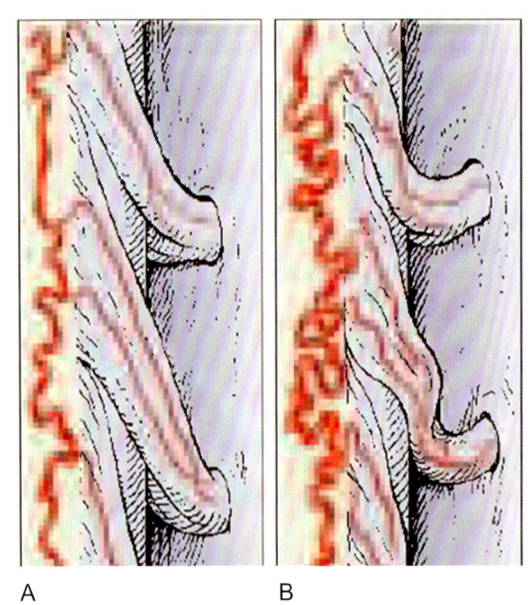

图 1-7　图示神经根在伸屈位时的状态。A 为屈位；B 为伸位。

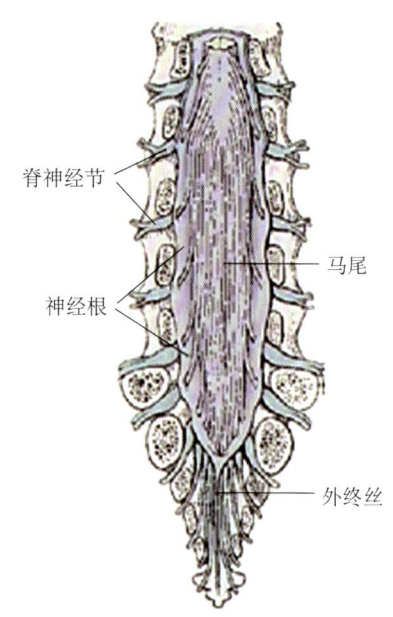

图 1-8　圆锥末端神经根形成马尾。

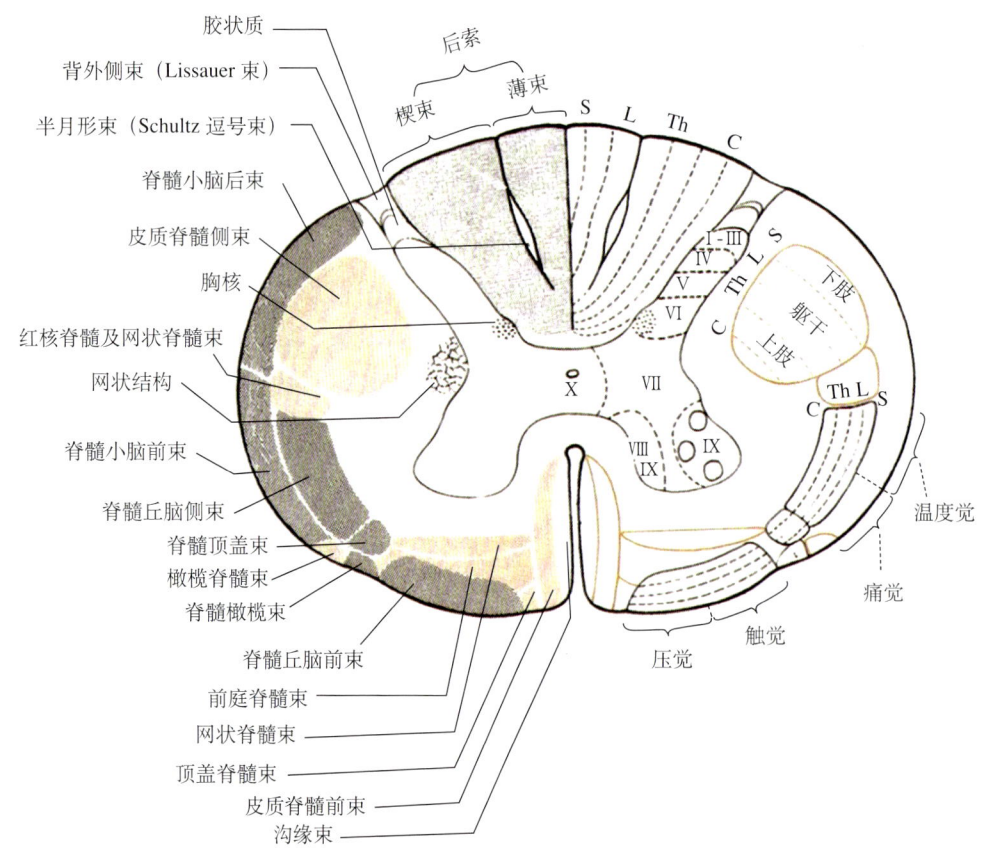

图 1-9　示脊髓横切面上、下行传导束与细胞层状结构。

脊髓，运动纤维则经前根在相应节段的脊髓腹侧发出，在相邻节段间的蛛网膜下腔内有61%存在后根神经的交通吻合，而在前根则较少见，只占21%。

前、后根自蛛网膜下腔侧方走行，多分别由各自的神经根套袖包绕穿出硬脊膜。蛛网膜伴随前、后根于脊神经节前几毫米处融合于硬脊膜神经根囊处。脊神经节位于神经根孔后方，硬脊膜囊的两侧，在前后根汇合的中间，手术中有误认为是椎旁肿瘤的可能，应引起注意。结缔组织、脂肪、血管结构在神经根孔处包绕神经根，从手术角度讲，静脉丛是这些结构中最重要的（图1-10）。

自主神经功能方面，交感传入和传出纤维是可分辨出的，胸髓和腰髓上部中间外侧核和中间内侧核的神经元发出传出纤维，终止于相同节段的交感神经干、相邻的交感神经节或颈交感神经节。

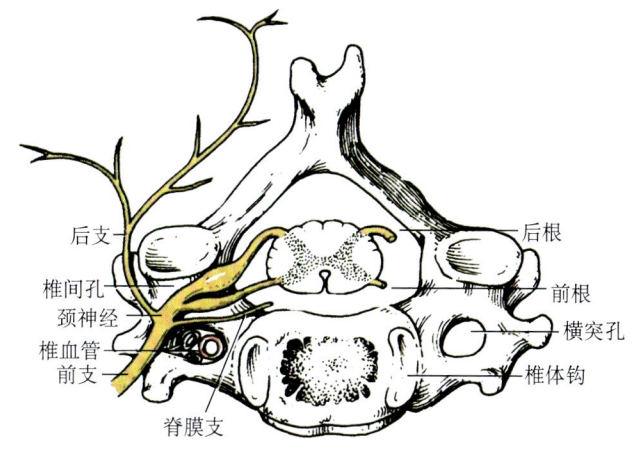

图1-10　示颈椎水平神经根与椎间孔、椎动脉间的关系。

第四节　脊髓的血管

脊髓的血液供应来自脊髓前动脉、脊髓后动脉及根动脉，源自椎动脉、主动脉的肋间动脉、腰动脉，走行于神经根的前方表面，构成脊髓前动脉和成对的脊髓后动脉。在颈段脊髓前动脉来自两侧的椎动脉分支，其他节段供应脊髓的血管变异很大，多数病例可见到2～3根根动脉分支进入颈髓，1～6根前根动脉在颈段加入脊髓前动脉，0～8根后动脉供应脊髓后动脉，因此在颈段"牺牲"一根根动脉对多数人来讲是安全的，但对于根动脉供血血管数目少的患者可能产生严重的功能障碍。上、下段脊髓血供的分水岭位于胸4水平，75%根髓大动脉来自左侧，多数在胸9～腰2，少数在胸5～8之间进入供应脊髓前动脉。此外供应脊髓前动脉的根动脉也多位于左侧，前动脉走行于脊髓前正中沟，通过脊髓背外侧表面的吻合血管与后动脉交通，穿支供应白质前部、灰质前角、灰质后角的基部以及侧索。胸段这些中央动脉间的间隔较圆锥及颈髓长得多。髓内动脉为终动脉，相互间没有吻合。脊髓后部的其余区域由脊髓后动脉分支供应，脊髓后动脉为两根，在其中间为脊髓后静脉（图1-11、1-12）。

静脉纵向走行于脊髓表面，随神经根汇入硬脊膜外静脉丛，约1/3～1/2的神经根有根静脉伴行。

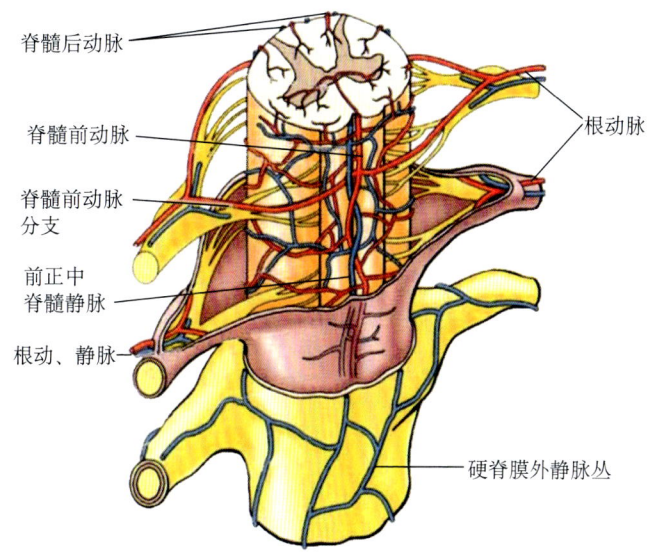

图1-11　脊髓的静脉、动脉示意图。

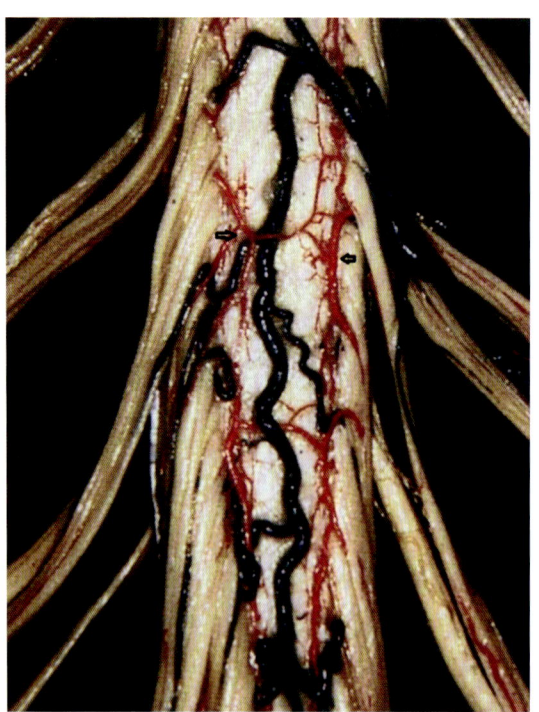

图 1-12　实体标本中脊髓背侧的后动脉（箭头所示）及正中的脊髓后静脉。

（刘　彬）

参 考 文 献

1. Olivera E, Rhoton AL, Peace D. Microsurgical of the region of the foramen magnum. Surg Neurol, 1985, 24:293-352.
2. Lang J. Craniocerical region, surgical anatomy. Neuroorthopaedics, 1987, 3:1-26.
3. Robert G. Watkins. 脊柱外科手术径路 . 2 版 . 王自立、党耕町主译 . 北京：人民卫生出版社 , 2008.
4. Peter Duus. Duus 神经系统疾病定位诊断学——解剖、生理、临床 . 8 版 . 刘宗惠，徐霓霓主译 . 北京：海洋出版社 , 2006.
5. 丁自海，杜心如 . 脊柱外科临床解剖学 . 济南：山东科学技术出版社 , 2008.

第二章　脊髓肿瘤相关的脊柱生物力学

脊柱是人体的中轴支柱，由椎骨、椎间盘、椎间关节和椎旁各韧带、肌肉紧密连接而成。椎管由各椎骨的椎孔连贯而成，内容脊髓。各椎体之间还形成椎间孔，其内走行神经根（图2-1）。脊髓肿瘤是指原发或继发于椎管内的各种肿瘤，可能来自脊髓、神经根、脊膜等不同组织。脊髓肿瘤的发生、发展以及治疗和预后都与脊柱有着密切关系。

脊柱生物力学研究脊柱的平衡和运动。脊髓肿瘤一方面可造成对脊柱结构的直接压迫，另一方面可通过神经肌肉功能的改变间接影响脊柱生物力学。对脊髓肿瘤的治疗也可能对脊柱的生物力学造成影响。脊柱生物力学变化在脊柱失稳和畸形的发生中扮演重要角色。了解脊柱生物力学的变化，有利于更好地了解脊柱在外力作用下运动和形态的变化，在病理情况下畸形的形成，更为准确地掌握脊柱的机

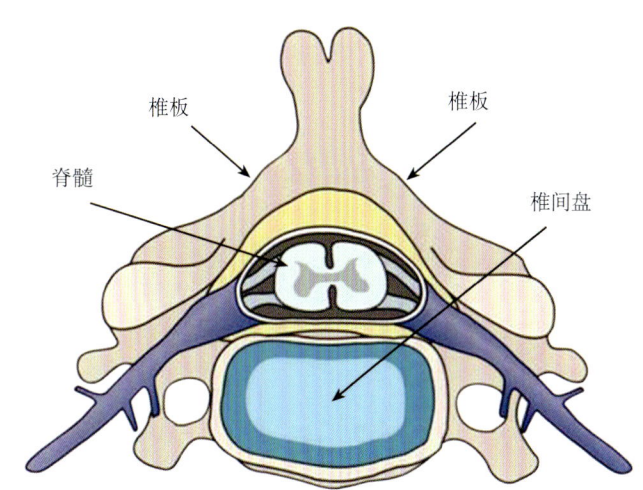

图 2-1　示颈段脊柱以及脊髓的水平。

械性能，从而更好地指导临床工作的进行。

第一节　脊柱的基本生物力学

一、脊柱的基本解剖

正常人脊柱的解剖已在第一章有详细的描述。脊柱的骨、关节、间盘和周围的韧带、肌肉以及脊柱内外供应能量的血管、控制或传递信息的神经等网络系统共同构成一个严密稳定的动态的力学平衡结构体系。

脊柱具有众多的功能，其中主要的包括以下三个方面：①在各种体位时支持头颅和躯干，并将其载重负荷传递到盆腔。②使头颅及躯干能够在三维空间内完成较大范围的生理活动。③保护脊髓及胸、腹腔和盆腔脏器不受损伤。

二、脊柱的功能单位

运动节是脊柱的功能单位，它由完整的椎间盘及其上、下2块椎骨和软组织构成。2块相邻椎骨的椎体、椎间盘和前、后纵韧带构成运动节的前部；而其后部则包括椎弓、椎间关节、横突、棘突和后部韧带。

在运动节的前部中，椎体是用来承受压力负荷的，压在椎体的体重越大，椎体载荷亦增大。椎间盘由髓核和纤维环构成。髓核位于椎间盘中心。纤

维环由含胶原纤维束的纤维软骨组成。运动节的后部控制运动节的运动。其中运动节的运动方向是由椎间关节面的方向决定的。整个脊柱椎间关节面方向的变化都与水平面和额状面有关。颈椎关节面接近水平，所以能做屈伸、侧弯和旋转等大幅度活动。胸椎小关节面呈冠状，加上胸廓的固定作用，故胸椎只可做侧屈、旋转和少许屈伸运动。腰椎的椎间关节面与水平面呈90°，与额状面呈45°，接近于矢状位，因此腰椎仅能做屈、伸和侧屈运动。由于神经弓具有一定的韧性，所以无论是固定小关节或将小关节突去除，均会影响脊柱的韧性。但在脊柱的扭转韧性中小关节突只占了18%，其余的是椎间盘提供。这就是说，椎间盘在脊柱中是机械运动的重要部分，但脊柱后部结构能够保护脊柱的节段和预防椎间盘的损伤。脊柱的肌肉则可提供协作与对抗的力量。

三、静态的脊柱

正常成人整个脊柱从后面观为一直线，存在着一条重力铅垂线，穿过各椎体的中央部直到骶骨尖，并位于双侧髋关节和踝关节的中间（图2-2 A）。而脊柱侧面呈"S"形，分四个弯曲，其中颈椎呈前凸曲线，胸椎呈后凸曲线，腰椎呈前凸曲线，骶椎又呈后凸曲线（图2-2 B）。所有脊柱的曲线都必须与一条铅垂线相交切，这条铅垂线经过外耳道、第1胸椎和第12胸椎椎体、髋关节中心的稍后方，在膝关节的前方下行到跟骰。

脊柱的这些弯曲中，胸椎后凸和骶椎后凸是胎儿的原始弯曲，在矢状面上变化很小；而颈椎前凸和腰椎前凸是继发性弯曲，脊柱曲线的变化主要发生在这两个部位。值得注意的是，任何一条曲线其曲度的增加必须由另外2条曲线成比例对称地增加或减少其曲度来代偿。脊柱的这些正常的生理弯曲度增加了脊柱承载的适应性及吸收冲击的能力，同时也有利于维持椎间关节的强度和稳定性。

四、动态的脊柱

脊柱运动是在神经和肌肉的协调作用下产生的。主动肌发起和完成运动，拮抗肌往往是控制和修正运动。它是由几个运动节联合起来进行的。

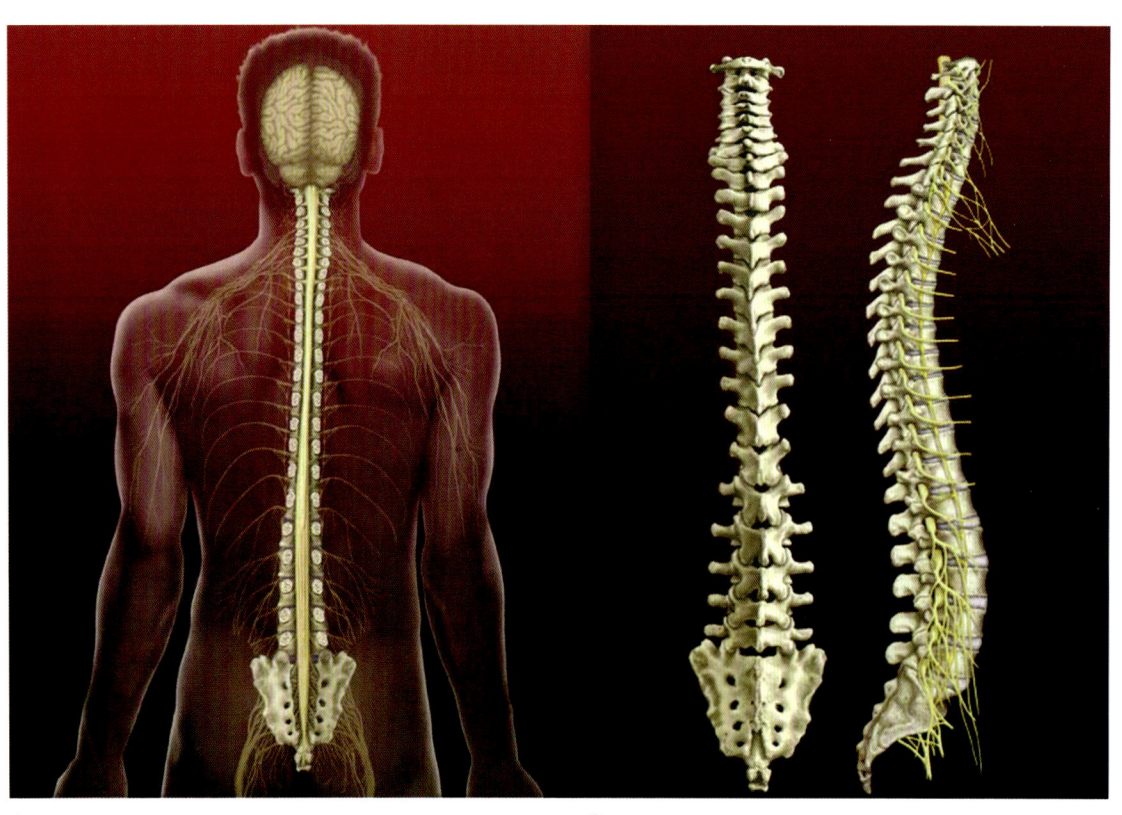

A   B

图2-2 静态的脊柱。A.脊柱在身体位置及其与脊髓、神经的关系；B.静态脊柱的后面观与侧面观。

脊柱主要的运动形式有屈伸、侧屈和旋转，其运动有6个自由度，即沿以下3个方向的平移与旋转。①冠状轴：屈曲、伸展和左、右侧向平移。②纵轴：轴向压缩，轴向牵拉和顺、逆时针旋转。③矢状轴：左、右侧屈及前、后平移。

脊柱不同的节段运动范围不相同。如上颈椎屈伸范围是8°，下颈椎则达20°；上位胸椎屈伸范围为4°，下位胸椎达12°；而在腰骶水平可达20°。

在脊柱运动时，髓核成为杠杆作用的支点。由于生理弯曲的存在，胸椎椎间盘髓核在中间，而颈椎及腰椎髓核偏后。由于脊柱各段椎间盘中髓核位置不同，在脊柱运动时颈部和腰部旋转的轴心位于椎管后部和椎板联合处，胸椎的旋转轴位于椎间盘中心。

五、脊柱结构的力学特点

从生物力学角度来看，脊柱由刚度比较大的椎骨和刚度较小的椎间盘以及附着在脊柱上的肌肉、韧带等软组织组成。分别对椎骨和椎间盘的力学特性的研究表明，椎骨大体上属于弹性材料，而椎间盘和韧带等属于黏弹性材料。这使得脊柱具有蠕变、松弛等黏弹性性质。脊柱在无载荷的自然情况下所受的力主要包括人体的重力、支持反作用力、韧带张力和肌肉的收缩力。人体的重力通常垂直于水平面，支持反作用力则与重力方向相反、大小相等。韧带张力和肌肉的收缩力使脊柱的各个部分或各质点之间产生运动，因此产生相互作用的力。

在不同运动状态下，脊柱各节段的受力情况和力学特性有所不同。但人体脊柱即使处于相同的屈伸位置，由于承受载荷的静、动性质差异，其应力值及分布规律也不相同。承受正常静态重量时，脊柱的应力、应变较小；在冲击载荷作用下，可产生较大的应力、应变。

第二节 影响脊柱稳定性的因素

一、脊柱各结构在脊柱稳定中的作用

脊柱及其周围各种结构均对脊柱的稳定性起到一定的作用，在对脊柱进行生物力学分析时需要考虑到这些因素。

（一）椎体

椎体是脊柱前部承受压力负荷的主要结构（图2-3）。沿脊柱自上而下椎体逐渐增大，抗轴向力也逐渐增强。但对椎体抗轴向力大小的分析须结合其他解剖情况进行考虑。此外，在分析椎体抗轴向力时还需考虑背侧韧带复合物的情况，这是因为背侧韧带复合物所产生的张力属于屈曲阻力的一部分。

（二）关节突

脊柱的小关节突能够承受压力、剪力和扭转力（图2-4）。但除非在脊柱伸展时负重，脊柱任何部位的关节突一般均无明显抗轴向力。颈椎部位的关节突为冠状面方向，因此，它对脊柱屈曲、伸展、侧屈和旋转均无显著抗轴向力，只对腹背向移位有阻力。沿脊柱向下，胸腰段椎体的关节突结构发生变化，上腰段椎体关节突呈矢状面方向。因此上腰段（腰1~3）椎体对脊柱旋转有强大的阻力，而对屈曲和移位的抵抗力不大。腰骶椎的冠状关节面对脊柱旋转和移位的阻力较强，而对屈曲的抵抗较弱。

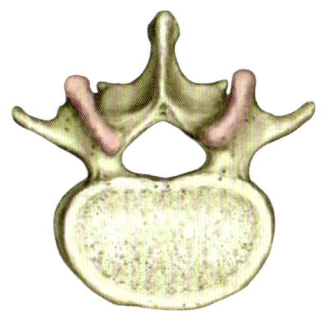

图2-3 脊椎椎体。

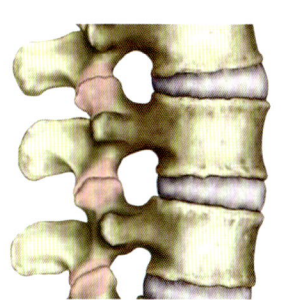

图2-4 脊椎小关节突。

（三）韧带

脊柱韧带包括：前纵韧带、后纵韧带、黄韧带、棘间韧带和棘上韧带（图2-5）。所有固定韧带对脊柱稳定性所起的作用都决定于两个因素：其固有强度和作用力臂的长度。作用力臂是指韧带作用力矢量与即时旋转轴（instantaneous axis of rotation，IAR）之间的垂直距离，后者为椎体部分旋转的支点。在脊柱韧带中，棘间韧带和棘上韧带的作用力臂最长，前纵韧带和关节囊韧带次之，黄韧带的力臂更短一些，后纵韧带的力臂最短。该机制的有利之处在于，力臂较长的薄弱韧带产生的对脊柱稳定性的作用大于力臂较短而较强劲的韧带。例如，虽然棘间韧带的固有强度相对较弱，但由于力臂较长，因而能产生强大的抗屈曲力矩（又称背张力带）。与之相反，黄韧带虽然固有强度比棘间韧带大，但由于作用力臂较小而抗屈曲力矩较小（其附着点在棘间韧带附着点的腹侧，更靠近IAR）。但棘间韧带在腰5~骶1水平常缺如，在腰4~5水平一般功能不全。

前纵韧带位于IAR的腹侧，因而产生的是对脊柱伸展的阻力。由于前纵韧带力臂较长且强度较大，所以有很强的抗伸展作用。后纵韧带强度较小，作用力臂也相对较短，所以只能产生轻微的抗屈曲作用。关节囊韧带，尤其是在颈段，由于固有强度大也具有很强的维持脊柱稳定的作用。除了枢椎外，脊柱三个节段中固有韧带所能承受的最大生理强度大多以腰椎最大，中下颈椎最小，但黄韧带所能承受的最大生理强度却是以胸椎最小，腰椎最大。

脊柱的韧带具有不同的功能和力学特点。首先，要保证准确的生理运动及固定相邻椎体的位置姿势。其次，限制过度的活动以保护脊髓。最后，在快速高载荷的创伤环境中保护脊髓。也就是说，脊柱的韧带对其稳定有着重要的作用。这些不仅需要韧带限制椎体的位移，而且需要吸收突然施加的大量能量。前纵韧带和后纵韧带是人体内两条最长的韧带，对于稳定椎体起着重要的作用。单纯的屈伸活动不能撕裂它们，但其力学强度随着年龄的增长而降低，同时吸收能量的能力也下降。前纵韧带的强度是后纵韧带的2倍，但两者的材料性质却是相同的。黄韧带主要由弹性纤维构成，可以允许较大范围的活动而不发生永久变形。这一点有很重要的临床意义，当脊柱从完全屈曲突然变成完全背伸时，高弹性的黄韧带可以减少脊髓的损伤。前纵韧带、后纵韧带和黄韧带具有相同的生物力学性能，它们的载荷变形曲线均为非线性，随着载荷的增加而陡然变陡。总体来说，韧带在脊柱的功能活动中起着两种相当不同的作用：以最小的抵抗及能量的消耗保证脊柱在功能范围内的一些和缓活动，而在创伤环境中则为脊髓提供最大的保护。

（四）肌肉和筋膜

人体内有数组肌肉都具有维持脊柱稳定性的作用，其中包括脊柱旁肌肉和腹壁肌肉。脊柱周围的肌肉很多，它们可以控制脊柱的运动，承受作用于躯干的外力，增强脊柱的稳定性（图2-6、2-7）。脊柱要被稳定在一个静态平衡的功能位置，或被稳定在一个能发挥良好功能的运动状态，均有赖于众多肌肉收缩与松弛的精密协调。根据肌肉的作用范围，可将脊柱肌肉分为两大类：一类肌肉的起点与止点均在脊柱，如多裂肌、棘突肌、横突间肌等，其作用主要是维持脊柱的生理弧度和在矢状面、冠状面的稳定；另一类是直接负荷于胸廓和骨盆间的肌群，如骶棘肌和腹肌，这些肌肉比较粗壮，对维持脊柱的整体稳定和抵抗外来载荷起重要作用。虽然腹直肌在脊柱上无直接附着点，但由于其对胸廓和盆腔的附着而具有强大的抗扭曲作用。竖棘肌产生伸展和侧屈力，而腰肌和腹直肌产生屈曲力。两部分肌肉协同作用，屈曲力、伸展力和侧屈力共同维持脊柱的稳定性与平衡。肌肉对脊柱的稳定作用表现为它对脊柱中性活动范围的影响，后者又称脊柱生理性活动范围，也涉及韧带的参与。

当脊柱运动性很大时，脊柱的固定主要依赖于其周围肌肉的收缩，而不是韧带组织。不使用肌肉工作时，人的脊柱不可能维持平衡状态。各部肌肉

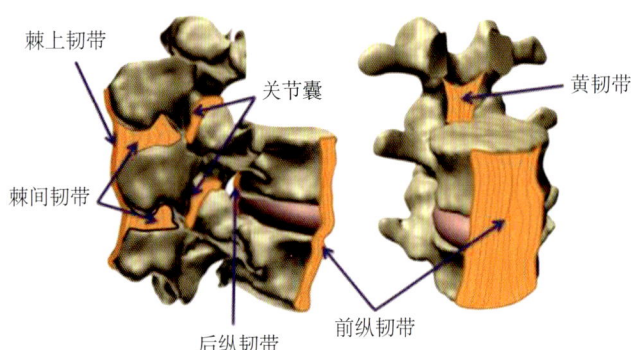

图2-5　脊柱的各组韧带。

脊髓肿瘤相关的脊柱生物力学　13

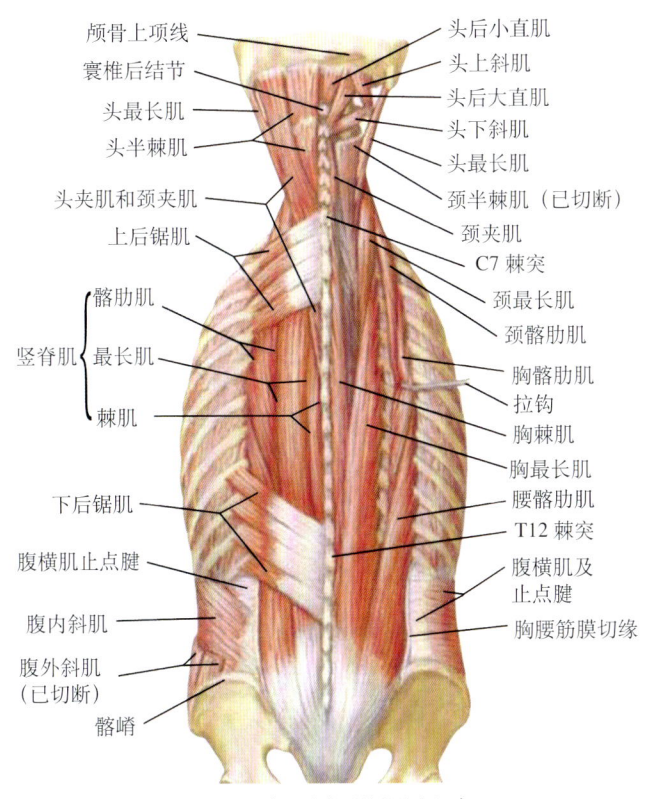

图 2-6　脊柱周围的深层肌肉。

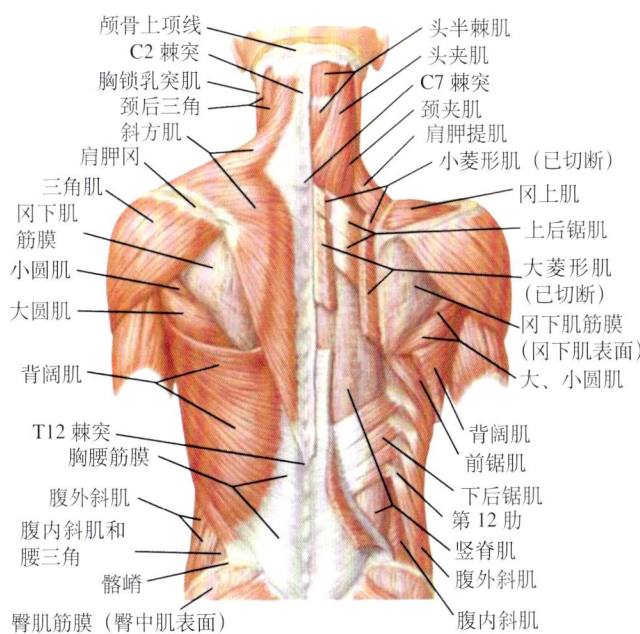

图 2-7　脊柱周围的浅层肌肉。

的工作状况与脊柱所处的姿态有关。如人在直立姿势时，由于头部的中心线是从寰枕关节的横轴的前面通过，因此颈部肌肉的紧张使头不向前倾，背部肌肉特别是骶棘肌的收缩可防止躯干上部的前倾和弯曲，脊柱深层的短肌则主要起稳定各椎骨间节段的作用，以使脊柱各节段的运动能够相互协调。

而当这些肌肉之一或数组的完整性由于衰老、失用（萎缩）、肿瘤、手术或感染而受到损害时，脊柱稳定性随之丧失。脊柱周围肌力失去平衡时，可出现脊柱的病理性弯曲，并显示多种因代偿而相继出现的异常。一侧肌肉的病变或两侧肌纤维分布的不平衡可影响脊柱的正常姿势，使脊柱的正常曲度发生改变。如一侧腰大肌瘫痪，有时可使腰段脊柱发生侧凸，两侧腰大肌瘫痪则可导致腰段脊柱后凸。严重的肌力不对称很难获得有效代偿。脊髓肿瘤尤其是髓内肿瘤导致脊柱旁肌肉受到损害，也可能引起神经肌肉不平衡，并有引起脊柱侧凸等畸形的可能。

腰背筋膜是一个强有力的结构，对发挥肌肉功能、维持脊柱稳定起重要作用。脊柱手术时应注意保护并仔细修复该筋膜，以利于手术后的功能恢复。

（五）胸廓

在脊柱的中上胸段，肋骨和胸骨对于维持脊柱的稳定性有着显著的作用。由此形成的圆柱形骨性结构加强了脊柱的稳定性。肋椎关节和肋胸关节均有助于进一步加强脊柱的硬度。胸廓在未受损的情况下可将脊柱的抗轴向力增加 4 倍。胸廓对脊柱的稳定作用在脊柱伸展时最强，脊柱屈曲时最弱。

二、脊柱稳定中"柱"的概念

为了有助于对脊柱稳定性进行分析，理论上将脊柱分为两条或三条独立的"柱"，对这些柱进行独立评估后可评定脊柱的稳定性。

（一）"两柱法"的概念

"两柱法"的概念将脊柱分为由椎体、椎间盘和后纵韧带组成的前柱以及由后纵韧带背侧所有部分组成的后柱，其中上、下关节突是后柱的主要结构。

椎体和椎间盘形成的前柱中，椎体的强度随着年龄的增长而降低，特别是在 40 岁以后，发生明显的降低。而对于椎间盘来说，颈部和腰部的椎间盘是前面厚而后面薄，而胸部的椎间盘则相反，是前面薄后面厚。随着年龄的增长，椎间盘的相对厚度逐渐减小，变形能力逐渐减弱。椎间盘具有黏弹性性质，在低载荷或小变形时，椎间盘的刚度较小，约为椎体的 1/5，此时脊柱具有良好的柔韧性。随着载荷的增大，椎间盘的刚度迅速增加。椎间盘的退变也会使其刚度提高，承载能力下降，使椎骨后部结构的应力水平明显上升。

在后柱中，关节突关节在脊柱稳定中起着非常重要的作用。以椎体水平面正中线的中后 1/3 交界处为一点，以两侧关节突关节面的中心为第二点和第三点，在水平面上连成一个三角形，这个三角称为运动节段的稳定三角。在上、下关节突关节的方位两侧对称，关节面的形状相互适应，且面积较大时，有利于脊柱的稳定。反之，如果两侧关节突不对称，关节面的形状不适应，面积又较小时，则关节突关节不稳定，容易损伤。

"两柱法"的侧重点在后柱。与前柱相反，后柱的严重损害几乎无一例外地伴有脊柱稳定性的丧失。

（二）"三柱法"的概念

"三柱法"将"两柱法"中的前柱再分为前柱和中柱两部分（图 2-8）。该模型中，前柱定义为前纵韧带和椎体及椎间盘、纤维环的腹侧一半，中柱则为椎体及椎间盘、纤维环的背侧一半和后纵韧带，而后柱则包括后纵韧带背侧所有部分，为脊椎附件，包括椎板、黄韧带、棘间韧带、棘上韧带、小关节和棘突（图 2-9、2-10、2-11）。中柱位于脊柱中轴区，中轴是脊柱的纵向轴，是脊柱承受轴向力的主

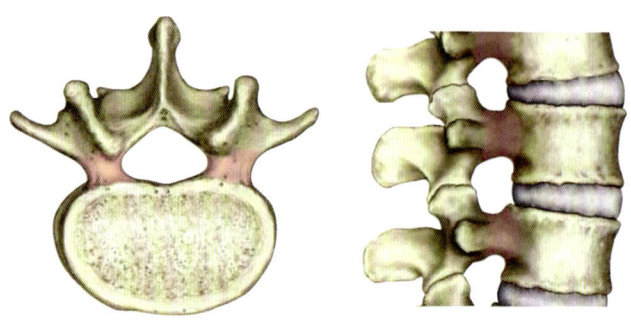

图 2-9　脊柱的椎弓根。

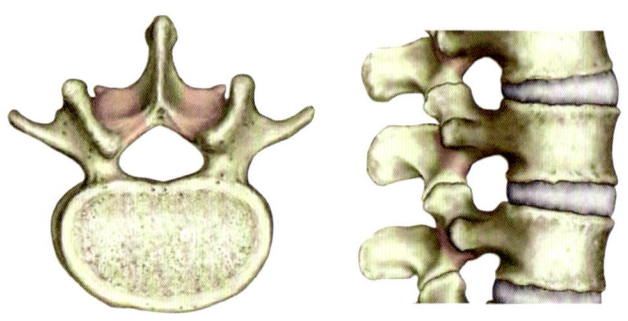

图 2-10　脊柱的椎板。

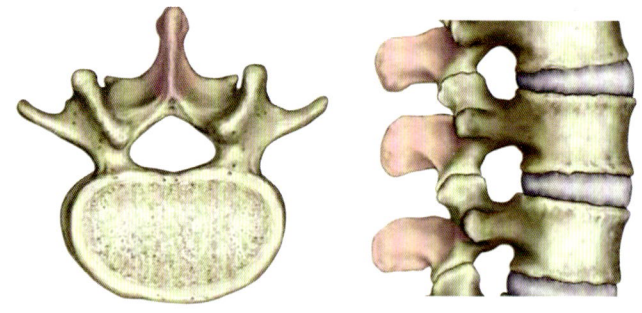

图 2-11　脊柱的棘突。

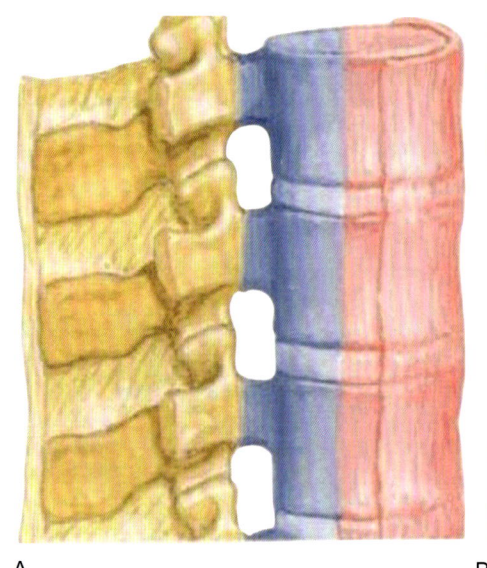 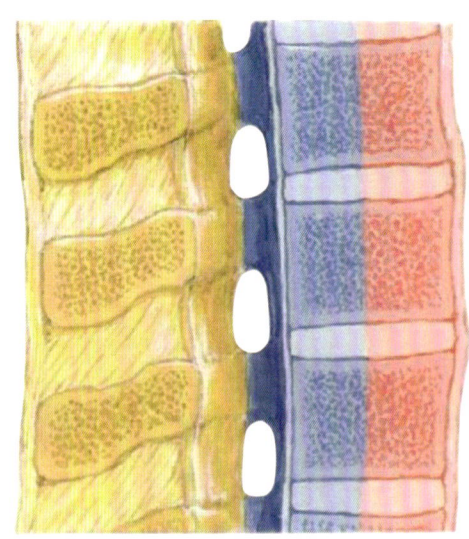

A　　　　　　　　　B

图 2-8　脊柱的三柱理论。A. 脊柱三柱的侧面观；B. 脊柱三柱的侧面剖面观。

要部分。而后柱的韧带是保持脊柱内外平衡的重要结构。

脊柱稳定性采用"柱"的概念有助于确诊脊柱不稳定。然而，应注意的是，对脊柱不稳定的任何定义和分类都只是为对该疾患的理解提供框架，并不能替代临床分析判断。

三、脊柱的稳定

脊柱的作用是保持人体呈直立状态，将头和躯干的载荷传递到骨盆，提供在三维空间的生理活动和保护脊髓。因此，必须要保持脊柱的内外平衡和动静力平衡。从结构上看，胸段脊柱比颈段和腰段脊柱稳定。

脊柱的内平衡要依靠椎间盘和韧带。椎间盘髓核内的压应力使相邻的两个椎体分开，而在其外的纤维环和周围的韧带在对抗髓核压应力的情况下，使相邻的两椎体靠拢。这两种作用方向相反的力，使脊柱得到较大的稳定性。脊柱上的韧带由伸缩性较小的胶原纤维组成，而连接椎弓上的黄韧带很特殊，它含较多的弹性纤维。因此，它在脊柱伸屈过程中总是能保持其张力，从椎管内维持脊柱平衡。脊柱的外平衡要依靠肌肉，如腰椎间盘变性后椎间隙变窄，周围韧带相对增长而导致脊柱失稳，产生脊椎向前或向后滑脱时（即内平衡失调），可通过腰背肌、腹肌、腹横肌的锻炼（即增强外平衡）以增加脊柱的稳定性，尚可保持人的正常工作和生活。一般来讲，内平衡没有外平衡重要。在内平衡失去后，脊柱失稳的变化很缓慢。而当外平衡破坏后，脊柱则难以保持正常功能。

脊柱的动静力平衡理论认为，骨骼和韧带维持关节稳定和平衡的作用为静力平衡，而肌肉维持关节稳定和平衡的作用则为动力平衡。无论是静力平衡失调还是动力平衡失调均可导致脊柱失稳定，甚至出现脊柱畸形。

第三节 脊髓肿瘤手术后影响脊柱稳定性的因素

从上文可以看出，脊柱及其周围结构均参与脊柱的稳定过程，这些结构中一种或多种成分的破坏均可能对脊柱的稳定性造成影响。一旦脊柱失稳定或发生畸形，将导致脊髓、神经根甚至胸腹脏器功能受影响。但在脊髓肿瘤手术中，不可避免对脊柱及其周围结构造成不同程度的损伤，势必对脊柱的稳定造成一定的影响。如脊髓肿瘤手术中最常采用的椎板切除术就会造成对脊柱后柱结构（棘突、椎板、棘间韧带、棘上韧带和黄韧带，有时还会有小关节）的破坏（图2-12）。生物力学实验证实椎板切除术后脊柱活动度有不同程度地增加。与脊髓肿瘤术后脊柱稳定性变化有关的因素包括年龄、切除

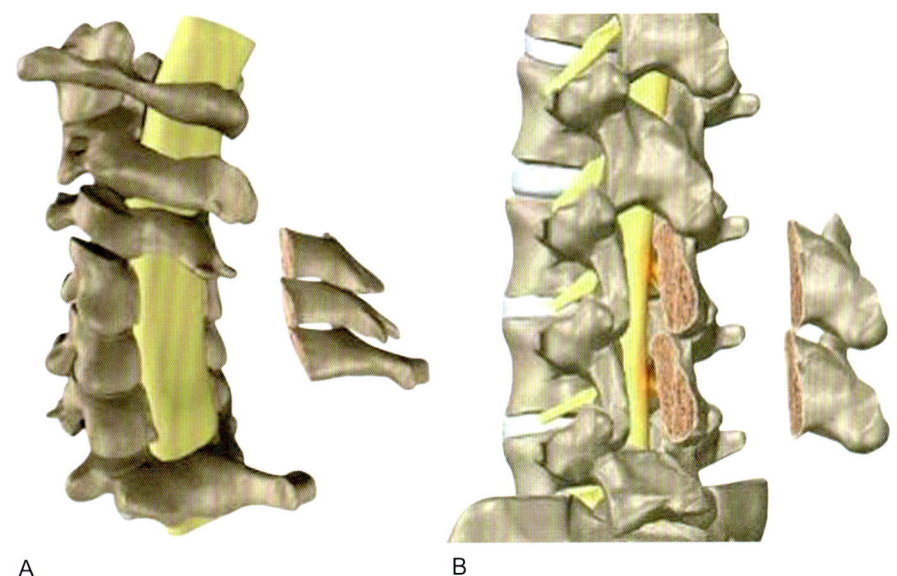

图2-12 椎板切除术示意图。A.颈椎椎板切除术；B.腰椎椎板切除术。

范围、切除部位、术前存在脊柱退变、小关节破坏、放疗和髓内存在病变等。

年龄可能是最大的危险因素，年龄越小，越容易出现术后脊柱不稳定。儿童出现不稳定的风险最大，文献报道发生率为9%～100%（图2-13、2-14、2-15）。儿童易于出现不稳定的原因可能与韧带较成人松弛、小关节更朝向水平、骨骼不成熟及椎体正在生长有关。

脊柱椎体的破坏与术后脊柱的不稳定发展有关。由于椎体包括脊柱的前柱和中柱，而中柱位于脊柱中轴区，中轴是脊柱的纵向轴，是脊柱承受轴向力的主要部分。当脊髓肿瘤破坏脊柱椎体时，常先破坏中柱结构；而从前方手术时，也会导致脊柱前柱和中柱均受到破坏（图2-16、2-17、2-18），所以常导致脊柱抗轴向力减弱，术后可能出现成角畸形。由于肿瘤已经行后方椎板切除术，如肿瘤复发伴有椎体其他骨性结构破坏时，也易于出现脊柱畸形（图2-19、2-20）。

椎板切除范围（长度和宽度）与术后脊柱稳定性有关。椎板切除越长，则出现术后不稳定的风险越大。通常认为切除椎板超过3个则术后发生脊柱不稳定的风险明显增大（图2-21、2-22、2-23、2-24）。但在胸椎，由于有胸廓的固定作用，发生脊柱不稳定的风险相对较小。而半椎板切除由于仅破坏半侧椎板，棘间韧带、棘上韧带、棘突和对侧椎板基本保留完整，术后脊柱不稳定的发生率较椎板切除术减少（图2-25）。

椎板切除部位也是术后脊柱稳定性的重要影响因素。在脊柱节段中，胸椎发生术后不稳定的风险最低，颈椎及腰椎则发生率较高，这可能与胸廓的稳定作用有关。在颈椎，手术减压的部位越高（尤其是在颅颈交界区）术后不稳定的风险增加。在颈椎，C1～2和C7～T1手术中被破坏，常引起术后颈椎不稳定发生率增高（图2-26、2-27、2-28）。类似地，累及胸腰段的手术术后也易于出现脊柱的不稳定或畸形（图2-29）。这可能与手术损害这些部位的脊柱抵抗运动相关应力的能力有关。

小关节的破坏是术后脊柱稳定性的另一影响因素。当小关节被肿瘤或手术破坏时，术后可能出现脊柱的不稳定（图2-30）。即便是半侧椎板切除同时切除同侧小关节也存在术后脊柱稳定性的变化。而且生物力学研究也证实小关节的切除对脊柱稳定性存在影响。尽管在引起脊柱稳定性改变的小关节切除程度上尚存在争议，目前大多认为，单侧小关节

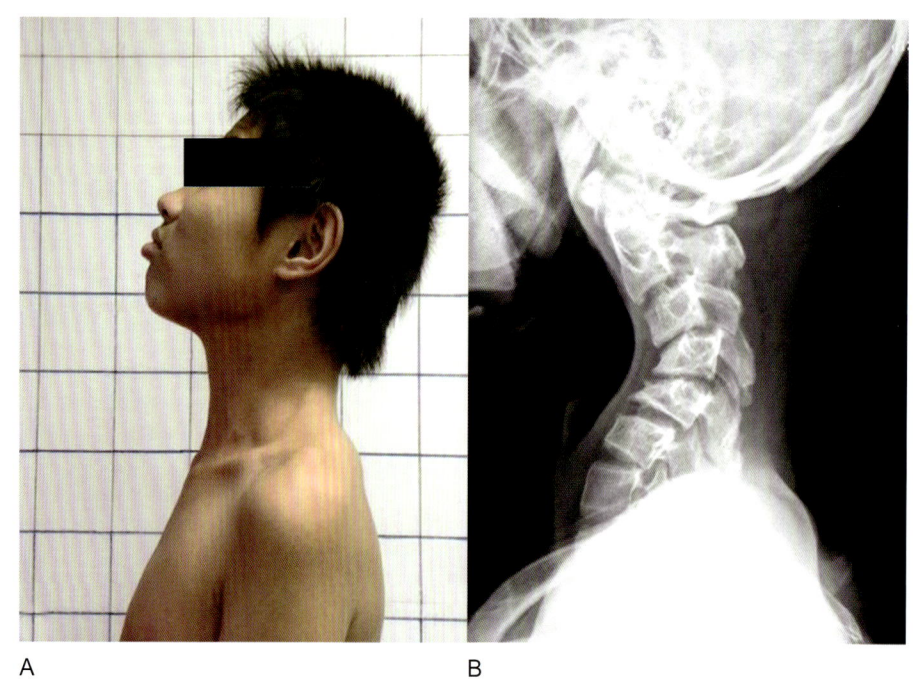

图2-13　15岁男性，2年前因颈椎髓内星形细胞瘤行颈2下半部分～颈5上半部分椎板切除术。目前患者出现颈椎后凸畸形，四肢无力，行走踩棉花感。A.患者后伸受限；B.患者颈椎后凸畸形。

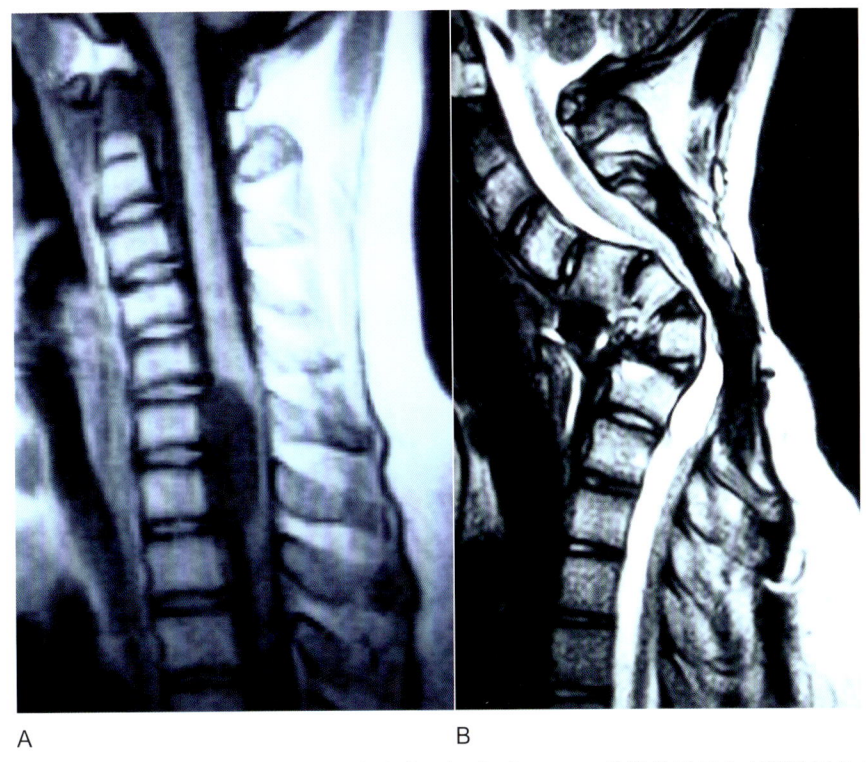

图2-14 19岁男性，4年前因颈椎腹侧肠源性囊肿行手术治疗，切除颈4～6三节段椎板后出现颈椎后凸畸形。A. 4年前术前矢状面MRI示颈6～7腹侧囊肿；B. 术后4年矢状面MRI示颈椎后凸畸形。

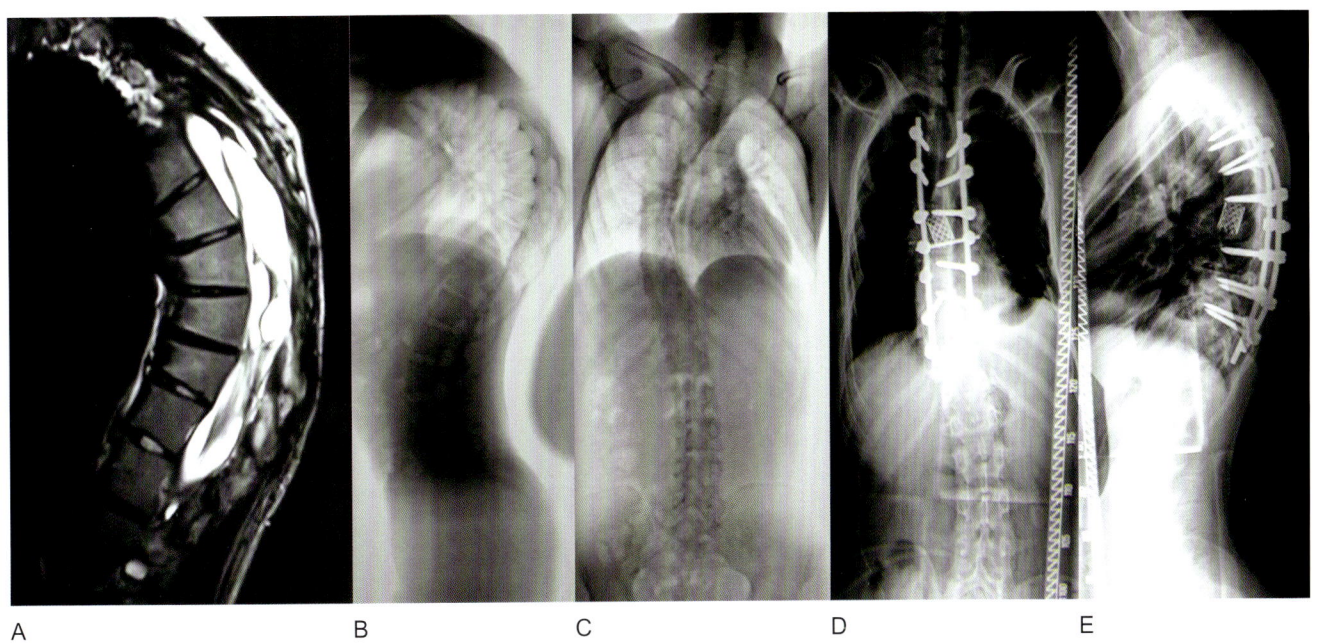

图2-15 16岁男性，因胸椎椎管硬脊膜囊肿于3年前行胸椎椎板切除术及囊肿切除术，术后出现胸椎的后凸和侧弯，行手术给予矫形内固定。A. 术前矢状面MRI示囊肿复发，脊柱后凸畸形；B. 术前侧位X线片示胸椎后凸；C. 术前正位X线片示胸椎侧弯；D. 术后正位X线片示侧弯明显改善；E. 术后侧位X线片示胸椎后凸明显改善。

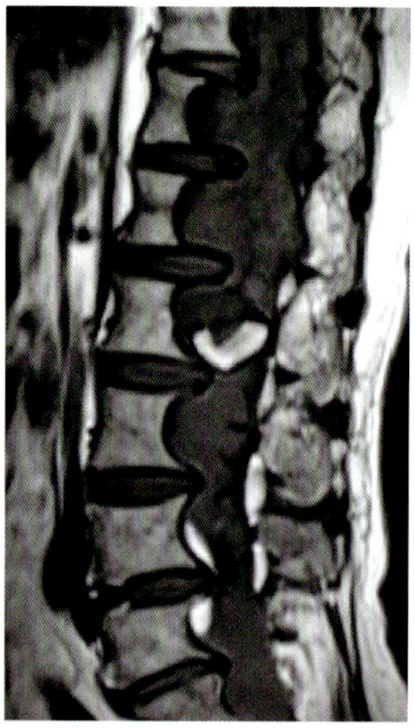

全切除或双侧小关节切除超过50%后可引起脊柱不稳定。

脊柱周围肌肉和韧带的破坏也是影响术后脊柱稳定性的因素。肌肉和韧带是抵抗向前弯曲和脊柱后凸的主要力矩，切除后部结构则后方力矩减小。在颈椎，颈伸肌尤其是颈半棘肌和头半棘肌可维持头处于伸展位，分离肌肉造成伸肌破坏或无力可促进矢状面的畸形，保留肌肉完整性可降低畸形的发生率。因此大多数人认为在行颈椎椎板切除术时，应保留颈半棘肌和头半棘肌与C2的附着点。髓内肿瘤影响脊髓前角，引起神经肌肉不平衡可能也与畸形发展有关。脊髓肿瘤存在脊髓性运动功能症状时术后不稳定也明显增加。而手术，尤其是髓内肿瘤切除术，可能造成新的神经功能障碍，可能会引起

图 2-16 MRI示脊髓肿瘤对腹侧椎体的破坏。

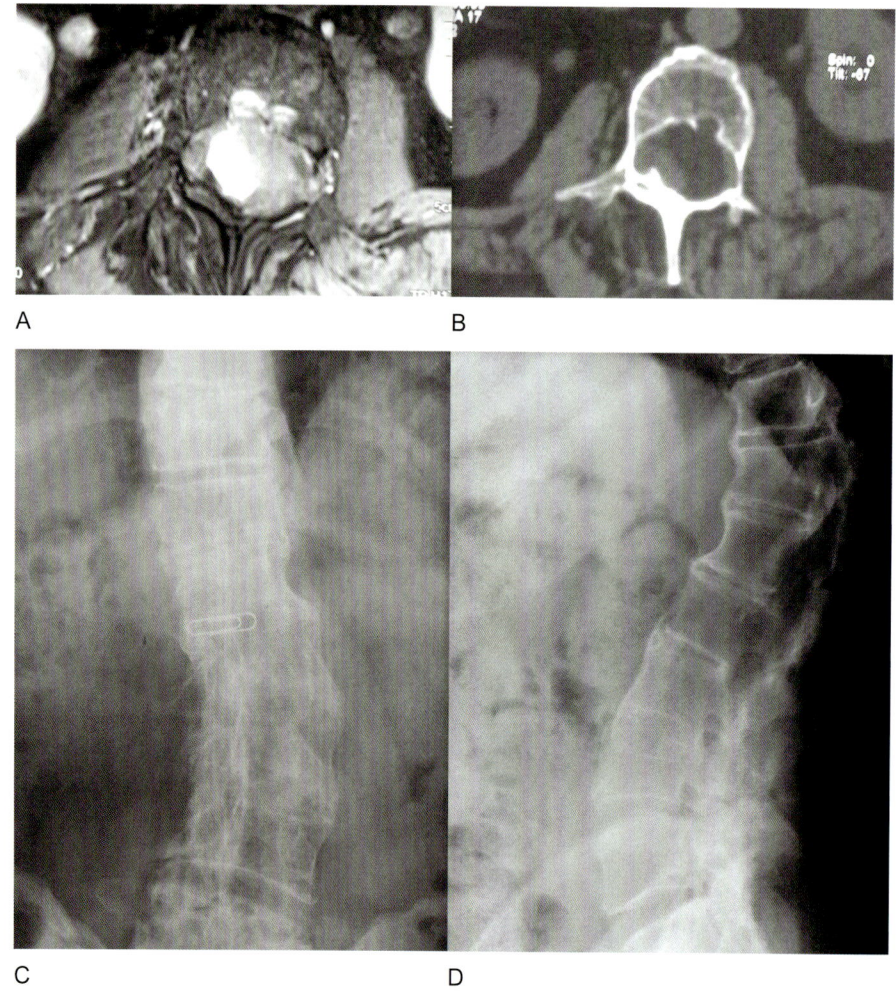

图 2-17 患者因圆锥部位先天性肿瘤入院，由于肿瘤破坏脊椎，患者在术前已经有脊柱侧弯和胸腰段的后凸畸形。A. 术前水平面MRI示肿瘤几乎充满整个椎管，嵌入椎体后部；B. 术前水平面CT示椎体后部被破坏；C. 术前正位X线片示脊柱侧弯；D. 术前侧位X线片示胸腰段脊柱后凸畸形。

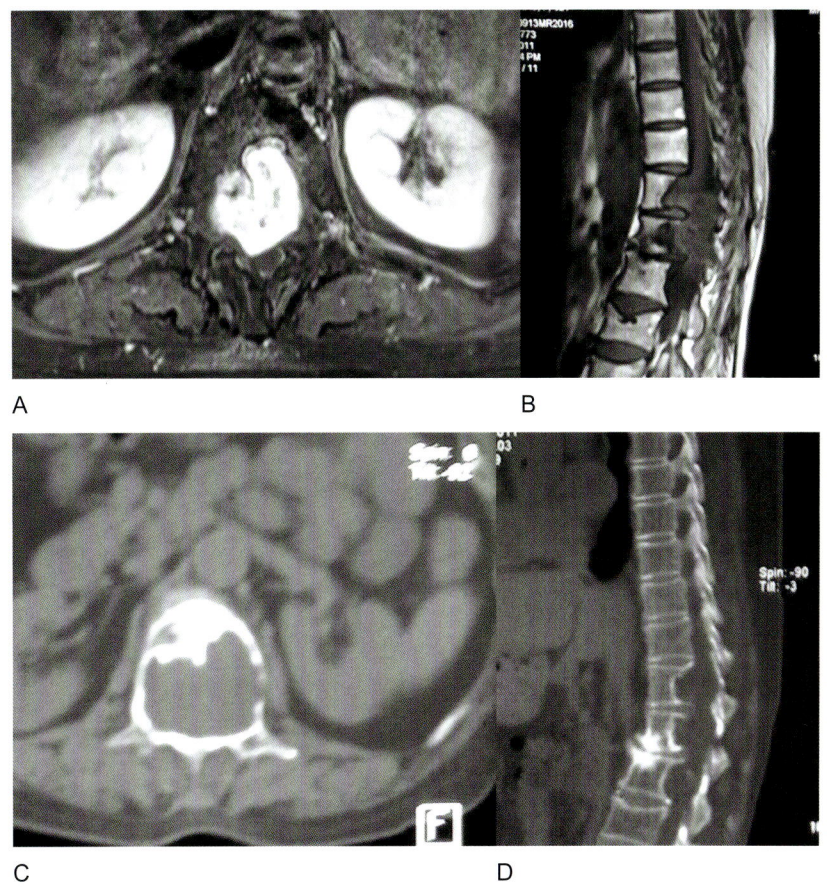

图 2-18 患者因圆锥部位复杂神经鞘瘤入院，肿瘤已经对患者多节段脊椎造成破坏，脊柱的前柱、中柱和后柱均受到影响，术后应注意患者脊柱失稳可能。A. 术前水平面 MRI 示肿瘤明显强化，嵌入椎体；B. 术前矢状面 MRI 示肿瘤对胸 12～腰 1 椎体后部的破坏；C. 术前水平面 CT 示椎体后部被肿瘤破坏；D. 术前矢状面 CT 示肿瘤对胸 12～腰 2 椎体后部的破坏。

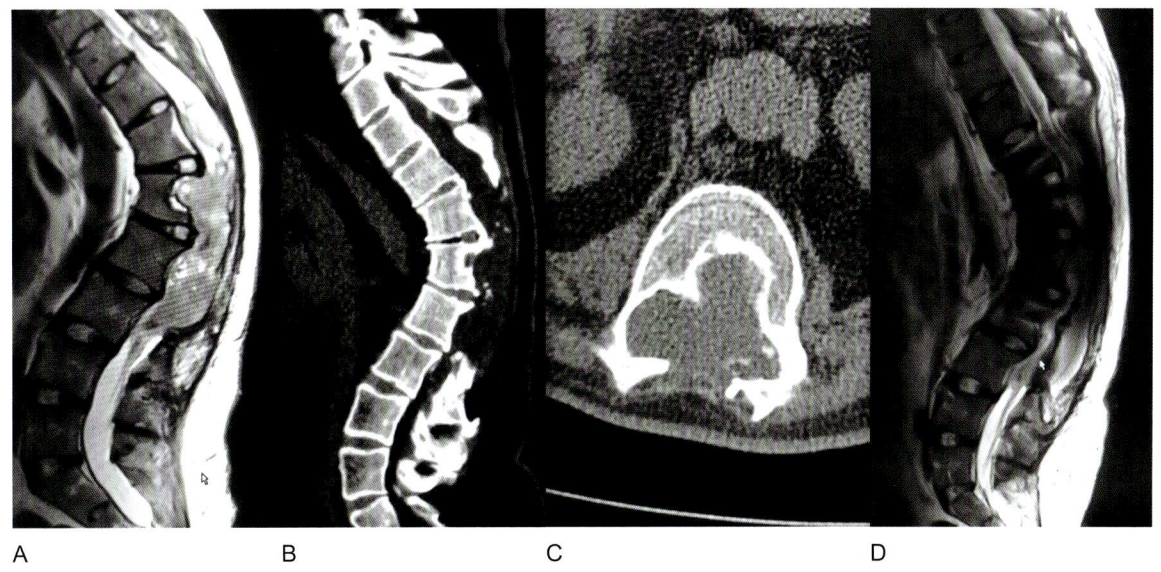

图 2-19 患者 7 年前因腰椎管神经鞘瘤手术，术中切除胸 12～腰 2 椎板，术后因肿瘤复发就诊。患者已有肿瘤对椎体的破坏及脊柱后凸畸形，在切除肿瘤后同期进行矫形内固定。A. 术前胸腰段矢状面 MRI 示胸 12～腰 3 水平肿瘤复发，脊柱后凸；B. 术前胸腰段矢状面 CT 示胸 12～腰 2 椎板缺如，胸腰段脊柱后凸畸形；C. 术前水平面 CT 示椎板缺如，椎体被破坏；D. 术后 MRI 示肿瘤切除，后凸畸形有所改善。

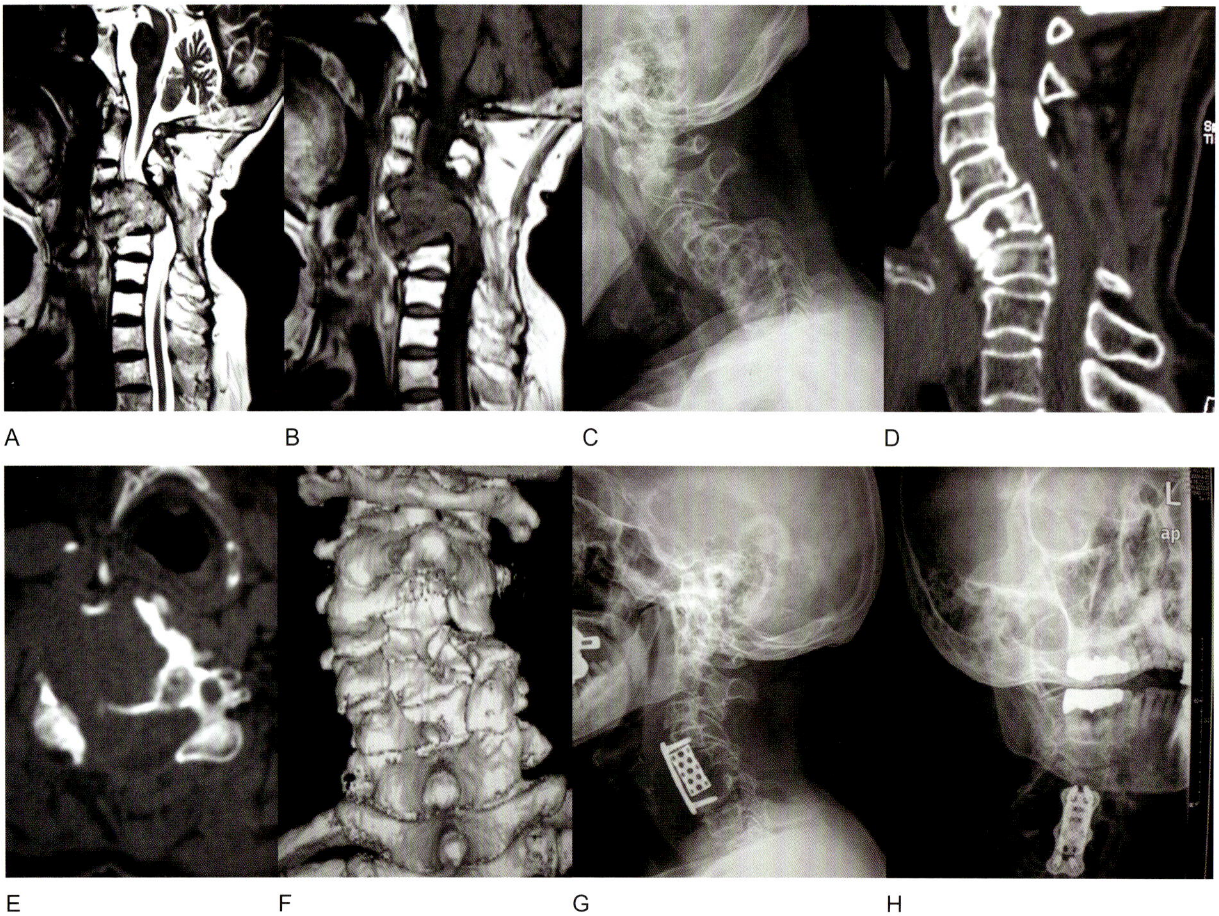

图 2-20　患者因颈椎管肿瘤行颈 3~6 椎板切除术，术后肿瘤复发伴有颈椎骨质破坏和后凸畸形形成，切除肿瘤后由于颈椎椎体被破坏，行腹侧钛网植骨，钛板钛钉固定。A、B. 术前矢状面 T2 像和 T1 像 MRI 示肿瘤复发伴颈 4~5 椎体破坏；C、D. 术前侧位 X 线片和颈椎矢状面 CT 示颈 4~5 椎体缺如，颈椎后凸畸形；E. 术前水平面 CT 示肿瘤对椎体的破坏；F. 术前颈椎 CT 重建示颈 4~5 及部分颈 6 椎板缺如；G、H. 术后颈椎正侧位 X 线片示前路椎间钛网植骨，钛板钛钉内固定，颈椎后凸畸形基本矫正。

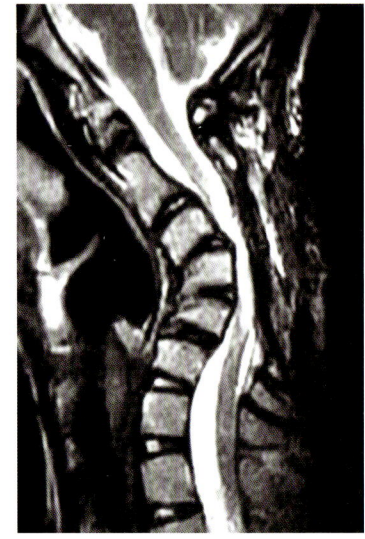

图 2-21　MRI 示颈椎三节段椎板切除术后颈椎后凸畸形。

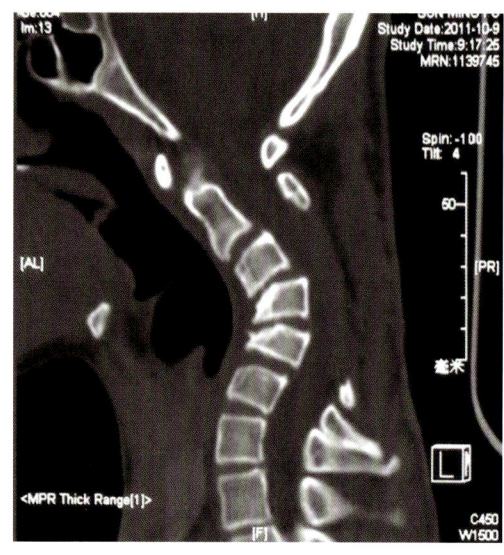

图 2-22　CT 示三节段（颈 3~5）椎板切除术后颈椎后凸畸形。

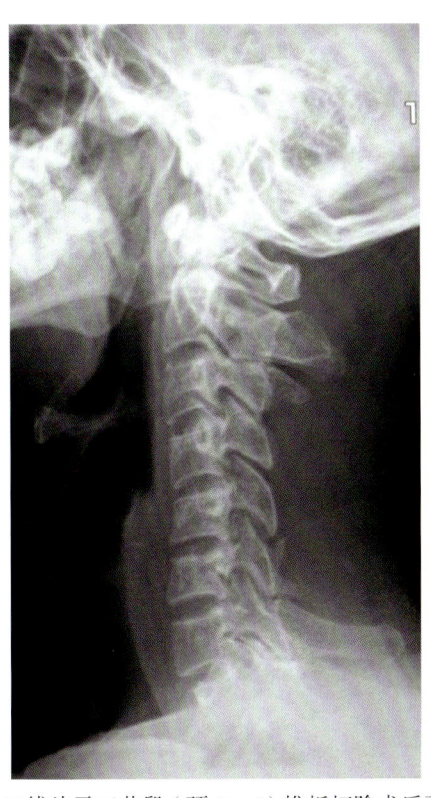

图 2-23　X 线片示三节段（颈 4～6）椎板切除术后颈椎变直，轻度后凸。

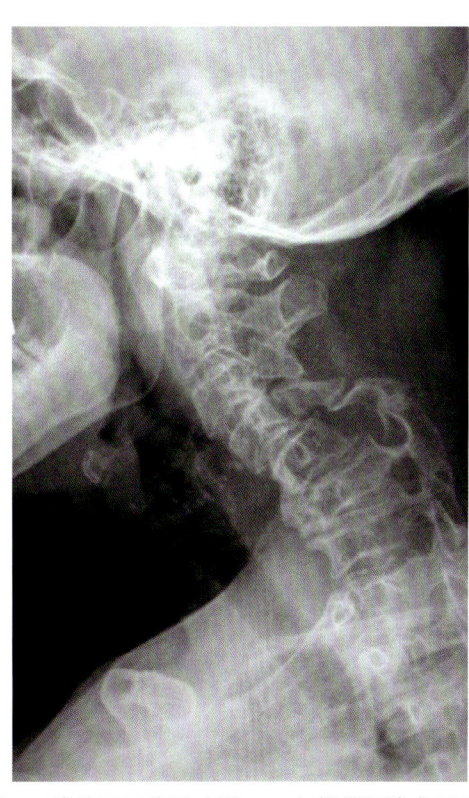

图 2-24　X 线片示四节段（颈 3～6）椎板切除术后颈椎鹅颈畸形。

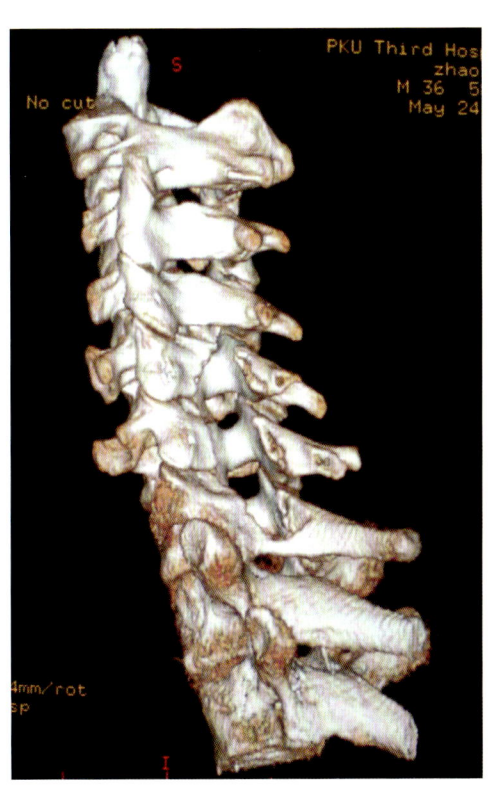

图 2-25　CT 三维重建示颈椎三节段半椎板切除术后颈椎序列良好。

或加重神经肌肉的不平衡，从而导致脊柱不稳定的发生或恶化。生物力学研究认为韧带是维持脊柱稳定的重要结构，发挥抵抗前方和后方剪力、屈曲和轴位旋转力矩等作用。当切除一个或更多棘突和/或韧带可将张力转移到小关节。棘间韧带和棘上韧带相对薄弱，但力矩长，有生物力学的优点。在颈椎，项韧带有限制颈椎屈曲、有助于颈部稳定的作用，保留项韧带有助于预防术后不稳定。当手术切除部分后方韧带，尤其棘间韧带和棘上韧带时，导致后方张力带连续性破坏，使脊柱抵抗屈曲的力矩减小，可出现脊柱不稳定。

术前存在脊柱序列不良术后不稳定加重的风险明显增加（图 2-31、2-32）。这可能与术前畸形导致脊柱所受负荷不对称有关。同时术前存在脊柱序列不良会引起肌肉等的继发改变，导致肌肉不平衡，从而在术后也易于出现脊柱不稳定。

术前或术后行化疗可能加重脊柱稳定性的变化。这可能与放疗可引起骨坏死，影响骨生长，影响终板有关。

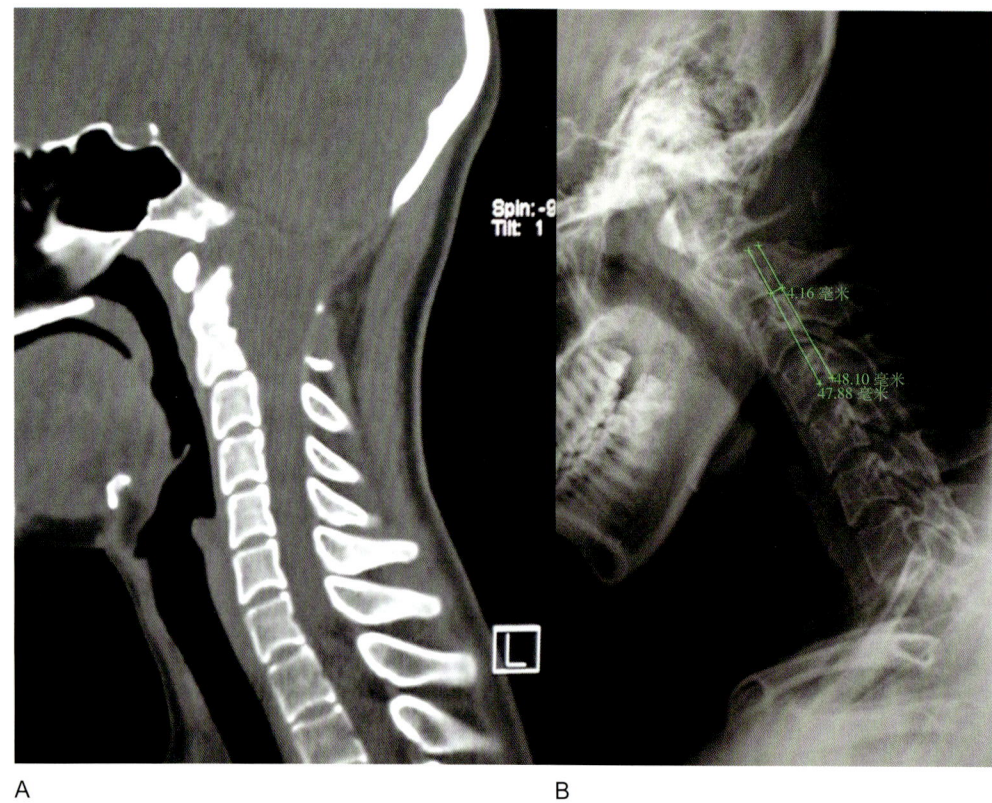

图 2-26 手术破坏颈 1~2 术后出现颈椎水平位移增大。A. 术后颈椎矢状面 CT 示颈 1 后弓、颈 2 棘突、椎板大部分破坏；B. 术后过屈位 X 线片示颈 2~3 之间水平位移 >3mm。

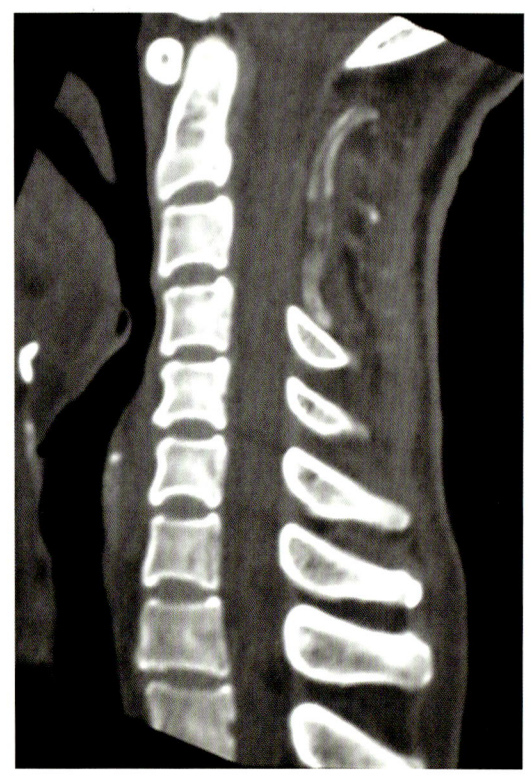

图 2-27 CT 示颈 1~3 椎板切除后出现颈椎曲度变直。

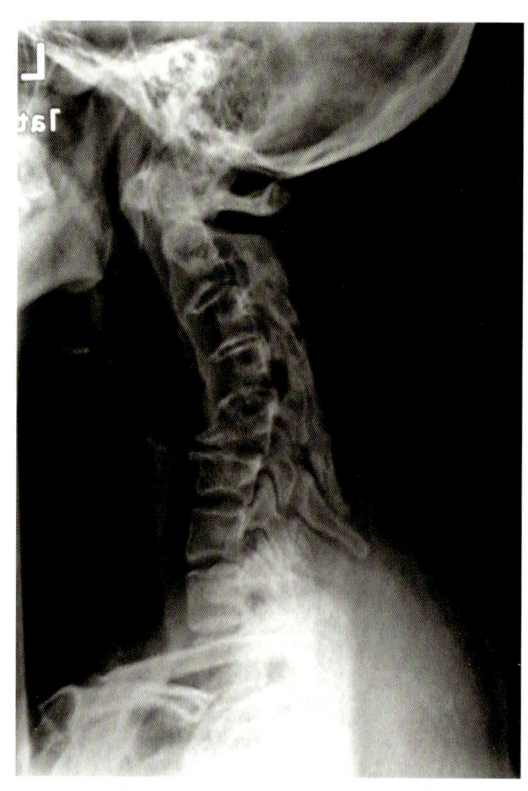

图 2-28 X 线片示颈 2~4 椎板切除术后颈椎后凸畸形。

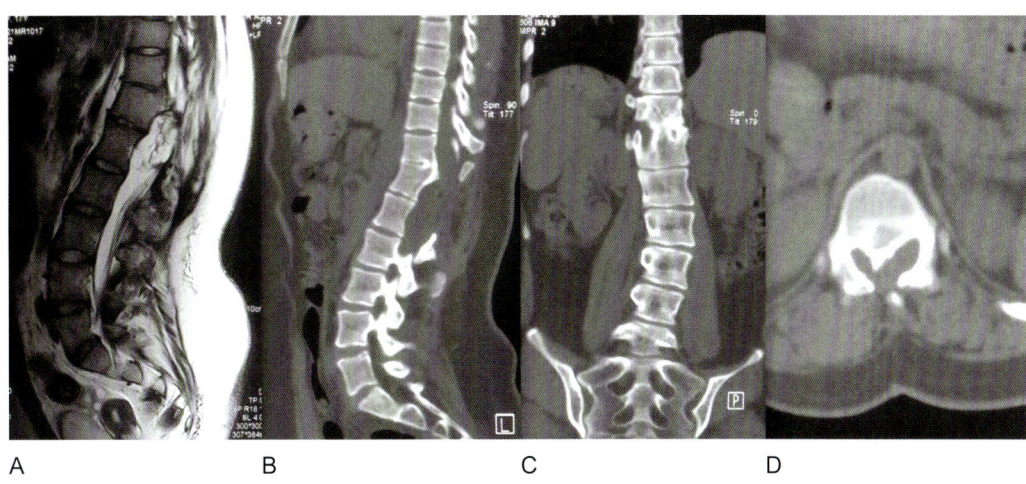

图 2-29 胸腰段（胸 12～腰 2）椎板切除术后出现脊柱后凸畸形伴骨赘形成。A. 术前腰椎 MRI 示胸 12～腰 2 水平肿瘤复发；B. 术前腰椎矢状面 CT 示胸 12～腰 2 椎板缺如，胸 12～腰 1 脊柱后凸畸形，伴骨赘形成；C. 术前冠状面 CT 示脊柱侧弯；D. 术前水平面 CT 示椎板缺如，椎体后缘骨赘形成。

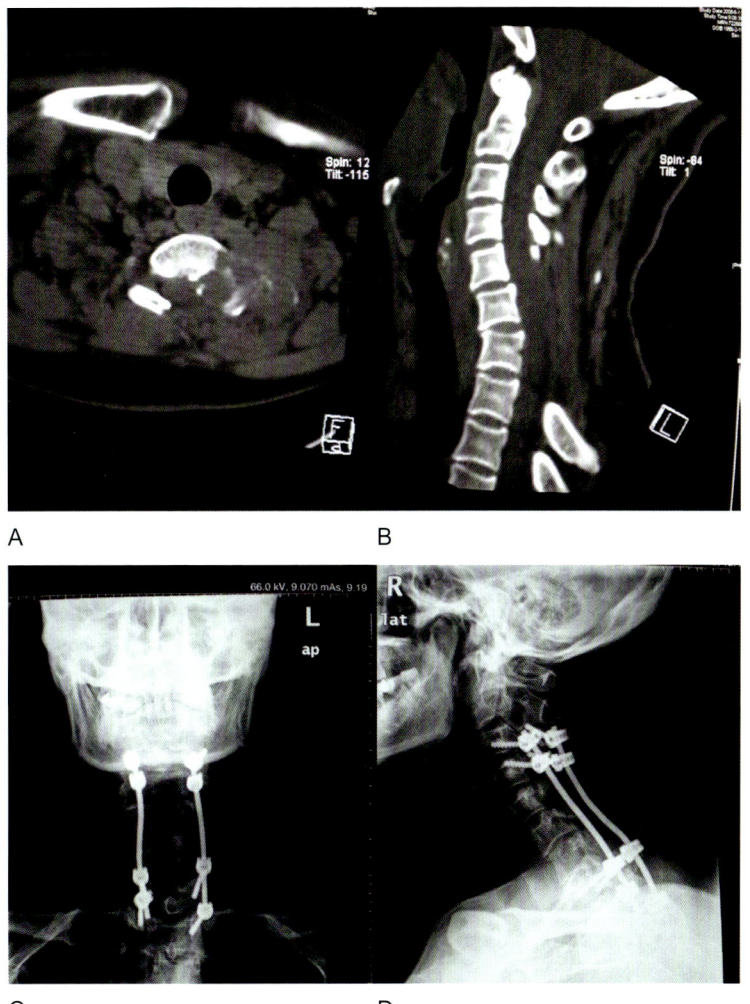

图 2-30 患者三节段（颈 4～6）椎板切除术后肿瘤复发，破坏左侧小关节等附件及部分椎体，患者出现颈椎后凸畸形，再次手术切除肿瘤并行后方内固定及植骨融合术。A. 术前水平面 CT 示颈椎椎板缺如，左侧部分椎体及小关节等附件被肿瘤破坏；B. 术前颈椎矢状面 CT 示存在颈椎后凸畸形；C、D. 术后颈椎正侧位 X 线片示颈椎后凸畸形已矫正，后方钉棒系统内固定。

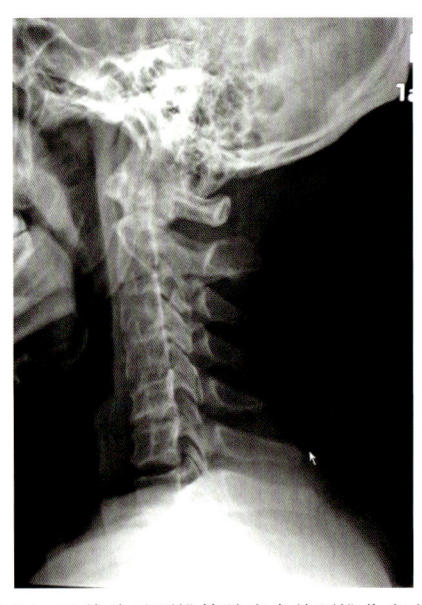

图 2-31　X 线片示颈椎管肿瘤术前颈椎曲度变直。

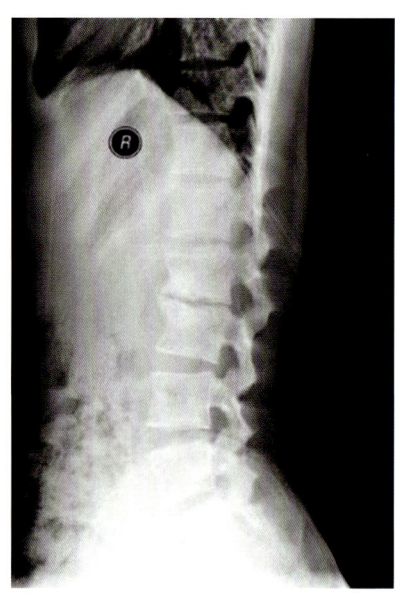

图 2-32　X 线片示腰椎管肿瘤术前腰椎曲度变直。

第四节　术后脊柱不稳定的预防

　　从上文我们可以看出，脊髓肿瘤手术后影响脊柱稳定性的因素大致可以分为两类：一类是不可通过手术方式的改进来加以避免的；另一类是可以通过手术方式的改进来尽量减轻的。前者包括患者的年龄、术前脊柱的序列、术前术后的放疗等；后者包括椎板切除的部位和范围、小关节切除程度、韧带肌肉的破坏程度等。

　　针对前者，在术前需要仔细评估，是否已经具有脊柱不稳定，是否需要在切除肿瘤的同时行矫形内固定手术。如不需要矫形内固定，所有病人尤其是这类高危病人，如儿童、接受放疗和术前存在脊柱序列不良的病人，都应该考虑到术后脊柱不稳定的风险，应在术后密切随访。针对后者，也需要在术前仔细加以评估，术中暴露时所切除结构是否会造成明显的脊柱不稳定，是否需要预防性融合内固定。手术医师必须决定肿瘤是否已经压迫到腹侧脊柱或确定切除肿瘤所需要的暴露。术中应努力限制小关节切除以及椎板切除的范围。后方韧带如棘上韧带和棘间韧带应尽可能保留。一些重要棘突应加以保留，如 C2 棘突作为颈部伸肌的主要附着点应避免切除以防止屈曲畸形的发生（图 2-33、2-34）。

　　多节段减压、小关节切除超过 50%、术前矢状面不稳定、脊柱序列改变、前方假关节或骨骼不成熟都要考虑行预防性融合或内固定。颈椎椎板切除 ≥ 3 个节段同时存在脊髓性运动功能症状者应行颈椎融合。儿童髓内肿瘤行椎板切除术后，预防性融合可明显减少术后畸形发生。但也有作者认为小儿患者即使存在畸形大部分也不需要融合，未成熟的脊柱融合容易失败且影响 MRI 的使用，因此不建议行预防性融合。而且固定融合可引起活动度下降，

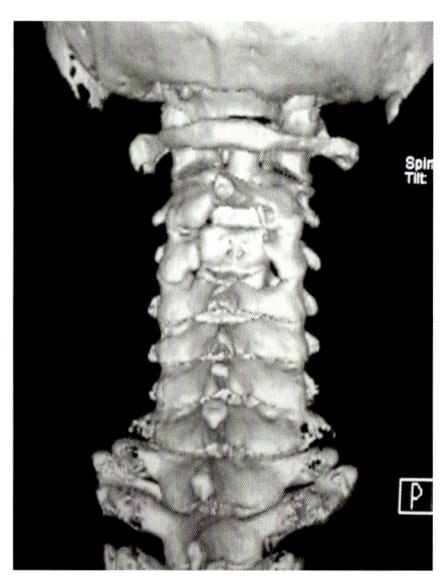

图 2-33　CT 重建示颈椎管肿瘤术中避免对颈 2 棘突的完全切除。

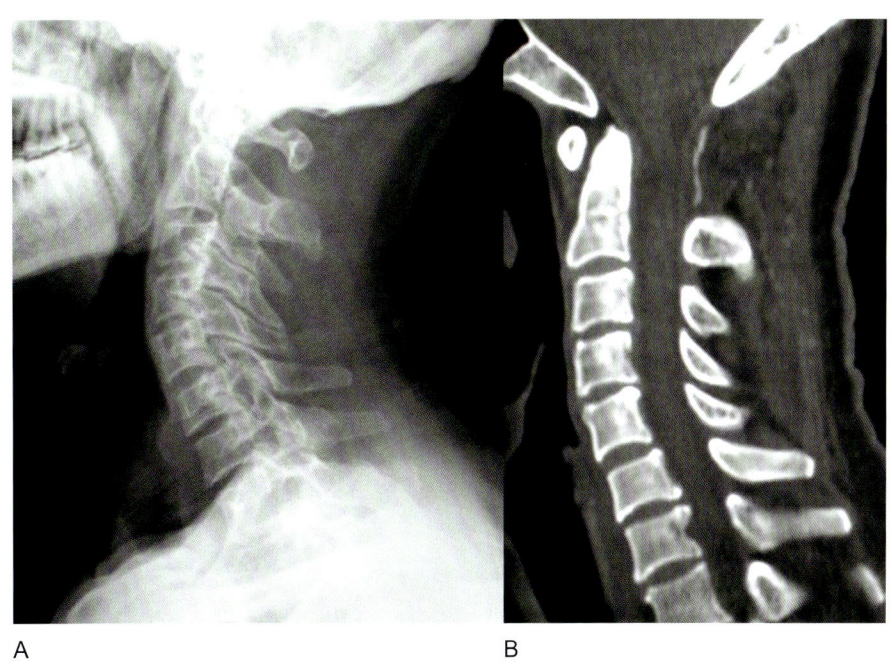

图 2-34　枕大孔区肿瘤术中对颈 2 棘突的保护，术后脊柱序列良好。A. 术前颈椎侧位片示颈椎序列良好；B. 术后颈椎矢状面 CT 示颈 1 后弓缺如，颈 2 棘突保留，颈椎序列良好。

邻近节段应力增加，退变加重，因此儿童应避免长节段固定融合。虽然目前尚无针对脊髓肿瘤术后预防性融合内固定的指南，但根据病人具体情况应考虑到融合内固定（具体见下文）。

椎板成形术可为脊髓肿瘤的切除提供充分的显露，在切除肿瘤后可将整块取下的棘突椎板复合体原位回置，并重建棘间韧带和棘上韧带的连续性，为肌肉提供附着点，恢复脊柱的解剖结构和部分生理功能，与椎板切除术相比，可减慢或减少脊柱不稳定的发生，尤其是在儿童患者（图 2-35、2-36、2-37、2-38、2-39、2-40、2-41）。对于长节段的椎管内病变，如粘连不重，易于分离切除，可采取多短节段椎板成形术（multiple short-segment laminoplasty）以尽可能保留稳定，防止畸形发生。而悬挂式椎板成形术（或称之为高架桥式椎板回置）不仅可用于椎管内肿物的切除，还能起到扩大椎管、进行减压

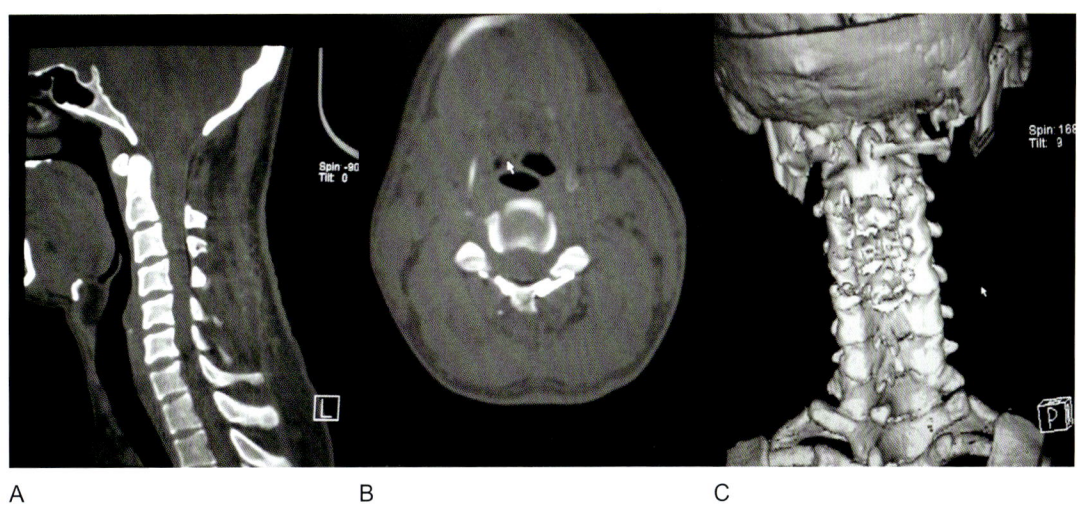

图 2-35　颈椎管肿瘤术后椎板复位成形术。A. 术后颈椎矢状面 CT 示颈 1 后弓缺如，颈椎序列尚可；B. 术后水平面 CT 示椎板原位回置，无内陷；C. 术后颈椎 CT 重建示颈 1 后弓被部分切除，颈 2~4 椎板回置。

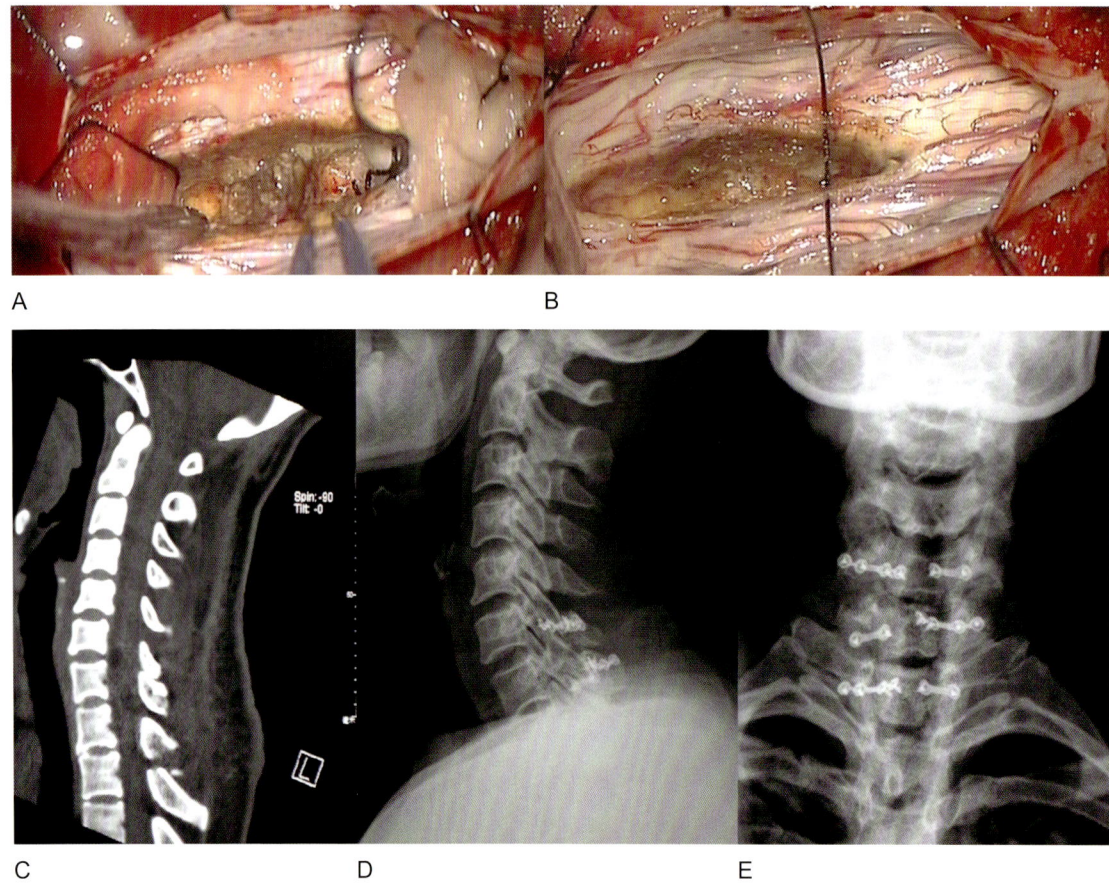

图2-36 颈髓内血管网织细胞瘤术后进行颈5~7椎板复位成形术。A. 术中所见髓内肿瘤；B. 术中所见肿瘤全切；C. 术后矢状面CT示颈椎曲度良好；D、E. 术后正侧位X线片示颈椎曲度良好，可见固定钛板钛钉。

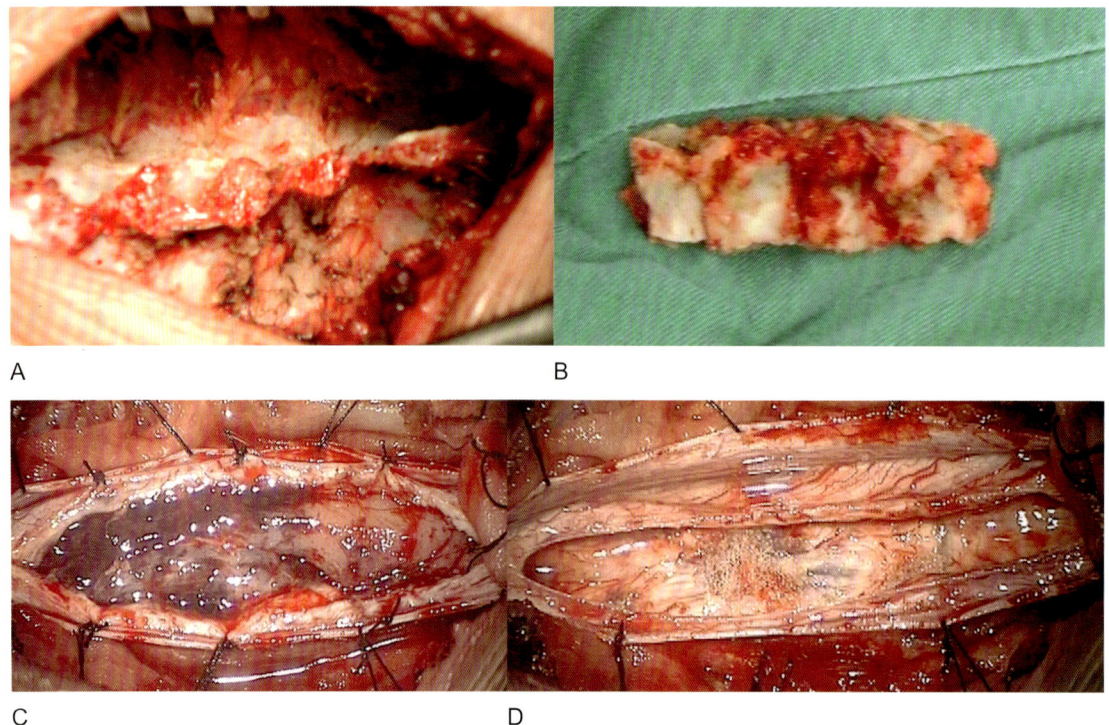

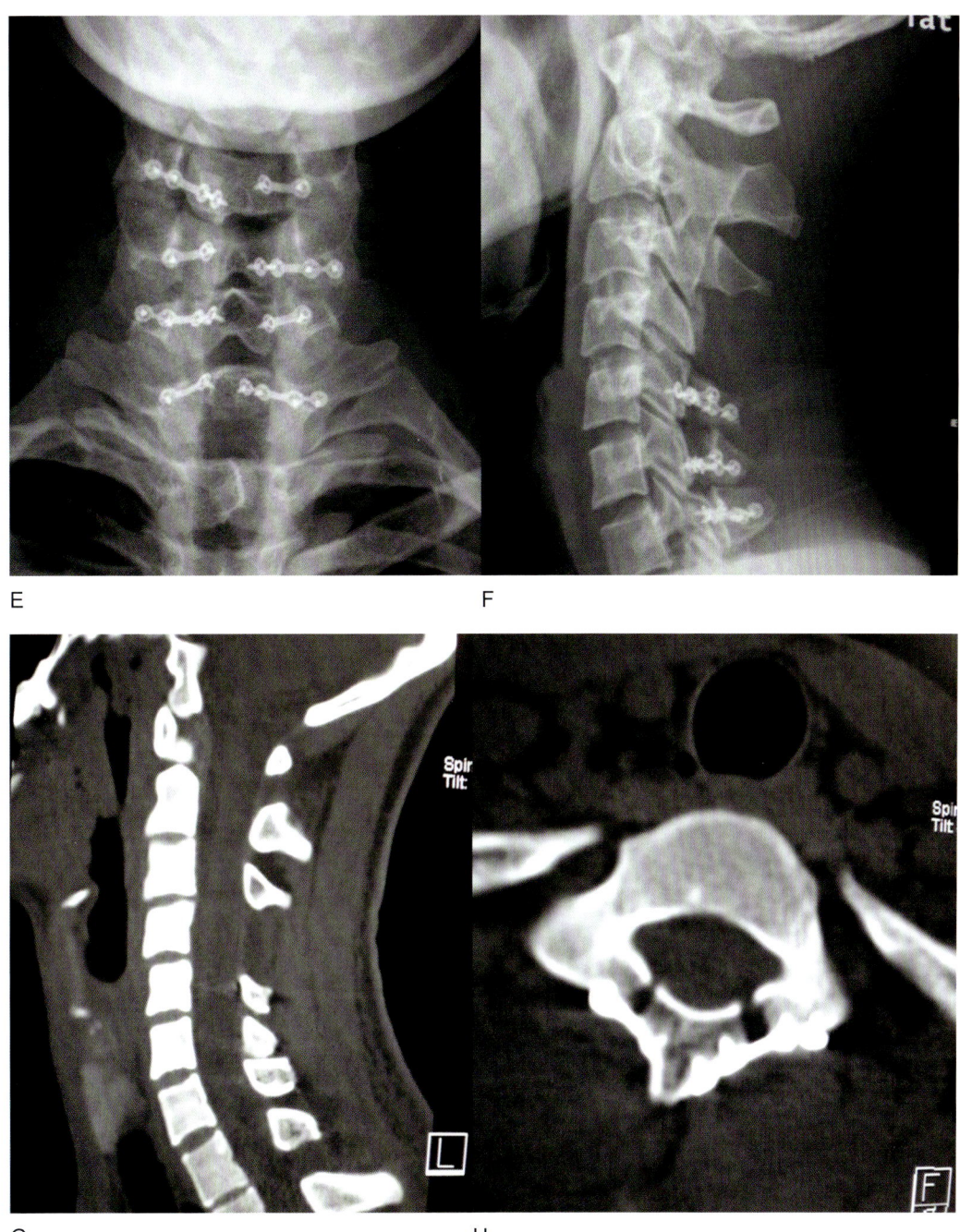

图 2-37　颈胸椎髓内室管膜瘤术后行颈 5~胸 1 椎板复位成形术。A. 术中暴露的棘突、椎板及相应韧带；B. 术中完整取下的棘突椎板复合体；C. 术中所见髓内肿瘤；D. 髓内肿瘤完全切除；E. 术后正位 X 线片示四节段椎板复位所用的钛钉、钛板；F、G. 术后侧位 X 线片及矢状面 CT 示颈椎序列良好；H. 术后水平面 CT 示椎板原位复位，无内陷。

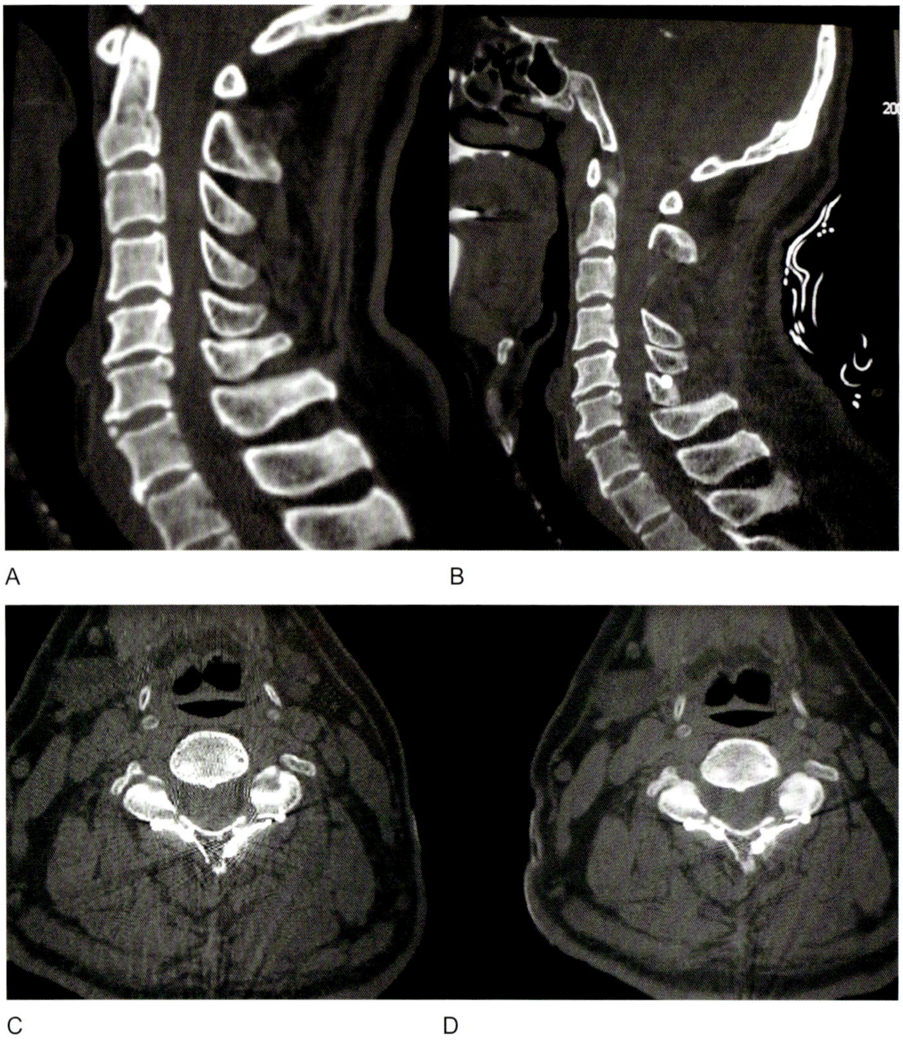

图 2-38 颈椎管肿瘤切除术后行椎板复位成形术。A. 术前颈椎矢状面 CT 示颈椎序列尚可；B. 术后颈椎矢状面 CT 示颈椎序列基本同术前；C、D. 术后水平面 CT 示椎板原位回置，无内陷。

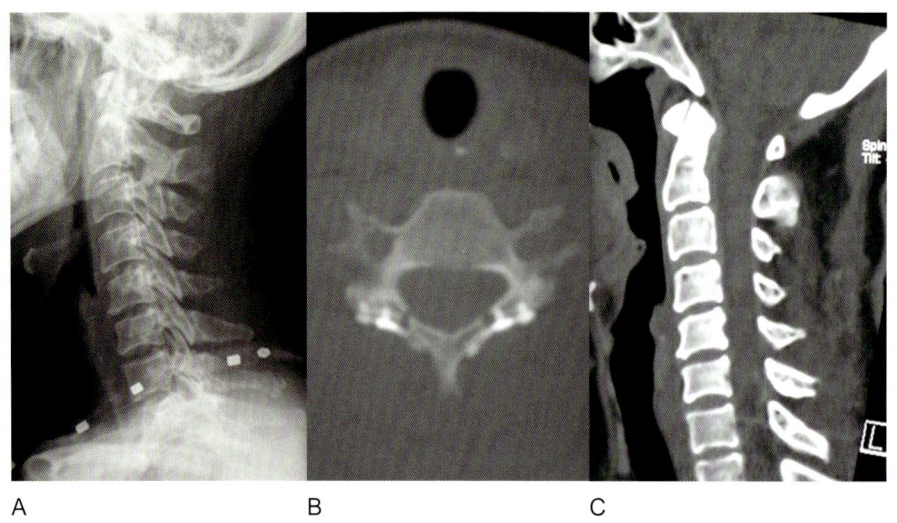

图 2-39 颈椎管肿瘤术后行椎板复位成形术。A. 术前颈椎侧位 X 线片示颈椎序列良好；B. 术后水平面 CT 示椎板原位回置，无内陷；C. 术后矢状面 CT 示颈椎序列良好。

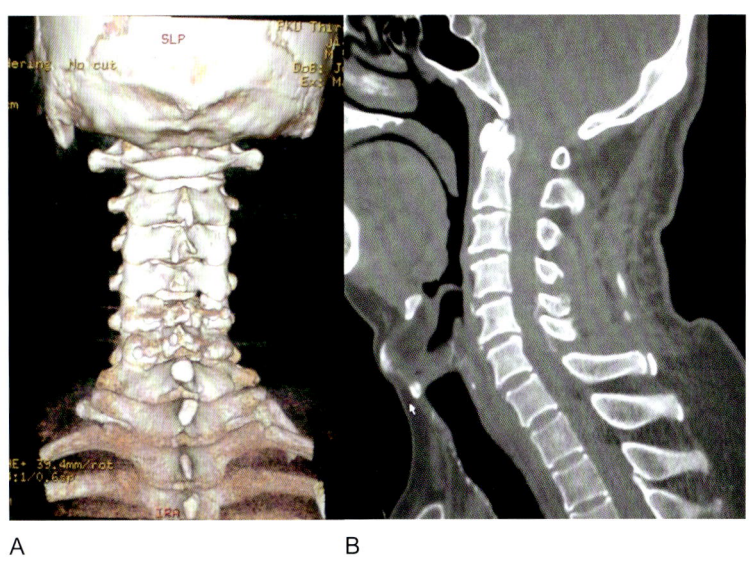

图 2-40　颈椎管肿瘤术后行颈 5～6 椎板复位成形术。A. 术后 CT 重建示颈 5～6 椎板复位；B. 术后矢状面 CT 示颈椎序列良好。

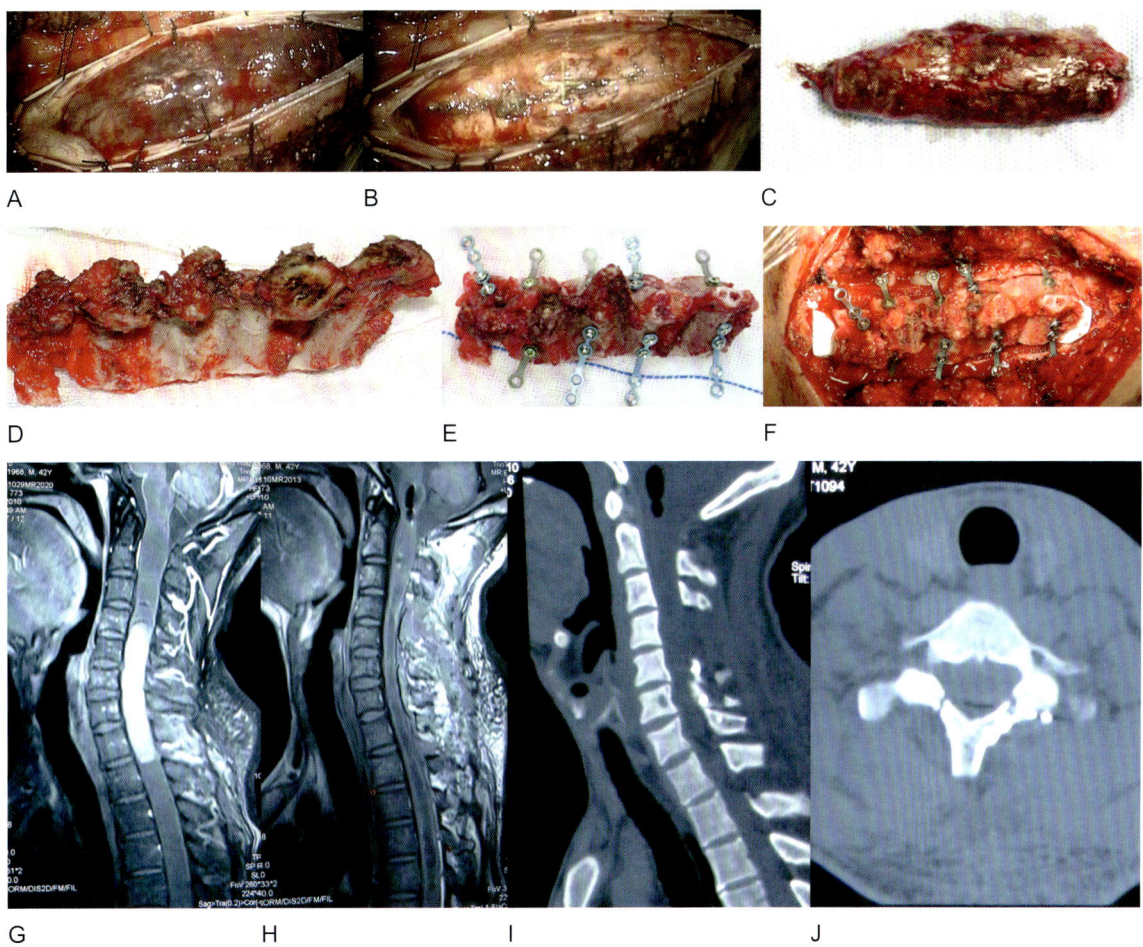

图 2-41　颈胸椎髓内室管膜瘤术后行椎板复位成形术。A. 术中所见髓内肿瘤；B. 髓内肿瘤完全切除；C. 切除的肿瘤；D. 完整取下的棘突椎板复合体；E. 棘突椎板复合体预置钛板、钛钉；F. 将棘突椎板复合体原位回置；G. 术前矢状面增强 MRI 示颈 4～胸 1 髓内肿瘤明显强化；H. 术后矢状面增强 MRI 示肿瘤全切；I. 术后矢状面 CT 示脊柱序列良好；J. 术后水平面 CT 示椎板原位回置，无内陷。

的作用。对偏于一侧的椎管内肿瘤以及哑铃型肿瘤，半椎板成形术（hemilaminoplasty）既能实现肿瘤的彻底切除，又能保留和重建脊柱的解剖结构，有利于脊柱稳定性的维持。

对于偏于一侧的椎管内髓外硬脊膜下及硬脊膜外病变，半椎板切除术及其改进方法可使后部结构损伤最小，维持脊柱正常的弧度与活动范围（图2-42、2-43、2-44、2-45、2-46、2-47、2-48、2-49、2-50、2-51）。如果肿瘤较大，可以对椎弓根进行潜行切除，扩大暴露范围。如果病变已经骑跨椎间孔生长，甚至需要切除部分小关节。

还可以采用椎板间开窗或多节段椎板间开窗进

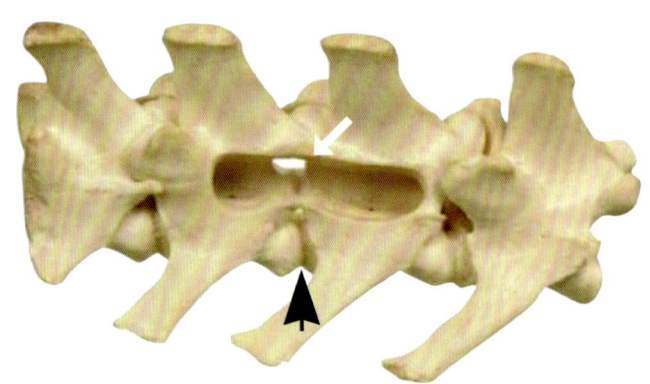

图 2-42　半椎板切除术示意图。

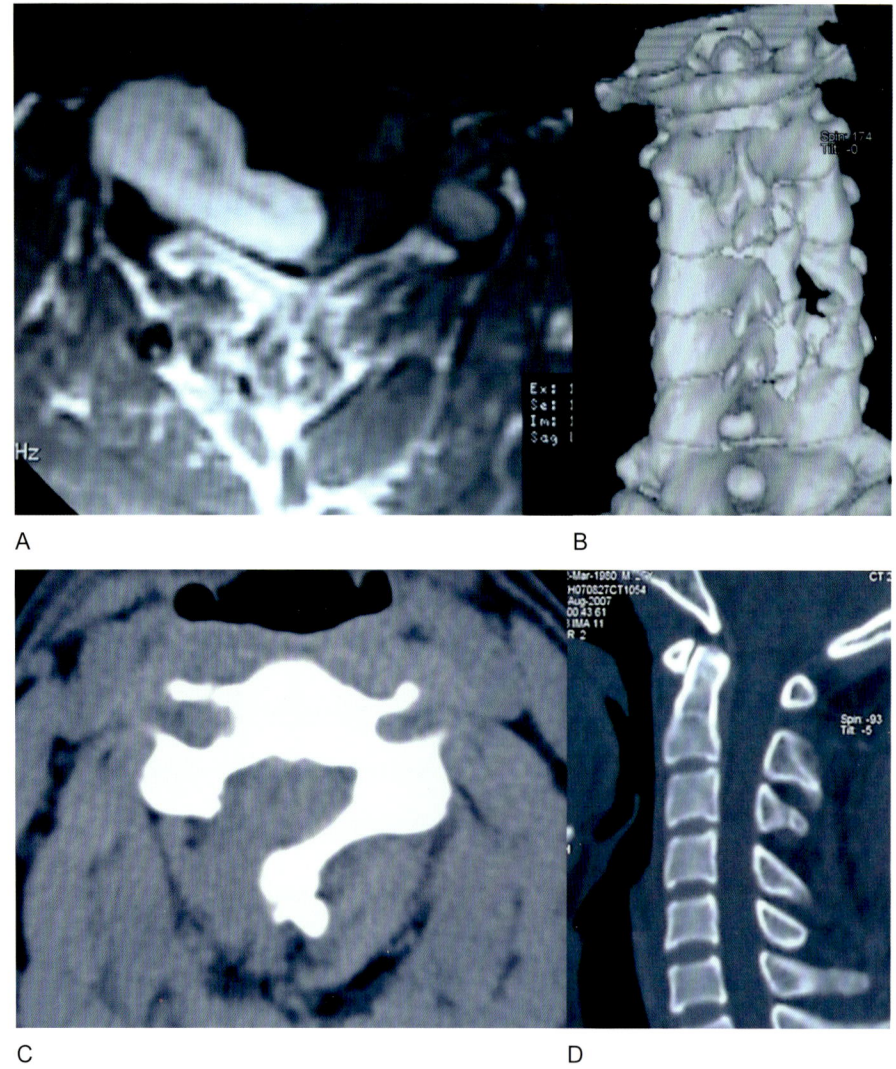

图 2-43　颈椎管椎管内外哑铃型肿瘤行半椎板切除术（颈3~5右侧）并切除部分小关节，术后颈椎序列良好。A. 术前颈椎水平面 MRI 增强显示右侧椎间孔内外肿瘤；B. 术后颈椎 CT 重建示右侧颈3~5半椎板切除及颈4/5右侧小关节部分切除；C. 术后颈椎水平面 CT 示右侧半椎板切除；D. 术后颈椎矢状面 CT 示颈椎序列良好。

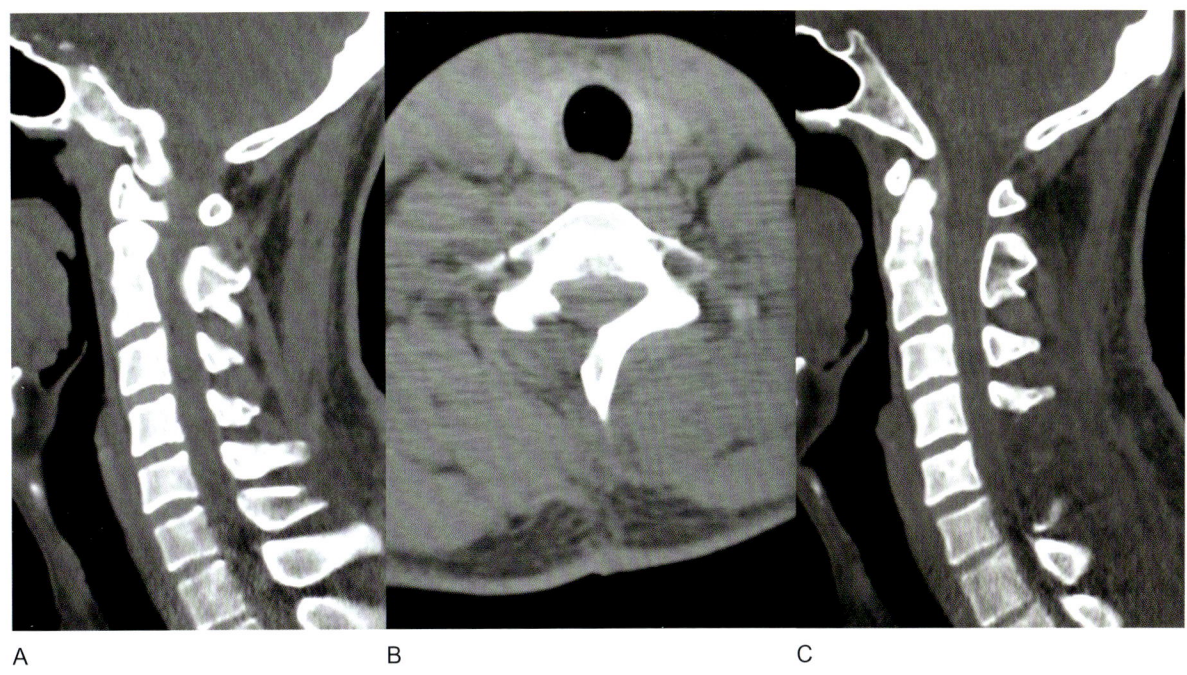

图2-44 颈椎管肿瘤行半椎板切除术（颈6～7右侧），术后颈椎序列良好。A. 术前颈椎矢状面CT示颈椎2～3椎体融合，颈椎序列良好；B. 术后颈椎水平面CT示右侧半椎板切除；C. 术后颈椎矢状面CT示颈椎序列良好。

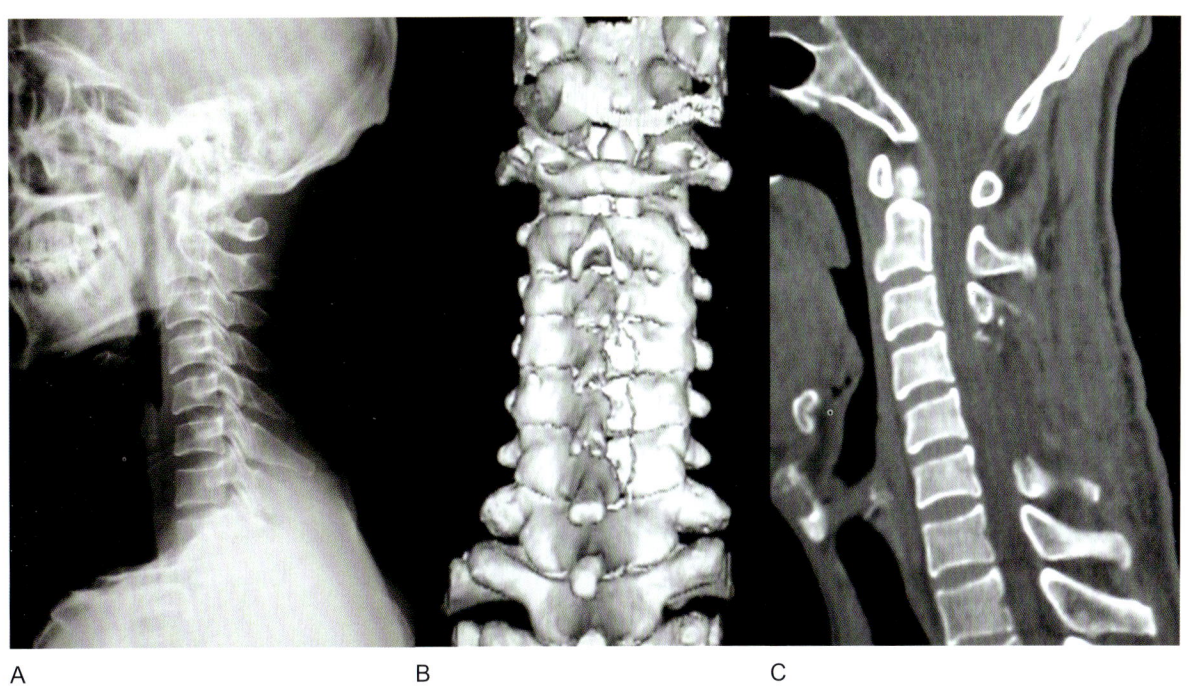

图2-45 颈椎管肿瘤术前已有颈椎曲度变直，行半椎板切除术（颈4～6右侧），术后颈椎曲度未进一步恶化。A. 术前颈椎侧位X线片示颈椎曲度变直；B. 术后颈椎CT重建示右侧颈4～6半椎板切除；C. 术后颈椎矢状面CT示颈椎曲度基本同术前。

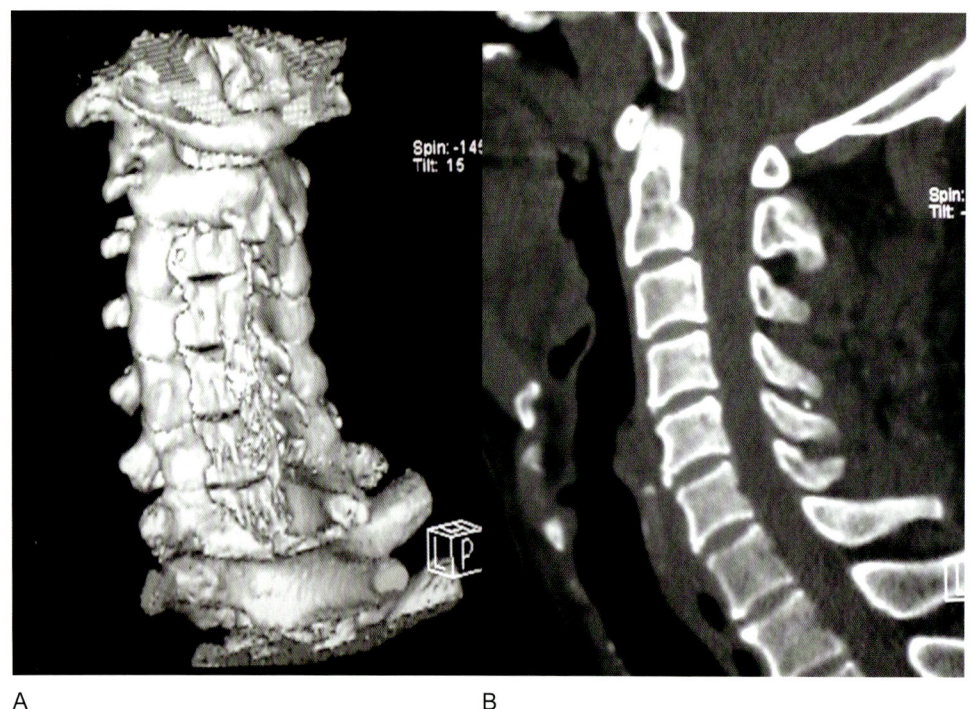

图 2-46　颈椎管行长节段半椎板切除术（颈 3～7 左侧），术后颈椎序列仍保持良好。A. 术后颈椎 CT 重建示左侧颈 3～7 半椎板切除；B. 术后颈椎矢状面 CT 示颈椎序列良好。

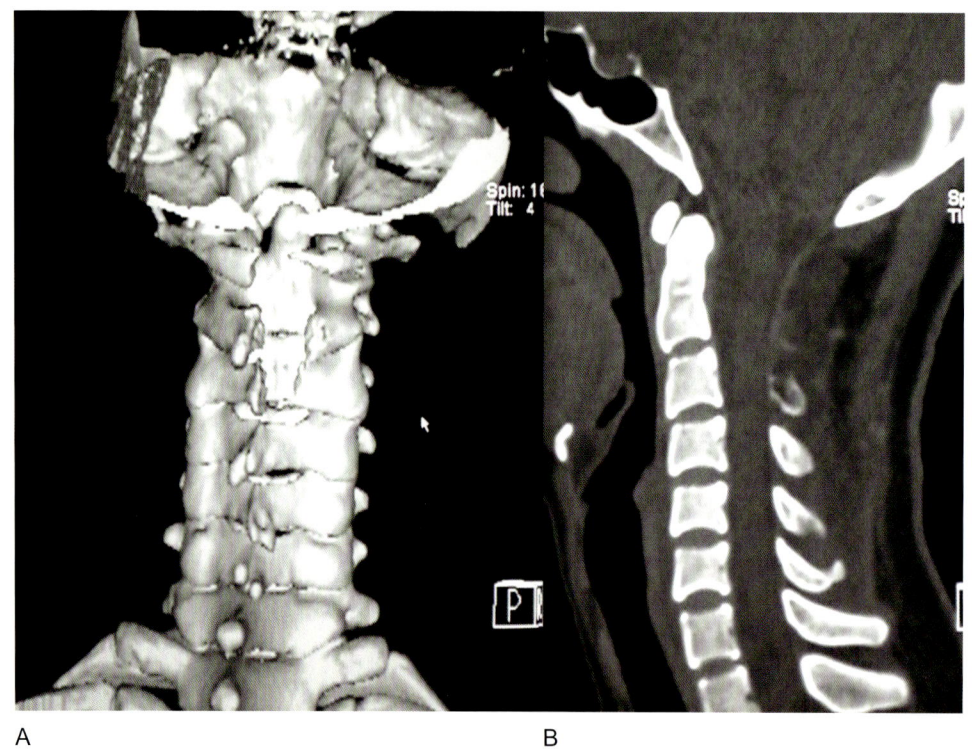

图 2-47　肿瘤累及颈 2，行半椎板切除术，保留部分颈 2 棘突，术后患者颈椎序列保持尚可。A. 术后颈椎 CT 重建示颈 1～3 右侧半椎板切除术；B. 术后颈椎矢状面 CT 示颈椎序列尚可。

行椎管内肿瘤包括髓内肿瘤的切除，可避免对脊椎椎弓连续性的彻底破坏，维持脊柱在矢状面和水平面上的连续性，有助于减少脊柱不稳定的发生。对于其他脊髓肿瘤，也应尽可能根据病变的大小，制订个体化手术方案，如选择性椎板切除，减少椎板等结构的损伤，也有利于术后脊柱的稳定性（图2-52、2-53）。

另外，如前文所述，外平衡对脊柱稳定的作用也很重要。在术后应注重患者肌肉功能的锻炼，以在一定程度上弥补患者脊柱结构破坏后稳定性所受到的影响。在术后短期，患者肌肉功能尚未恢复时，应带颈托或腰围等加以保护。手术对脊柱结构破坏较大时，甚至可以佩戴外支具增强对脊柱的保护。

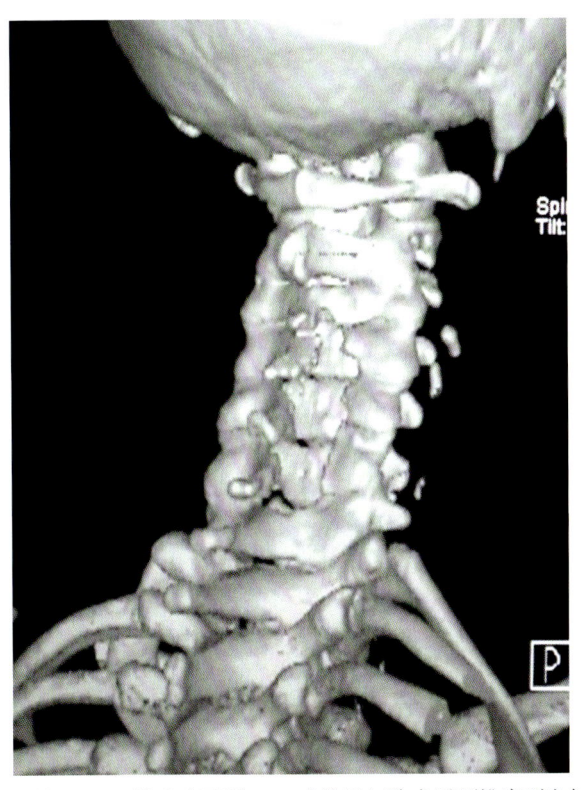

图 2-48　CT 三维重建示颈 4~6 半椎板切除术后颈椎序列良好。

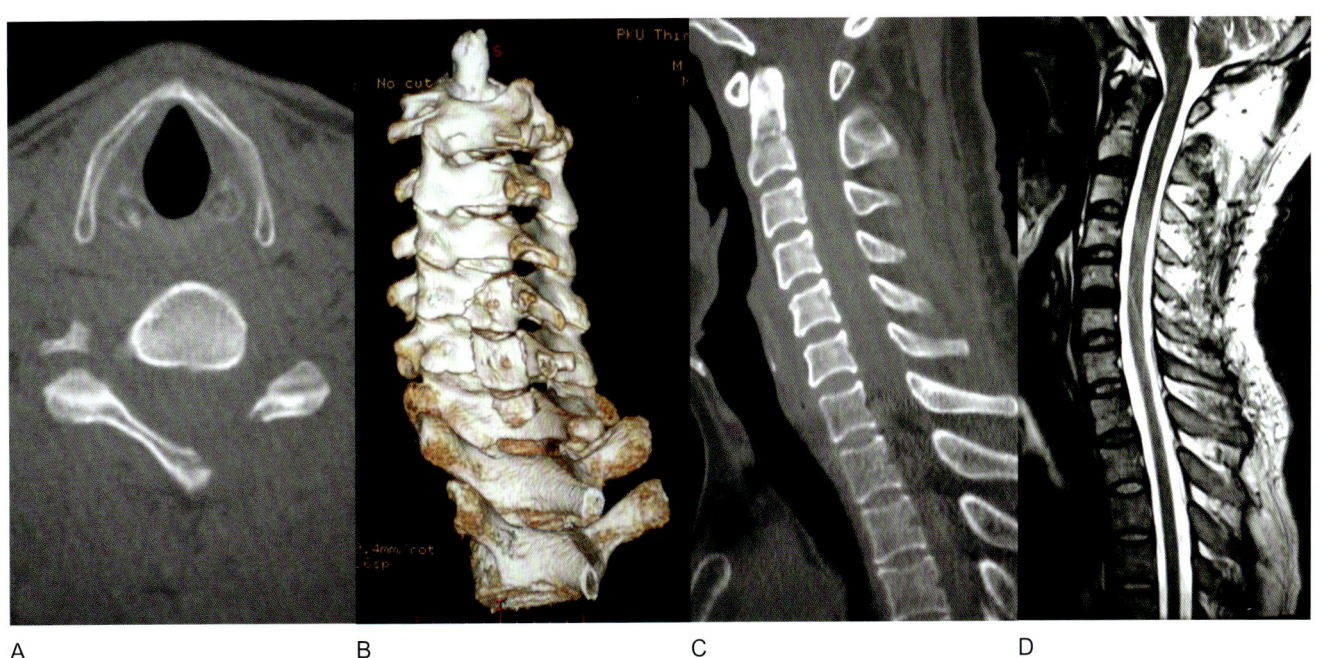

图 2-49　颈椎 5~7 半椎板切除术后颈椎序列良好，椎管内空间充分。A. 术后颈椎水平面 CT 示左侧半椎板切除；B. 术后颈椎 CT 重建示颈 5~7 左侧半椎板切除；C. 术后矢状面颈椎 CT 示颈椎序列良好，棘突完整；D. 术后颈椎 MRI 示颈椎序列良好，蛛网膜下腔正常。

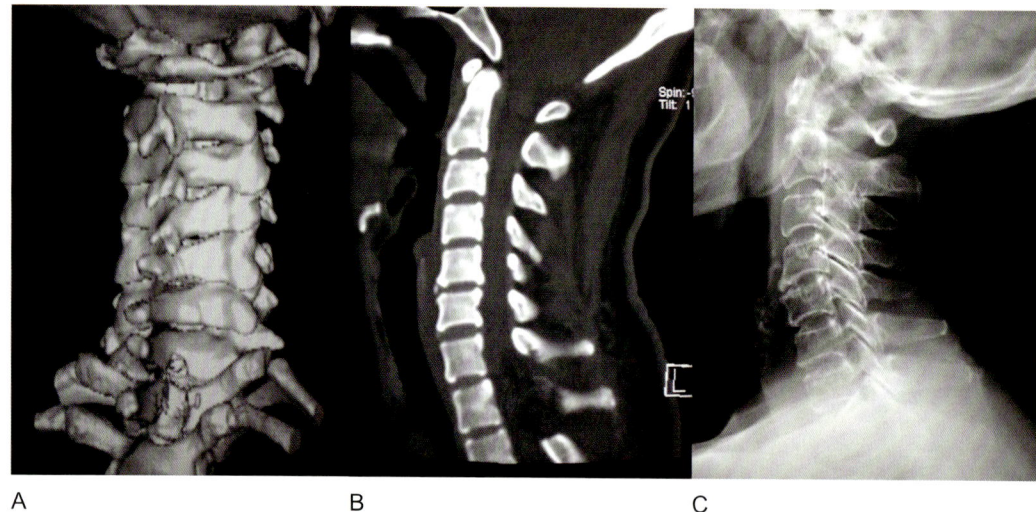

图 2-50　颈 7～胸 2 椎管内肿瘤，由于涉及颈胸交界区，行半椎板切除术及棘突根部潜行切除，肿瘤全切，术后脊柱序列良好。A. 术后 CT 重建示颈 7 下半部分、胸 1 和胸 2 上缘的右侧半椎板切除；B. 术后颈椎矢状面 CT 示脊柱序列良好，颈 7～胸 1 棘突根部被部分切除；C. 术后侧位 X 线片示脊柱序列良好。

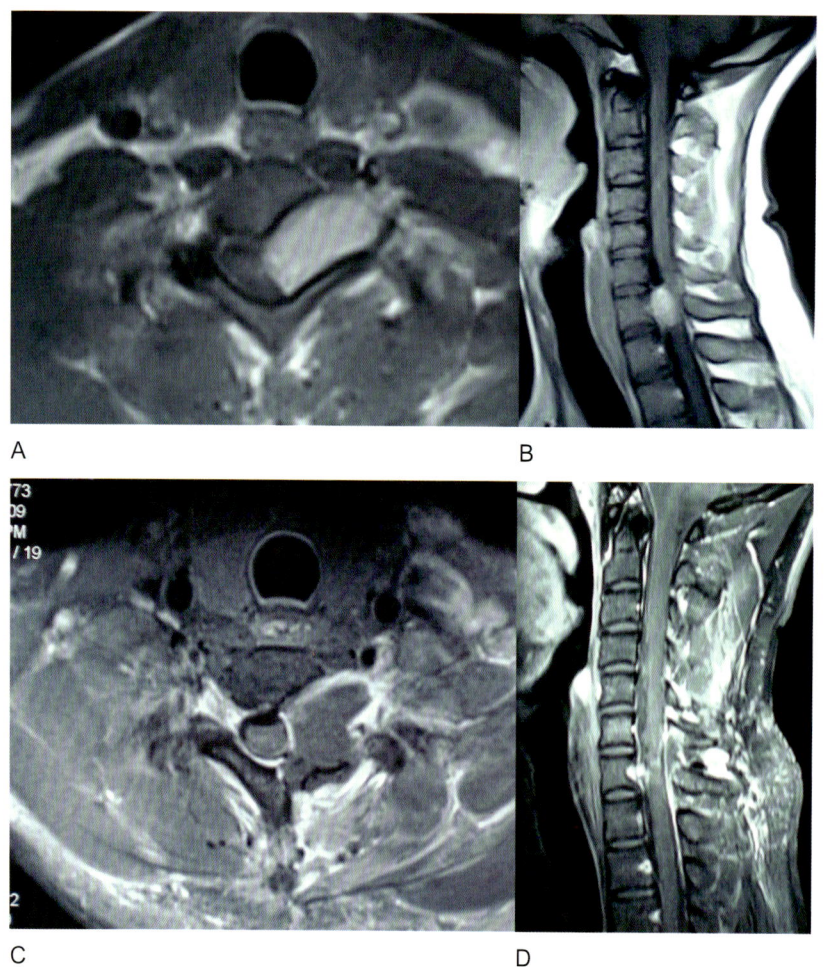

图 2-51　颈 6 水平左侧椎管内外肿瘤，行半椎板切除术切除肿瘤，术后颈椎序列良好。A. 术前水平面 MRI 增强示肿瘤位于左侧椎间孔内外；B. 术前矢状面 MRI 增强示肿瘤位于颈 6 水平，颈椎序列良好；C. 术后水平面 MRI 增强示肿瘤完全切除，左侧半椎板及小关节被切除；D. 术后矢状面 MRI 增强示肿瘤全切，颈椎序列良好。

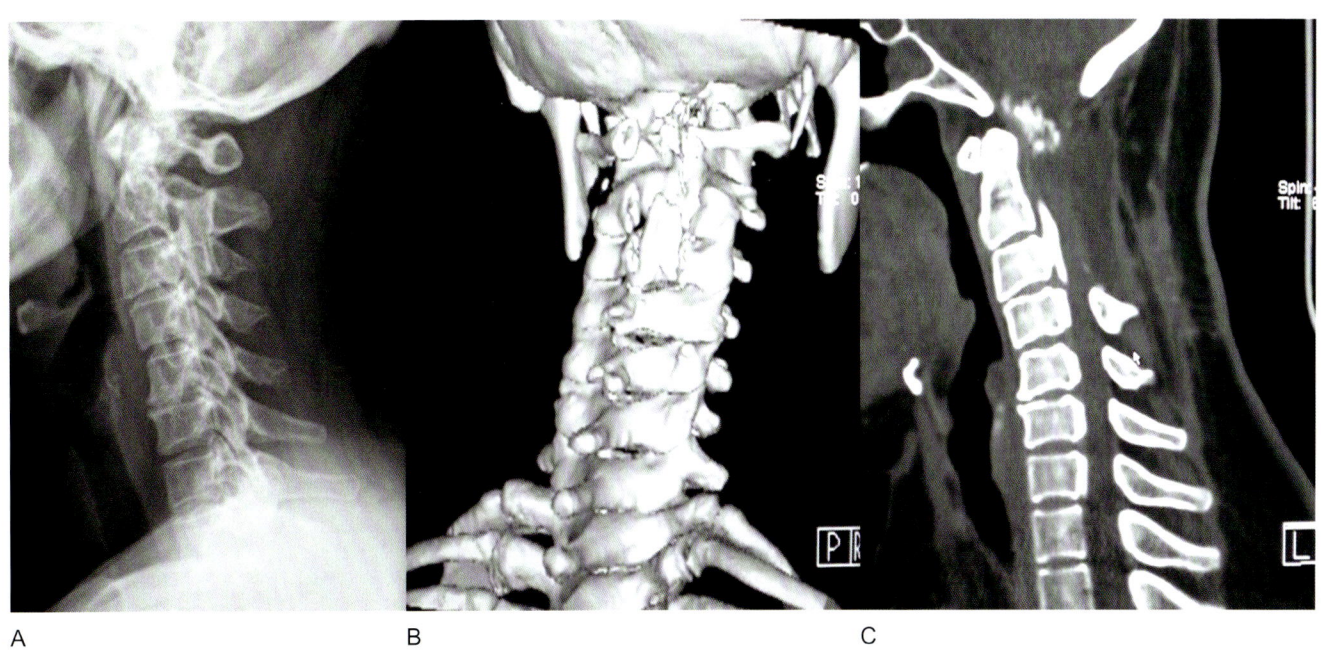

图 2-52 颈 1～3 椎管内肿瘤，术前已有颈椎轻度反弓，由于肿瘤较大，无法行半椎板切除术，但为尽量减少椎板切除范围，行颈 1～3 选择性椎板切除术，术后颈椎序列同术前相比变化不大。A. 术前侧位 X 线片示颈椎存在轻度反弓；B. 术后颈椎 CT 重建示颈 1～2 部分椎板及棘突切除；C. 术后矢状面 CT 示颈椎曲度基本同术前。

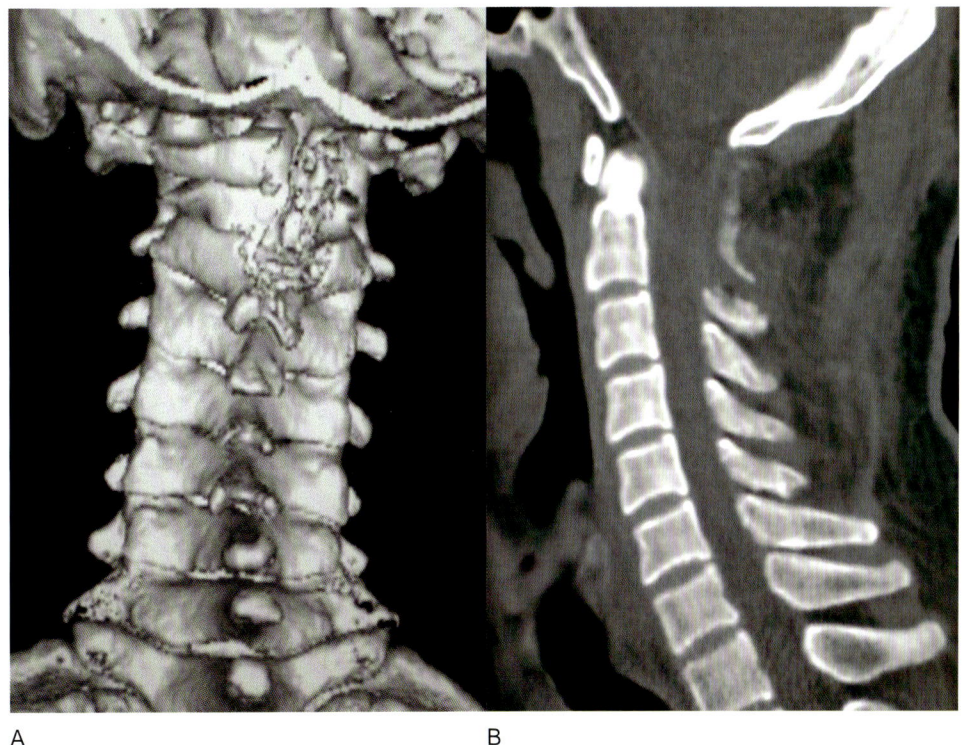

图 2-53 颈 1～2 椎管内肿瘤，行选择性椎板切除术。A. 术后 CT 重建示颈 1～2 部分椎板切除，颈 2 棘突基本完整；B. 术后颈椎矢状面 CT 示颈椎序列保持良好。

第五节 脊柱不稳定的诊断

由于脊髓肿瘤和手术切除造成的脊柱结构完整性的破坏，可能出现脊柱不稳定。在临床工作中，针对脊柱不稳定的干预首先需要明确患者是否有脊柱不稳定，也就是说确定是否存在脊柱不稳定。

一、一般定义

对于脊柱不稳定很难下一个准确而有临床意义的定义。White 和 Panjabi 将脊柱不稳定定义为"在生理负荷下脊柱丧失其以移位方式来避免最初和继发神经损伤、严重变形或难以忍受的疼痛的能力"。值得注意的是该定义的广泛性，脊柱不稳定的概念不仅涉及脊柱变形，还与神经损伤和疼痛有关。

二、脊柱不稳定的分类

脊柱不稳定包括急性和慢性两类。急性和慢性脊柱不稳定都有亚型：急性脊柱不稳定分为显著型和局限型，慢性脊柱不稳定则可分为冰川样不稳定和功能不全性节段移位（表2-1）。

（一）急性脊柱不稳定

1. 显著性不稳定 脊柱显著不稳定的定义是正常活动下脊柱无法支撑头部和肢体。其结果是显著性不稳定的脊柱存在突然发生严重变形的风险。产生脊柱显著不稳定常需同时具备脊柱腹侧和背侧部分完整性的丧失（脊柱完整性的环形破坏）。脊柱显著不稳定的处理几乎无一例外地需要手术固定。在脊髓肿瘤手术中，形成这种类型的不稳定较为少见。

2. 局限性不稳定 在损伤较小的情况下产生的脊柱不稳定较轻微和局限，常不易明确诊断。脊柱局限性不稳定是指脊柱腹侧或背侧完整性丧失。单纯性脊柱背侧成分完整性破坏可造成脊柱局限性不稳定。该情况包括棘间韧带、棘上韧带、黄韧带受损和/（或）关节面或椎板损伤。椎板切除术也属于背侧脊柱完整性丧失的一种，也可造成局限性不稳定。大多数脊柱局限性不稳定只需非手术治疗如脊柱支撑即可。如果有发展为慢性脊柱不稳定的危险时才采取手术治疗，而且需仔细斟酌。在脊髓肿瘤手术中，最常采用椎板切除术等后部手术入路，均造成一定程度的局限性不稳定。目前在术后均常规给予脊柱支撑，但对于哪些局限性不稳定会发展为慢性脊柱不稳定目前尚没有统一的认识，对于哪些患者需要同期手术治疗目前也没有统一的认识，因此需要在术后进行长时间的随访以确定是否有慢性脊柱不稳定的发生。

（二）慢性脊柱不稳定

1. 冰川样脊柱不稳定 冰川样脊柱不稳定是指不明显存在迅速发展为驼背、脊柱侧弯或移位变形危险的非显著性脊柱不稳定。这类情况如同冰川一样，强大的内在力量逐渐产生脊柱变形，也就是逐渐出现脊柱畸形。

引起冰川样脊柱不稳定的原因包括手术创伤和肿瘤。以上这些病理过程可以通过在受累节段一侧产生较长的即时作用力臂而导致脊柱运动节段的破坏。作用于脊柱发生病理改变处的强大力量可能逐渐造成脊柱的变形，其中最常见的即是驼背。脊柱背部韧带由于手术切开等原因可能出现松弛，从而不能有效抵抗屈曲力时，更易形成不正常脊柱姿势。脊髓肿瘤手术中可能对脊柱及其韧带均造成创伤，也可能引起冰川样脊柱不稳定。在术后可能因脊柱畸形还需要再次手术治疗。如同时有椎体受损及背侧韧带损伤可能导致慢性进行性驼背畸形，需手术固定。

治疗需考虑的因素包括：①神经组织受压，②进行性神经功能障碍，③进行性变形，④肺功能受限，⑤难以忍受的疼痛。存在以上任何一种情况或具有出现以上任何一种情况的风险时，即应考虑进行手术固定。

2. 功能不全性脊柱节段移位 功能不全性脊柱节段移位是指产生深部难以忍受的疼痛，且疼痛在活动时（脊柱负重）加重而休息时（脊柱卸载）改善的脊柱不稳定。其病因也包括肿瘤和手术创伤。由于肿瘤或手术的破坏，脊柱的固有结构不足以维持其稳定性，则反射性肌肉活动增强（即脊柱旁肌肉痉挛），从而导致疼痛。而继发于髓孔或神经孔狭窄的放射性疼痛，也可能是由于脊柱错位所致。在

表2-1 脊柱不稳定的分类

急性不稳定	慢性不稳定
显著性不稳定	冰川样不稳定
局限性不稳定	功能不全性节段移位

脊髓肿瘤手术中，由于后部脊柱结构的破坏，导致脊柱生物力学平衡被破坏，可能导致脊柱退变加快，如椎间盘的退变、骨赘形成等，也可能间接出现功能不全性脊柱节段移位。

三、脊髓肿瘤手术破坏脊柱稳定性的作用

脊髓肿瘤手术由于破坏了维持脊柱稳定性的因素（如肌肉、韧带和椎体）而影响了脊柱的稳定性。无论采取何种手术，在分析手术目的和预期效果时均应考虑到手术对脊柱稳定性的影响这一因素。

（一）前路手术对脊柱稳定性的影响

一部分脊髓肿瘤需前路手术切除。前路手术可能破坏腹侧韧带复合物（前纵韧带、后纵韧带、纤维环）、椎间盘和椎体。前纵韧带的损伤对于术后脊柱的稳定性影响不大。这是由于前纵韧带很宽，即使很长的前路切口也难以完全切断。由于前纵韧带十分强劲，部分损伤后仍能对伸展和移位产生较大的阻力。

而后纵韧带比前纵韧带窄，尤其是在椎体中部，更是比硬脊膜囊还窄。这意味着前路手术常会完全切断后纵韧带。后纵韧带不如前纵韧带强劲，手术完全切断后将减弱脊柱对屈曲和移位的抵抗力，导致脊柱不稳定。

脊柱手术对椎体的破坏因手术部位和椎体切除程度而差别较大。将椎体假设为由27个等大的小立方体组成的方法有助于理解和预测椎体切除术的结果。这种椎体的稳定性决定于去除或损伤的小立方体的位置和数量。比如，去除冠状面中层立方体将导致显著性不稳定，而去除矢状面中层立方体则不影响脊柱稳定性。前一种情况下，手术损伤涉及三柱模型的前柱和中柱，因而导致脊柱不稳定。而后者只破坏前柱和中柱结构的三分之一，所以不影响脊柱的稳定性。

（二）后路手术对脊柱稳定性的影响

脊柱后路手术（如椎板切除术）也可破坏脊柱稳定性。但如果术前仔细评估，采取合理的手术设计，也可避免手术对脊柱稳定性不必要的破坏作用。要达到这种目的，最重要的就是对基本生物力学原理的理解和应用。首先，术前评估应包括明确是否存在腹侧脊柱不稳定，脊柱异常的驼背姿势或椎体高度明显减低均提示腹侧脊柱不稳定。术前存在腹侧脊柱不稳定预示后路减压术预后不良，医生因此

可能改变后路术式。其次，棘间韧带对屈曲和移位有抵抗作用，而且作用力臂较长，应尽量保护。不过在棘间韧带功能不全（腰4~5）或缺如（腰5~骶1）的腰骶部这一点不太重要。第三，关节突的切除应该尽量不超过其抵抗移位所需的限度。对于颈椎，这个限度一般为关节突的1/3~1/2。对下腰段也可按照这个原则，但应考虑到该处椎间平面方向偏于垂直方向，在患者正立时产生的切力可增加术后发生脊柱不稳定的风险。

四、脊柱不稳定的确诊

确诊脊柱不稳定必须结合临床检查和放射学结果综合判断。为帮助诊断，可采用下述计分方法，但最终还是以医生综合各种资料后的决定为准。

（一）计分方法

尽管脊柱不稳定的定义明确，但诊断仍较困难。显著性不稳定和局限性不稳定的鉴别诊断有时也很困难。多种独立的因素（如椎体高度改变程度和背部韧带损伤程度）均可影响诊断结果。为协助枢椎以下脊柱不稳定的诊断，White和Panjabi创建了一种计分评估方法，并由Benzel进行了改良（表2-2）。该评分方法是根据9种特殊情况的存在与否进行计分：总分5分或超过5分则提示脊柱显著性不稳定，总分2~4分提示局限性不稳定。虽然该计分方法简单易行，但应牢记临床分析才是诊断的基础。如果

表2-2　枢椎以下急性脊柱不稳定的评分方法[a]

前柱（和中柱）完整性受到破坏[b]	2
后柱完整性受到破坏[b]	2
急性静止型移位畸形[c]	2
急性静止型成角畸形[c]	2
急性动态移位畸形加重[d]	2
急性动态成角畸形加重[d]	2
神经成分损伤[e]	3
可疑病理改变的急性椎间盘狭窄	1
预期脊柱难以承重	1

[a] 5分或5分以上表明存在显著性脊柱不稳定，2~4分表明存在局限性脊柱不稳定。
[b] 通过临床检查，MRI、CT和X线平片结果计分。如果证据不充分（如只有MRI显示后部韧带损伤），则计1分。
[c] 根据静止状态脊柱前后位和侧位放射学检查评分。必须是急性期结果。
[d] 根据脊柱动态（屈曲或伸展位）放射学检查评分。必须是急性期结果。
[e] 马尾受损计3分，脊髓受损计2分，单有神经根伤计1分。神经组织受损表明发生了明显脊柱畸形，脊柱完整性遭到一定程度的破坏。

只凭计分结果进行诊断而不结合临床检查以及医生的综合思考，可能导致误诊。上颈段的评估采用另一计分方法（表2-3）

（二）临床评估

对脊髓肿瘤患者进行体格检查可能并不能明确是否存在脊柱不稳定，但体检提供的信息结合放射学检查结果，可提示脊柱不稳定的存在与否。比如，根据放射学检查结果所示脊柱前柱和中柱完整性的破坏可能并不导致脊柱不稳定，但如果体格检查还发现脊柱背部稳定性的破坏（放射学检查未发现），则脊柱很可能不稳定。体格检查时还应查找神经功能障碍的表现。神经系统功能受损的存在提示脊柱的损伤已足以引起脊柱不稳定。

（三）影像学评估

多数情况下结合分析X线平片和MRI结果即可得到满意的评估。X线平片显示脊柱形状以及骨性脊柱损伤。但X线平片不能反映背侧软组织（即棘间韧带、棘上韧带、黄韧带）的信息。相反，MRI对软组织具有理想的对比显影，但对骨性结构显示不佳。因此采用MRI检查可见的背侧软组织信息，结合X线平片显示骨性结构的信息，有助于发现脊柱不稳定。T2加权的脂肪抑制序列的矢状面显影对韧带和其他软组织显示最为清晰。

表2-3　颈0~2颈椎不稳定的诊断标准

>8°	颈0~1轴向旋转至一侧
>1mm	颈0~1的矢状面移位
>7mm	颈1~2悬垂（完全左向和右向）
>45°	颈1~2轴向旋转至一侧
>4mm	颈1~2的矢状面移位
>13mm	矢状面的颈2后体~颈1后环，脊柱横向韧带撕裂

在慢性期软组织愈合后，MRI失去了其显影优势。因此采用动态X线平片（屈曲、伸展位）有利于发现脊柱异常或过度位移，如根据脊柱功能不全性节段性移位发现慢性不稳定的存在。需要指出的是，即使动态X线平片未发现脊柱异常或过度位移，也不能排除脊柱不稳定的存在。因为疼痛和自我防卫抑制了脊柱活动，因而掩盖了脊柱不稳定的存在（假阴性结果）。如果可以的话，应随诊侧卧位影像检查或动态X线平片检查（屈曲或伸展位）以帮助确诊。这是由于侧卧位可以有效减轻脊柱负重，减轻加重疼痛的力量。

其他提示脊柱慢性不稳定的影像学检查发现包括：退行性变如骨赘、骶骨前移、侧移和后移以及椎间盘间隙狭窄。虽然这些改变本身并不能诊断脊柱不稳定，但间接提示慢性脊柱不稳定的存在。

计算机断层扫描（CT）对骨结构显示良好，虽对急性和慢性脊柱不稳定的评估均无明显帮助，但可以了解手术对脊柱骨性结构的损伤情况，如需手术时，CT还可以协助内固定手术策略的制订。而且在由于技术所限妨碍上、下颈段X线平片效果时，CT也是一种有效的补充手段。需要特别注意的是，在解剖和生物力学特点方面，上部颈椎均较特殊。由于这种原因（如超出正常活动范围），脊柱的这一段尤其容易出现不稳定。在上颈段维持稳定性的因素主要是对移位产生阻力的因素。

对此段脊柱抵抗移位能力评估的理想的影像学方法包括动态寰椎与齿突间隔鉴定（atlantodental interval，ADI）。ADI正常值成人不大于3mm，儿童不大于5mm。当ADI超过正常活动范围，则存在脊柱不稳定。Spence法则规定，如果寰椎外侧和枢椎外侧错位的距离达7mm以上，即存在脊柱不稳定。

第六节　脊柱不稳定的治疗

脊柱是一个由杠杆（椎骨）、枢轴（小关节和椎间盘）、被动约束带（韧带）和主动活动者（肌肉）组成的力学结构。脊髓肿瘤手术时对脊柱结构的切除和脊柱的重建需要对脊柱的生物力学进行透彻的理解。

如前文所述，脊柱的内稳定可被肿瘤的直接作用或手术对脊柱完整性的医源性损伤破坏。对脊柱的手术可由于破坏骨质完整性、损伤脊柱韧带、改变骨-肌肉连接或失神经作用而破坏脊柱的稳定性。

对于被破坏的脊柱结构来说，腹侧和背侧手术入路的解剖通路是不同的。因此，如前文所述，对脊柱稳定性的影响途径也是不同的。从生物力学角度来说，脊柱的不稳定可通过以下三种治疗策略中的一种或几种来加以弥补：①非手术保守治疗（如支具和牵引，图2-54）；②通过放置骨性支柱或器械来重建脊柱的完整性；③放置背侧的器械内固定。

为了更好地理解在切除脊髓肿瘤和重建脊柱时必须考虑的生物力学机制，首先需要查看如何使用植入物来稳定脊柱。

一、植入物作用于脊柱的力量的六种机制

在切除肿瘤后如需重建脊柱通常需要应用植入物。要设计出成功的结构，就需要理解由植入物作用于脊柱的生物力学作用力。虽然合力矢量常常极其复杂，但这些力可以分解为分力矢量以易于理解。

在设计一个结构时，要理解植入物的力如何与脊柱相互作用，需要掌握两个基本的生物力学概念。这两个概念是即时旋转轴（IAR）和中性轴。IAR是指每一个脊椎节段在任意给定时间旋转的轴。当在距离IAR一定距离（称之为力矩臂）施加一个垂直于脊柱的长轴的力时，就可以产生一个屈曲力矩。屈曲力矩的能量可用来矫正畸形，恢复稳定性。相反地，如果畸形很轻，需主要考虑轴向的负荷时，可放置一个移植物，使之与中性轴一致。

脊柱内固定器械通过以下机制中的一种或几种来对脊柱施加作用力：①简单撑开，②三点屈曲，③张力带，④固定力矩臂悬臂梁，⑤非固定力矩臂悬臂梁，⑥外加力矩臂悬臂梁。所有这些机制均可通过腹侧、背侧或侧方入路来执行。

（一）简单撑开

正如前面已经提到的，在垂直于IAR的一定距离施加力时可产生屈曲力矩。简单撑开通常通过腹侧椎体间或背侧来进行（图2-55）。腹侧的沿中性轴排列的植入物是用来在不产生屈曲力矩的情况下对抗轴性负荷；但是，如果植入物放置在了中性轴的腹侧，将会导致脊柱的伸展。背侧放置的撑开力量将有可能促进脊柱后凸的发生，因此临床上很少单独使用此方法。但是，这种方法可以和三点屈曲器械联合使用，后一种方法中，中央的指向腹侧的力量可作为支点。

（二）三点屈曲

三点屈曲（three-point bending，TPB）结构通常包括背侧器械的植入，典型者常超过5个甚至更多的节段。植入物的两端被赋予指向背侧的力量，该力量与指向腹侧的与两端力量的强度总和相等的力量相互平衡。跳板是一个典型的例子（图2-56A）。末端的支撑和另一端的人代表向下的力，而支点产生的向上的力与之对抗（图2-56B）。临床上，这种方法可与撑开、使用哈林顿杆来压缩或其他常见的脊柱器械内固定方法联合使用（图2-56C）。

从数学的角度来说，三点屈曲（TPB）结构的屈

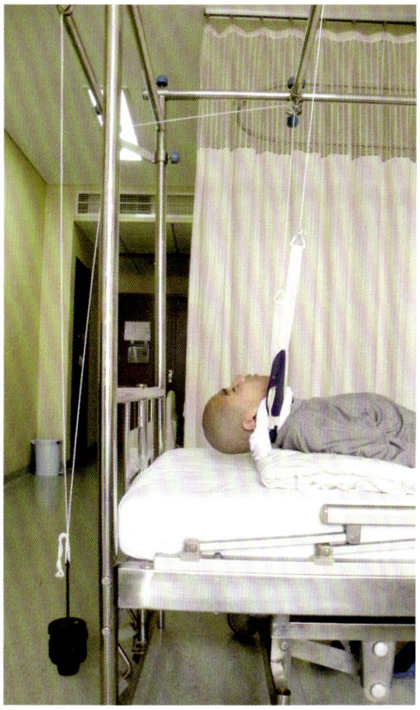

图2-54 颈椎后凸畸形的牵引治疗，以利于后期行矫形内固定。

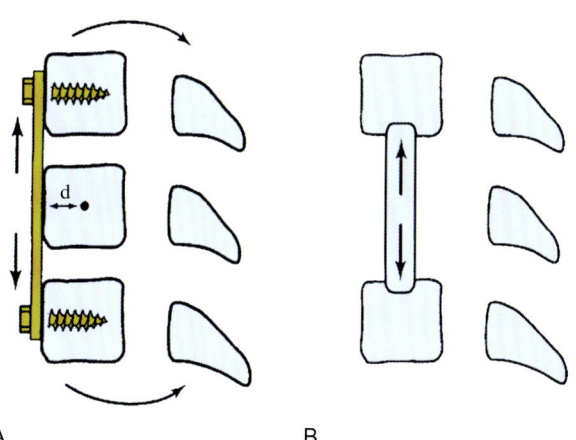

图2-55 撑开力量的使用。A. 对椎体腹侧部分（中性轴腹侧）使用撑开力量，由于可产生力矩臂，将形成类似于悬臂的结构；B. 对椎体中部区域（中性轴区域）使用撑开力量将撑开脊柱，而不会产生力矩臂。d表示力矩臂；直箭头描述植入物产生的力量；弯箭头描述屈曲力矩。

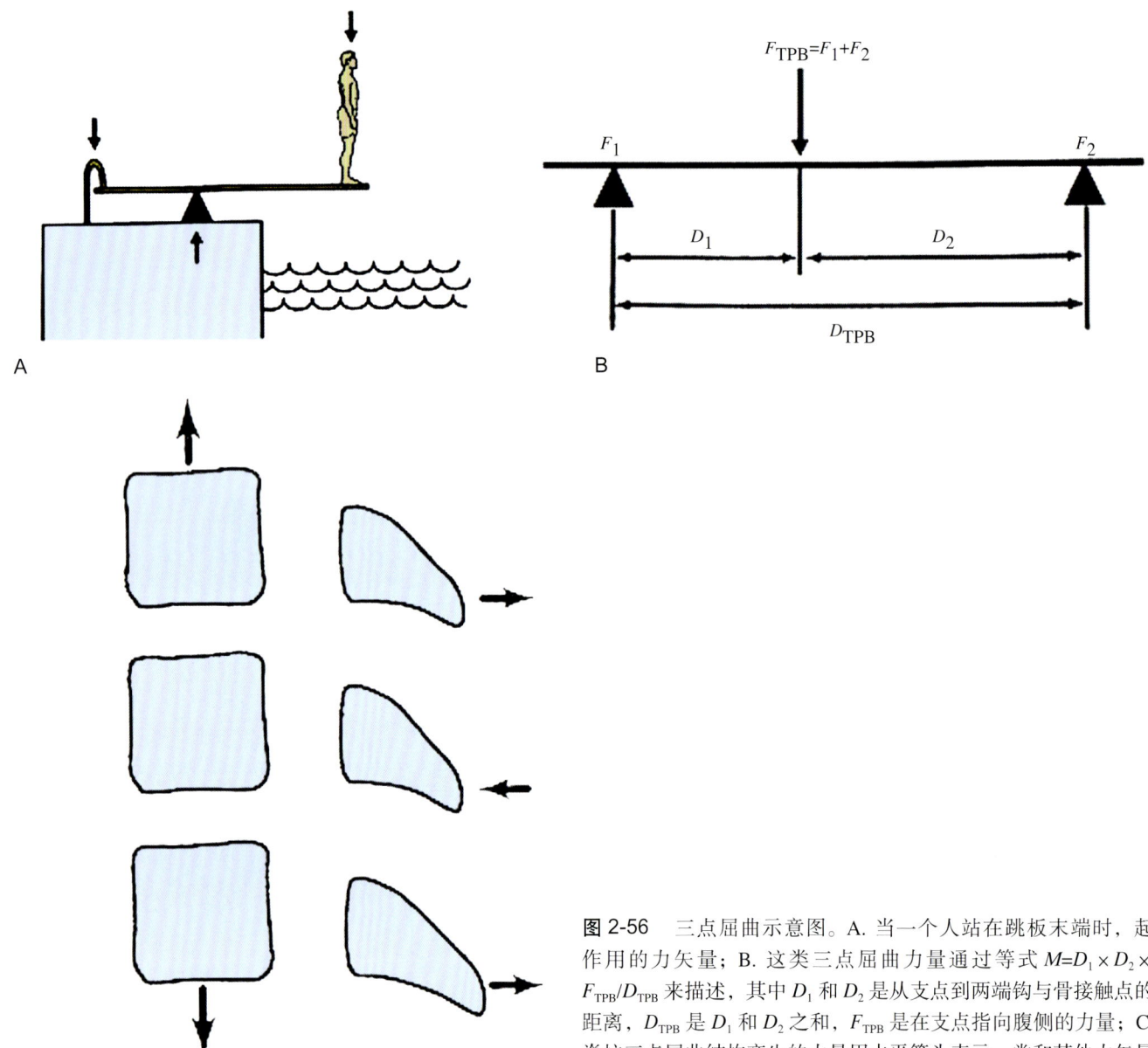

图 2-56 三点屈曲示意图。A. 当一个人站在跳板末端时,起作用的力矢量;B. 这类三点屈曲力量通过等式 $M=D_1 \times D_2 \times F_{TPB}/D_{TPB}$ 来描述,其中 D_1 和 D_2 是从支点到两端钩与骨接触点的距离,D_{TPB} 是 D_1 和 D_2 之和,F_{TPB} 是在支点指向腹侧的力量;C. 脊柱三点屈曲结构产生的力量用水平箭头表示,常和其他力矢量复合体联合使用,其中最常用的是如垂直箭头所示的撑开力量。

曲力矩使用下列等式来计算:

$$M_{TPB}=D_1 \times D_2 \times F_{TPB}/D_{TPB}$$

其中 M_{TPB} 是屈曲力矩,D_1 和 D_2 是从支点到两端固定点的距离,D_{TPB} 是 D_1 和 D_2 之和,F_{TPB} 是在支点指向腹侧的力量。在大多数临床情况下,D_1 和 D_2 的长度是基本相等的。但是,当支点被放得更靠近一端时,可构成末端三点屈曲结构。这种方法在矢状面畸形的临床情况下是有帮助的,在这种情况下,靠近头端的节段较靠近尾端的节段向腹侧有移位(图 2-57)。

(三)张力带

压缩性张力带(tension-band,TB)固定使用金属丝、夹钳、弹簧或刚性结构通过背侧和腹侧来使用。除了对脊柱结构的压缩外,所产生的屈曲力矩可产生伸展(背侧应用时)或屈曲(腹侧应用时)作用(图 2-58)。张力带(TB)结构所产生的屈曲力矩可用下列数学等式来计算:

$$M_{TB}=F_{TB} \times D_{IAR \cdot TB}$$

其中 M_{TB} 是屈曲力矩,F_{TB} 是作用在器械-骨界面上下极的压迫力,而 $D_{IAR \cdot TB}$ 是从 IAR 到作用力 F_{TB}

脊髓肿瘤相关的脊柱生物力学　41

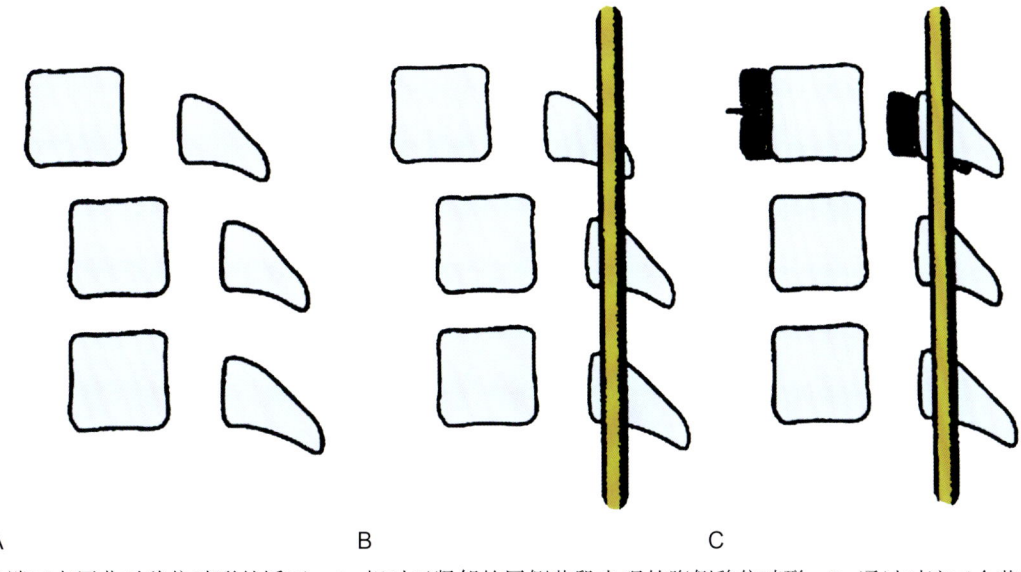

图 2-57　末端三点屈曲对移位畸形的矫正。A. 相对于紧邻的尾侧节段出现的腹侧移位畸形；B. 通过对这三个节段应用三点屈曲力量来矫正这种畸形；C. 这种结构减少了移位畸形。

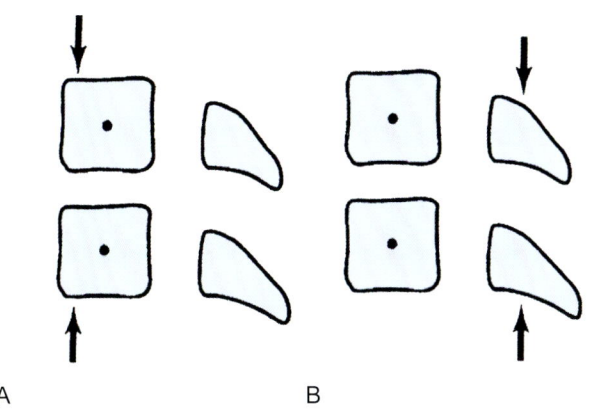

图 2-58　张力带固定。A. 背侧张力带固定；B. 腹侧张力带固定。

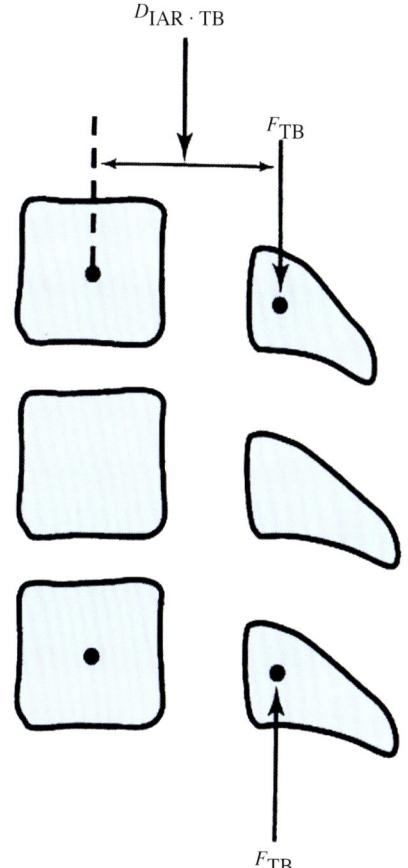

图 2-59　张力带固定结构产生的力量可通过等式 $M_{TB}=F_{TB} \times D_{IAR \cdot TB}$ 来描述，其中 M_{TB} 是屈曲力矩，F_{TB} 是作用在器械-骨界面上下极的压迫力，而 $D_{IAR \cdot TB}$ 是从 IAR 到张力带固定结构产生的力矢量的垂直距离。

的垂直距离（图 2-59）。

（四）比较刚性或半刚性撑开与压缩性固定

上文已经介绍了撑开和压缩的概念，现在我们可进一步了解相关的负荷承担和负荷分担的概念。即使植入物以中立的方式来应用，但由于人体直立姿势的需要，植入物也要承担躯干轴向的负荷（重量）。

为使问题简化，仅考虑植入物和紧邻的脊椎。仅考虑轴向负荷并使用模拟的方法将复杂的力模拟为一个单点力，简化了生物力学，并且更易于描述这些概念。但是，植入物实际上对躯体施加了无数复杂的力；相反地，躯体也对植入物施加了无数的力。当植入物以中立的方式来应用时在术中不承担任何负荷。但是当患者采取直立体位时，植入物必须承担大约相当于其上躯体重量的负荷（图 2-60A）。如植入物以撑开模式来放置，在采取直立体位时，除承担躯体重量的负荷外，还必须承担撑开的负荷（图 2-60B）。相反地，如植入物以压缩模式来放置，在采取直立体位时，可减少植入物所承担的负荷。部分负荷可转移到脊柱本身和（或）椎体间支柱移植物（图 2-60C）。这种负荷向脊柱的转移（卸载植入物的负荷）称为负荷分担。

（五）比较三点屈曲和张力带固定

由三点屈曲固定结构所产生的屈曲力矩与结构的长度成比例。因此，这一方法通常需要长结构来最优化其效力。与此相反，张力带固定结构所产生的屈曲力矩与结构的长度并不相关。这种方法可在只有 2 个节段的情况下使用。通过同时计算每一种方法的屈曲力矩等式，从数学角度来看，要达到同样的屈曲力矩，三点屈曲固定结构的力矩臂需要比张力带固定结构的力矩臂长 4 倍。而且需要阐明的是，这两种方法的力矩臂朝向也不同。在三点屈曲结构，其力矩臂平行于脊柱的长轴，而在张力带固定结构，力矩臂则垂直于脊柱的长轴（图 2-61）。

（六）固定力矩臂悬臂梁

悬臂梁是一种在跨越一定距离的同时承担负荷的结构。横梁只在其一端受到支撑。其受支撑的一端可通过以下三种方式之一来进行连接：固定力矩臂、非固定力矩臂和外加力矩臂。固定力矩臂悬臂梁是最简单的一种配置，在一端通过刚性固定连接（图 2-62A）。在临床上的一个例子就是刚性椎弓根螺钉结构（图 2-62B）。这种方法使用相对短的力矩臂就能提供刚性固定。尽管在手术中通常是以中立模

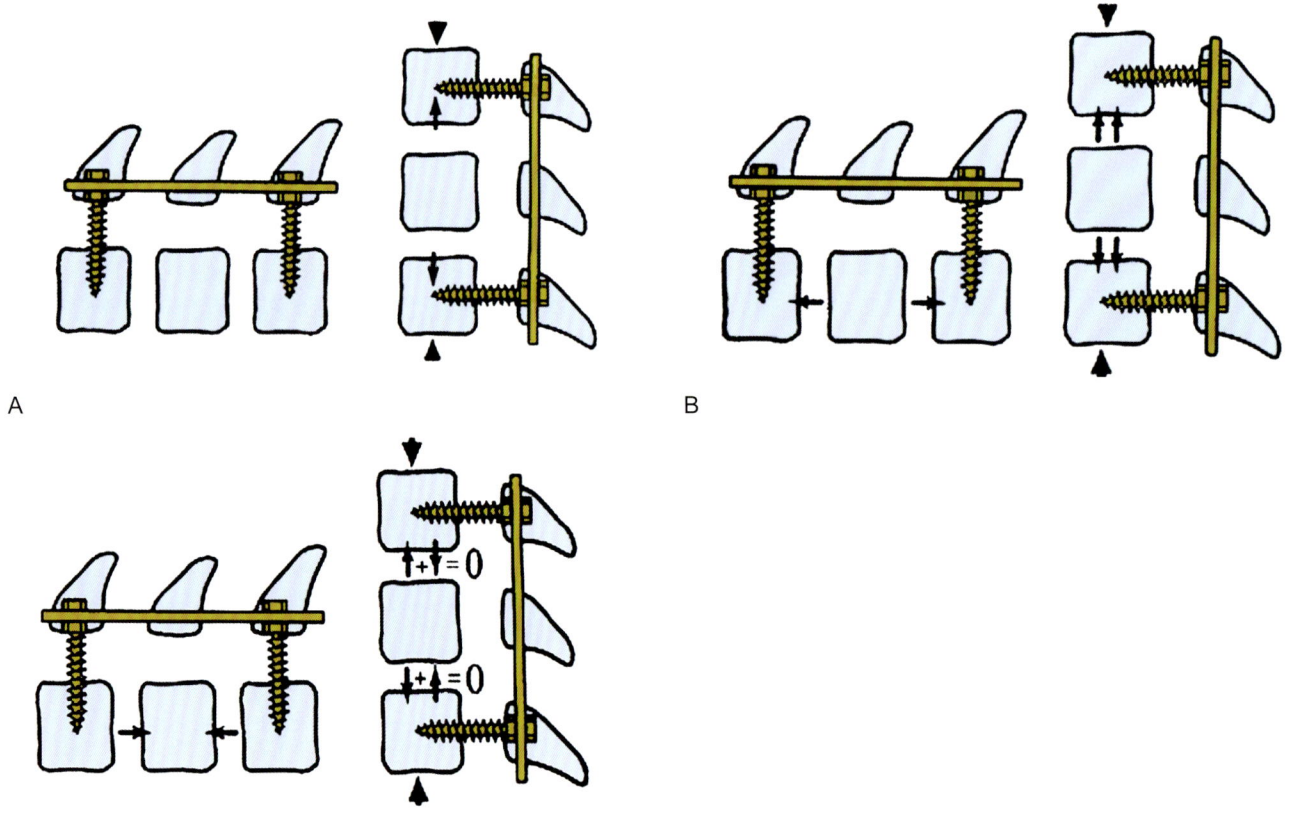

图 2-60 体位的改变引起植入物负荷的改变。A. 如果植入物是以中立模式放置，即如左图所示的手术不施加任何负荷的模式，当变换为直立体位时，施加到植入物上的轴向负荷（如粗箭头所示），大约等于植入物以上的躯干的重量（如右图细箭头所示）；B. 如果植入物是以撑开模式放置（即如左图细箭头所示），当变换为直立体位时，植入物将承受手术施加的负荷以及脊柱植入物以上的躯干的重量（如粗箭头所示）。因此同在 A 种模式中相比，植入物将承受更大的负荷（如双细箭头所示）；C. 如果植入物是以压缩模式放置（如左图细箭头所示），手术施加负向负荷，当变换为直立体位时，植入物所承受的轴向负荷将小于植入物以上的躯干的重量。事实上，如果手术施加的负向负荷等于植入物以上的躯干的重量，植入物在直立体位时所承受的轴向负荷为零。也就是说，手术施加的负荷与植入物以上的躯干的重量相等，但方向相反（如右图细箭头所示）。

式来应用该方法，但是在采取直立体位时所产生的轴向负荷将会导致一个屈曲力矩，该力矩在钉棒或钉板界面处最大。所产生的应力甚至足以导致螺钉断裂，尤其是等内径螺钉（图 2-62C）。

（七）非固定力矩臂悬臂梁

在这种方法中，悬臂梁可在其连接点拴牢而不固定（图 2-63A）。这种配置有两个重要的结果。首先，对脊柱产生的屈曲力矩即使有也没有多少。其次，这种器械几乎没有任何承担轴向负荷的能力。因此，只有在脊柱完整的情况下或与其他有负荷承担能力的结构（比如椎体间移植骨）联合使用时才能使用该方法。这种结构螺钉的拴扣只有很微弱的抵抗螺钉拔出的能力（图 2-63B）。这个问题在松质骨中最显著，或许可通过最大化松质骨内螺钉长度

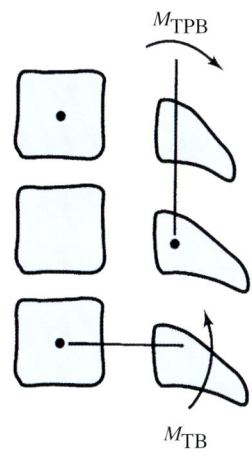

图 2-61　三点屈曲结构产生的力矩臂（M_{TpB}）与脊柱的长轴平行，而张力带固定结构产生的力矩臂（M_{TB}）垂直于脊柱长轴。

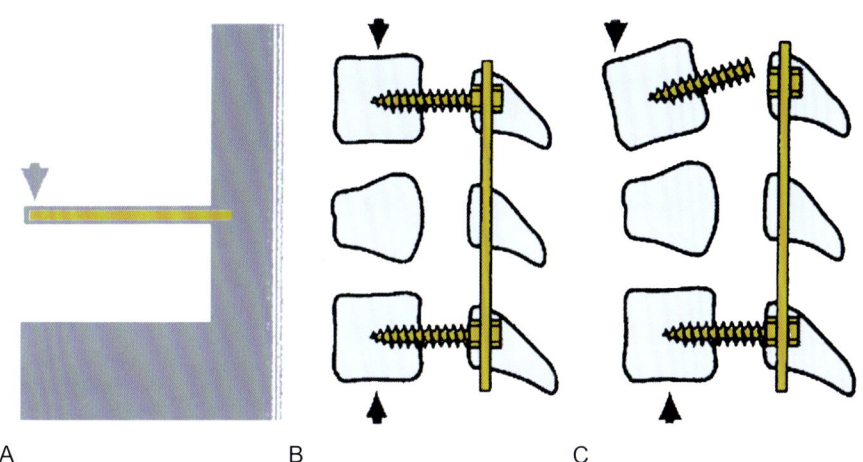

图 2-62　固定力矩臂悬臂梁。A. 固定力矩臂悬臂梁，这种结构的悬臂梁刚性固定在壁上。当承担如箭头所示的负荷时，不需要应用伴随的其他力矢量；B. 固定力矩臂悬臂梁在承担负荷时产生的屈曲力矩在钉板或钉棒界面处最大；C. 在承受箭头所示的轴向负荷后，该部位的结构可能出现断裂。

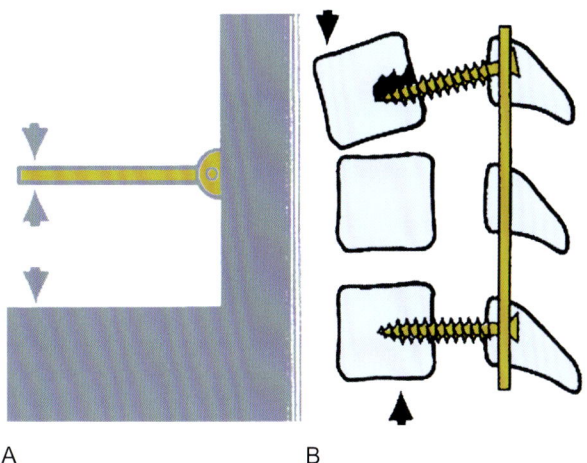

图 2-63　非固定力矩臂悬臂梁。A. 这种结构的悬臂梁通过铰链固定在壁上。当承担如单向箭头所示的负荷时，需要应用如双向箭头所示的其他伴随力矢量；B. 非固定力矩臂悬臂梁结构可能因螺钉拔出而固定失败。

来稍微抵消此问题。

在临床上，非固定力矩臂悬臂梁在脊柱弯曲时更接近于张力带固定结构的功能（图2-64A）。但如果螺钉位置好的话，该结构也可起到像三点屈曲结构的功能（图2-64B）。

（八）外加力矩臂悬臂梁

这种悬臂梁可在放置螺钉后通过尾端延长杆施加外加力矩。这种悬臂梁的对脊柱施加屈曲力矩的能力在矫正畸形上非常有用。可以对脊柱施加屈曲力矩（图2-65A）或伸展力矩（图2-65B），在临床上最常用的是施加伸展力矩。

二、基于问题来做决策

手术决策是一门艺术，以手术医师的个人经验以及他人的经验为根据，而且需对生物力学和解剖因素与原则的应用有深入了解和掌握。基于问题的决策模型可以将复杂的和某些看起来似乎难以管理的问题划分为易于理解的组分。在临床上，脊髓肿瘤手术时有三个主要的组分必须要考虑：①是否有神经受累，②确定脊柱是否有重新构成其完整性的能力，③进行性成角或平移畸形的倾向。将每一组分安排到适当的优先次序上可以使决策过程变得简单明了。

（一）神经压迫

对神经结构的解压和对神经功能的保护通常是最优先考虑的。在决策过程应用到后两种组分时，应该考虑到在手术中由于对神经结构的减压所导致的医源性失稳定。畸形的矫正在本质上可在某种程度上对神经结构进行减压并有助于脊柱稳定过程（图2-66）。从减压的方面来说，通常认为腹侧和背侧的病变应该分别从腹侧和背侧方向进行切除。

（二）腹侧脊柱的完整性

如果肿瘤或切除肿瘤的后果会损害腹侧脊柱承担轴向负荷的能力，就需要进行腹侧脊柱的重建（图2-67）。如果不能保证腹侧脊柱承担负荷的能力，

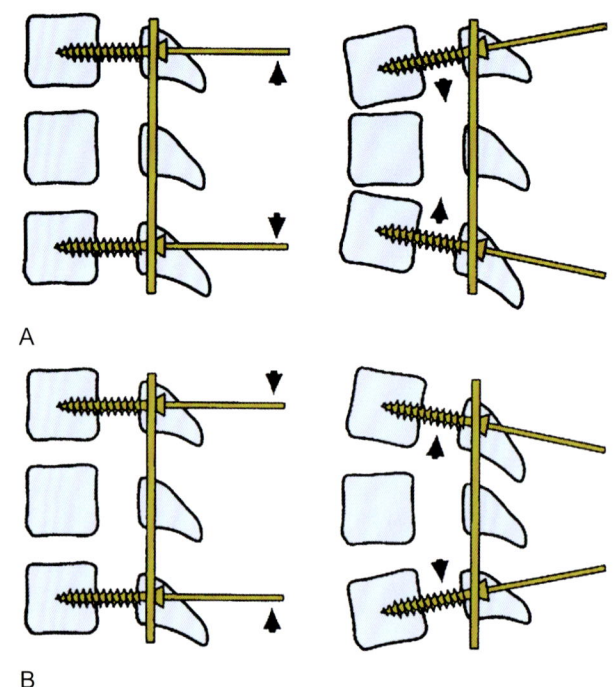

图2-65　A.外加力矩臂悬臂梁结构附加屈曲力矩。B.外加力矩臂悬臂梁结构附加伸展力矩。

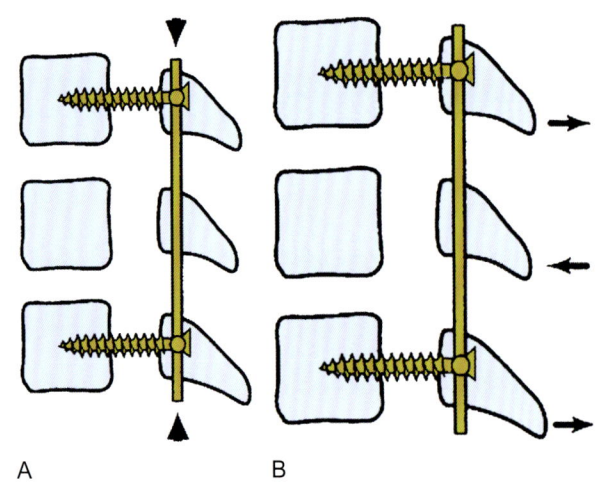

图2-64　非固定力矩臂悬臂梁结构可按张力带固定模式（A）或三点屈曲模式（B）来使用。

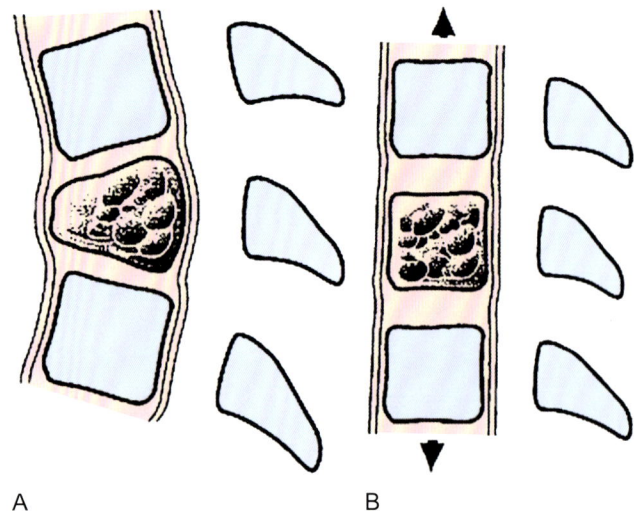

图2-66　畸形的矫正可用来对神经结构进行减压，在此图所示情况下，通过韧带整复术，也就是通过对后纵韧带施加张力，起到撑开和伸展的作用，来实现腹侧的减压；但是这种方法很少成功。

脊髓肿瘤相关的脊柱生物力学　45

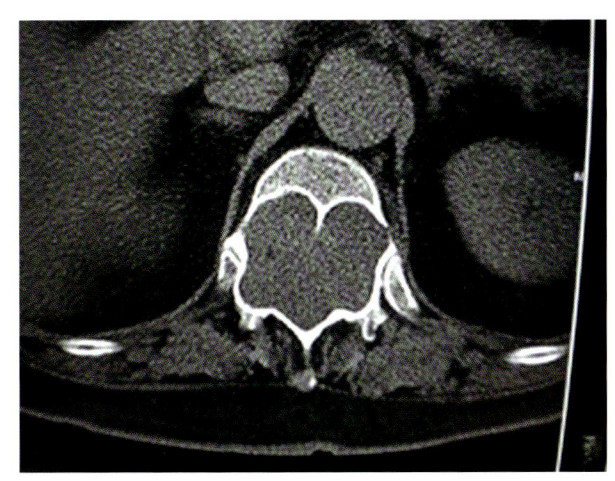

图 2-67　CT 示肿瘤对脊柱腹侧椎体的破坏。

可能会导致进行性的成角畸形。

（三）平移和后凸畸形

如前所述，肿瘤或对肿瘤的切除也可能导致平移和（或）成角不稳定。过度的畸形应该予以矫正以使神经结构和脊柱（包括其软组织边界）之间的关系最优化并维持一种非病理状态。如果韧带完整，简单撑开常常就可以矫正平移畸形。但是，要保持在矫正状态，需要应用较长的力矩臂，后者可通过三点或四点屈曲力量来实现，代表性的是通过背侧器械内固定。而在脊髓肿瘤手术中，常常有后方韧带的切除，如出现平移和（或）成角不稳定常需背侧的器械内固定。

"后凸导致后凸"描述的是当已经存在脊柱后凸畸形时，通过力矩臂相关的致畸形作用，将导致后凸畸形进行性加重（图 2-68）。要成功地矫正这种畸形，需要应用长的力矩臂和屈曲力矩，通常也需要背侧的器械内固定。

三、脊柱不稳定治疗的决定

在决定术后不稳定的治疗时，脊柱减压和对神经结构的保护总是重要的。必须通过自发的愈合或手术干预来保证腹侧脊柱的完整性。任何后凸或平移不稳定都需要通过长的力矩臂来应用矫正性力量。对腹侧脊柱，后凸或平移不稳定的矫正常有助于减压和保护神经结构这一主要目的的实现。因此，当对脊髓肿瘤术后不稳定制订治疗策略时，手术医师

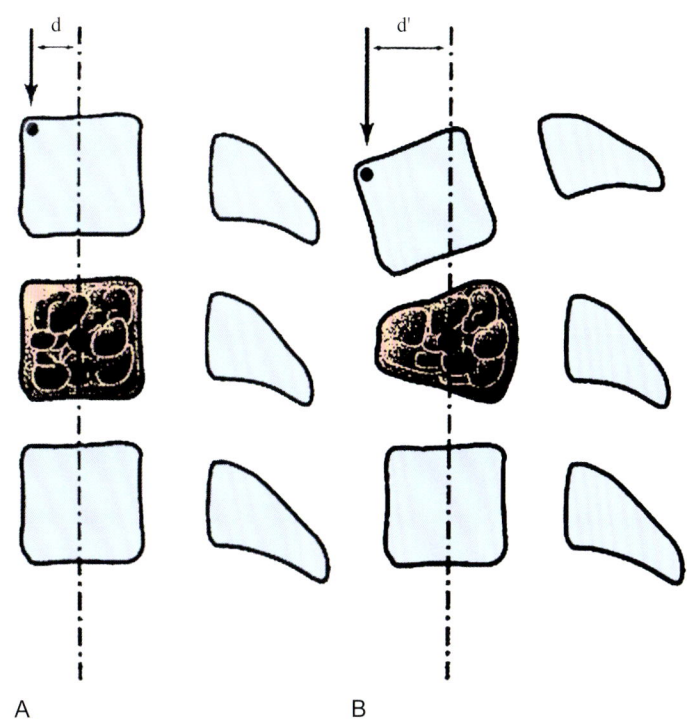

图 2-68　力矩臂相关的畸形的进展。当畸形进展时，力矩臂的长度从图 A 所示 d 增加到图 B 所示 d'，因此增加了畸形的程度。圆点代表在肿瘤所在水平接受轴向负荷的点。力矩臂 d' 比 d 要长，因此在承担轴向负荷时可产生更强的屈曲力矩。因此，畸形倾向于进一步加重：畸形导致畸形。

必须首先决定神经结构是否必须要减压。如果是，如何才能最好地实现减压。其次，矫正后凸或平移不稳定所需要的长力矩臂通常需要广泛的背侧入路。由于问题的复杂，可使用不同的腹侧和背侧入路的组合来进行减压和器械内固定（图2-69、2-70、2-71、2-72）。

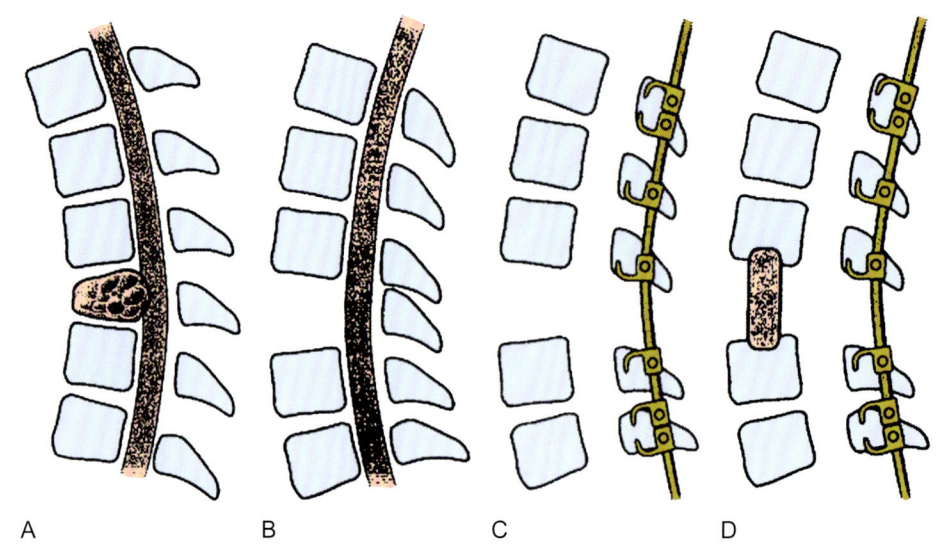

图2-69　病变累及到椎体伴后凸畸形时的治疗策略。A.病变累及到椎体；B.通过腹侧入路切除椎体；C.通过背侧入路矫正畸形和器械内固定；D.椎体间融合。

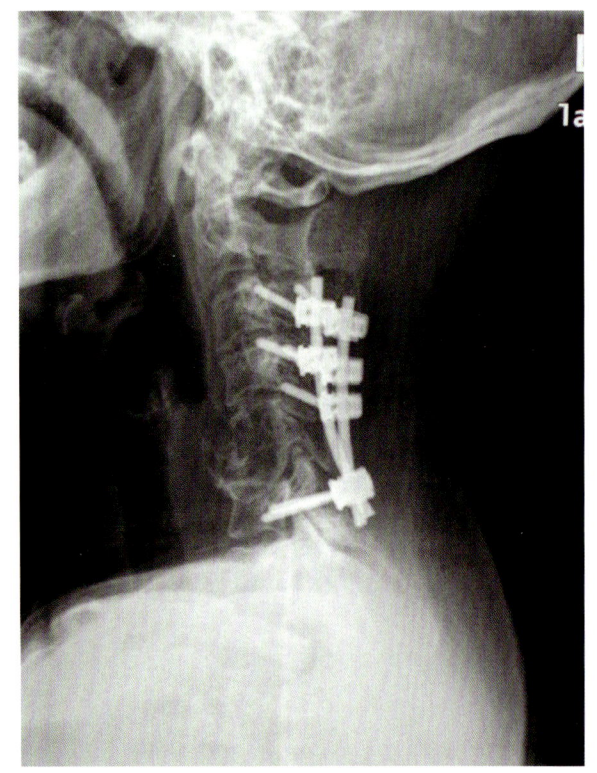

图2-70　X线片示颈椎第5椎体被肿瘤破坏，肿瘤切除后行后方内固定及植骨融合术。

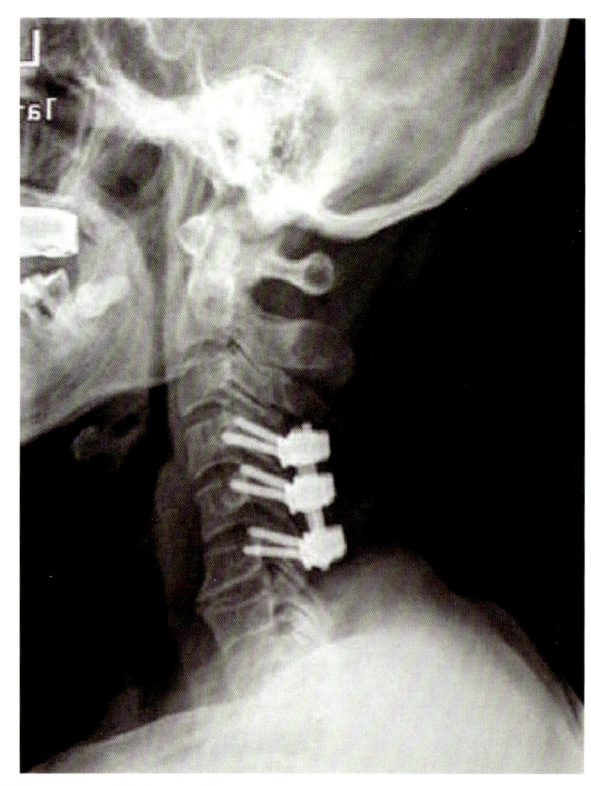

图2-71　X线片示颈椎4节段（颈4~7）椎板切除术，同时有颈椎退变，行后方内固定及植骨融合术。

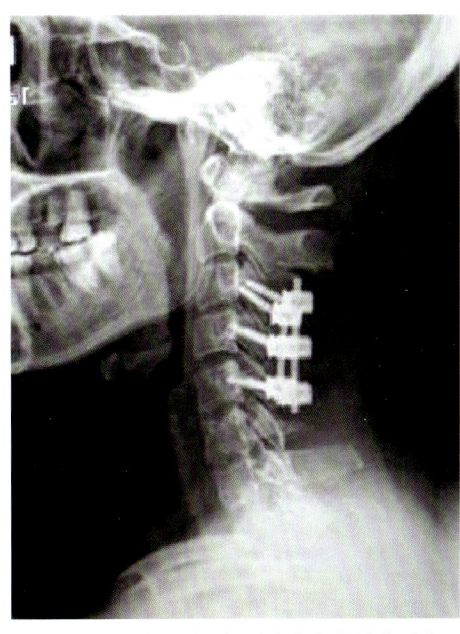

图 2-72　X 线片示颈椎 4 节段（颈 3~6）椎板切除，同时有小关节破坏，行后方内固定及植骨融合术。

（林国中）

参 考 文 献

1. Berhardt M, White AA, Panjabi MM, et al.Biomechanical consideration of spinal stability. In:Rothman RH, Simeone FA, eds. The Spine, 3rd ed. Philadelphia: WB Saunders, 1992: 1167-1195.
2. White AA, Panjabi MM. Clinical Biomechanics of The Spine, 2nd ed. Philadelphia: Lippincott, 1990.
3. Benzel EC. Biomechanics of lumbar and lumbosacral spine fracture. In: Rea GL, Miller CA, eds. Spinal Trauma: Current Evaluation and Management. Rolling Meadows, IL: AANS, 1993:165-195.
4. Benzel EC. Biomechanics of Spine Stabilization: Principles and Clinical Practice. New York: McGraw-Hill, 1995: 156-157.
5. Yoganandan N. Larson SJ, Pintar F, et al. Biomechanics of lumbar pedicle screw/plare fixation in trauma. Neusosurgery, 1990, 27:873-881.
6. McCormack T, Karaikovic E, Gaines RW. The load sharing classification of spine fracture. Spine, 1994, 19: 1741-1744.
7. Benzel EC. Construct Design. In: Benzel EC. ed. Spinal instrumentation. Chicago: AANS, 1994.
8. Benzel EC. Hart BL, Ball PA, et al. MRI for the evaluation of patients with non-obvious cervical spine injury. Neurosurgery, 1996, 85: 824-829.
9. Benzel EC. Kesterson L, Marchand EP. Texas Scottish Rite Hospital rod instrumentation for thoracic and lumbar spine trauma. J Neurosurg, 1991, 75: 382-387.
10. Dickman CA, Greene KA, Sonntag VK. Injuries involving the transverse atlantal ligament: classification and treatment guide-lines based upon experience with 39 injuries. Neurosurgery, 1996, 38: 44-50.
11. Drummond DS. A perspective on recent trends for scoliosis correction. Clin Orthop, 1991, 264: 90-102.
12. Panjabi MM. The stabilizing system of the spine. Part II: Neutral zone and instability hypothesis. J Spinal Disord, 1992, 5: 390-397.
13. Panjabi MM, Greenstein D, Duranceau J, et al. Three-dimensional quantitative morphology of lumbar spinal ligaments. J Spinal Disord, 1991, 4:54-72.
14. Shirazi-Adl A. Finite element evaluation of contact loads on facets of an L2-L3 lumbar segment in a complex loads. spine, 1991, 16: 533-541.
15. White AA, Panjabi MM. Clinical biomechanics of the spine. 2nd ed. Philadelphia: JB Lippincott Co, 1990: 278-128.

16. Cook C, Brismee JM, Sizer PS. Factors associated with physiotherapist's confidence during assessment of clinical cervical and lumbar spine instability. Physiother Res Int, 2005, 10(2):59-71.
17. Asazuma T, Nakamura M, Matsumoto M, et al. Postoperative changes of spinal curvature and range of motion in adult patients with cervical spinal cord tumors: analysis of 51 cases and review of the literature. J Spinal Disord Tech., 2004, 17(3):178-182.
18. Fassett D, Clark R, Brockmeyer D, et al. Cervical spine deformity associated with resection of spinal cord tumors. Neurosurg Focus, 2006, 20:E2.
19. Deutsch H, Haid R, Rodts G, et al. Postlaminectomy cervical deformity. Neurosurg Focus, 2003, 15:E5.
20. de Jonge T, Slullitel H, Dubousset J, et al. Late-onset spinal deformities in children treated by laminectomy and radiation therapy for malignant tumors. Eur Spine J, 2005, 14(8):765-771.
21. McGirt MJ, Chaichana KL, Attenello F, et al. Spinal deformity after resection of cervical intramedullary spinal cord tumors in children. Childs Nerv Syst, 2008, 24(6):735-739.
22. Yao KC, McGirt MJ, Chaichana KL, et al. Risk factors for progressive spinal deformity following resection of intramedullary spinal cord tumors in children: an analysis of 161 consecutive cases. J Neurosurg, 2007, 107(6):463-468.
23. Sciubba DM, Chaichana KL, Woodworth GF, et al. Factors associated with cervical instability requiring fusion after cervical laminectomy for intradural tumor resection. J Neurosurg Spine, 2008, 8(5):413-419.
24. Simon SL, Auerbach JD, Garg S, et al. Efficacy of spinal instrumentation and fusion in the prevention of postlaminectomy spinal deformity in children with intramedullary spinal cord tumors. J Pediatr Orthop, 2008, 28(2):244-249.
25. McGirt MJ, Constantini S, Jallo GI. Correlation of a preoperative grading scale with progressive spinal deformity following surgery for intramedullary spinal cord tumors in children[J]. J Neurosurg Pediatr, 2008, 2(4):277-281.
26. Meir A, Fairbank J, Jones D, et al. High pressures and asymmetrical stresses in the scoliotic disc in the absence of muscle loading. Scoliosis, 2007, 2:4.
27. Ng HW, Teo EC, Zhang QH. Prediction of inter-segment stability and osteophyte formation on the multi-segment C2-C7 after unilateral and bilateral facetectomy. Eng Med, 2004, 218:183-191.
28. Sakaura H, Hosono N, Mukai Y, et al. Preservation of the nuchal ligament plays an important role in preventing unfavorable radiologic changes after laminoplasty. J Spinal Disord Tech, 2008, 21(5):338-343.
29. McGirt MJ, Chaichana KL, Atiba A, et al. Incidence of spinal deformity after resection of intramedullary spinal cord tumors in children who underwent laminectomy compared with laminoplasty. J Neurosurg Pediatr, 2008, 1(1):57-62.
30. McGirt M, Yao KC, Witham TE, et al. Laminoplasty versus laminectomy is associated with a decreased incidence of spinal deformity after resection of intramedullary spinal cord tumors in children. Neurosurgery, 2007, 61(1):851.
31. Steinbok P. Multiple short-segment laminoplastics in children: a novel technique to avoid postoperative spinal deformity. Childs Nerv Syst, 2008, 24(3):369-372.
32. Peter B, Janos V, Robert V. Removal of intraspinal space-occupying lesions through unilateral partial approach, the "hemi-semi laminectomy". Clin Neurosci, 2008, 61(34):114-122.
33. Sim JE, Noh SJ, Song YJ, et al. Removal of intradural-extramedullary spinal cord tumors with unilateral limited laminectomy. J Korean Neurosurg Soc, 2008, 43(5):232-236.
34. Neuschmelting V, Fathi A-R. Suspended laminoplasty. J Neurosurg Spine, 2008, 8(2):201.
35. Wiedemayer H, Sandalcioglu IE, Aalders M, et al. Reconstruction of the Laminar roof with miniplates for a posterior approach in intraspinal surgery: Technical considerations and critical evaluation of follow-up results. Spine, 2004, 29(16):E333-E342.
36. Hara M, Takayasu M, Takagi T, et al. En bloc laminoplasty performed with threadwire saw: Technical note. Neurosurgery, 2001, 48(1):235-239.

第三章　脊髓肿瘤术中神经电生理监测技术

目前在保证手术中的充分显露和相同疗效的前提下，尽量减少手术创伤，保证脏器功能，提高生活质量，已经成为现代外科基本理念之一，即微创外科的理念。而手术作为一种脊髓病变的有创性治疗方法，有潜在的引起神经系统损伤的可能。部分神经系统的损伤并无明显的器质性变化，因此可能无法通过显微镜观察到，术者往往意识不到已经对神经系统造成了损伤。而这些无法观察到的神经系统损伤常伴有神经电生理改变，从而可通过神经电生理方法进行监测。术中对神经电位的记录可以持续监测并评估神经功能，通过恰当地记录不同类型的神经电位，可以对神经系统特定部位的功能进行持续监测。另一方面，手术操作对神经系统的损伤是一个逐渐加重的过程，在正常与不可逆损伤这两个极端之间，存在一个较大的神经功能可以完全或部分恢复的区域。而在此区域内，神经系统功能的变化通常都是可以监测到的。如果在一定时间内停止损伤神经系统的操作或采取一定的补救措施，可以使神经系统功能恢复正常或基本正常，及早地监测到这类神经功能的变化才能让外科医师有可能确定是哪些步骤出现了问题并改变手术操作步骤，从而可以减少术后医源性功能缺损的风险。而如果不采取任何干预，就可能造成术后神经系统功能的永久性损伤。基于这种认识与神经电生理术中监测技术的不断发展，术中神经监测越来越广泛地应用于临床，使神经外科疾病患者包括脊髓病变患者术后的神经功能和生活质量得到了极大改善。

第一节　术中神经电生理监测的目的和基本原理

一、术中神经电生理监测的目的

术中神经电生理监测通常用于可能造成神经系统永久性损伤的手术中，其目的在于：①及时发现和辨明手术操作对神经组织的影响，避免永久性的神经损伤；②协助鉴别神经组织，避免手术操作对重要结构的损伤；③提供电生理检测依据，协助手术步骤的选择。由于术中监测可向手术医师提供有关神经组织损伤的信息，为手术医师调整手术方法与步骤提供有价值的参考，从而使手术操作进入功能解剖阶段。

二、术中神经电生理监测的基本原理

在手术中，有很多造成神经系统损伤的因素，大致可分为两类：创伤性因素和缺血性因素。前者如对神经结构的牵拉、挤压和电灼，后者如血管的切断和电凝止血造成的血管闭塞。术中神经电生理监测就是要在不可逆损伤发生之前，及早提示术者采取措施挽救神经功能，减少神经功能的损伤。其基本原理是对特定神经进行刺激，对存在损伤风险的神经通路中的特定神经结构的电反应进行记录。目前，已有相对标准和成熟的术中神经电生理监测技术。其中，感觉系统功能的监测是最早使用的术中

电生理监测技术，早在20世纪70年代便已开始应用于临床。监测感觉系统时，先给予一个适当的刺激，然后记录上行性感觉传导通路的电反应，通常是在头皮使用记录电极来记录脑内神经传导束和细胞核的远场电位。对于脊髓肿瘤，术中感觉系统监测主要是记录体感诱发电位（somatosensory evoked potential，SEP）。而运动系统功能的监测出现相对较晚，在20世纪90年代才开始广泛应用。对脊髓运动系统的监测需通过电刺激运动皮质，记录脊髓下行运动传导通路产生的电位，最常应用的是在肌肉记录所产生的肌电图（electomyogram，EMG），称之为运动诱发电位（motor evoked potential，MEP）。对运动神经的监测通常是在所监测的运动神经支配的肌肉上记录其电活动。

对神经电位的正确解读与术中神经监测的成功密切相关。因此，监测者不仅需要有丰富的神经电生理知识，而且需要熟悉手术的各个步骤和患者术前的神经功能状态。在向手术医师提供解读后的信息时，应尽量将电生理改变和手术操作可能造成的损伤联系起来。在监测过程中，也需要迅速解读神经电位的变化，这样，手术医师才能精确地判断术中导致神经功能变化的步骤，才能迅速、准确地采取外科干预措施。

第二节　术中神经电生理监测的解剖基础及基本监测方法

一、术中神经电生理监测的解剖基础

（一）躯体感觉系统的解剖

躯体感觉系统的生理性传入是皮肤、肌肉和关节上的感受器所接受的刺激，躯体感受器发出的信息通过外周神经的感觉神经纤维经过后根传入脊髓，这些神经纤维的神经元位于后根神经节。接受躯体传入信息的神经纤维进入脊髓后角，其中传递本体感觉的纤维在同侧脊髓后索内上行，终止于薄束核（起源于下半身的神经纤维）和楔束核（起源于上半身，即颈胸部的神经纤维）。在此换元后的神经纤维跨越至对侧延髓，形成内侧丘系，中止于丘脑的腹后外侧核。再次换元后的神经纤维通过内囊后肢，终止于中央后回按照躯体解剖排列方式分布的感觉皮质神经元（图3-1）。在中央后回，下肢分布区最靠近中线，依次向外侧为躯干、上肢和手的分布区（图3-2）。

（二）躯体运动系统的解剖

躯体运动系统中，运动皮质主要负责运动指令的发出。主要运动皮质与感觉皮质的组成类似，也是下肢分布区最靠近中线，依次向外侧为躯干、上肢和手的分布区，其中手和面部覆盖了运动皮质的大部分（图3-3）。由运动皮质发出的纤维大部分在延髓内锥体水平交叉到对侧，形成皮质脊髓侧束，终止于对侧脊髓不同节段的前角运动神经元。在延髓内没有交叉的纤维则在同侧脊髓前索内下行，于

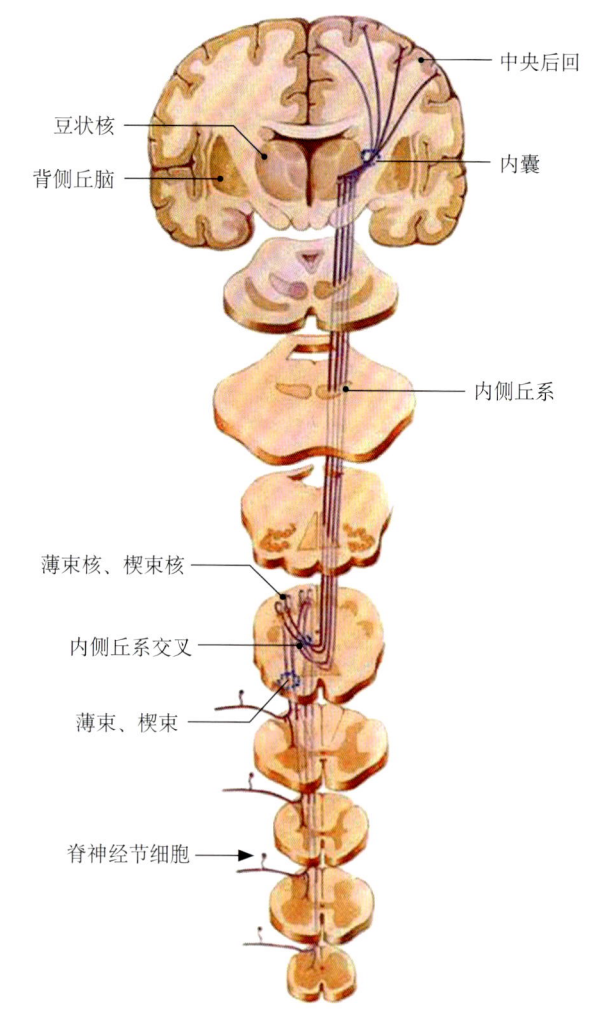

图3-1　本体感觉传导通路。

脊髓肿瘤术中神经电生理监测技术

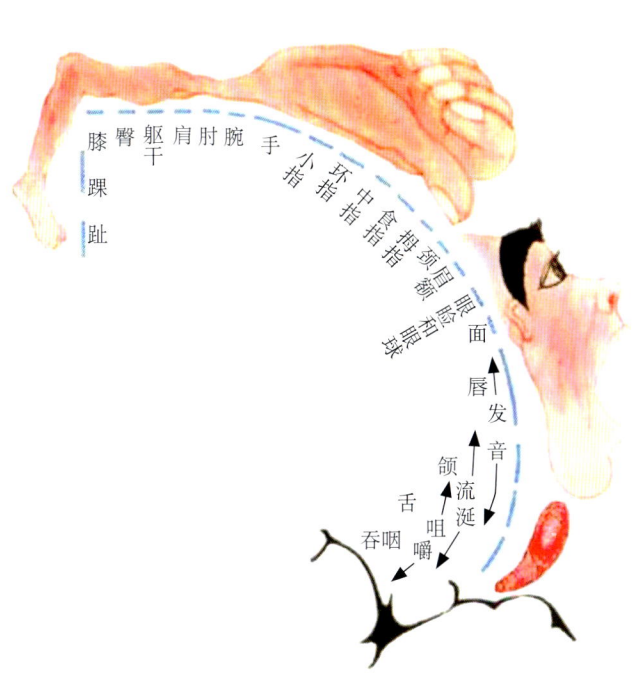

图 3-2　中央后回皮质感觉区的分布。

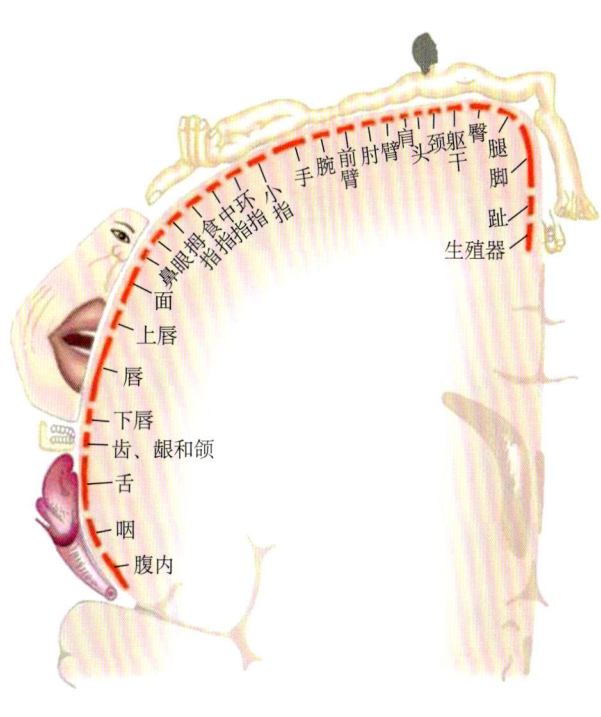

图 3-3　中央前回皮质运动区的分布。

脊髓前正中裂的两侧形成皮质脊髓前束，其纤维逐节经白质前联合交叉终止于对侧的前角运动细胞（图 3-4）。前角运动细胞发出的纤维组成脊神经前根，支配肌肉的活动。

（三）周围神经的解剖

人体的周围神经是起源或终止于脊髓的神经。

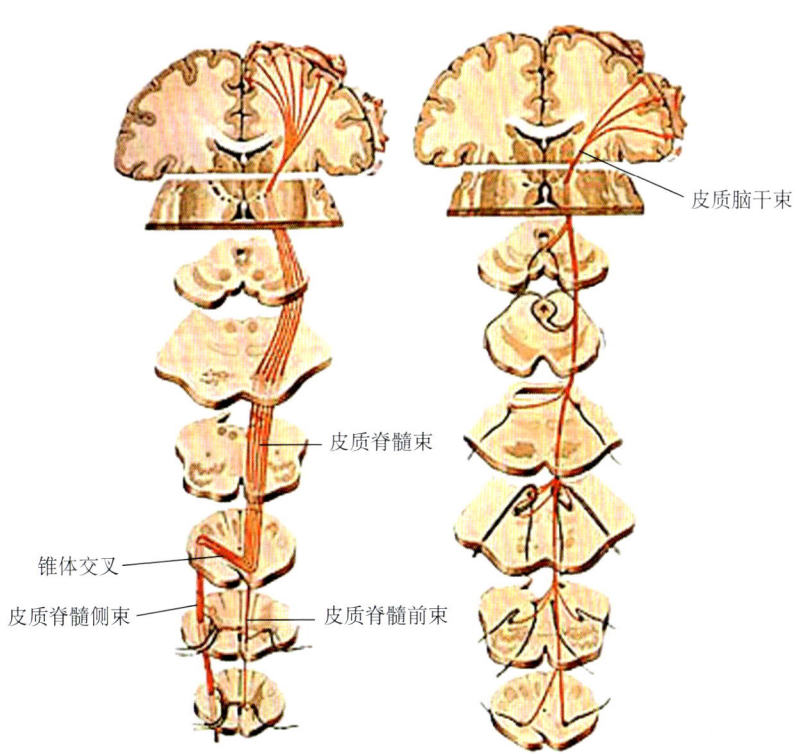

图 3-4　躯体运动传导通路。

周围神经的感觉纤维从背根进入脊髓，而运动纤维从脊髓的前根发出。周围神经大多由有髓神经纤维组成。脊髓感觉神经的纤维为双极神经纤维，其胞体位于脊髓背根神经节内，外周端与感受器相连，中枢端从背根进入脊髓。运动神经的胞体位于脊髓前角，其神经纤维以前根的形式从脊髓发出，支配肌肉的运动。

二、术中神经电生理基本监测方法

脊髓手术可能涉及脊髓和神经根，对运动、感觉以及二便功能都存在潜在的影响。脊髓手术中监测手段主要包括 EMG、MEP 和 SEP 等。

（一）术中神经电生理监测的基本设备

术中电生理监测需要使用电生理监测仪（图3-5），电生理监测仪由多个部分组成，可以大致分为刺激系统、记录系统、分析处理与显示系统三大部分。刺激系统可以提供电、声音、闪光等刺激，如片状电极（图3-6）常用于术中刺激正中神经诱发SEP。记录系统通过记录电极记录神经冲动的电信号，记录到的信号通过分析处理系统进行处理后显示出来，为监测及手术人员提供神经系统功能状态的信息。

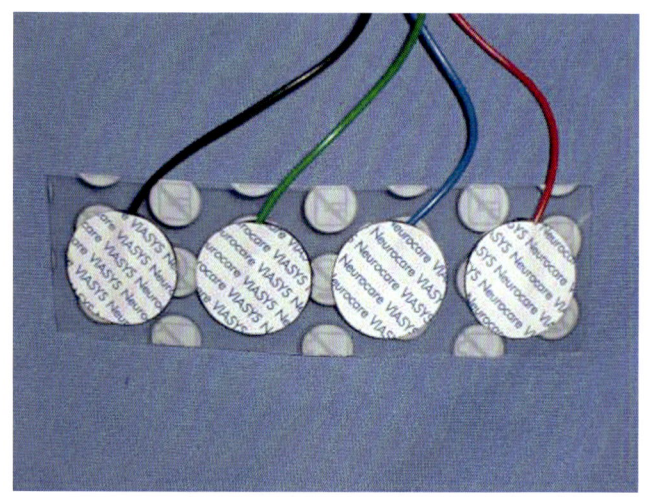

图 3-6　片状电极。

（二）EMG

术中监测记录到的肌电活动间接反映了支配它的神经的功能状态，可分为自由 EMG 和诱发 EMG。

1. **自由 EMG**　自由 EMG 是指在手术过程中神经受到刺激后，在该神经所支配的肌肉上记录到的电活动。参数设置为波幅增益 100μV/div，显示增益 50μV/div，扫描速度 1000ms/div 和 200ms/div，滤波 30～3000Hz。

对运动神经或神经根的钝性机械性损伤将引起其支配的肌肉上产生动作电位，可用它来提醒手术医生，防止损伤神经。但多数肌肉受相邻的两个或多个神经根支配，一个神经根也可以支配几块相邻的肌肉，因此，术前正确选择定位神经肌肉是非常重要的。目前多采用针电极留置于患者肌腹中以记录肌电反应（图3-7、3-8）。但这种方法仅能监测运动神经，而且在麻醉中不能使用肌松剂。

当神经根受到术中的机械或者电刺激时，就可以在此神经支配的肌肉上记录到肌电爆发（图3-9）。值得注意的是，当停止刺激后，肌电爆发并不会马上停止，而是会逐渐减弱（图3-10）。

2. **诱发 EMG**　诱发 EMG 中使用电刺激正常的运动神经，在其支配的肌肉上诱发复合肌肉动作电位（compound muscle action potential，CMAP）（图3-11）。刺激强度为 0.1～2mA，脉冲 50～200μs，扫描速度在脊髓为 10ms/div，滤波 30～1000Hz。因电刺激的分散可以造成假阳性，在刺激前应将刺激点的

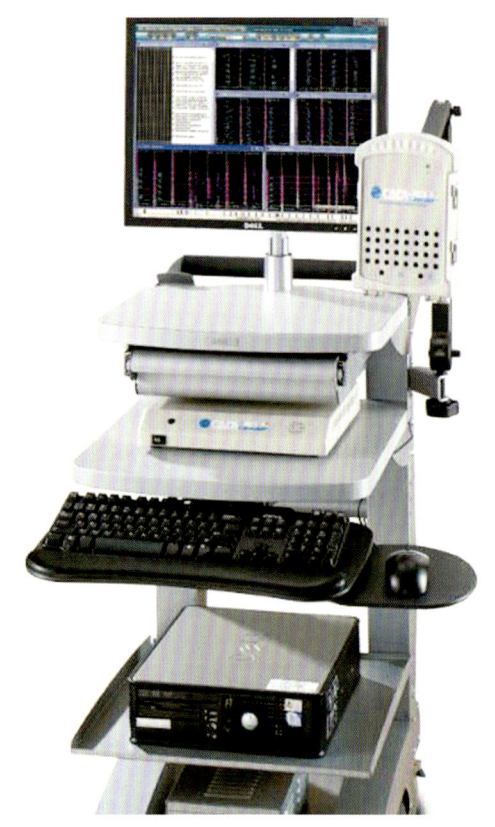

图 3-5　术中神经监测仪。

脊髓肿瘤术中神经电生理监测技术

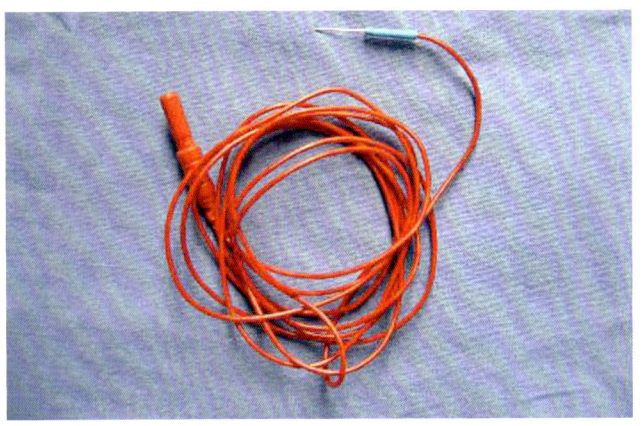

图 3-7　针电极。

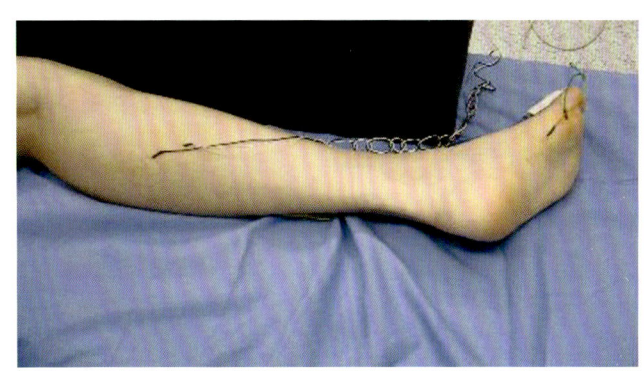

图 3-8　术中肌电图监测的记录电极。

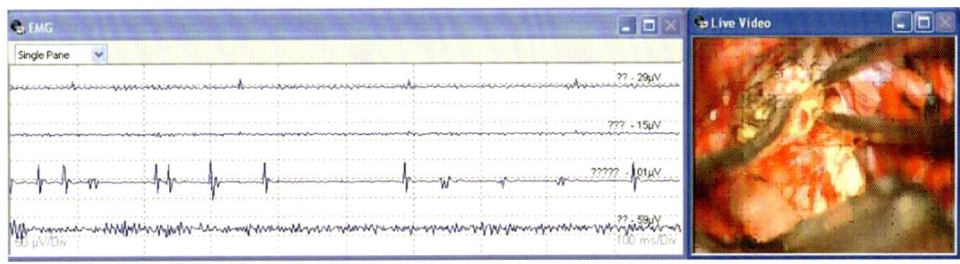

图 3-9　神经根受刺激时出现肌电爆发。

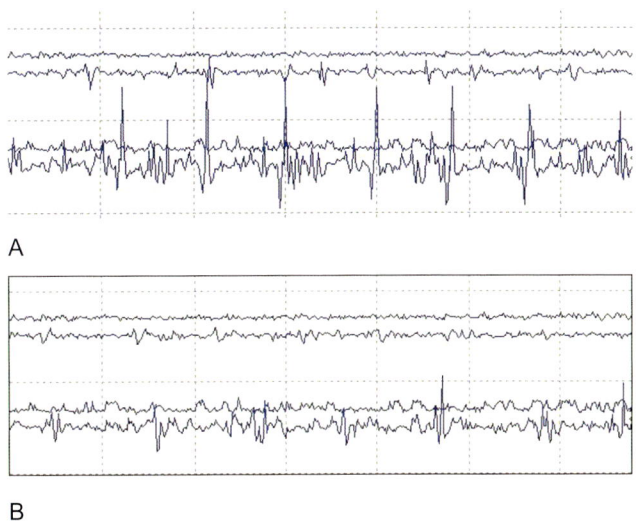

图 3-10　停止刺激后肌电爆发逐渐减弱。

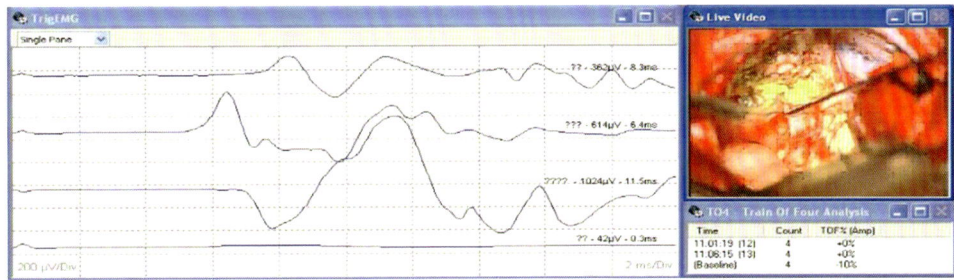

图 3-11　使用电极刺激神经根诱发肌电图。

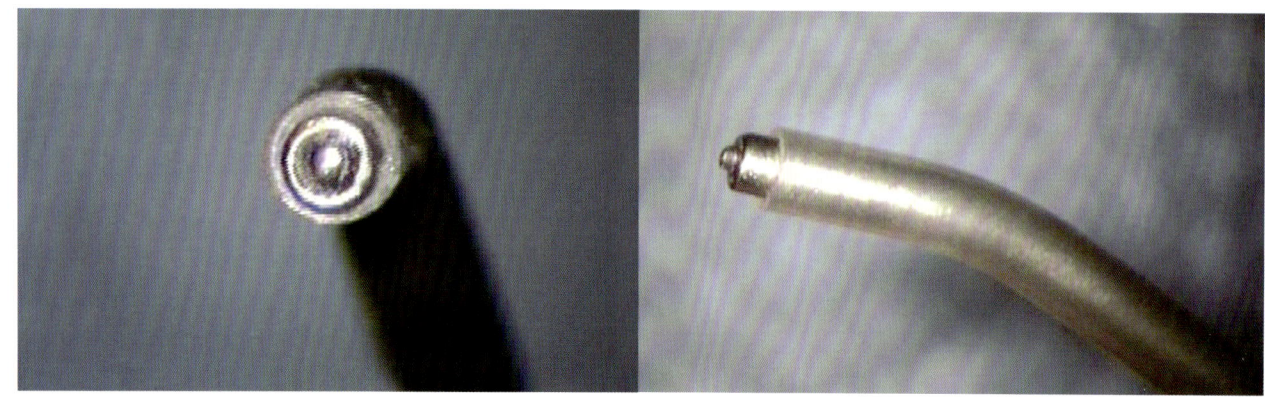

图 3-12　同心圆刺激电极。

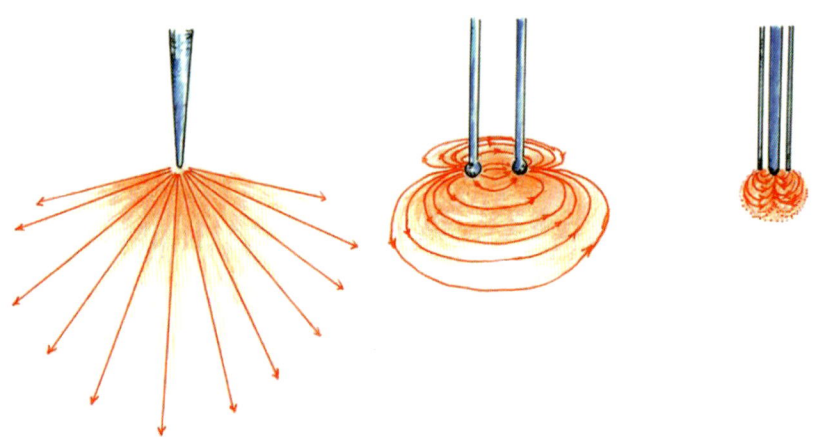

图 3-13　不同刺激电极电刺激的分布图。

脑脊液和血液尽量吸除；双极电刺激尤其是同心圆电极比单极电刺激局限，避免扩散影响邻近神经，对脊神经尤其是马尾神经区的手术非常重要（图3-12、3-13）。刺激强度与神经根的受损伤程度呈正相关，而诱发电位信号波幅与神经损伤程度成反比。

（三）MEP

如前所述，由大脑运动皮质发出的到达脊髓的纤维称为皮质脊髓束（corticospinal tract，CST），MEP是最常用的脊髓CST监测方法。监测中有不同的刺激和记录方法可供选择，但在术中监测时最常用的是经颅刺激运动皮质，在躯体远端效应器肌肉记录相对应的CMAP。这种肌肉反应具有毫伏级或近毫伏级，波幅高，不需要进行信号平均叠加。

MEP有经颅电刺激（transcranial electrical stimulation，TES）和经颅磁刺激（transcranial magnetic stimulation，TMS）两种模式，目前术中监测一般采用TES。由于麻醉患者脊髓运动传导束较难兴奋，刺激模式采用短串电刺激，每个串刺激由6~8个单刺激组成，间隔2~4 ms，波宽50ms或75ms，刺激强度100~500V，不超过1000V。刺激电极可使用盘状电极、针电极或螺旋电极，其中螺旋电极最常应用。如要刺激上肢，电极按照国际脑电10-20标准安放于头顶C3和C4，如要刺激下肢，电极则安放于C1和C2。刺激器阴极为刺激输出端，阳极为回路电极，即如需诱发右侧肢体的反应，需将阴极置于C1或C3；如需诱发左侧肢体的反应，需将阴极置于C2或C4；使用时左右侧互为参考（图3-14、3-15）。也可将阳极置于Cz，阴极放置于阳极前方6cm处。由于电脉冲兴奋大脑皮质的纤维束而非细胞体，其刺激效能取决于刺激电流的向量方向，因此，在兴奋上肢时，刺激电极的理想位置为C3和C4，而要兴奋下肢时，刺激电极的理想位置为Cz和Fz。

记录电极放置于对侧相应肌肉，由于皮质脊髓

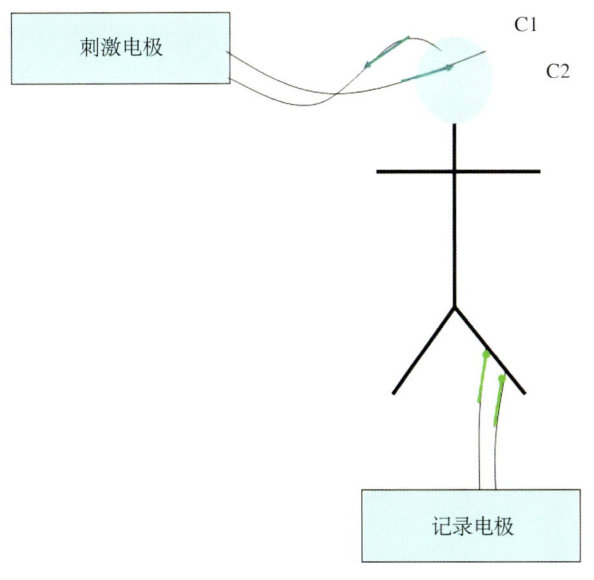

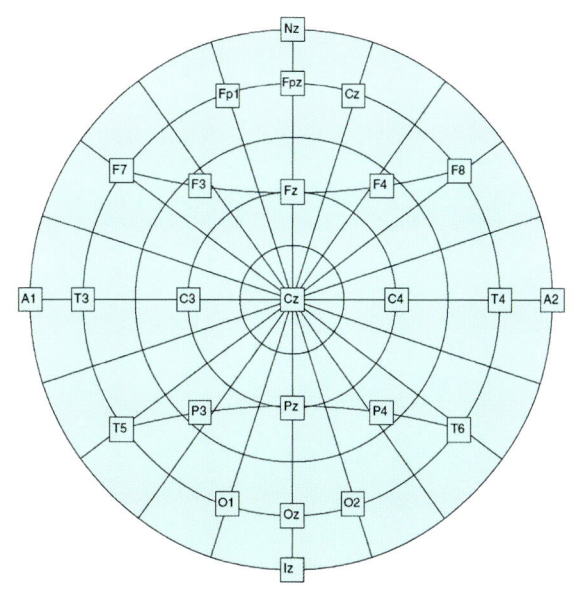

图 3-14　术中 MEP 监测示意图。

图 3-15　国际脑电 10–20 标准导联示意图。

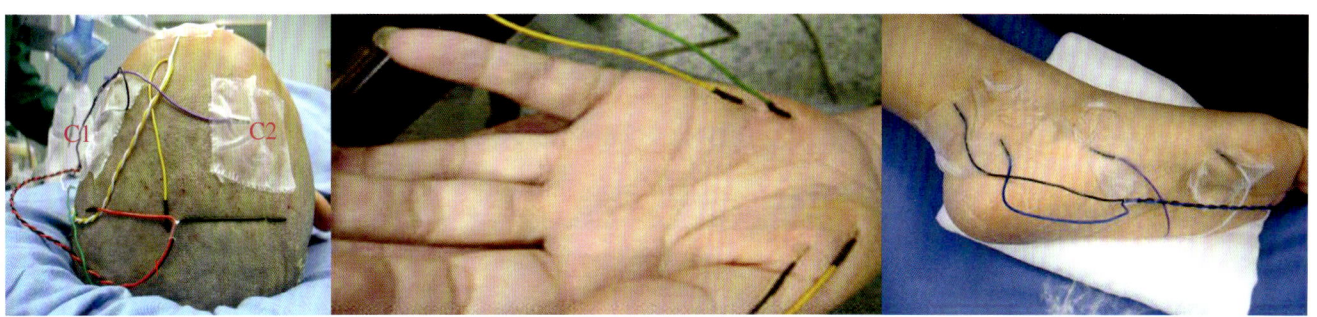

图 3-16　术中 MEP 监测的刺激和记录电极。

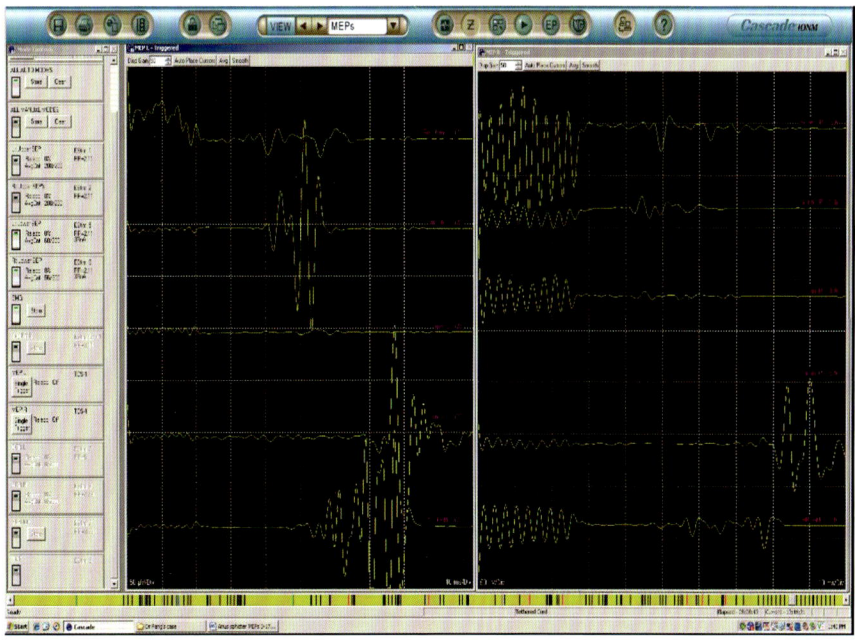

图 3-17　术中 MEP 监测的波形。

束支配肢体远端肌肉，因此记录电极应该选择放置在肢体远端的肌肉。上肢通常采用伸指总肌、鱼际肌，下肢通常采用胫前肌、拇短展肌（图3-16）。在经颅刺激后，如果运动通路功能正常，就可以在周围肌肉上记录到反应波形（图3-17）。这是一种复合肌肉动作电位（CMAP）。使用这种记录方法时不能使用肌松药，而且高位中枢神经系统的易化输入减少，α运动神经元的兴奋性降低，获得肌电反应比较困难。

在脊髓手术时，可在经颅刺激后，在术野尾端的硬脊膜外或硬脊膜下进行记录。在所记录到的反应波中，直接波（direct wave，D波）来源于对主要运动皮质下行通路的直接刺激，间接波（indirect wave，I波）则来源于对主要皮质深层的神经元进行连续刺激。肌松剂对于D波和I波没有影响；麻醉剂对于D波没有明显影响，但对I波影响较为显著。

但经颅电刺激运动诱发电位监测所涉及的解剖学路径主要是皮质脊髓束，而该束主要支配肢体远端的肌肉，而对支配肢体近端和躯干肌肉的运动传导系统基本无法监测。另外需要注意的是癫痫、颅骨缺损或颅骨修补术后、心脏病或安装起搏器的患者不能应用MEP。

在脊髓手术时，刺激电极也可安放于术野头端的硬脊膜外或硬脊膜下，记录电极安放于术野尾端的硬脊膜外或硬脊膜下，刺激反应电位同时向上下传导，反应波形也主要有D波和随后的I波。这种监测方法的D波被认为是下行的皮质脊髓束产生的，具有波幅高、反应期短的特点；而I波被认为是上行感觉传导束逆行传导产生的，波形分散，潜伏期长。此种方法产生的反应电位直接反映CST的功能，不通过神经肌肉接头，受麻醉影响小，波形稳定。但这种方法可能同时激活了感觉传导通路和运动传导通路，这些反应可能是非特异性的；而且近年来许多应用碰撞技术的研究认为刺激脊髓诱发的电位主要是由感觉传导通路兴奋诱发的，这种方法在术中监测脊髓功能的价值还有待研究。

还有一种方法是刺激头端脊髓并记录肢体远端效应肌肉的肌电反应，但此方法并不常用。

（四）SEP

本体感觉通过脊髓后索向上传递，SEP是最常用的脊髓后索监测方法。在进行可能影响脊髓血供或涉及脊髓操作的手术时，可以通过电刺激周围神

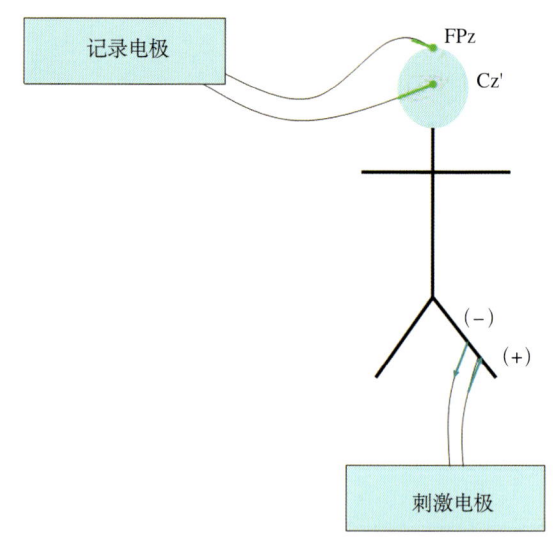

图3-18　术中SEP监测的示意图。

经来产生传入冲动，并在头皮放置记录电极来监测SEP（图3-18）。SEP包括短、中、长潜伏期电位。短潜伏期电位一般不受意识状态的影响，神经发生源明确，适合于术中监测，上肢刺激时主要观察N20、P22波，下肢刺激时主要观察P37、N45波。其中P表示正向峰，N表示负向峰，其后数字为该电位的正常潜伏期（以毫秒为单位）。值得注意的是，下肢SEP各个组分的潜伏期与患者身高有关，因此其个体间差异性较上肢SEP更为明显。

绝大多数术中监测均使用电刺激周围神经作为诱发SEP的方法。刺激电极置于上肢腕部正中神经、下肢踝部胫后神经和腓神经（图3-19）。可以使用皮下针电极或表面电极来进行周围神经的电刺激，电极应贴近需要刺激的神经。两个刺激电极之间的距离应为1～2cm，负极电极应靠近头端（即肢体近端）。为使到达神经的刺激电流不受电极阻抗的影响，保持恒定，目前术中监测所用刺激器多为稳流刺激器。刺激模式为连续单个脉冲电刺激，刺激类型为单相方波，刺激频率为2～9Hz，刺激强度为10～60mA（最常用为30～40mA），脉冲100～300μs，波幅增益10μV/div，显示增益0.5～2μV/div，滤波30～500Hz，描述速度5ms/div（上肢）或10ms/div（下肢），需叠加50～200次，在40～50ms（上肢）或80～100ms的时间窗观察。随着刺激强度的增加，参与SEP形成的神经内激活的神经纤维数量逐渐增大，所诱发的SEP的幅度也逐渐增大。对于未瘫痪的患者，在麻醉后刺激强度以可引起明显的肌肉颤

动为宜（刺激正中神经时应引起拇指的抽动，刺激胫后神经时应引起踇趾的抽动，刺激腓神经时应引起腿部肌肉抽动）。如果在麻醉中使用了肌松剂，虽不影响神经的传导和监测的进行，但却无法观察肌肉的反应，电流可设为术前监测阈值的 3～4 倍。对于刺激的频率，应尽可能增加，以在最短的时间内获得可以解读的记录。但是随着刺激频率增加到某一特定值时，反应的幅度会下降，因此，应将刺激频率设定在反应幅度与刺激频率之积最大的频率上。但由于刺激频率对 SEP 内不同组分的影响各异，因此对于 SEP 的主要皮质组分（上肢 SEP 的 N20 峰值和下肢 SEP 的 N45 峰值），从上肢神经诱发的最佳频率为 10pps，从下肢神经诱发者则为 5pps。对于有周围神经病变的患者，刺激频率可设置得更低以获得更好的反应。值得注意的是，应避免选用 50Hz 的整除数作为频率，以减少线频信号对记录造成的干扰。每次应刺激一个肢体，以更好地反映单侧损伤造成的功能变化。各个肢体的刺激交替进行。

可以使用针状电极或螺旋电极从头皮记录 SEP。上肢刺激时记录电极按照国际脑电 10-20 标准安放于对侧顶部皮质中线外侧 7cm、Cz 后 2～3cm 处，即 C3′和 C4′（分别位于 C3 和 C4 后 2～3cm 处），参考电极置于 FPz 处；下肢刺激时记录电极安放于 Cz′（Cz 后 2～3cm 处），参考电极也置于 FPz（图 3-19）。通过在腕部电刺激正中神经诱发 SEP 可以监测颈段脊髓感觉传导功能。而如果手术涉及颈段以下脊髓时，则需要电刺激下肢神经来诱发 SEP 进行监测。在电刺激正中神经时，可在 Erb 点（锁骨中点的上方）（图 3-20）记录臂丛产生的电位，用以判断正中神经在电刺激下是否得到适当的兴奋。比较 SEP 不同峰的潜伏期与 Erb 点电位的潜伏期的差异，可以消除正中神经传导异常的影响。电刺激胫后神经和腓神经时，可在腘窝记录刺激神经后的反应，用以判断下肢神经在电刺激下是否得到适当的兴奋。

在脊髓手术中，由于手术需要暴露脊髓，因而可以很方便地在脊髓或邻近脊髓的部位直接记录刺激周围神经引起的诱发电位。由于电极距离电位产生点距离较短，记录到的电位波幅也较大，而且基本不受麻醉的影响，可以更快地获得可解读的电位反应。还可以在尾端脊髓刺激，在头端脊髓记录电位反应。这种记录方法最大的缺点在于因轻微的移动就可能导致诱发电位的显著改变，因此在手术过

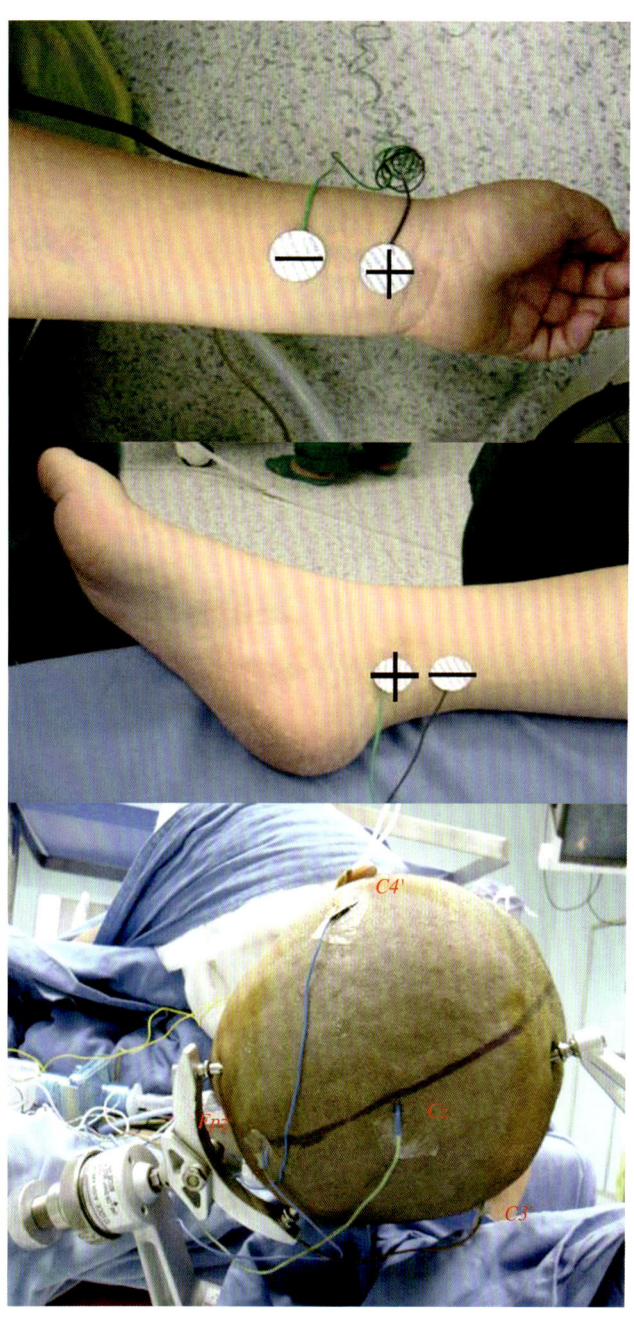

图 3-19　术中 SEP 监测。分别显示：上肢刺激电极、下肢刺激电极和头顶记录电极。

程中需要保证电极的位置不能移动。

但通过刺激周围神经诱发 SEP 进行脊髓功能监测时，由于周围神经是混合神经，所诱发的 SEP 代表了多根神经根的传导功能的集合，因此这种刺激对脊髓的激活空间特异性较差。某一特定神经背根或特定脊髓节段受到损伤时，因为其他完好背根可以掩盖单个背根或单个脊髓节段的损伤，SEP 可能不会出现明显的变化，从而导致监测的敏感性下降。

而通过刺激一小块明确分界的皮肤（即单个皮节范围），可以激活单个（或数根）脊髓背根，从而可以对单个（或数个）背根或脊髓节段的神经传导进行监测。刺激时将电极置于需要刺激的皮节内，位于身体的一侧，彼此间隔3~4cm。尽管皮节之间存在一定的重叠，刺激某个皮节时可能有多个背根被激活，这种方法对于背根或某个脊髓节段中局限性的神经传导改变的敏感性远远高于刺激周围神经诱发的SEP。但皮节SEP的幅度多较低，变异性较大，目前这种诱发SEP的方法在临床上未广泛应用于术中监测。

（五）其他监测方法

通过刺激外周混合神经，可以激活神经内的感觉及运动束。刺激混合神经的运动成分可通过其神经冲动的顺行传导引发运动反应，从而诱发F反射；而刺激混合神经内的本体感觉纤维束可诱发牵张反射而激活α运动神经元，从而诱发H反射。H反射是电刺激诱发的脊髓单突触反射，传入神经为I_a感觉纤维，传出为前角α运动神经元运动轴突，适用于圆锥病变。但这两种方法都受麻醉和肌松剂的影响。

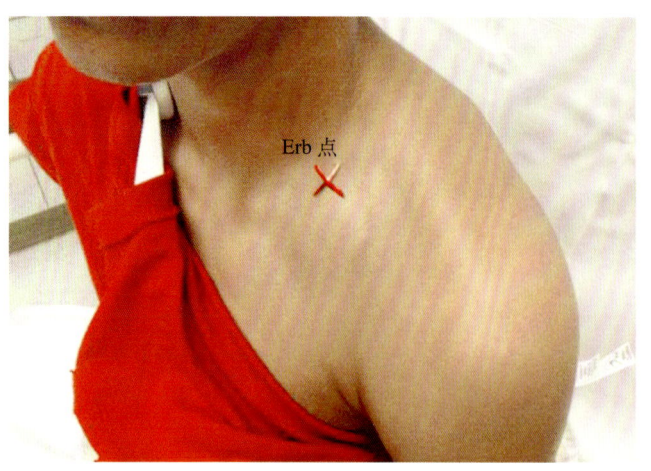

图3-20　Erb点示意图。

对于圆锥马尾区的手术，球海绵体肌反射（bulbocavernosus reflex，BCR）也是有用的监测方法。监测时电刺激阴茎背神经，引起肛门外括约肌的收缩，这是一种双侧性的、脊髓和躯体性的神经反射，这种反射弧的传入和传出神经纤维均来自阴部神经，其反射中枢位于骶髓的第2、3节段，有助于在术中对大小便功能相关的神经结构进行监测。

第三节　术中神经电生理监测在脊髓手术中的应用

在脊髓病变的手术治疗过程中，由于术中对脊髓或神经根的牵拉、压迫等均可造成脊髓神经结构受损，甚至可能因辨识不清而将神经根等错误地电凝或者切断，导致神经功能障碍，影响患者的预后。虽然随着显微镜等显微神经外科设备与技术等的进步，术中对于神经结构的解剖辨识已经明显改善，但是这些设备无法进行功能定位和监护。因此，应用神经电生理技术进行神经的功能定位与监测非常重要。

一、神经根功能的监测

髓外病变尤其是马尾病变与椎间孔病变手术中，神经根可能被包绕、受压变扁或与周围组织粘连，难以辨认，在手术中容易损伤。自由EMG在术中能提供连续即时的脊神经功能信息，可及时发现对神经根的激惹或压迫，能立即将神经根功能情况反馈给手术医生，使之据此调整手术策略，避免神经根不可逆损伤。诱发EMG可区别神经根与纤维束，鉴别是否有神经走行，为手术提供参考。

二、脊髓功能的神经电生理监测

SEP和MEP已经被广泛用于脊髓功能术中监测，可减少50%脊髓损伤的发生率。在髓内病变手术中，后索位置可能存在变异，行脊髓切开时可能对后索造成损伤。可应用SEP后索地形图进行定位，选择切开部位，在手术中还可应用在头端脊髓记录的SEP来持续监测后索的完整性。SEP监测可反映脊髓感觉通路的完整性，由于手术中的机械性损伤及缺血常常同时导致脊髓腹侧与背侧结构的损伤，因此，可采用SEP来监测脊髓功能。但由于供应上行感觉通路的血管走行与供应下行运动传导通路的血管走行是不同的，而SEP不能直接监测下行的运动纤维等非感觉传导通路，因此脊髓腹侧的损伤或血供不足可能会出现运动传导通路损伤及运动功能障碍而不出现SEP的明显改变（图3-21）。而且该方

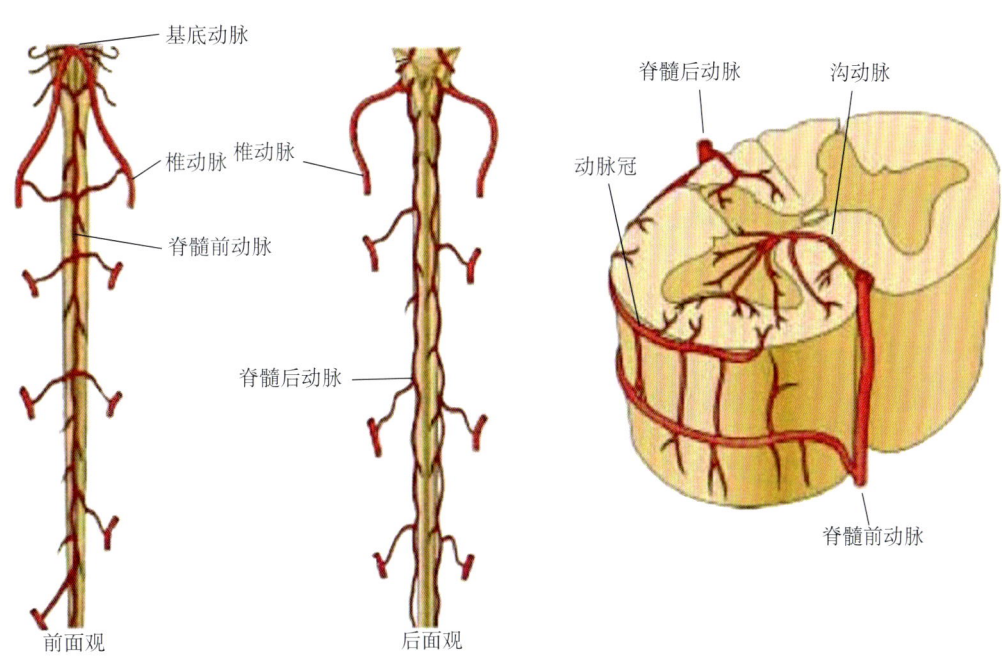

图 3-21　脊髓的血液供应。

法假阳性较高，易受麻醉影响。对脊髓运动通路的监测可通过 D 波和 MEP 来进行。还可通过经颅和头端脊髓刺激，在手术部位的尾端记录 D_1 波和 D_2 波，以 D_2 波波幅的下降来定位皮质脊髓束。

三、特定神经结构的识别

由于肿瘤的浸润与挤压、神经的粘连等，常导致神经结构的扭曲，使得在术中难以通过肉眼来识别特定的神经。神经电生理在这些情况下可以帮助辨别神经，判断安全的手术位点。

运动神经的定位通常是通过用刺激电极刺激怀疑有神经的手术区域，同时在神经支配的肌肉记录肌电图，即通过诱发肌电图来实现。而在选择性背根切断术中，需要识别特定的具有重要功能的细根并加以保护。这可通过在外周部位电刺激一根神经同时在暴露的脊髓背根记录复合动作电位（compound action potention，CAP），以此来判断哪些根丝传导重要的感觉输入以及哪些根丝可以切断。如为了识别并保留参与排尿的和性功能的神经根，可对阴茎背神经或阴蒂神经进行电刺激，并从每个暴露的神经根记录激发的 CAP，以此来加以判断和区分。

四、报警

SEP、MEP 术中报警原则是在脊柱暴露后设定自身基线，将术中监测结果与基线进行对照。一般认为波幅反映的是诱发电位强度，潜伏期反映的是神经纤维传导速度。SEP 报警标准一般为波幅下降 50% 或潜伏期延长 10%（图 3-22）。一些研究认为，SEP 波幅的降低对于损伤的检测比潜伏期的延长更加敏感。另外，波幅下降或潜伏期延长持续的时间也是判断预后的重要指标之一。由于肌肉的振幅存在固有的变异性，且肌电反应通常是多相的，在肌肉记录的 MEP 的报警目前尚无统一标准，大多认为波幅下降 20%～30% 应密切关注，查找原因，下降超过 50% 应立即报警（图 3-23）。也有以肌电反应的"全或无"作为报警标准的，即认为只有运动诱发电

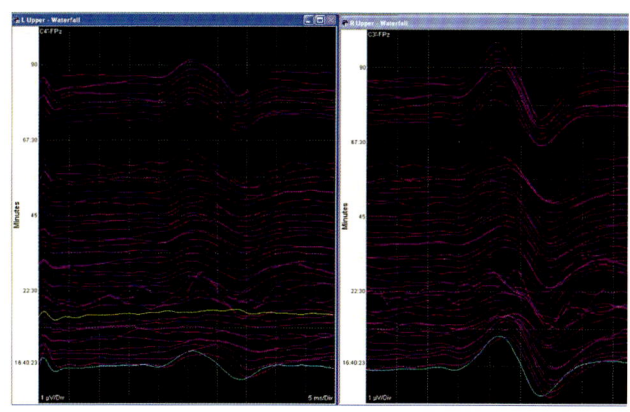

图 3-22　SEP 在术中波幅下降超过 50% 时报警。

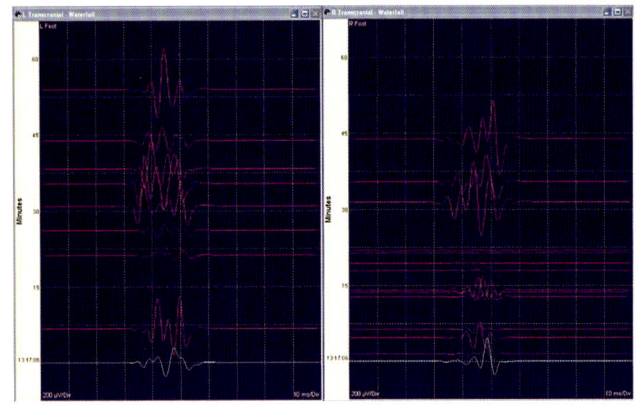

图 3-23　MEP 在术中波幅下降超过 50% 时报警。

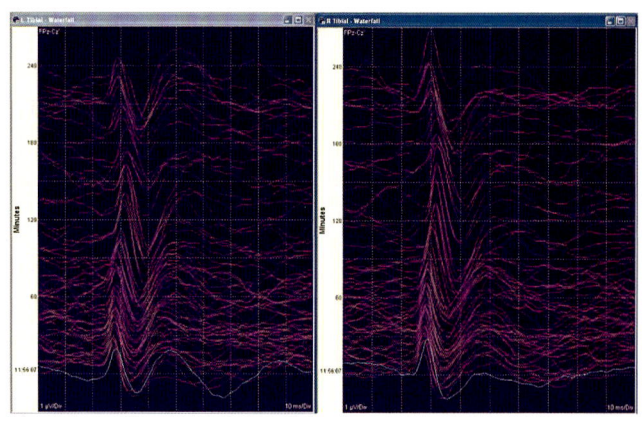

图 3-24　术中下肢 SEP 无变化，但患者出现左下肢肌力下降。

位完全消失时才算是发生显著变化。由于经颅电刺激倾向于激活皮质脊髓前束，同时也激活其他下行传导束，而且刺激大脑运动皮质可能激活双侧的皮质脊髓束，临床上对于 D 波监测以波幅下降 50% 作为报警标准。但这种 D 波波幅的下降，可能是由于双侧皮质脊髓束均丧失 50% 的传导功能，也可能是由于一侧皮质脊髓束丧失 100% 的传导功能。前者会影响临床预后，但不至于引起患者瘫痪，后者则是预后严重不良的信号，因此，对于 D 波监测的报警标准还有待于进一步研究。EMG 监测应实时报警。

五、脊髓手术中的神经功能监测策略

感觉传导通路位于脊髓的背部和侧方，运动传导通路则位于脊髓的腹侧，二者的血供也不相同。SEP 反映脊髓感觉传导通路的完整性，MEP 则反映了运动传导通路的功能，两者分别用来监测脊髓的感觉和运动功能在理论上是得到公认的。但 SEP 和 MEP 单独监测都有可能出现"假阴性"或"假阳性"结果。所谓"假阴性"是指术中监测结果无改变，而患者术后功能出现缺陷或障碍的情况（图 3-24）。所谓"假阳性"是指术中监测结果改变，而术后患者无神经功能障碍出现。这主要是由于 SEP 直接反映的是脊髓后索感觉传导束的功能状态，对脊髓运动传导束的功能状态仅是间接反映。当脊髓前动脉受累等导致脊髓运动传导束受损，而感觉传导束受影响较小时，记录的 SEP 结果可以正常。SEP 刺激的是混合性周围神经，当单个脊神经根受损，记录的 SEP 结果仍然可以正常。同时，手术室及病人的温度、麻醉药物、器械牵拉等诸多因素，均可影响 SEP 的记录结果，出现"假阴性"或"假阳性"。而

MEP 直接反映的是皮质脊髓束的功能状态，外周记录的肌肉同时有多根脊神经根参与支配，因此单纯应用 MEP 也存在不能正确反映脊髓后索感觉传导束和脊神经根功能的不足。EMG 直接反映支配该肌肉的神经根的功能状态，不能很好地监测脊髓功能。因此目前大多数学者认为应根据具体的手术采取上述手段联合监测，并结合手术具体操作认真分析，注意排除干扰，使术中监测技术更加完善，以提高术中脊髓功能监测结果的准确性。而随着监测设备的进步，在监测中这三种监测能轻松切换，进行连续不间断的监测。这样可避免上述诸多不利因素，最大限度地降低术中监测出现的"假阴性"和"假阳性"。

（一）髓内肿瘤手术中的监测

部分脊髓髓内肿瘤与周围组织界限不清，即便借助显微镜也难以分辨。在手术中，常常难以决定什么时候结束手术。如果切除范围过小，无法解除肿瘤对脊髓的压迫，也影响术后综合治疗的效果；如果切除范围过大，则可能导致脊髓的损伤，严重者可能导致截瘫。由于感觉通路及运动通路均存在受损可能，因此联合应用 SEP 和 MEP 能更全面地监测脊髓功能，及时提示手术医师采取措施，防止术后功能障碍；联合 MEP 和 D 波监测还能更激进地切除病变，尽可能达到全切。因为 SEP 需要叠加，常有一定的延迟性；而 MEP 因为有引起病人活动的潜在可能，只能在手术器械离开神经组织的时候才能进行。因此，都有一定的滞后，报警时神经损伤已经发生。我们认为，为尽早提示手术医师，避免神经损伤，应尽量缩短滞后的时间。SEP 监测时，叠加刺激次数不必太多，减少叠加时间。MEP 监测时可与术者进行沟通，也可通过显微镜外接录像"见

缝插针"进行监测。

（二）髓外硬脊膜下肿瘤手术中的监测

对于髓外硬脊膜下肿瘤，如果肿瘤位于脊髓的后部或侧后部且没有明显粘连时，手术中对脊髓的损伤较小。但是这类肿瘤常伴有神经根的穿行或粘连。如果肿瘤较大，生长时间较长，神经根长期受压失去正常的光泽与形态，可呈片状或索条状，常常难以依靠肉眼进行分辨。对于这类手术，我们认为 EMG 是术中监测的重点。当神经根受到机械刺激或电刺激时，EMG 可实时提示手术医师在操作区附近有神经根存在。但肿瘤与神经根粘连较重时，常呈难以分辨的一整块，对肿瘤的牵拉或电灼也常导致神经根受到刺激。在此情况下，常不能分辨神经与非神经组织，可采用探针进行定位，准确判别神经的走行与分布，辅助术者决定手术切除范围。如果肿瘤位于脊髓的腹侧或前腹侧，需要将脊髓牵向一侧才能进行肿瘤的切除。对脊髓的持续牵拉或者过度牵拉一方面会对脊髓造成机械性损伤，另一方面由于影响脊髓血供导致脊髓的缺血性损伤，均可能导致神经功能障碍加重或出现新的神经功能障碍，严重者可致截瘫。对于这类手术，我们认为应用 MEP 及 SEP 联合监测，可对脊髓功能进行更全面地监测；同时进行 EMG 监测，可对手术部位的神经根进行持续监测，防止对神经根的过度牵拉。

对于腰骶部硬脊膜下肿瘤，因为该部位椎管内空间相对宽敞，出现症状时肿瘤多已长时间生长，体积较大，对神经的压迫较重。部分肿瘤与神经根广泛粘连，部分肿瘤包裹神经根生长。无论神经根受压、粘连或被包裹，都可能造成神经根失去正常的形态与光泽，导致术中分辨困难。这可能导致对神经根的误损伤，或由于担心对神经根的损伤而造成切除范围过小，都会影响患者的预后。我们认为采用 EMG 及诱发 EMG 对神经根进行监测与定位有助于在术中辨别神经根及其走行，防止对神经根的不可逆损伤，同时最大程度切除病变。部分病人可进行 H 反射和 BCR 的监测。

（三）脊髓栓系综合征手术中的监测

对于脊髓栓系综合征的病人，手术目的在于解除栓系，常涉及终丝及纤维索条的切断。但是对于这类病人，判断准备切断的组织内是否有神经根一直是困扰神经外科医师的难题。脊髓栓系松解术中电生理监测常用于辨认术野中的神经组织和减少神经损伤。其中下肢肌肉、肛门括约肌和尿道括约肌的自由 EMG 监测，诱发 EMG 和 SEP 最为常用，联合应用可明显改善患者预后。采用探针进行刺激，确认无神经根后进行切断，可最大程度地保护神经不受损伤。诱发 EMG 还可判断患者预后。这类病人也可进行 H 反射和 BCR 的监测。

（四）选择性后根切除手术中的监测

选择性后根切除是治疗脑瘫患者痉挛状态的安全有效方法。所谓选择性，即是在保留正常功能部分的前提下，选择出异常反应的后根部分。术中应用电生理方法对后根神经进行分束刺激，在外周肌肉记录运动反应，在选择异常根丝上具有可重复性和可靠性，可在保留感觉运动功能的前提下消除痉挛，改善患者的神经功能和生活质量。

第四节　术中神经电生理监测的影响因素

一、吸入麻醉对监测的影响

吸入性全麻药对大脑皮质首先是抑制，达到一定深度即能产生肌松作用，还能增强非去极化肌松药的阻滞程度与时效。因此使用烷类吸入麻醉时将严重影响 MEP 监测甚至导致监测失败。但在脊髓记录的 D 波受麻醉影响较小，而 I 波则易受吸入麻醉剂的影响。吸入性麻醉药也影响 SEP。静吸复合麻醉时异氟烷、七氟烷达到 0.5~1.0 肺泡最低有效浓度（minimum alveolar concentration，MAC）时 SEP 较为理想；1.0~1.5 MAC 时 SEP 波幅下降，潜伏期延长；>1.5 MAC 时 SEP 波幅下降，潜伏期延长明显，以致诱发波趋于消失。因此，应用该类药物时一定要控制在低浓度范围。

二、肌松药对监测的影响

肌松药暂时阻断正常神经肌肉接头兴奋的传递，使肌肉松弛。肌松过深影响 MEP、EMG 的监测，太浅造成自发肌电产生，出现假阳性EMG或病人活动影响手术进行。合理选择神经肌肉阻滞剂类型及其剂量非常重要，临床上选择短效的神经肌肉阻滞剂比较好控制，传统上衡量肌松效果是在肘部刺激尺神经来观察小指的活动，一般掌握在4次连续刺激产生2次以上小指抽动为佳。但肌松剂不影响D波和I波，反而可以消除过高的肌肉兴奋性的干扰，提高D波和I波的记录质量。

因为各种麻醉药对电生理监测都有不同程度的影响，所以不同学者选择不同的麻醉方案。因为脊髓手术常需要多种方法联合监测，应以静脉麻醉为主，尽量减少吸入麻醉的用量，使用短效肌松药或静脉泵入肌松药以维持浓度稳定。

对于术中电生理监测，应尽量减少吸入麻醉药和肌松药的使用，全静脉内麻醉技术是术中电生理监测的理想麻醉方式。如果必须使用肌松剂，可使用TOF（train of four）监测肌松程度，使其四个刺激中至少有二个发生收缩。另外值得注意的是，应避免推注给药，使麻醉药维持在较为稳定的水平也有利于监测的进行。

三、其他影响监测的因素

依托咪酯对肌肉诱发电位波幅的抑制程度最低，而且低剂量的依托咪酯可在最初使波幅增加，但随着其浓度的增加，对MEP的影响也增大。而异丙酚可抑制运动反应的波幅，增加异丙酚浓度可对MEP产生和吸入麻醉剂类似的影响，高浓度时甚至可导致CMAP和I波的消失。术前存在肌肉瘫痪时，由于运动神经受机械性压迫，神经电活动信号不一定能被监测到；同样受损伤的感觉神经也是如此。此时的肌电图或神经诱发电位监测不到信号，继续手术可能会给神经根或脊髓功能带来进一步的损伤。运动神经断端的机械性或电刺激可以在远端肌肉上监测到肌电活动，又可能造成此运动神经功能正常的假象。

在麻醉变浅时，肌肉的自发性半自律性运动电位可能造成对运动监测的干扰。术野中的脑脊液、冲洗液误传导电流产生电刺激，冷、热对脊髓、神经的刺激都能影响神经电生理监测信号；连续电刺激神经后其SEP信号的可信度降低；病人体温下降可导致神经传导速度变慢，会导致SEP潜伏期延长。患者血压下降、血氧饱和度下降、二氧化碳潴留等也是其影响因素。

脊髓手术中的神经电生理监测，通过电生理信号变化发现神经损伤并协助手术医师调整手术策略，避免不可逆神经损伤，提高了手术精确性，改善了患者术后生活质量。但其仍然不够完善。首先，即使测量的电活动仅有轻微的变化也存在永久性神经功能损伤的风险。其次，SEP监测的是脊髓丘脑后束的功能，MEP监测的是皮质脊髓束的功能，对脊髓丘脑侧束的功能目前尚无监测手段。即便联合使用MEP及SEP，对脊髓功能仍然不能全面监测。第三，SEP和MEP监测时只要其中一部分神经纤维存在功能，就可能引出波形，因此存在假阴性的可能。第四，无论自由EMG或诱发EMG均只反映运动根的功能，无法反映感觉根的功能。而且当神经根被切断或电灼完全丧失功能时，EMG无反应，监测会误认为神经根功能正常且未受刺激。第五，部分监测手段存在事后性的特点，且受许多外界因素影响，监测指标很难统一，对监测结果的准确判读需要丰富的经验。因此还需要设备技术的不断发展和在临床工作中不断探索总结。在术中应用时也应与其他微创外科技术相结合才能更好地减少误损伤，提高手术质量。

（林国中）

参 考 文 献

1. Sloan TB. Monitoring the brain and spinal cord. Int Anesthesiol Clin, 2004, 42(2):1-23.
2. Nuwer M R. Spinal cord monitoring. Muscle Nerve, 1999, 22(12):1620-1630.
3. Deletis V, Sala F. The role of intraoperative neurophysiology in the protection or documentation of surgically induced injury to the spinal cord. Ann N Y Acad Sci, 2001, 939:137-144.
4. Deletis V, de Bueno CA. Interventional neurophysiological mapping during spinal cord procedures. Stereotact Funct Neurosurg, 2001, 77(1-4):25-28.
5. Kothbauer KF, Deletis V, Epstein FJ. Motor-evoked potential monitoring for intramedullary spinal cord tumor surgery: correlation of clinical and neurophysiological

data in a series of 100 consecutive procedures. Neurosurg Focus, 1998, 4(5):e1.
6. Gunnarsson T, Krassioukov AV, Sarjeant R, et al. Real-time continuous intraoperative electromyographic and somatosensory evoked potential recordings in spinal surgery: correlation of clinical and electrophysiologic findings in a prospective, consecutive series of 213 cases. Spine (Phila Pa 1976), 2004, 29(6):677-684.
7. Sala F, Bricolo A, Faccioli F, et al. Surgery for intramedullary spinal cord tumors: the role of intraoperative (neurophysiological) monitoring. Eur Spine J, 2007, 16 Suppl 2:S130-S139.
8. Kothbauer KF. Neurosurgical management of intramedullary spinal cord tumors in children. Pediatr Neurosurg, 2007, 43(3):222-235.
9. Deletis V, Sala F. Intraoperative neurophysiological monitoring of the spinal cord during spinal cord and spine surgery: a review focus on the corticospinal tracts. Clin Neurophysiol, 2008, 119(2):248-264.
10. Kothbauer KF. Intraoperative neurophysiologic monitoring for intramedullary spinal-cord tumor surgery. Neurophysiol Clin, 2007, 37(6):407-414.
11. Leppanen RE. Intraoperative applications of the H-reflex and F-response: a tutorial. J Clin Monit Comput, 2006, 20(4):267-304.
12. von Koch CS, Quinones-Hinojosa A, Gulati M, et al. Clinical outcome in children undergoing tethered cord release utilizing intraoperative neurophysiological monitoring. Pediatr Neurosurg, 2002, 37(2):81-86.
13. Quinones-Hinojosa A, Gadkary CA, Gulati M, et al. Neurophysiological monitoring for safe surgical tethered cord syndrome release in adults. Surg Neurol, 2004, 62(2):127-133, 133-135.
14. Krassioukov AV, Sarjeant R, Arkia H, et al. Multimodality intraoperative monitoring during complex lumbosacral procedures: indications, techniques, and long-term follow-up review of 61 consecutive cases. J Neurosurg Spine, 2004, 1(3):243-253.
15. Paradiso G, Lee GY, Sarjeant R, et al. Multimodality intraoperative neurophysiologic monitoring findings during surgery for adult tethered cord syndrome: analysis of a series of 44 patients with long-term follow-up. Spine (Phila Pa 1976), 2006, 31(18):2095-2102.
16. Husain AM, Shah D. Prognostic value of neurophysiologic intraoperative monitoring in tethered cord syndrome surgery. J Clin Neurophysiol, 2009, 26(4):244-247.
17. Langerak NG, Lamberts RP, Fieggen AG, et al. A prospective gait analysis study in patients with diplegic cerebral palsy 20 years after selective dorsal rhizotomy. J Neurosurg Pediatr, 2008, 1(3):180-186.
18. Mittal S, Farmer J P, Poulin C, et al. Reliability of intraoperative electrophysiological monitoring in selective posterior rhizotomy. J Neurosurg, 2001, 95(1):67-75.
19. Turner R P. Neurophysiologic intraoperative monitoring during selective dorsal rhizotomy. J Clin Neurophysiol, 2009, 26(2):82-84.
20. Sloan T B, Heyer E J. Anesthesia for intraoperative neurophysiologic monitoring of the spinal cord. J Clin Neurophysiol, 2002, 19(5):430-443.
21. Kawaguchi M, Furuya H. Intraoperative spinal cord monitoring of motor function with myogenic motor evoked potentials: a consideration in anesthesia. J Anesth, 2004, 18(1):18-28.
22. Galloway GM, Zamel K. Neurophysiologic intraoperative monitoring in pediatrics. Pediatr Neurol, 2011, 44(3):161-170.
23. Deiner S. Highlights of anesthetic considerations for intraoperative neuromonitoring. Semin Cardiothorac Vasc Anesth, 2010, 14(1): 51-53.
24. Hyun SJ, Rhim SC. Combined motor and somatosensory evoked potential monitoring for intramedullary spinal cord tumor surgery: correlation of clinical and neurophysiological data in 17 consecutive procedures. Br J Neurosurg, 2009, 23(4): 393-400.
25. Khealani B, Husain AM. Neurophysiologic intraoperative monitoring during surgery for tethered cord syndrome. J Clin Neurophysiol, 2009, 26(2): 76-81.

第四章 脊髓肿瘤总论

第一节 概 述

脊髓肿瘤又称为椎管内肿瘤，是指发生于脊髓本身及椎管内与脊髓邻近的各种组织（如神经根、硬脊膜、血管、脂肪组织、先天性残余组织等）的原发性肿瘤或转移性肿瘤的总称。

原发性椎管内肿瘤发病率为每年 0.9～2.5/10 万，较原发性脑瘤低 3～12 倍，约占原发性中枢神经系统肿瘤的 10%～20%。椎管内肿瘤可发生在任何年龄，20～50 岁多见，儿童占 19%。性别总体男多于女（1.65：1），但脊膜瘤为 1：2.4。椎管内肿瘤的性质，成人以神经鞘瘤最多见；其次是脊膜瘤；余依次为先天性肿瘤、胶质瘤和转移瘤。儿童多为先天性肿瘤（皮样囊肿、上皮样囊肿及畸胎瘤）和脂肪瘤；其次为胶质瘤；第三位是神经鞘瘤。

第二节 脊髓肿瘤的分类

一、病理学分类

根据 WHO 中枢神经系统肿瘤分类，与颅内肿瘤不同的是，椎管内肿瘤以髓外良性肿瘤多见。

（一）神经源性肿瘤

源于脊神经支持结构的肿瘤，占椎管内肿瘤的 23.0%～48.2%，发病率占椎管内肿瘤的首位。主要包括神经鞘瘤和神经纤维瘤两类。

1. 神经鞘瘤　神经鞘瘤起源于施万细胞，多单发，易于切除。极少见恶性神经鞘瘤。

2. 神经纤维瘤　临床上常将神经纤维瘤与神经鞘瘤混同。神经纤维瘤是由施万细胞和成纤维细胞两者组成，肿瘤中常含有神经纤维，如全切除肿瘤可致载瘤神经功能障碍。单发少见，多发性神经纤维瘤即是神经纤维瘤病，或 von Recklinghausen 病，可进一步分为 NF-1 和 NF-2 型。NF-1 型为常染色体显性遗传疾病，突变率及外显率均高，基因异常位点为 17q11.2，临床上神经纤维瘤病Ⅰ型除皮肤有多发性神经纤维瘤、咖啡斑、虹膜 Lisch 结节外，还可有视神经或下丘脑胶质瘤、室管膜瘤、脑膜瘤或错构瘤，而脊神经根可出现多发性神经纤维瘤（图 4-1）。NF-2 除双侧听神经瘤外，椎管内出现的是单发性神经鞘瘤。

（二）脊膜瘤

主要源自脊髓蛛网膜细胞，但也有学者认为其起源于脊膜的成纤维细胞或软脊膜细胞。占椎管内肿瘤的 9%～22%，居第 2 位，好发于 20～50 岁，女性多于男性，多见于胸段，绝大多数位于髓外-硬脊膜下，罕见于硬脊膜外。

（三）神经上皮组织肿瘤

与颅内肿瘤不同，髓内的神经上皮性肿瘤居第 3 位，占椎管内肿瘤的 20% 左右，好发于 20～50 岁。

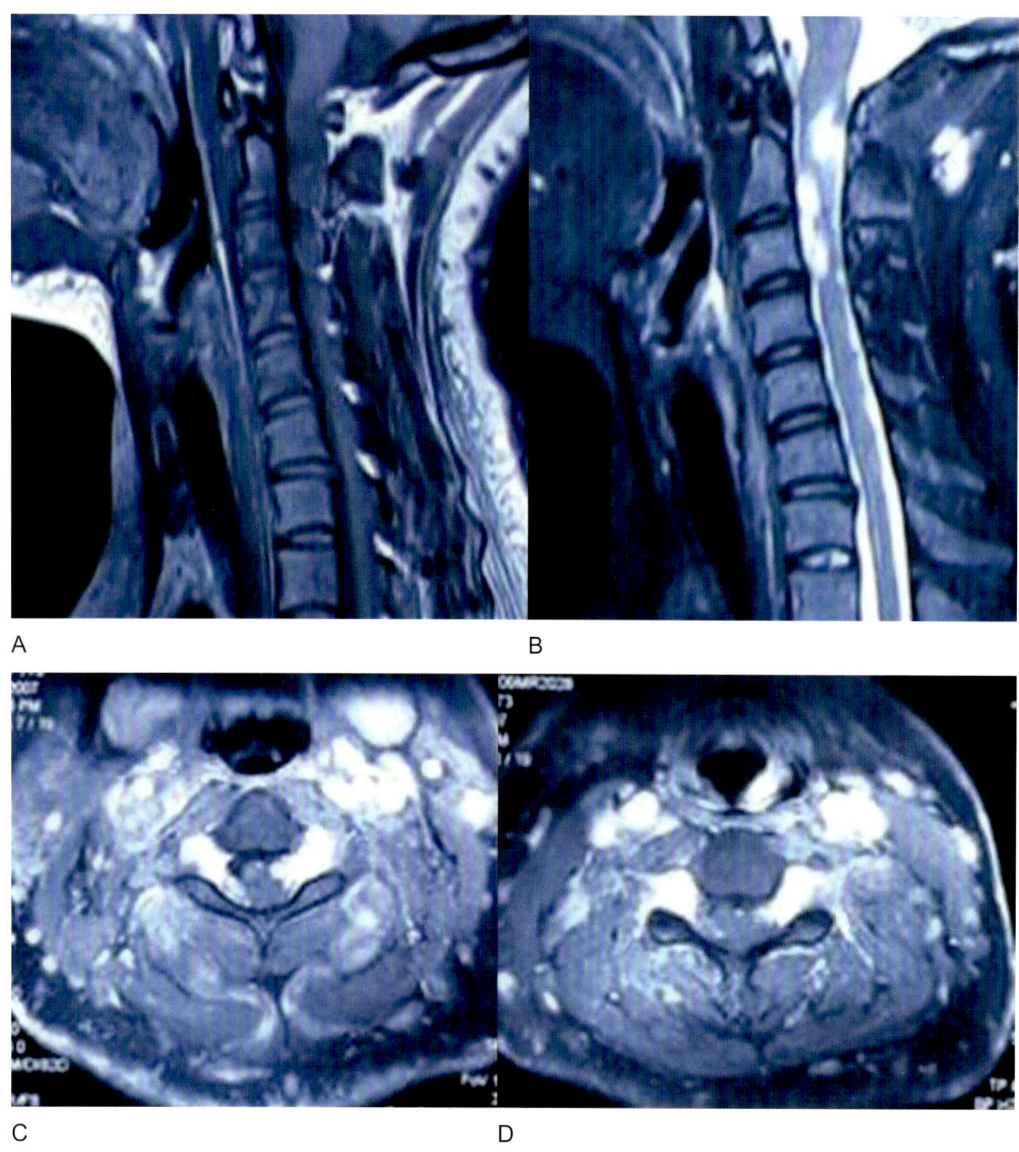

图 4-1 多发性神经纤维瘤，或 von Recklinghausen 病，MRI 示多发病灶，此为 NF-1 型。A. 矢状位 T1 像；B. 矢状位 T2 像；C、D. 增强轴位像。

不同类型神经上皮组织肿瘤的起源各不相同，绝大多数位于髓内，包括室管膜瘤、星形细胞瘤和少突胶质细胞瘤等。

（四）胚胎残余组织肿瘤

这类肿瘤占椎管内肿瘤的 6%～17%，好发于胸腰段，发病年龄较轻，男性稍多于女性。肿瘤由异位生长的胚胎残余细胞发展而成。表皮样囊肿和皮样囊肿均起源于外胚层，但滞留细胞的成分有差异，表皮样囊肿仅含表皮与脱屑；皮样囊肿除含有表皮与脱屑外，还含有真皮与附件如汗腺、毛囊、皮脂腺等。此外，还有中胚层源的脂肪瘤，内胚层源的肠源性囊肿。畸胎瘤包含上述 3 个胚层组织。脊索瘤则源自胚胎脊索残余。患者可合并存在脊髓、脊柱甚至颅内或中枢神经系统以外的畸形。

（五）血管性肿瘤

主要是血管网织细胞瘤。

（六）其他少见肿瘤

包括血液系统肿瘤、神经节细胞瘤、黑色素瘤、血管脂肪瘤等。

（七）侵入瘤

系各种椎骨肿瘤或椎旁肿瘤向椎管内生长。

（八）转移瘤

可由全身其他系统恶性肿瘤经动脉或静脉转移而来，也可由中枢神经系统其他部位的恶性肿瘤经脑脊液循环转移而来。这类肿瘤占椎管内肿瘤的 6%~7%，好发于中年以上。病情进展快，全身检查可发现原发病灶。

二、解剖学分类

（一）解剖学纵向定位分类

首先需要说明的是，临床所指的病变水平是病变所对应的椎体节段，与脊髓髓节并不一致。

1. 胚胎早期，脊髓在椎管内大致与椎管等长。随着生长发育，椎管增长较快而脊髓增长落后，出生时脊髓短于椎管，至成人时，脊髓末端终于腰椎 1~2 水平。成人脊髓长 44.5cm，颈段 10cm，占 23%；胸段 26cm，占 58%；腰骶段长 8.5cm，占 19%。

2. 一般来说，上颈髓（C1~4）髓节与椎体节段一致；下部颈髓、上胸髓节比相应椎体高 1 个节段；中胸段的脊髓髓节比相应椎体高 2 个节段；下胸段的髓节比相应椎体高 3 个节段；腰髓位于 T10~12 水平；圆锥位于 L1 水平（图 4-2）。

3. 椎管内肿瘤在临床上纵向分布，在胸段为最多，约占 1/2，颈段为 1/4，其余在腰骶段。

4. 各种肿瘤节段分布有差别

（1）神经鞘瘤、脊膜瘤、星形细胞瘤、少突胶质细胞瘤和血管瘤，大致按各段脊柱长度成比例地分布。

（2）室管膜细胞瘤好发于颈段和圆锥终丝部。

（3）血管网状细胞瘤好发于颈段。

（4）软脊膜下脂肪瘤常见于颈胸段和胸段。

（5）上皮样囊肿、皮样囊肿、脊索瘤和畸胎瘤多见于腰骶段。

（二）解剖学横向定位分类

椎管的横向解剖如图 4-3 所示，自内向外为脊髓、髓外硬脊膜下、硬脊膜外椎管内、椎管内外，肿瘤分为髓内肿瘤、髓外硬脊膜下肿瘤、硬脊膜外肿瘤以及哑铃型肿瘤。

1. 脊髓髓内肿瘤　脊髓髓内肿瘤位于脊髓内，约占椎管内肿瘤的 23.8% 左右，主要病理类型是室管膜瘤、星形细胞瘤，少见为少突胶质细胞瘤；其他为：神经鞘瘤、血管网状细胞瘤、海绵状血管瘤、胚胎残余组织肿瘤及转移瘤等。

2. 髓外-硬脊膜下肿瘤　髓外-硬脊膜下肿瘤最常见，约占椎管内肿瘤的 51%，主要是神经鞘瘤

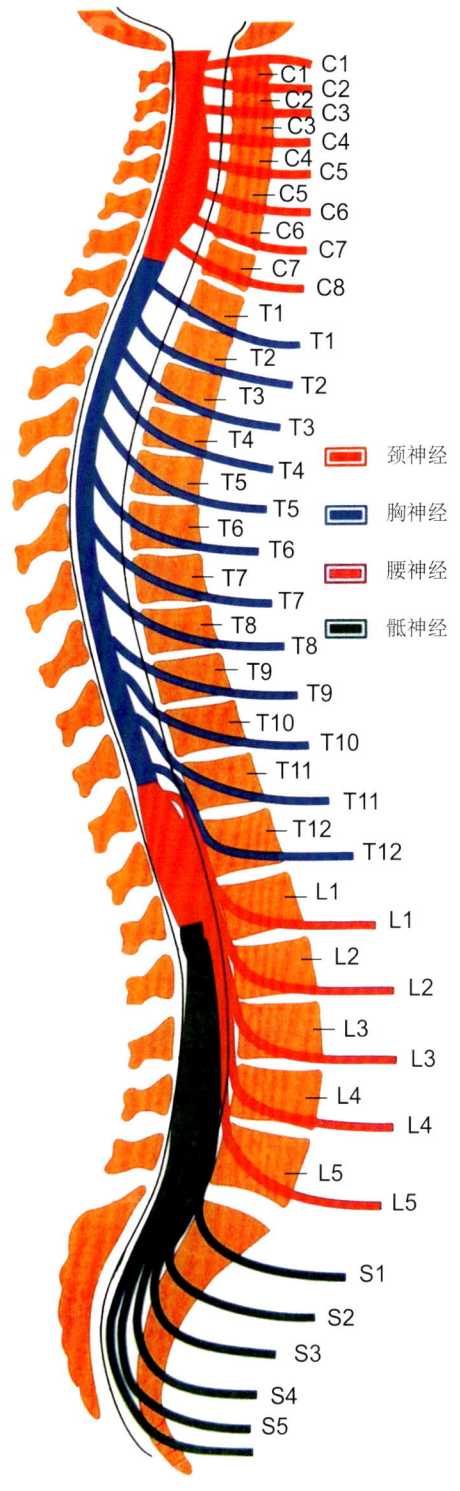

图 4-2　脊髓节段、脊神经与脊柱的对应关系。
- 上颈髓 (C1~4) 髓节与椎体节段一致
- 下部颈髓、上胸髓节比相应椎体高 1 个节段
- 中胸段的脊髓髓节比相应椎体高 2 个节段
- 下胸段的髓节比相应椎体高 3 个节段
- 腰髓位于 T10~12 水平
- 圆锥位于 L1 水平

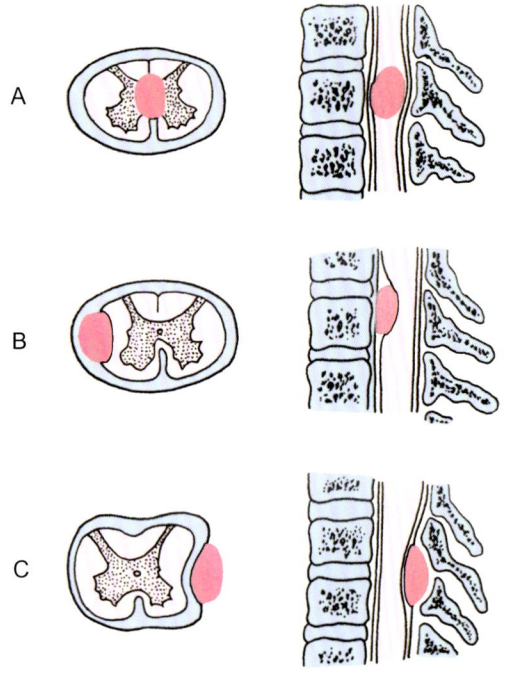

图 4-3 椎管横向解剖。
A. 髓内肿瘤位于脊髓内；
B. 髓外 - 硬脊膜下肿瘤位于硬脊膜囊内、脊髓外；
C. 硬脊膜外肿瘤位于硬脊膜外。

及脊膜瘤，其次为先天性肿瘤（畸胎瘤、类畸胎瘤、皮样及表皮样囊肿、脂肪瘤、肠源性囊肿及硬脊膜囊肿），少见为转移瘤。

3. 硬脊膜外肿瘤　硬脊膜外肿瘤约占椎管内肿瘤的 25.2%，多为恶性肿瘤，如转移瘤及肉瘤，也可见海绵状血管瘤和血管脂肪瘤，其他为神经鞘瘤、脊膜瘤、先天性肿瘤、血液系统肿瘤、骨瘤等。

4. 哑铃型肿瘤　肿瘤骑跨椎管内外，称为哑铃型肿瘤，其中，多见骑跨硬脊膜内外的哑铃型神经鞘瘤。

第三节　发病机制与病理生理学

一、解剖特性

脊髓位于坚硬的骨质椎管内，除马尾神经外，脊髓其他部位与椎管之间并无很大空隙，再加上脊髓被相应节段的齿状韧带和神经根所牵连而相对固定，使之向上、下、左、右活动的范围有限，代偿和适应能力受限。肿瘤生长早期的代偿主要通过移位，减少脑脊液、血液及组织间隙的液体来实现，亦可出现椎管扩大、椎弓根变扁、椎体后缘受侵蚀等骨性变化。一旦外界压迫超过脊髓的代偿能力，脊髓受压症状立即加重。

二、肿瘤因素

（一）肿瘤的生长方式

脊髓肿瘤有些呈扩张性生长，有些呈浸润性生长，后者对脊髓造成的损害较大。

（二）肿瘤的硬度

质软、生长缓慢者，脊髓有调节的充分时间，对肿瘤造成的压迫也有一定适应性，病理变化有一定程度的可逆性，解除压迫后神经功能可以完全恢复。质硬的肿瘤即使体积很小也易嵌入脊髓内，造成脊髓损伤，即使解除压迫，神经功能也难完全恢复。

（三）肿瘤的生长速度

从脊髓受压至发生完全性截瘫的过程越长，截瘫持续的时间越短，解除压迫后脊髓功能的恢复也越快、越完全。临床上慢性压迫如神经鞘瘤和脊膜瘤，起病缓，进展慢，使脊髓能够充分发挥其代偿能力。反之，生长快的肿瘤，尤其是恶性肿瘤，很容易引起脊髓急性完全性横断损害，要及时手术解除脊髓压迫，即使是 1~2 小时的延误也可造成严重后果。

（四）病变与脊髓的部位

颈、胸段椎管内的间隙相对小，常早期出现临床症状；腰段椎管间隙较大，且马尾神经移动性较强，症状出现相对迟。髓内病变直接侵袭核团或传导束，脊髓功能缺陷出现早，早期即可出现双侧功能障碍。

三、脊髓因素

（一）机械性压迫

脊髓及神经根受压之初，先是神经根受牵拉，脊髓移位、变形，直至出现水肿、变性、坏死和软化等，损伤局限在受压节段。髓外病变多先压迫、牵拉病变邻近的神经根，刺激脊膜，脊髓压迫首先从一侧开始逐渐发展至对侧，临床常有半侧脊髓损害的表现。髓内病变由内部向周围压迫，较早出现脊髓横贯损害的症状。脊髓各部位对压力的耐受性也有所不同，灰质比白质的耐受性大；白质中传导触觉和本体觉的神经纤维粗（5～12μm），传导痛觉的纤维细（小于2μm），受压后细纤维较粗纤维耐受性好，压迫解除后恢复也较快。

（二）脊髓血液循环

肿瘤压迫邻近的根动脉和软脊膜的小动脉使之发生狭窄和闭塞，该区脊髓供血不足、缺氧和营养障碍，引起脊髓变性、软化及坏死，此种缺血性坏死范围常超过肿瘤压迫的节段，病变压迫脊髓静脉则引起血液回流受阻发生淤血、水肿，乃至进一步的损害。在耐受缺氧方面，白质比灰质耐受性大，细神经纤维比粗神经纤维耐受性好。在脊髓受压早期，血液循环障碍是可逆性的，如能及时去除病因，脊髓功能障碍可完全恢复；当发生脊髓变性与软化时，脊髓功能障碍将不可逆转。

（三）肿瘤对脑脊液循环的影响

随着肿瘤的增大，脊髓蛛网膜下腔逐渐被阻塞，在阻塞平面以下，脑脊液搏动消失而压力降低，造成梗阻平面上下的压力不同。突然用力（如咳嗽）或腰椎穿刺放液时上下压力差剧增，由此可引起病变移动而使疼痛加剧或症状恶化，称为脑脊液冲击征或疝入征。髓外-硬脊膜外压迫造成硬脊膜囊移位，瘤侧和对侧的脊髓蛛网膜下腔均狭窄。髓外-硬脊膜下压迫仅有脊髓移位而硬脊膜囊位置不变，瘤侧脊髓蛛网膜下腔增宽而对侧狭窄。由于病变周围血脑屏障破坏，蛋白质、胆红素等渗出，同时梗阻会影响大分子的吸收，导致脑脊液蛋白含量增高。

第四节　临床表现

一、椎管内肿瘤的临床分期

肿瘤引起脊髓压迫的临床过程分为三个阶段：刺激期、脊髓部分受压期和脊髓完全受压期。

（一）刺激期

病变早期肿瘤较小时，主要构成对神经根和硬脊膜的刺激，表现为神经根痛或运动障碍。神经根痛常为髓外占位病变的首发定位症状。60%～70%的肿瘤位于脊髓后方或后侧方，少数位于前方或前侧方，故病变早期神经根易受刺激引发疼痛。也可有局部麻木、发痒或灼热感等异常感觉。夜间痛或平卧痛是椎管内肿瘤较为特殊的症状，病人常被迫"坐睡"。但如髓外肿瘤影响到脊髓前角或前根脊神经，可产生相应节段的肌群无力、肌震颤等。

（二）脊髓部分受压期

肿瘤直接压迫脊髓，出现脊髓传导束受压症状，表现为受压平面以下肢体运动和感觉障碍。由于运动神经纤维较感觉神经纤维粗，容易受压力的影响而较早地出现功能障碍。由于皮质脊髓束和脊髓丘脑束在脊髓内的排列是颈部、上肢、躯干和下肢顺序依次由内向外排列，所以髓外肿瘤对脊髓压迫，是由下向上发展，最后到达肿瘤压迫的节段；而髓内肿瘤压迫症状则相反，呈由上向下发展趋势。脊髓部分受压的典型体征为脊髓半切综合征（Brown-Sequard's Syndrom），表现为病变阶段以下，同侧上运动神经元性瘫痪及触觉深感觉减退，对侧病变平面2～3阶段以下的痛温觉丧失。腰髓以下不会出现这种综合征。

（三）脊髓完全受压期

此期脊髓功能已因肿瘤的长期压迫而导致完全丧失，表现为压迫平面以下的运动、感觉和括约肌功能完全丧失，并出现皮肤营养不良征象。此期脊髓损害大多数为不可逆性，即使解除压迫，脊髓功能也难以恢复。

二、主要症状和体征

（一）神经根和脊膜刺激症状

主要表现为疼痛，大多数由髓外压迫引起，常为首发和定位表现。特点：①疼痛为自发性，性质如刀割、电击、针刺，也可表现为钝痛或牵拉感，有时可能误诊为急腹症。②沿神经根分布区扩散，躯干呈带状分布，四肢呈线条状分布。③初期为阵发性，可有夜间加重或平卧痛，被迫坐位睡眠。也可出现其他各种强迫体位或姿势性疼痛。④可因咳嗽、喷嚏或用力大便等加重，即脑脊液冲击征。⑤硬脊膜外病变可引起脊柱自发性疼痛、叩痛和压痛。

（二）感觉障碍

1. 感觉纤维受刺激时可出现自觉的感觉障碍，患者主述麻木感、蚁走感、灼热感、束带感等，也可出现感觉过敏，因触摸或极轻微的刺激引起疼痛。当感觉纤维被破坏后则因程度的不同出现感觉减退或缺失，临床上将感觉减退或缺失区与感觉正常区的临界面称为感觉平面，是判断脊髓损害水平的重要依据之一。

2. 感觉障碍的特点

（1）节段型分布的各种感觉障碍见于后根损害。

（2）节段型分布的分离性感觉障碍见于髓内病变引起的脊髓灰质损害，表现为痛觉、温度觉减退或缺失，而触觉保留。

（3）传导束型分布的感觉障碍，见于上行性长传导束的损害。

（4）脊髓丘脑束损害表现为病变水平2~3个节段以下对侧躯体传导束型分布的痛觉、温度觉和粗触觉减退或缺失。

（5）后索损害为病变水平以下同侧传导束型分布的深感觉障碍，行走时有踩棉花感，伴感觉性共济失调，病变水平以下的精细触觉、振动觉、位置觉、关节运动觉减退或缺失，Romberg征阳性。

（6）此外，颈髓损害可累及三叉神经脊髓束，引起头面部感觉障碍。

（7）感觉障碍的进展方式主要是指脊髓丘脑侧束受压引起的感觉平面的发展方向，髓外病变自外向内压迫，纤维受损的顺序是骶、腰、胸、颈，所以，感觉平面是由尾向头发展，即上行性发展；髓内病变多首先损害灰质出现节段型分布的分离性感觉障碍，此时的感觉平面可以反映病变的水平，进一步发展则损害脊髓白质，自内向外压迫脊髓丘脑侧束，感觉障碍的平面则由头向尾发展，即下行性发展。

（三）运动障碍

1. 皮质脊髓束损害引起上运动神经元性麻痹，表现为脊髓损害水平以下肢体的广泛性不全性痉挛性瘫痪，肌张力增高，腱反射活跃或亢进，病理反射阳性。

2. 脊髓前角和前根损害引起下运动神经元麻痹，表现为脊髓损害节段支配区肌肉的节段性完全性弛缓性瘫痪，肌张力和腱反射减低或丧失，病理反射阴性。

3. 前角细胞受刺激时出现肌束颤动，较早出现局限性肌萎缩，且比较明显。

（四）反射异常

脊髓损害时，有些反射弧中断，相应的反射减弱或消失。浅反射如腹壁反射、提睾反射因皮肤浅感受器、浅感觉传入纤维或皮质脊髓束的传出纤维损害而减退或消失。有些脊髓反射因失去上级中枢的控制而出现两种变化。

（五）自主神经功能障碍

1. 括约肌功能障碍

（1）一般在感觉、运动障碍之后出现，多见于髓内病变。

（2）病变在脊髓圆锥部位时，括约肌功能障碍常较早出现。病变在圆锥以上时，膀胱常呈痉挛状态，其容积减少，患者有尿频、尿急，不能自主控制，同时伴有便秘。而病变在圆锥时，则产生膀胱松弛与尿潴留，当膀胱充满尿液后自动外溢，呈充溢性尿失禁。肛门括约肌松弛，稀的粪便自行流出，大便失禁。

（3）骶节以上损害所造成的膀胱直肠括约肌功能障碍主要表现为排便困难，小便潴留，大便困难。由于膀胱反射的脊髓中枢存在，膀胱充盈时可产生反射性排尿而形成自动性膀胱（充溢性尿失禁）。骶节以下损害引起膀胱直肠括约肌松弛，表现为大小便失禁，晚期形成自律性膀胱。

2. 皮肤营养障碍 在肢体的感觉、运动障碍之后发生，表现为皮肤干燥，易脱屑、变薄、失去弹性，皮下组织松弛，容易发生压迫性溃疡（压疮）；指（趾）甲失去光泽、增厚和脱落。

3. 汗腺分泌与血管舒缩反应异常 当压迫因素累及脊髓内交感与副交感细胞，使之与高级中枢失去联系时，还可出现多汗、无汗、血管舒缩和立毛反射异常等改变，常伴有双下肢水肿、腹胀及发热。

4. 下颈髓及上胸髓的灰质侧角有睫脊中枢，损害时产生 Horner 综合征。

（六）其他症状

1. 棘突压痛。
2. 三叉神经和后组脑神经损害症状。
3. 呼吸、循环及体温调节功能障碍。
4. 蛛网膜下腔出血症状，颅压增高症状。
5. 肿瘤所在部位的椎旁肿块。
6. 皮下肿瘤、皮肤咖啡斑、血管瘤和多毛等各种皮肤异常。
7. 脊髓休克　脊髓急性损伤后，损伤平面以下因突然失去皮层等高级中枢的调节，立即出现肢体的迟缓性瘫痪，肌张力减低，各种感觉和反射均消失，膀胱无张力，尿潴留，大便失禁。病理反射阴性。一般持续 2～4 周。

第五节　影像学检查

一、X 线脊柱平片

脊柱 X 线平片常用正、侧位和双斜位检查，有 30%～40% 的椎管内肿瘤可引起相应节段椎骨骨质的改变，包括椎管管腔直径增加，椎弓根变窄；根间距增大；椎间孔扩张；椎体后缘受压吸收、椎体及邻近骨质吸收和破坏、椎管内钙化斑及椎旁软组织（肿瘤）影。以椎间孔和椎弓根改变最常见（图 4-4）。

二、脊髓造影

脊髓造影可以提供蛛网膜下腔是否有梗阻的直接影像学证据，并能确定梗阻平面及程度。如肿瘤位于硬脊膜外，造影剂在此处变细并与硬脊膜一起移向肿瘤对侧，蛛网膜下腔两侧均变窄，阻塞端呈横截状或梳齿状。如为髓外硬脊膜下肿瘤，造影剂在此处变细并有移位，蛛网膜下腔在肿瘤侧增宽而在对侧变窄，阻塞端呈杯口状。髓内肿瘤时脊髓本身无移位，造影剂通过此处蛛网膜下腔时两侧对称性变细，阻塞端呈梭形。但脊髓造影不能显示肿瘤的直接征象，而且也有假阳性或假阴性结果，自从 MRI 问世且普遍应用后，脊髓造影已很少应用。

三、CT 扫描检查

CT 平扫可发现脊髓肿瘤引起的骨质变化（图 4-5）。静脉注射增强对比剂可清楚显示肿瘤影像。椎管造影 CT 扫描（CTM）：髓内肿瘤表现为脊髓增粗、蛛网膜下腔变窄；髓外硬脊膜下肿瘤显示脊髓移位、变形，蛛网膜下腔在肿瘤侧明显扩大，在肿瘤对侧变窄；硬脊膜外肿瘤显示脊髓移位、变形及双侧蛛网膜下腔变小。

四、脊髓磁共振（MRI）检查

MRI 是目前对脊髓肿瘤最有诊断价值的辅助检查方法。各种肿瘤在 T1 加权像和 T2 加权像上显示不同信号变化，经过注射顺磁性造影剂 Gd-DTPA 后，根据某些肿瘤自身的影像学特点能作出粗略定性，这样术前就能对肿瘤作出定位诊断，甚至可确定部分肿瘤的性质（图 4-6）。MRI 检查能够从矢状位、冠状位、轴位三个方向立体观察病变，对病变进行精确定位，还能观察到病变与脊髓、神经、椎骨的关系，有利于手术计划的设计（图 4-7）。

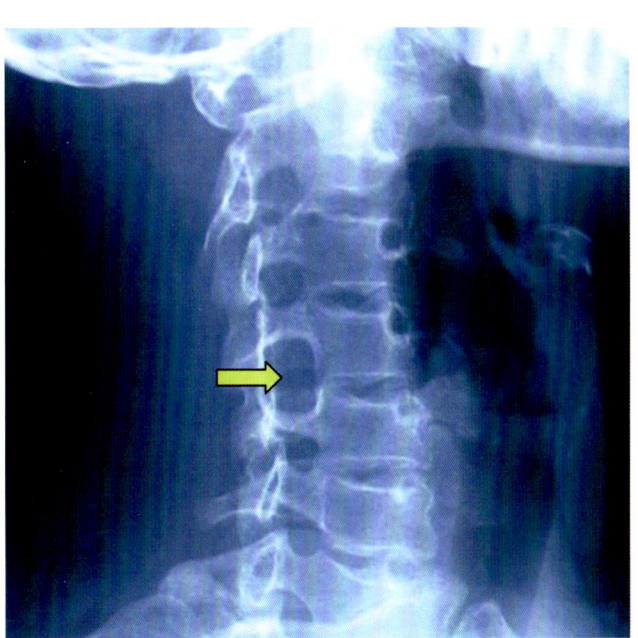

图 4-4　C4～5 椎管内外哑铃型肿瘤，X 线片示 C4～5 椎间孔扩大、相应椎弓根压迫性改变（箭头所示）。

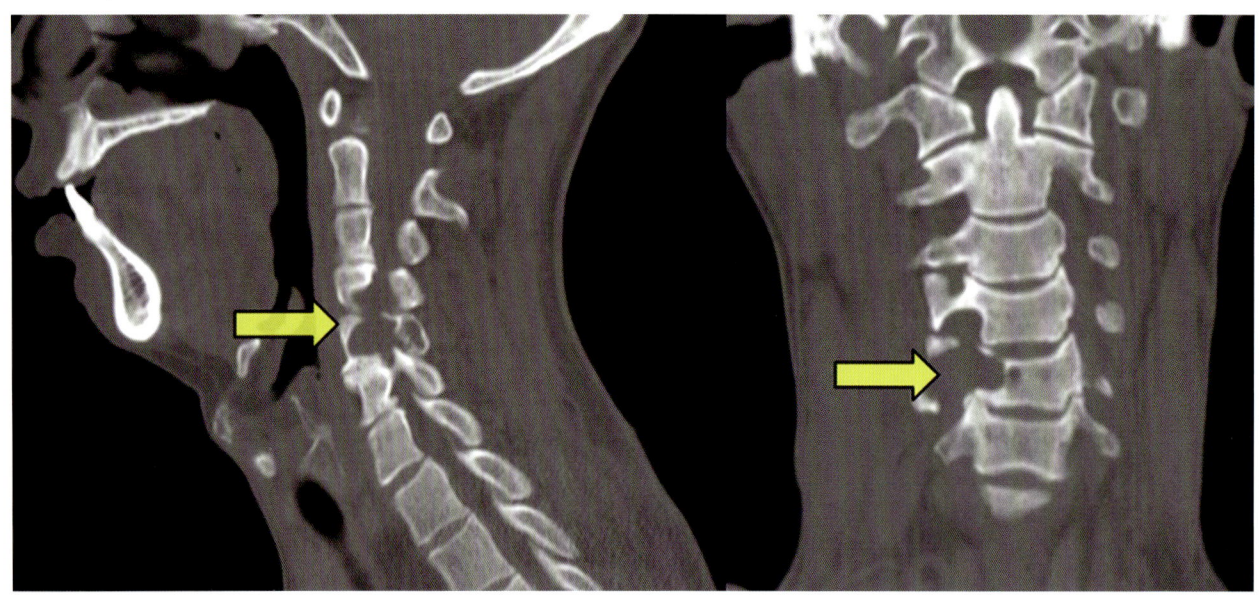

图 4-5　C4～5 椎管内外哑铃型肿瘤术前 CT，显示 C4 和 C5 椎体、小关节突及椎板破坏情况（箭头所示）。

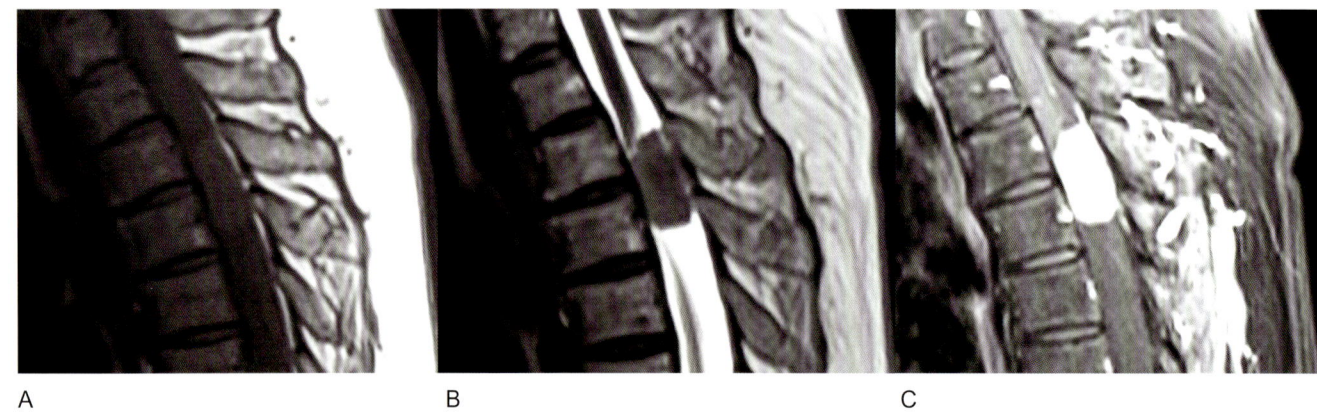

图 4-6　T3～4 椎管内髓外 - 硬脊膜下脊膜瘤。A. 矢状位 T1 加权像；B. 矢状位 T2 加权像；C. 矢状位增强像。

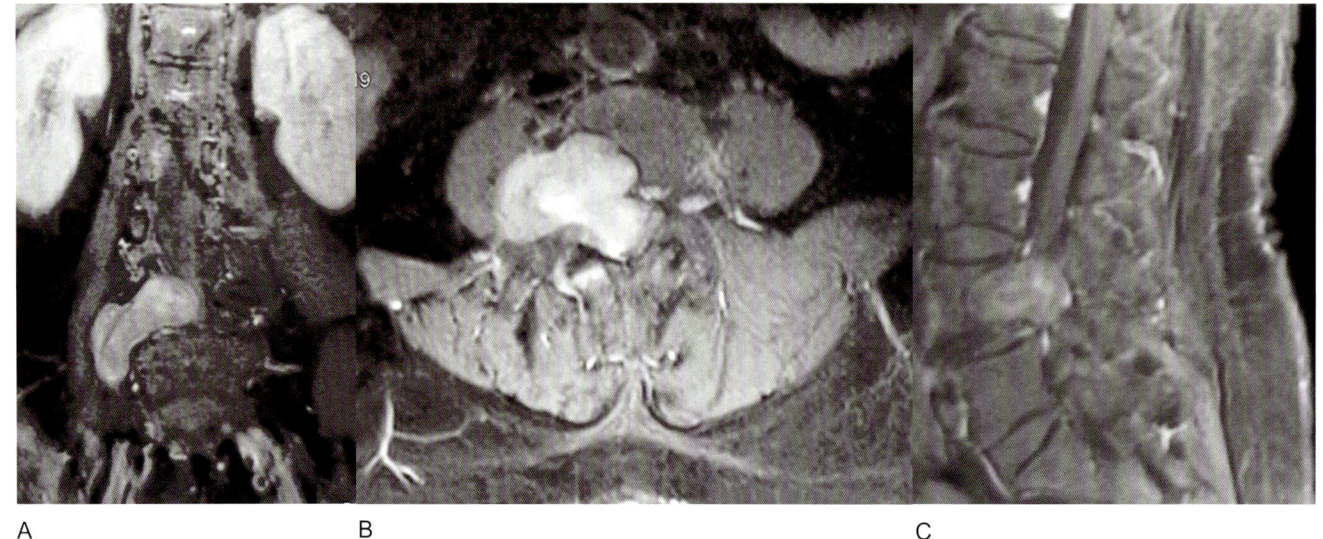

图 4-7　L4～5 椎管内外哑铃型肿瘤术前 MRI 增强扫描。A. 冠状位；B. 轴位；C. 矢状位片示肿瘤及与周围的三维关系。

五、脊髓血管造影

显示肿瘤病理性血管及其供血动脉和引流静脉情况，此对手术操作有指导意义。对于血管瘤、血管网状细胞瘤及其他血管性病变的诊断有重要价值（图4-8）。

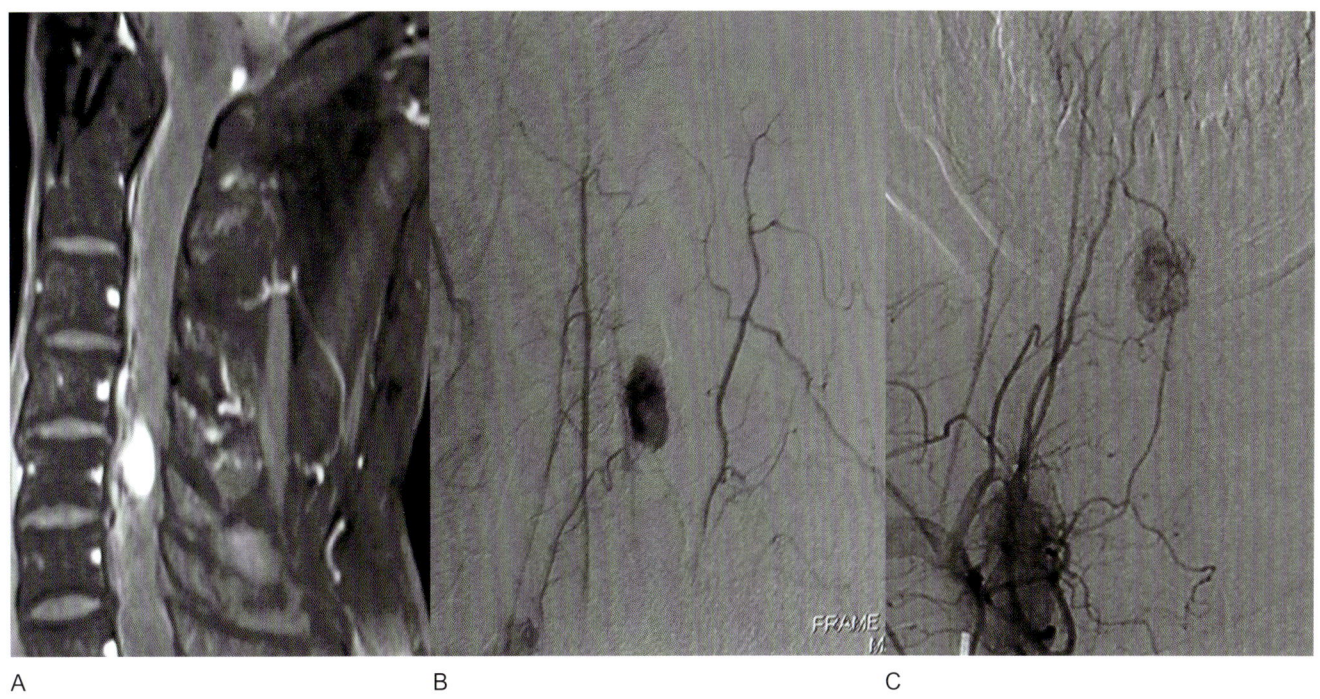

图4-8　C4～5髓内血管网织细胞瘤。A. 术前MRI增强；B. 术前DSA矢状位；C. 术前DSA冠状位。

第六节　诊断与鉴别诊断

一、确定有无肿瘤

（一）病史

一般椎管内肿瘤的病变较缓慢，神经源性肿瘤病程在数年左右，个别可达10～20年。因胸段椎管相对狭窄，故该段脊髓肿瘤病程较短。如肿瘤发生囊性变或出血时，症状可急剧恶化。腰背部外伤、妊娠或腰椎穿刺不慎可使病情加重。转移瘤患者病史较短，有恶性肿瘤病史则有椎管内转移的可能。

（二）体格检查

主要目的是初步确定椎管内有无占位病变及大致定位。某些发现也有助于病变的定性诊断，如全身性神经纤维瘤病患者；腰骶部皮毛窦其椎管内多为先天性肿瘤；如背部皮肤有血管瘤则在脊髓相应节段有相同性质病变。

（三）腰椎穿刺

腰椎穿刺可取脑脊液标本作生化检查及动力学检查。脊髓肿瘤由于产生蛛网膜下腔阻塞，脑脊液中蛋白含量增加，但细胞数正常，称蛋白细胞分离现象，是诊断椎管内肿瘤的重要依据之一。脑脊液动力学检查，椎管内有梗阻时，阻塞平面以下的脑脊液压力较正常低，压颈试验不能使脑脊液压力上升，称Queckenstedt试验阳性。

（四）辅助检查

在各种辅助检查手段中，以影像学检查最具有意义，尤其是MRI、脊髓血管造影和脊髓造影。

根据上述的临床特点及相应的医学影像学检查，基本上可以作出有无肿瘤的诊断。应进一步确定肿瘤的位置和性质。

二、肿瘤的定位、定性诊断

（一）肿瘤定位诊断

1. 节段性定位

（1）高颈段（C1～4）：肩、颈或枕部疼痛，头颈部转动受限，强迫头位。枕颈部以下感觉障碍，可伴有头面部感觉障碍。胸锁乳突肌和斜方肌萎缩，膈神经麻痹和四肢痉挛性瘫痪，常有呼吸困难。受压平面以下深、浅感觉丧失，大小便障碍。部分患者出现颅压增高症状。

（2）颈膨大（C5～T1）：神经根痛分布区在下颈部和上肢，上肢为弛缓性瘫痪，下肢为痉挛性瘫痪，手和臂的肌肉萎缩，肱二头肌反射和肱三头肌反射消失，可能出现 Horner 综合征。上肢相应部分以下感觉障碍，上肢下运动神经元或混合性麻痹，下肢上运动神经元麻痹。胸式呼吸减弱。

（3）胸段（T2～T11）：2/3 患者有神经根痛，表现为肋间神经痛或胸背部束带感，少数患者因疼痛向腹部放射而易被误为急腹症。上肢肌力正常，下肢为痉挛性瘫痪。由于胸椎管管腔较窄，故常早期出现截瘫。压迫平面以下深、浅感觉障碍，浅反射消失，腱反射亢进。

（4）腰膨大（T12～L1）：神经根痛分布在下肢和会阴部，双下肢呈弛缓性瘫痪，膝腱和跟腱反射消失，括约肌障碍明显；如病变位置稍高，则膝以下表现为痉挛性瘫痪。下肢相应节段根痛。病变以下感觉障碍。下肢下运动神经元或混合性麻痹。

（5）圆锥（S2～4）、马尾（L2以下）：圆锥与马尾表现经常同时出现，称为圆锥马尾综合征。圆锥占位与马尾占位的临床表现相仿，其鉴别要点见表 4-1。

2. 横向定位　肿瘤的横向定位最终需依据 MRI 等辅助检查来加以确定。可诊断为脊髓髓内肿瘤、硬脊膜内髓外肿瘤和硬脊膜外肿瘤。见表 4-2。

（二）肿瘤定性诊断

应根据肿瘤部位、所在解剖层次、各类病理类型的发生频度、临床特点和影像学所见等综合考虑，作出初步定性诊断。

三、鉴别诊断

（一）神经外科疾病

1. 脊髓空洞症　其临床表现与脊髓髓内肿瘤相仿，在 MRI 上，由于髓内肿瘤可继发脊髓空洞形成，故仍会发生误诊。鉴别要点：脊髓空洞症有典型浅、深感觉分离症状，常伴有 Chiari 畸形或其他颅颈交界处畸形；MRI 上脊髓空洞多位于脊髓中央、形态规则、腔壁较光滑，无肿瘤影可见。而脊髓髓内肿

表 4-1　圆锥及马尾肿瘤的鉴别要点

临床表现	圆锥肿瘤	马尾肿瘤
神经根痛	少见，不剧烈两侧对称分布	常见，剧烈单侧或不对称分布
运动障碍	不显著，可有肌颤	肌肉明显萎缩，单侧下肢累，无肌颤
感觉障碍	对称分布，可有感觉分离	单侧或不对称分布，各种感觉均有障碍
反射异常	膝腱反射存在，跟腱反射消失	膝腱反射和跟腱反射均消失
二便障碍	发生早且明显	发生晚且不明显

表 4-2　髓内、髓外病变鉴别诊断

临床表现	髓内病变	髓外病变
神经根痛	少见，晚期出现，定位意义不明确	出现较早，比较顽固，有定位意义
感觉障碍	自上而下发展，有感觉分离现象	自下而上发展，感觉分离现象少见
脊髓半切征	少见，且不典型	多见且典型，多从一侧开始
下运动神经元性瘫痪	广泛而明显，有肌萎缩	只限于病变所在节段，不明显
锥体束征	出现较晚，且不显著	出现早且显著
括约肌障碍	早期出现	出现较晚
椎管内梗阻	不明显	明显，造影呈杯口状
脑脊液蛋白含量	不明显增多	明显增多
腰椎穿刺放脑脊液后的反应	影响较少，症状改变不明显	常使症状加重
营养性改变	大多显著	不明显
脊柱骨质改变	一般无改变	较多见

瘤伴发脊髓空洞的患者，具有典型痛、触觉分离性障碍者少见，罕有伴发 Chiari 畸形和其他颅颈交界处畸形；MRI 上肿瘤继发的脊髓空洞腔多偏中心存在，形态不规则，腔壁欠光滑，在平扫及增强 MRI 上，均可见肿瘤影（图 4-9）。

2. 脊髓血管畸形　脊髓血管畸形多突然起病，而肿瘤患者多缓慢发病。在 MRI 上，脊髓血管畸形一般不伴有脊髓空洞或仅伴有细小的长管状空洞，若注射 Gd-DTPA 后扫描，无强化肿瘤影。在出血病例的随访 MRI 上，脊髓粗细因出血被吸收而渐趋正常，而在脊髓髓内肿瘤时，则常伴有继发空洞形成。在增强 MRI 上，可见强化之肿瘤影，脊髓增粗与肿瘤异常信号影持续存在。如做脊髓血管 DSA，脊髓血管畸形可在病灶内显示单根血管，以及动静脉瘘和早盈静脉的存在（图 4-10、4-11）。

3. 椎管内炎症　硬脊膜外、硬脊膜下甚至脊髓内炎症或脓肿形成，起病前多有感染或发热病史，时间较短，神经系统功能障碍迅速恶化。脑脊液中含白细胞，MRI 显示脓肿壁特征性变化（图 4-12）。

（二）骨科疾病

1. 颈椎病　也有颈肩部疼痛及感觉异常等表现，但感觉障碍平面往往不规则，少见有括约肌功能障碍。X 线平片或 MRI 扫描显示颈椎骨质增生或有椎间盘脱出（图 4-13）。

通过 MRI 检查，仔细阅片会发现脊髓有异常信号影，此时，建议增强扫描以除外同时合并椎管内肿瘤可能（图 4-14）。

2. 腰椎间盘脱出　青、壮年多见，病人多有腰部外伤史，以腰 L4～5 或 L5～S1 椎间盘脱出最常见。病人有单侧坐骨神经痛，直腿抬高试验阳性，直立或活动时疼痛加重，卧床休息后疼痛减轻。脊柱有侧弯。脊柱 X 线平片可见椎间隙变窄；MRI 特征性地显示椎间盘呈鸟嘴状向后突出或髓核脱入椎管内而使脊髓受压。

3. 胸廓出口综合征　胸廓出口综合征感觉、运动障碍通常仅限于一侧上肢，影像学检查除可发现颈肋外无其他异常。而 Adson 征阳性，即当头后伸、下颌转向患侧（使前斜角肌紧张，自前内向后外加压血管神经束）或转向对侧（使中、后斜角肌紧张，自后外向前内加压）时，引起症状加重和桡动脉搏动减弱或消失。

4. 脊柱结核　一般都有结核病史和原发结核病灶。多见于胸椎。病人多有消瘦、低热、盗汗和红细胞沉降率增快等表现。脊柱 X 线平片可见椎体破坏、椎间隙变窄和椎旁脓肿的阴影。MRI 表现有 T1 加权像椎体呈低信号，T2 加权像呈高信号，椎间隙及椎间盘受累，腰大肌炎性肥大及椎旁脓肿形成。

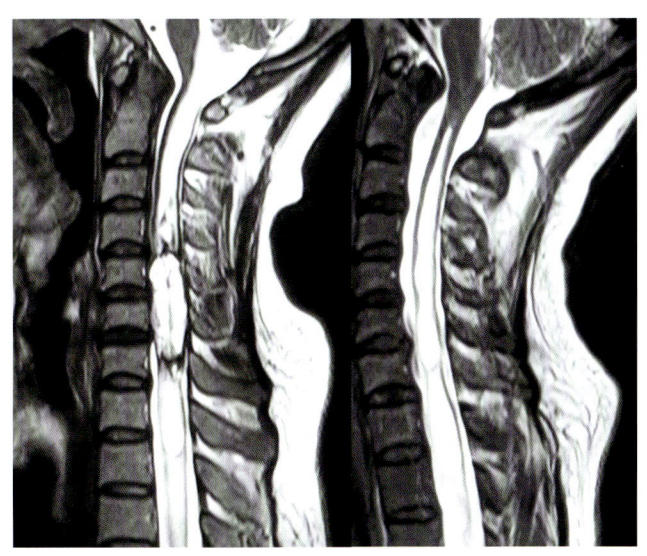

图 4-9　MRI 上脊髓肿瘤（A）与脊髓空洞（B）的区别。脊髓髓内肿瘤伴发脊髓空洞腔多偏中心存在，形态不规则，腔壁欠光滑，在平扫 MRI 上可见肿瘤影；而脊髓空洞多位于脊髓中央，形态规则，腔壁较光滑，无肿瘤影。

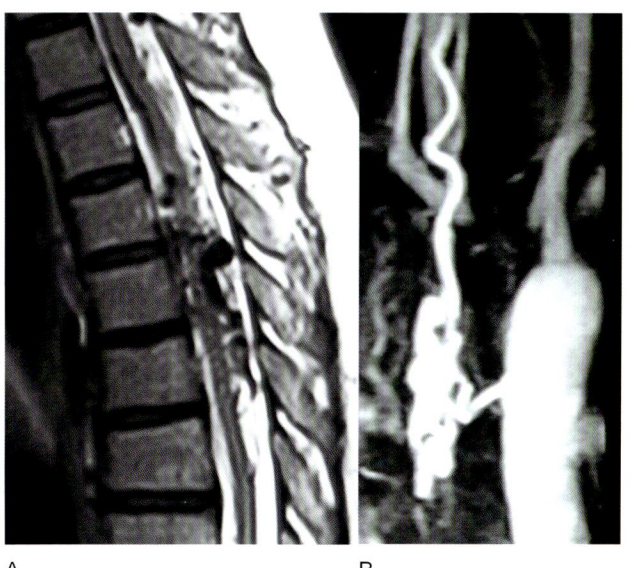

图 4-10　脊髓血管畸形。A. 矢状位 T2 加权像示胸髓内外异常血管流空征象；B. 脊髓血管 DSA 检查示脊髓血管畸形。

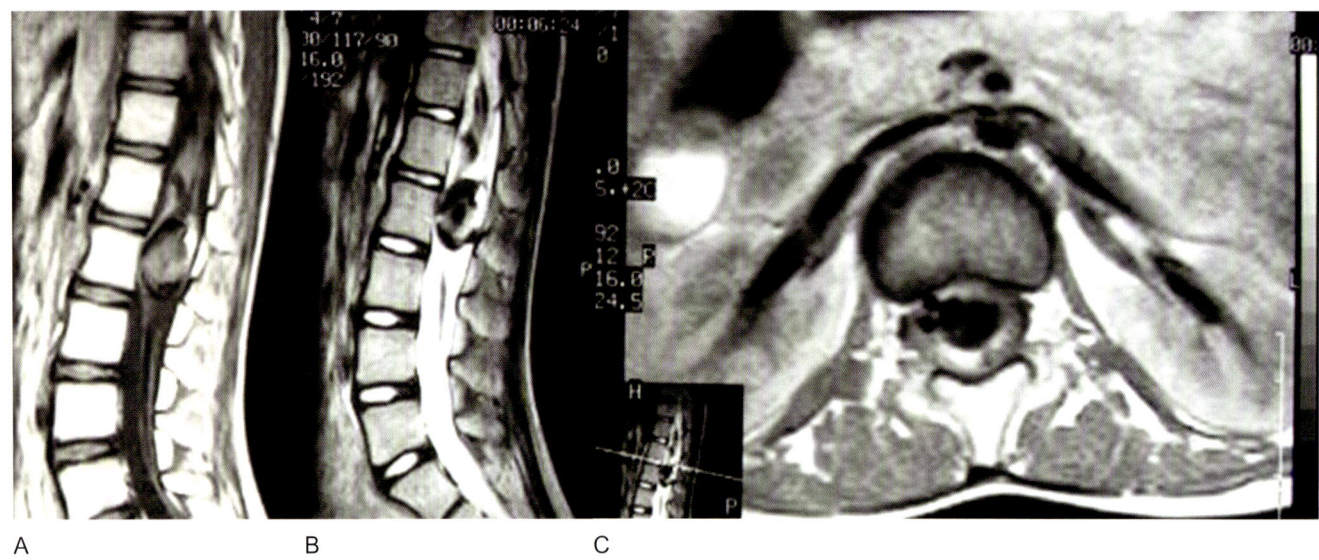

图 4-11 圆锥血管瘤。A. T1 加权像；B. T2 加权像；C. 轴位像。

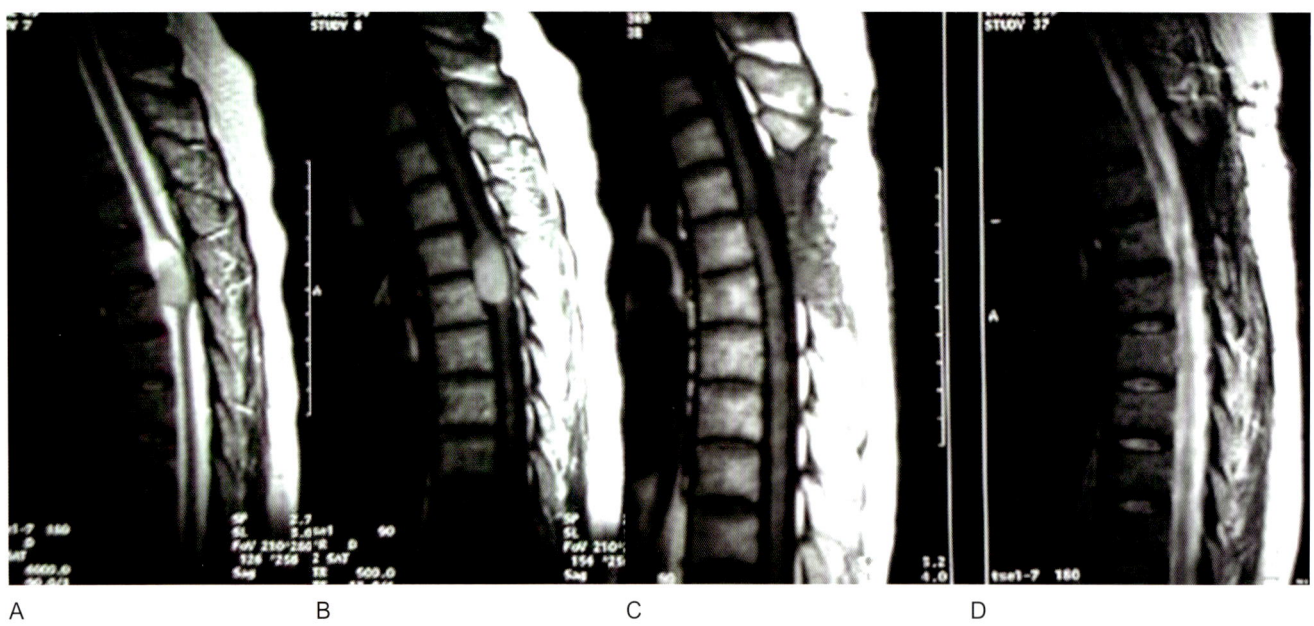

图 4-12 脊髓脓肿。A. T2 加权像；B. T1 加权像；C. 手术后 T1 加权像；D. 手术后 T2 加权像。由于脓肿突破至软脊膜下层，应与脊膜瘤及神经鞘瘤鉴别。

脊髓肿瘤总论 77

（三）神经内科疾患

1. 多发性硬化 患者症状波浪形进展，激素治疗有效，除了仔细询问病史和查体，以了解病程呈波浪式进行性加重和发现感觉障碍外，还在于临床医师的高度警惕性，对疑诊患者进一步作MRI（图4-15）。

2. 肌萎缩性侧索硬化 病变主要累及脊髓前角细胞、延髓运动神经核及锥体束。因此临床表现以运动障碍为主，一般无感觉障碍。早期可有根痛，其特征性表现是上肢手部肌肉萎缩和舌肌萎缩，严重者有构音困难。病变以上运动神经元为主时，腱反射亢进。脊髓腔无阻塞，脑脊液常规、生化检查正常。

3. 椎管内脊髓蛛网膜炎 患者存在结核性脑膜炎史或病前感染发热史，病程较长，脊髓受累范围广而不规则，症状多样化，脑脊液中蛋白质含量轻

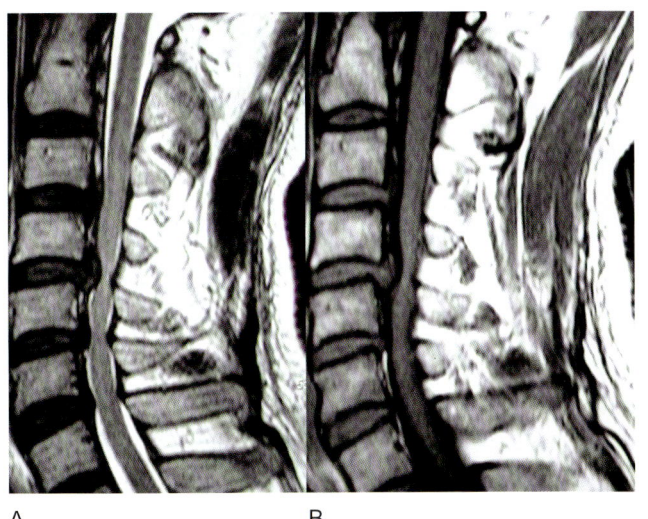

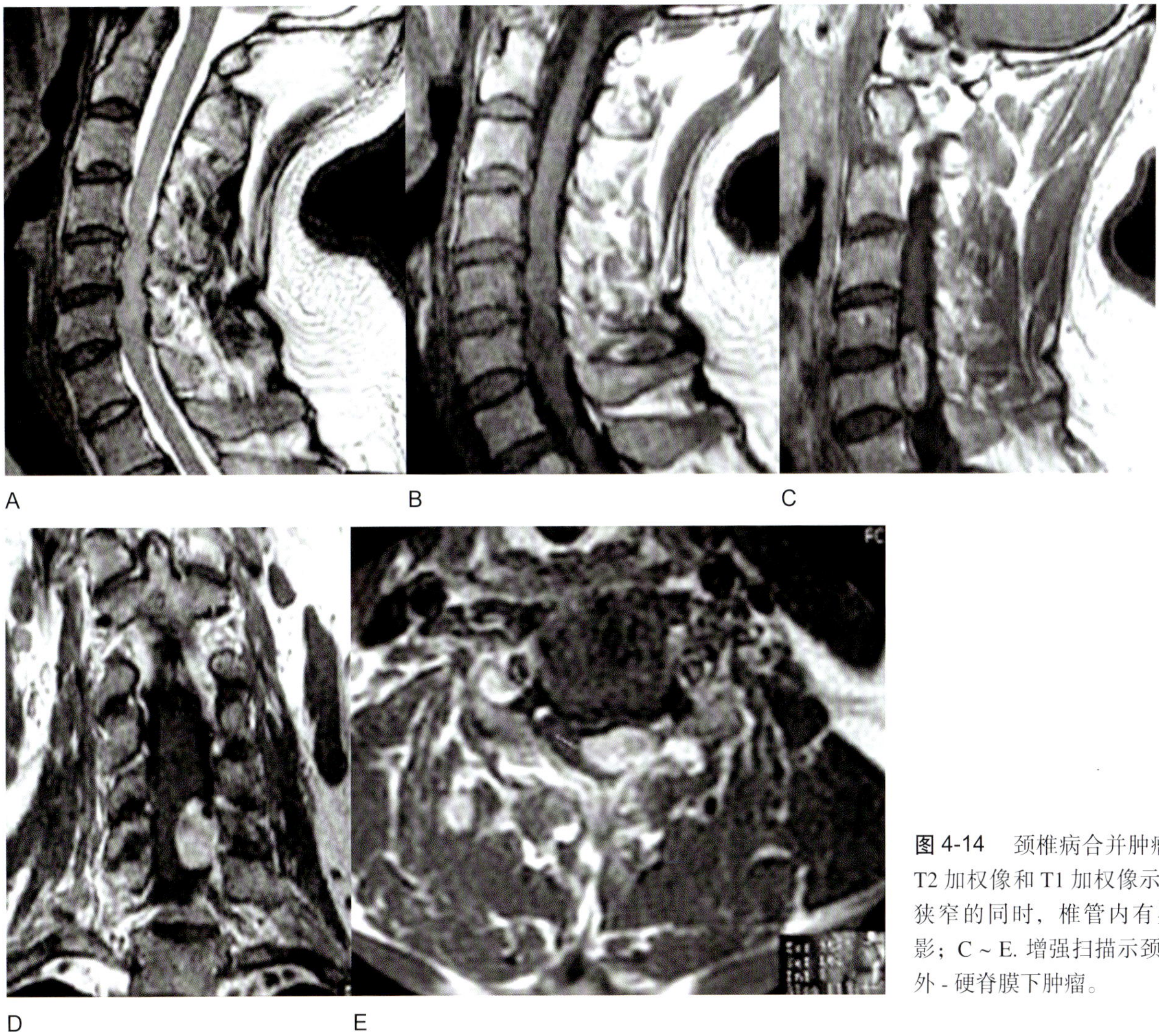

图4-13 颈椎病MRI示颈椎间盘突出，椎管狭窄，脊髓受压。A. T2加权像；B. T1加权像。

图4-14 颈椎病合并肿瘤。A、B. T2加权像和T1加权像示在颈椎管狭窄的同时，椎管内有异常信号影；C~E. 增强扫描示颈椎管内髓外-硬脊膜下肿瘤。

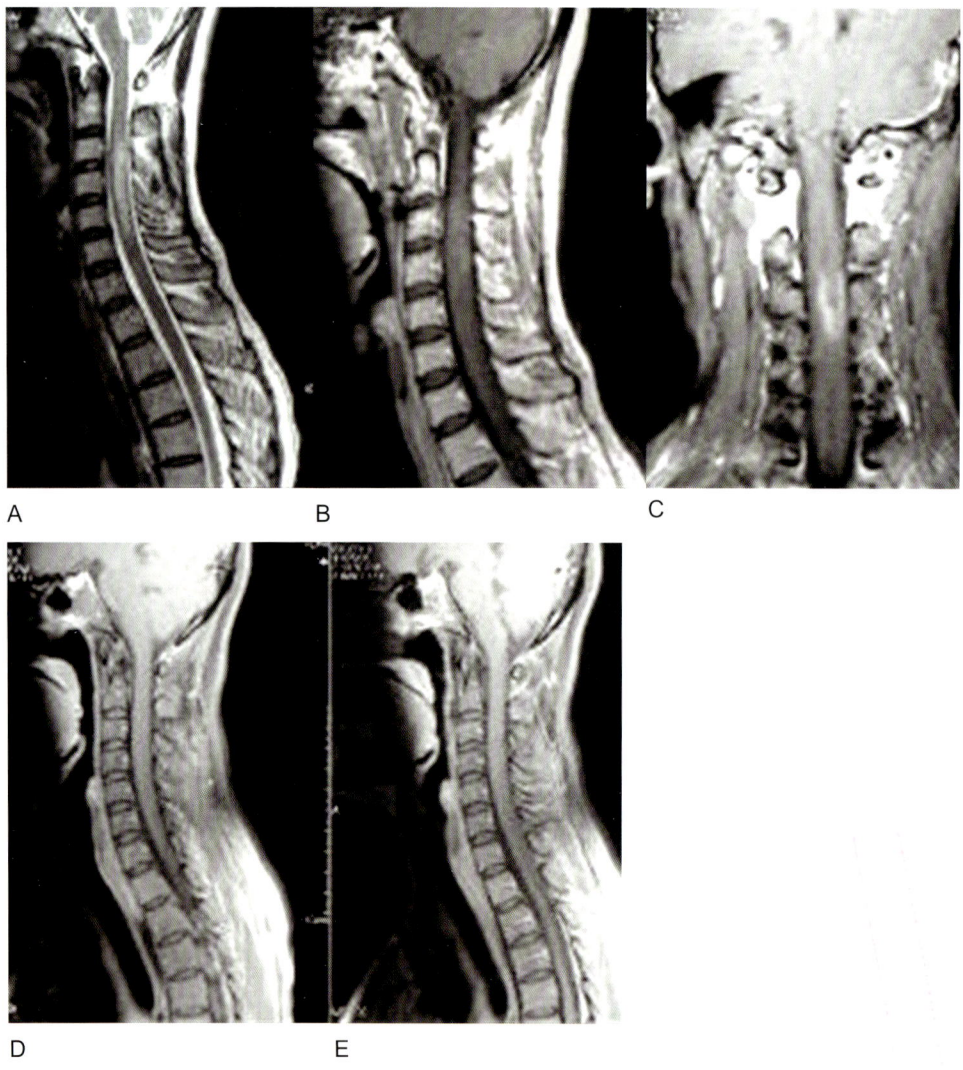

图 4-15 脊髓多发性硬化。A～C. T2 加权像、T1 加权像、增强显示脊髓水肿,并可见髓内斑片样增强,酷似髓内胶质瘤;D～E. 药物治疗 18 天后复查示病灶消失。

度增高和白细胞增多,以及 MRI 上脊髓呈轻、中度增粗,而无明显脊髓空洞形成,增强 MRI 上病灶无强化时,需考虑脊髓蛛网膜炎之诊断。

4. 急性脊髓炎　起病较急,常有全身不适、发热、肌肉酸痛等前驱症状。脊髓损害症状往往骤然出现,数小时至数天内便发展到高峰。受累平面较清楚易检出,肢体多呈弛缓性瘫痪,合并有感觉和括约肌功能障碍。脊髓炎者脊髓蛛网膜下腔无阻塞,脑脊液白细胞数增多,以单核及淋巴细胞为主,蛋白质含量亦有轻度增高。若细菌性所致者以中性白细胞增多为主,蛋白质含量亦明显增高。MRI 除可见脊髓肿胀外,无脊髓压迫征象,由于急性脊髓炎在 4～6 周内病变呈进行性发展,故发病 6 周左右复查,可见脊髓病变范围缩小,信号强度减低。

第七节 治 疗

一、手术治疗

对椎管内肿瘤的手术治疗，在 1888 年 Gowers 和 Horsley 首先开展，手术属探查性质。随着先进手术及诊断技术发展，脊髓肿瘤手术效果明显提高，与颅内肿瘤不同，约 3/4 椎管内肿瘤属良性病变，对此如能做到肿瘤全切，其预后良好。对恶性肿瘤，经过手术切除大部分肿瘤并做充分的减压，并术后辅以放疗，也可获得一定时期的缓解。

（一）手术指征

存在神经系统症状体征、放射学检查肿瘤定位明确，以及无手术禁忌证的椎管内肿瘤患者，均适宜手术治疗。

（二）手术时机

原则上讲，对于脊髓外肿瘤，一旦诊断明确，即应尽快手术；脊髓髓内肿瘤患者，宜在神经系统功能中度障碍时施行手术。此外，手术时机还应参照肿瘤的病理性质、部位与大小，以及患者的年龄、症状、全身状态等。

（三）手术入路

绝大多数椎管内肿瘤，取后正中入路即可；对于少数巨大的椎管内外肿瘤，需联合胸外科、骨科、泌尿外科、妇产科等医师行手术切除。

1. 全椎板切除，显露椎板时，注意保护双侧小关节囊及所附肌肉，做选择性椎板切除，尽量保护小关节突。既要有相对宽的椎板切除，以充分显露，又应尽可能保持脊柱的稳定。需要特别强调的是，虽然 MRI 能够显示肿瘤在椎管内的精确位置，但仍会发生定位错误，这就要求术前仔细阅读医学影像片，做到肿瘤三维定位，术前利用 X 线、MRI 片，术中利用 C 形臂 X 线机监测，能最大限度避免定位错误。即使如此，一些游动性大的肿瘤可因术中体位变动、脑脊液放出后等，与术前医学影像学不符。

2. 对于偏于一侧的髓外病变，可取半椎板切除入路，尤其颈椎椎管矢状径相对宽阔，从而更允许半椎板入路进行肿瘤显露；但对于髓内病变和跨越中线较多的髓外病变，选择半椎板入路要慎重。颈椎半椎板入路时，注意保持项韧带完整，保护好棘上及棘间韧带，只在患侧行骨膜下分离椎旁肌显露病变节段棘突及椎板，然后行半椎板切除，椎板咬除范围达小关节突内侧。若有高速磨钻，可以直接磨掉相应椎板成一骨窗，咬除椎板的宽度 1.0~1.5cm。显微镜下，选择脊膜膨隆最高处旁正中纵行切开硬脊膜层，肿瘤切除后，用 5-0 血管吻合线连续缝合硬脊膜层，将椎旁肌及项韧带缝合（图 4-16）。

3. 病变范围较广、特别是儿童患者，宜作椎板成形术。标准后正中切口，显露棘突及双侧椎板。在双侧椎板与侧块交界处，用高速气钻制作沟槽，磨开外层骨皮质、松质骨及内层骨皮质，直达硬脊膜外黄韧带。用小尖刀或小型椎板钳切除最头端与最尾端之棘上、棘间韧带和黄韧带。小心分离沟槽深方及椎板深方之粘连结构，然后将所要移除的椎板及相应结构整块取下，充分显露硬脊膜囊。显微镜下，切除硬脊膜下肿瘤，连续缝合硬脊膜。取小钛板，用 4~6mm 钛钉逐个固定在取下的椎板两侧，尽量靠近椎板边缘。然后将钛板弯曲以使椎板与硬脊膜间保持一定距离，并且使钛板的另一端可平稳地安置于对应的侧块上。然后将椎板回置于其原位，以 5~8mm 钛钉固定其在相应侧块上（图 4-17）。或行脊柱固定融合术（图 4-18）。

（四）手术原则

1. 硬脊膜外肿瘤

（1）切除转移癌时，分离椎旁肌肉时不可用力过猛，以免受侵破坏的椎板发生病理性骨折而损伤脊髓；如肿瘤尚未侵入硬脊膜内，则不要轻易切开硬脊膜，以免肿瘤细胞侵入。

（2）切除海绵状血管瘤和血管脂肪瘤时，应避免损伤被肿瘤包裹的神经根，以及需将长入神经根管的肿瘤拖出切除之，以免肿瘤残留。

（3）切除脊索瘤时，宜紧贴肿瘤包膜分离，防止损伤骶尾部神经、肛门括约肌及盆腔脏器，包膜不必完全摘除。

2. 硬脊膜内-髓外肿瘤

（1）对于脊髓腹侧的肿瘤，需切断齿状韧带，轻轻旋转、拉开脊髓，酌情整块或分块切除肿瘤。

（2）切除神经鞘瘤时，注意寻找其所源神经根及根动脉（图 4-19、4-20），尤其对于沿神经根生长至椎间孔的肿瘤（图 4-21）。

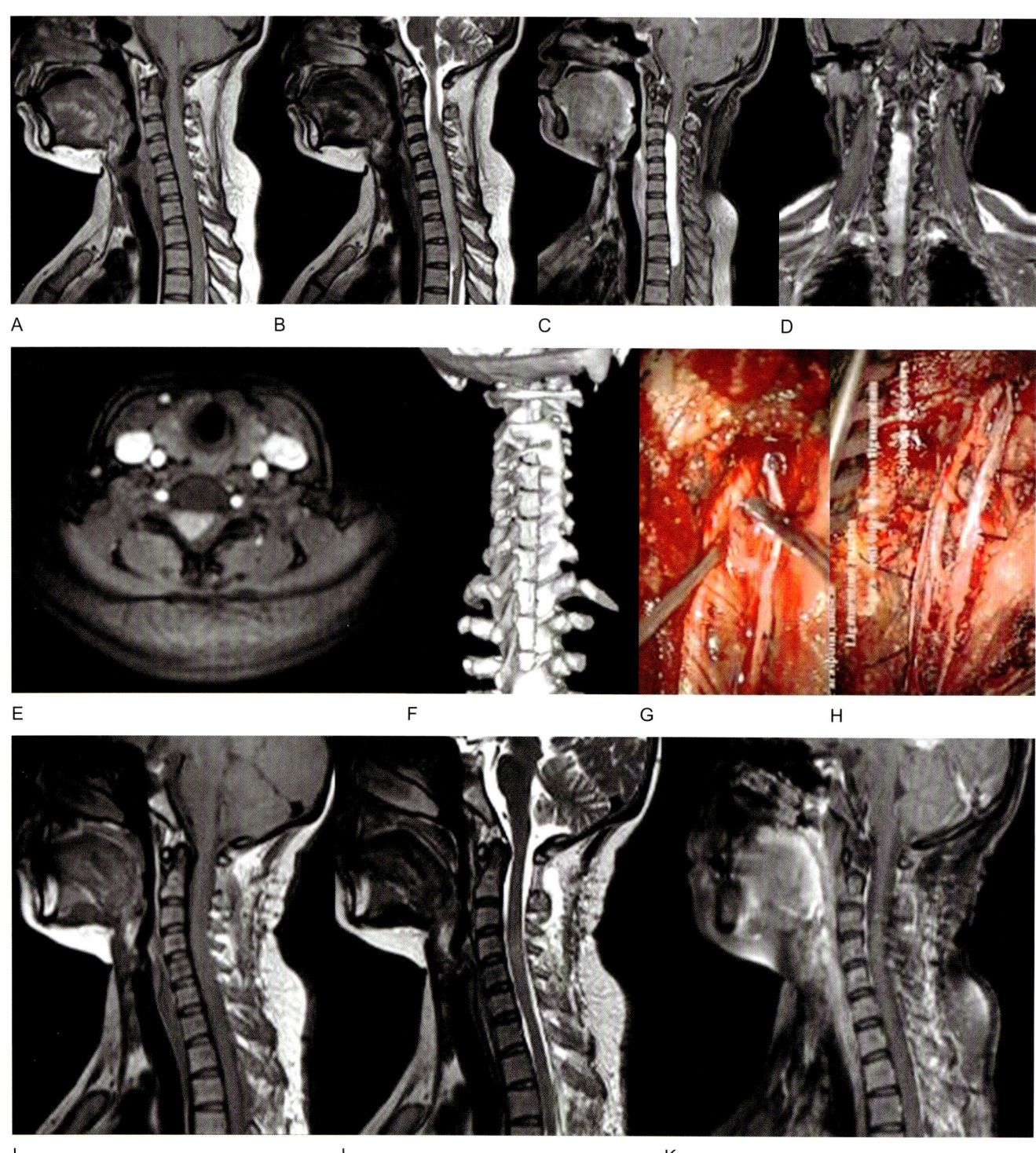

图 4-16 颈胸段硬脊膜下神经鞘瘤,采用患侧半椎板入路。A～E. 术前 MRI:A. T1 加权像;B. T2 加权像;C. 增强矢状位像;D. 增强冠状位像;E. 增强轴位像;F. 术后三维 CT 成像显示椎板切除范围;G. 开始切除肿瘤,注意肿瘤主体位于脊髓腹侧;H. 肿瘤被切除后,显示脊髓、患侧神经根;I. 术后 MRI T1 加权像;J. 术后 T2 加权像;K. 术后增强 MRI 显示肿瘤消失,颈椎生理曲度完好。

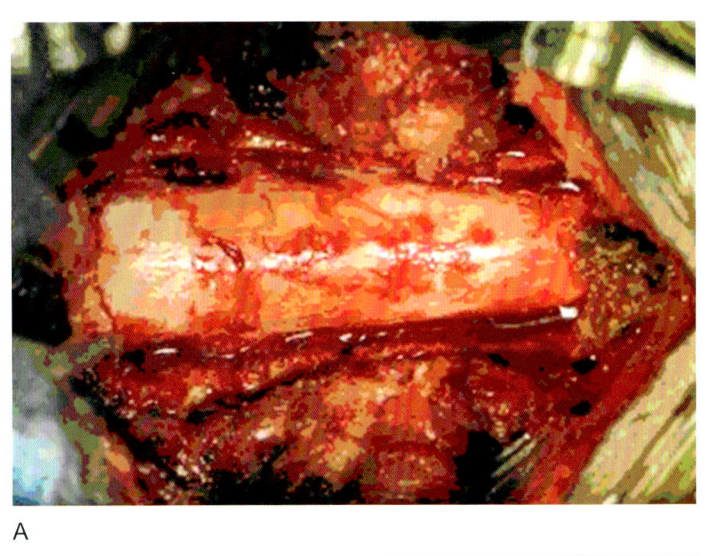

A

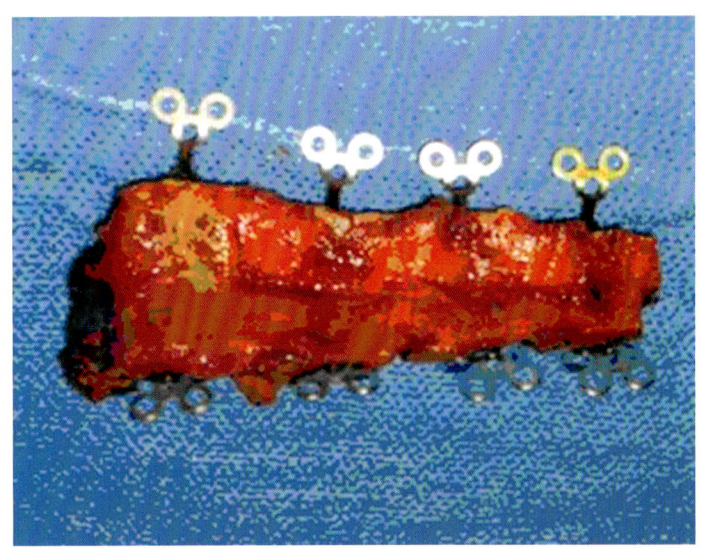

B

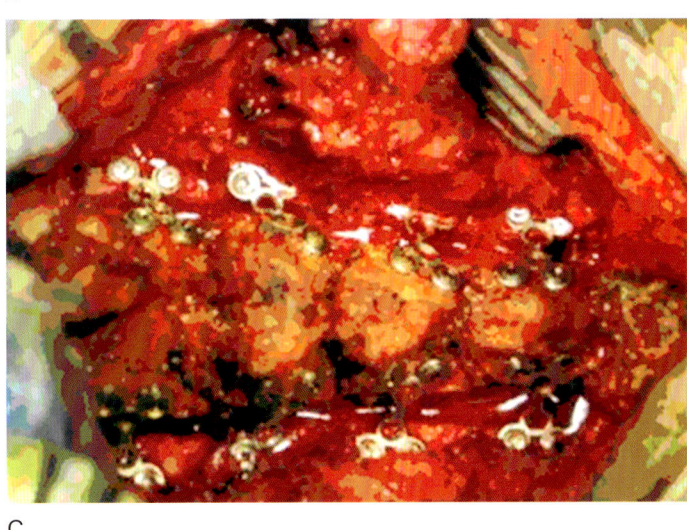

C

图 4-17 颈椎椎板成形术。A. 将所要移除的椎板及相应结构整块取下，充分显露硬脊膜囊；B. 取小钛板，用 4～6mm 钛钉逐个固定在取下的椎板两侧，尽量靠近椎板边缘。然后将钛板弯曲以使椎板与硬脊膜间保持一定距离；C. 将椎板回置于其原位，以 5～8mm 钛钉固定其在相应侧块上。

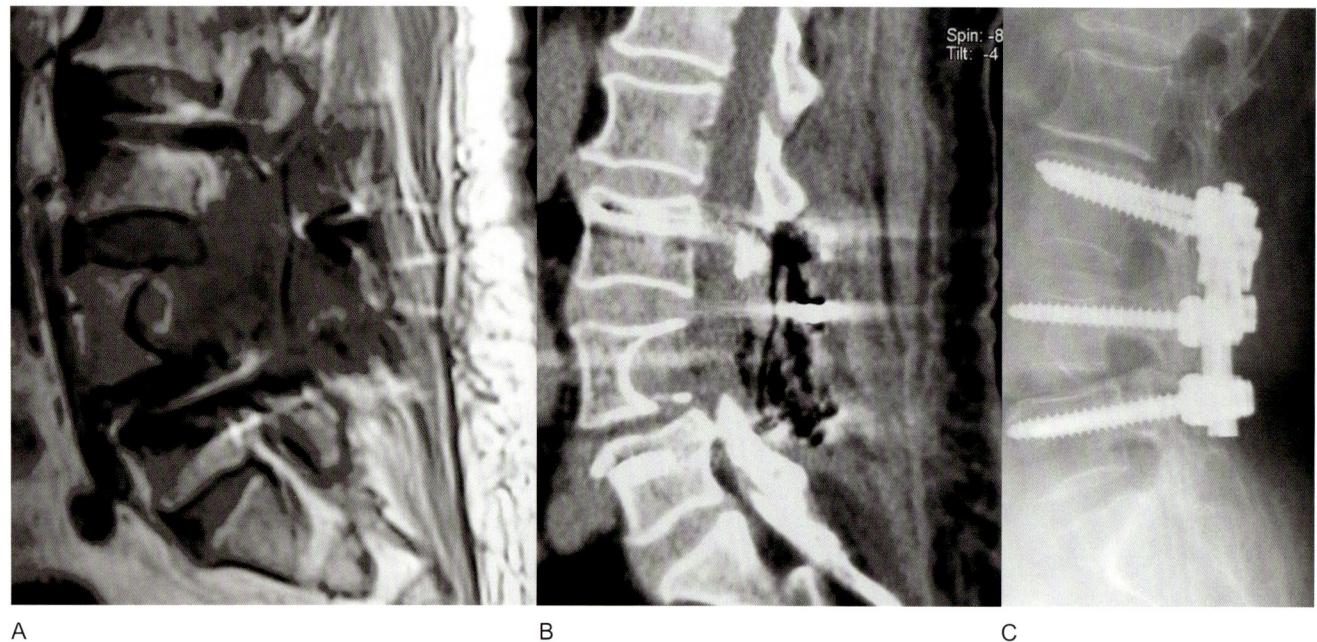

图 4-18　术前肿瘤造成 L4 椎体破坏，手术行肿瘤切除术，同时行 L3～5 后外侧植骨融合内固定术。A. 术后 MRI 检查；B. 术后 CT 检查；C. 术后 X 线检查。

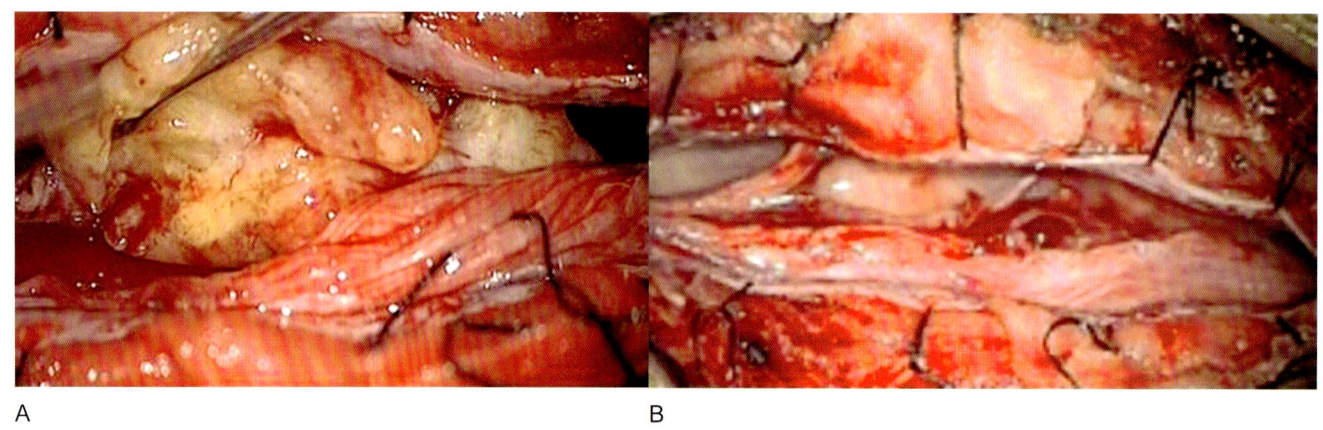

图 4-19　神经鞘瘤，手术时应确认载瘤神经及供血动脉。A. 肿瘤被切除情况；B. 保留载瘤神经。

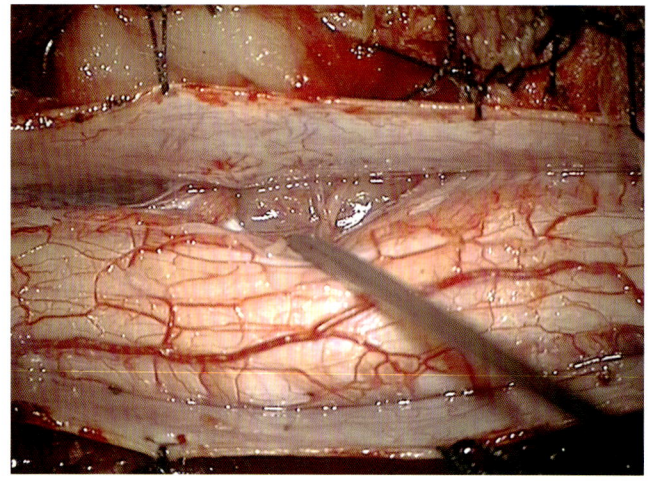

图 4-20　神经鞘瘤，位于脊髓腹侧，切开蛛网膜层，显示肿瘤所源神经根。

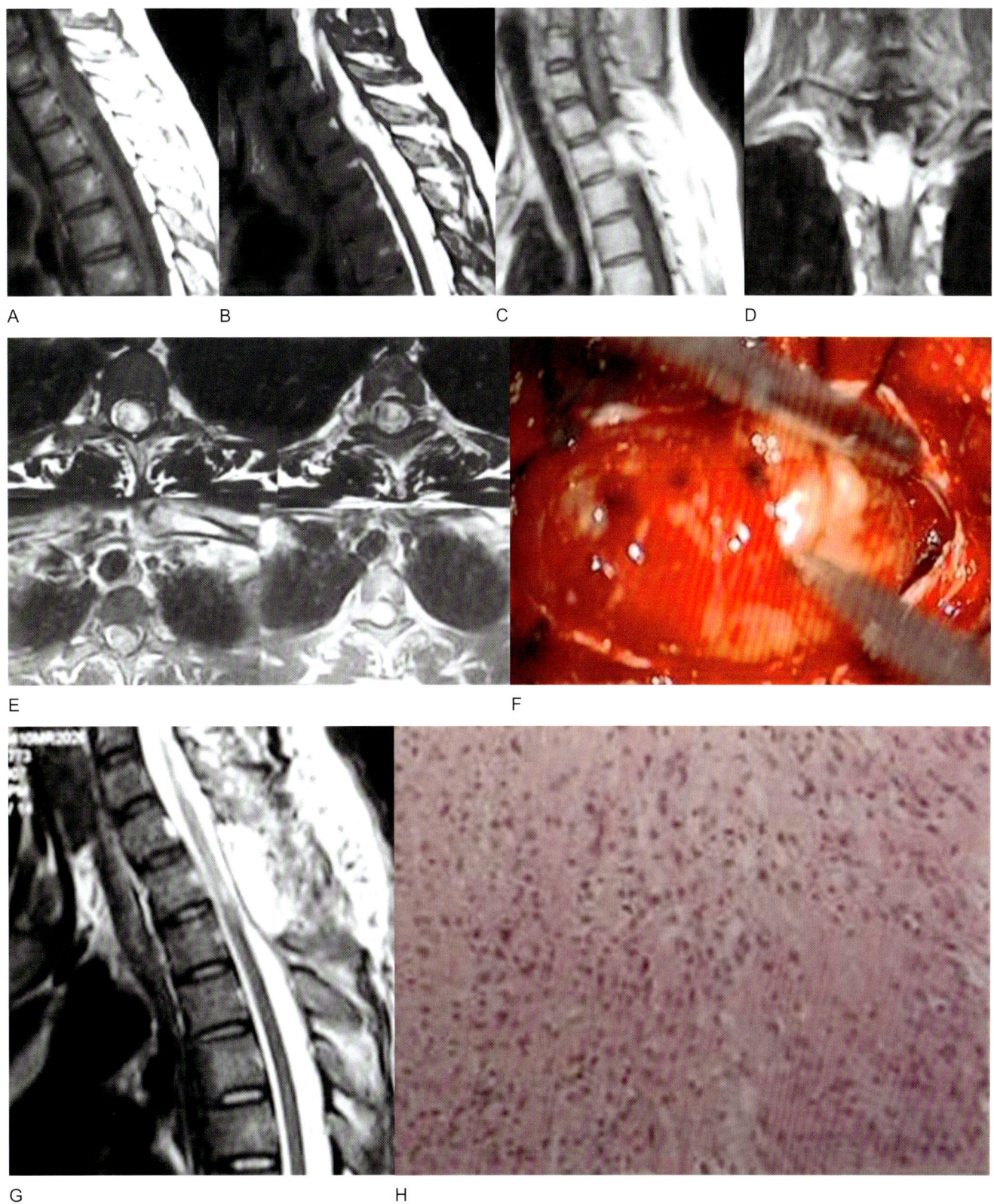

图 4-21 神经鞘瘤。A~E. 术前 MRI：T1 加权像（A）、T2 加权像（B）、增强矢状位像（C）、增强冠状位像（D）、增强轴位像（E）；F. 术中所示；G. 术后 MRI 检查；H. 术后病理。

（3）切除脊膜瘤时，确认肿瘤所附着的硬脊膜是手术关键。需将肿瘤附着的内层硬脊膜一并切除（图4-22、4-23）。

（4）切除表皮样囊肿、皮样囊肿、肠源性囊肿和畸胎瘤时，应彻底清除囊肿内容物和尽可能地切除囊肿壁，同时勿使囊内容物流入蛛网膜下隙，以免引起无菌性脑膜炎。以囊壁为线索，尽量分离切除囊壁，但如果囊壁与脊髓或神经根粘连过紧，就不宜勉强全切除，而可采用低功率电凝烧灼残留囊壁组织。以畸胎瘤为例，显微镜下沿中线纵行切开硬脊膜，悬吊显露硬脊膜下腔，剪开蛛网膜，分清肿瘤与正常脊髓和马尾神经关系，显露肿瘤背侧，用湿棉片保护肿瘤周围正常神经组织。切开囊壁，清除黄色、灰白、灰褐油脂样、豆渣样物及毛发等内容物。肿瘤内张力下降，显露包膜，剥离肿瘤内膜。然后处理肿瘤的实性部分，如边界清晰，可全切。对于髓内肿瘤或肿瘤的髓内部分，严格沿肿瘤边界分离切除。合并脊髓低位者将牵拉因素松解（图4-24、4-25）。皮样及表皮样囊肿（图4-26）和肠源性囊肿（图4-27）也同样遵循此原则。

（5）如并发椎管内急性感染性脓肿时，应在抗生素保护下急诊手术，清除感染灶，并尽可能多地切除肿瘤。

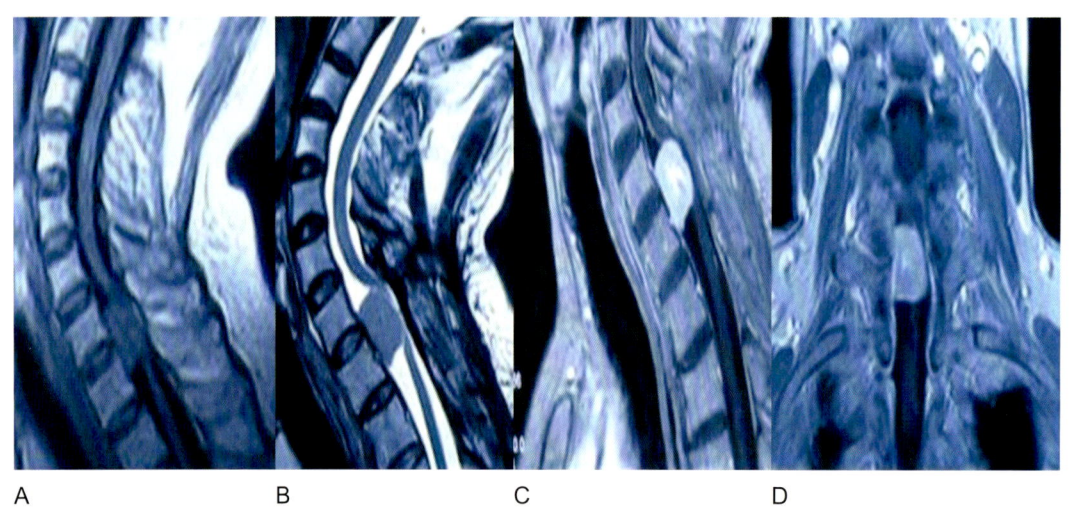

图4-22 颈段脊膜瘤复发。T1加权像（A）、T2加权像（B）、增强矢状位像（C）、冠状增强（D）像显示肿瘤附着于颈椎管内脊髓腹侧硬脊膜内壁。

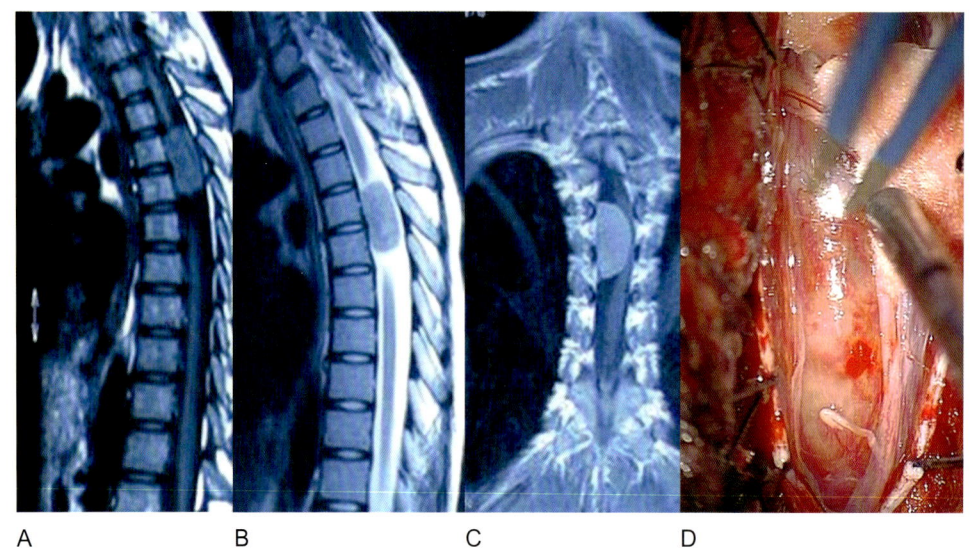

图4-23 脊膜瘤MRI。A. T1加权像、B. T2加权像、C. 增强矢状位像，显示肿瘤附着于脊髓侧方硬脊膜；D. 脊膜瘤术中所示，瘤体附着于硬脊膜内层，手术切除肿瘤实体后，还需切除肿瘤所附着的硬脊膜内层。

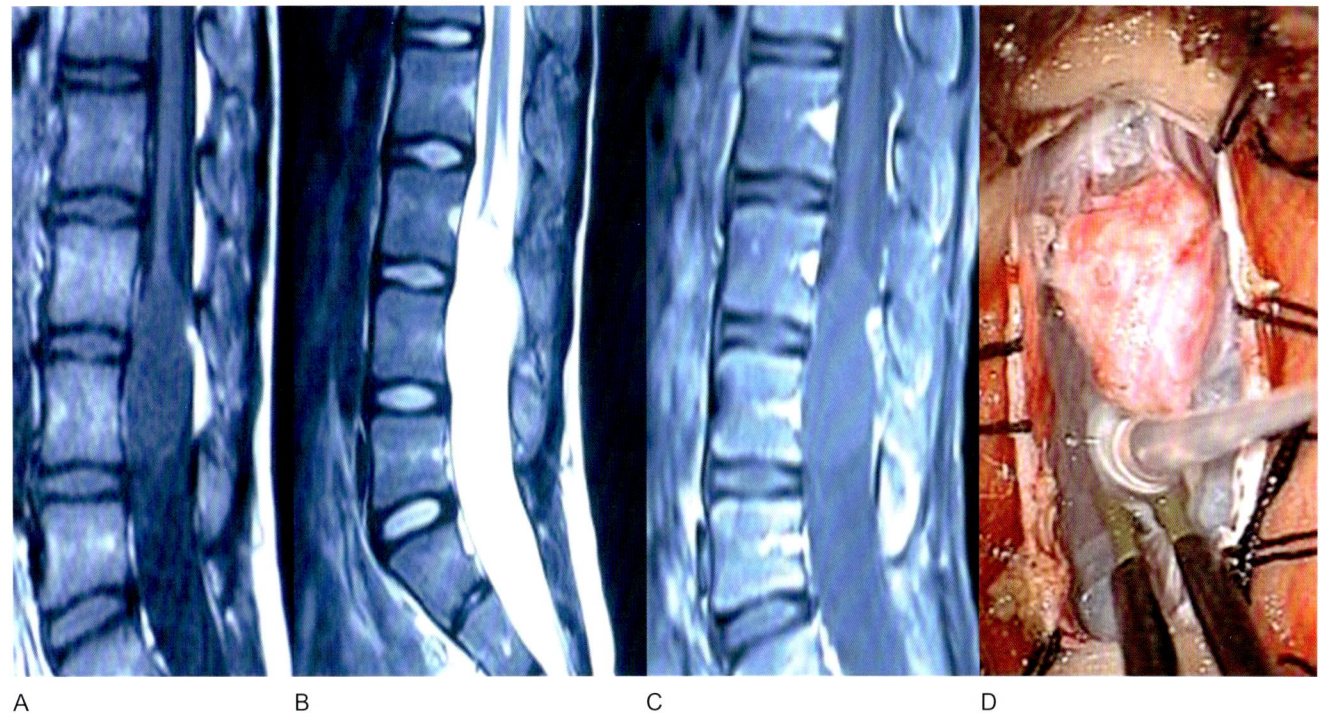

图 4-24　畸胎瘤。术前 MRI T1 加权像（A）、T2 加权像（B）、增强压脂像（C）清晰显示畸胎瘤。D 术中先显露肿瘤实体，在其内找到囊肿壁。

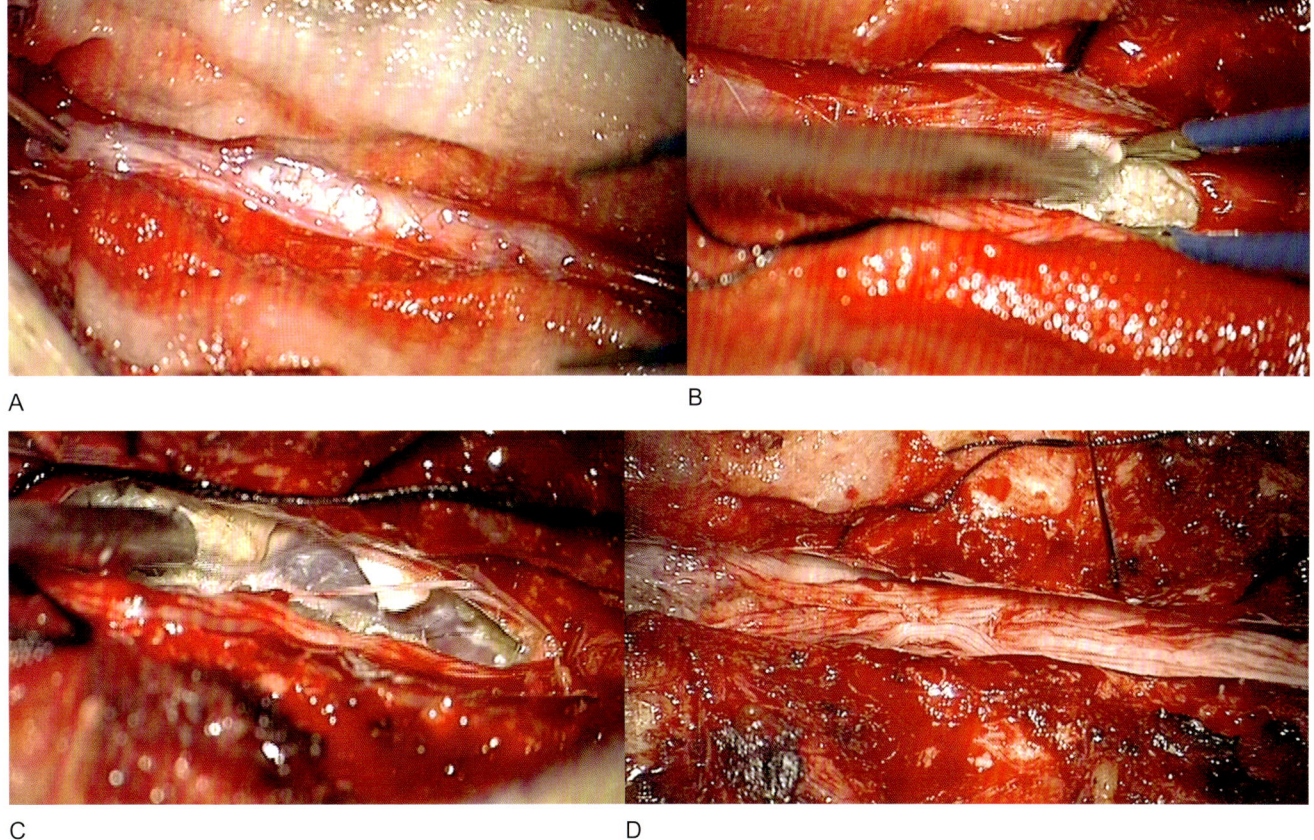

图 4-25　畸胎瘤手术步骤。A. 显露肿瘤；B. 找到囊壁，清除囊内容物；C. 分离囊壁；D. 肿瘤囊壁被完整剥离切除。

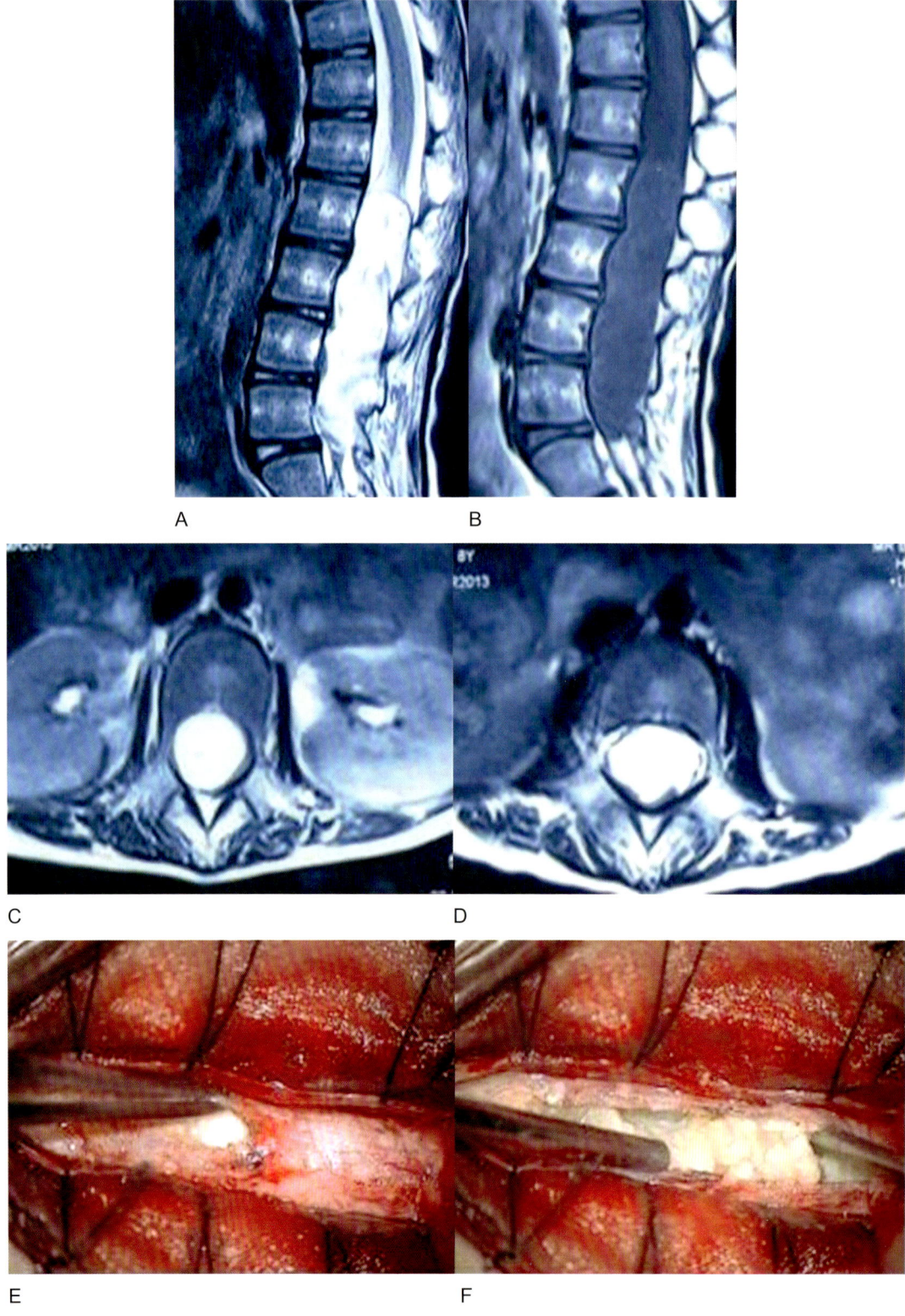

图 4-26 表皮样囊肿仅含表皮与脱屑。A~D. 术前 MRI 显示：T2 加权像（A）、T1 加权像（B）、轴位像（C、D）；E~F. 术中，用棉片保护周围组织，先清除囊内容物，再处理包膜组织。

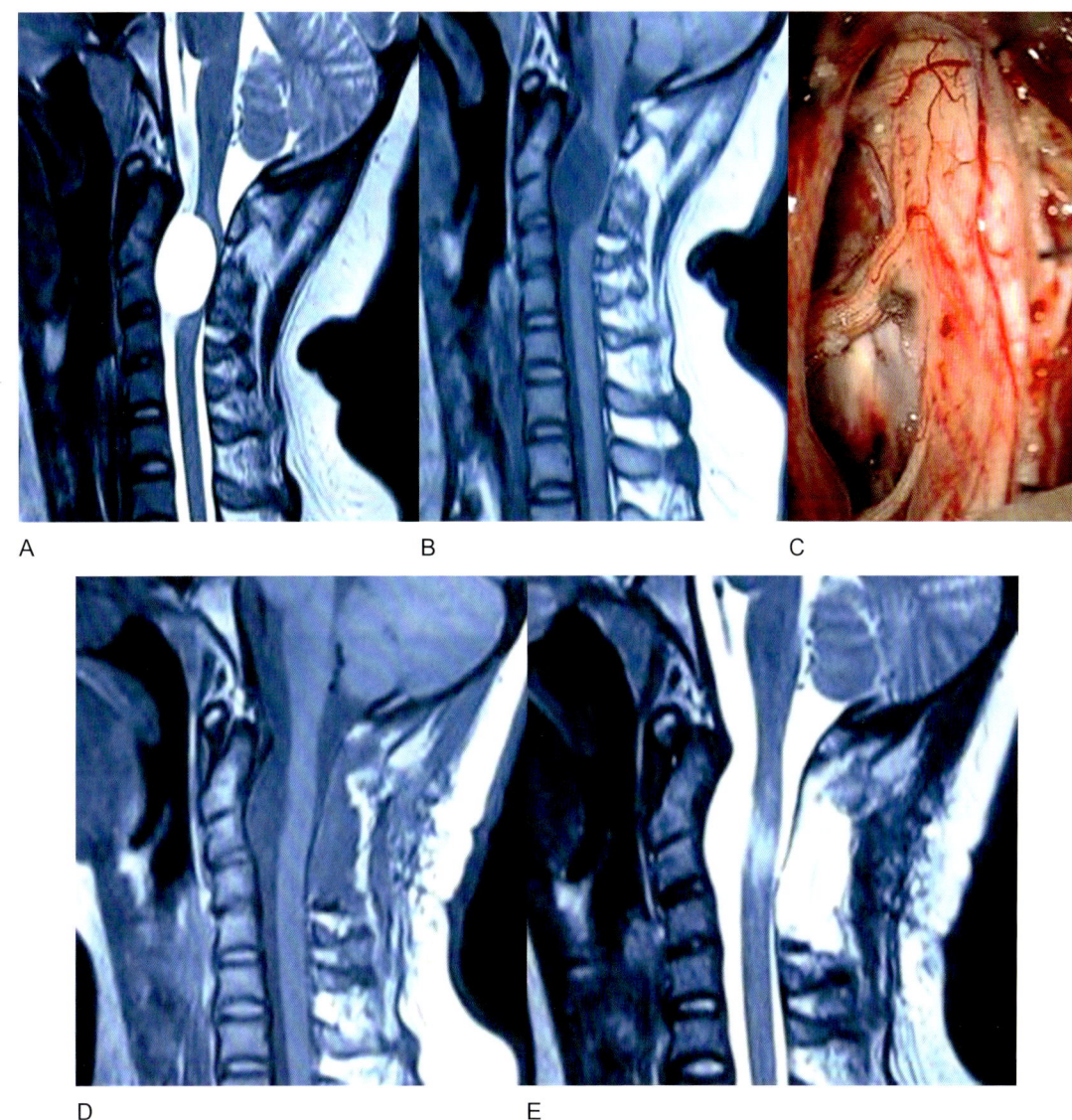

图 4-27 内胚层源的肠源性囊肿。A. 术前 T2 加权像；B. 术前 T1 加权像；C. 术中显露肿瘤，保护周围组织，吸除囊液，再行包膜切除术；D、E. 术后 MRI 扫描。

3. 髓内肿瘤

（1）脊髓室管膜瘤：位于脊髓内中心行后正中沟切口，如偏心在患侧旁正中切开脊髓背侧。对于分界清楚的室管膜瘤可全切，术中严格寻找肿瘤与脊髓间"水肿反应带"，在此区域操作（图 4-28）。

（2）髓内星形细胞瘤：对于分界欠清的星形细胞瘤，宜作肿瘤囊内次全切除或大部切除，如能分离出理想的瘤-髓界面，也应力争作全肿瘤切除。不全切除的星形细胞瘤，术后酌情施行放疗和化疗。对脊髓内高恶性肿瘤宜作姑息性手术，以减轻脊髓受压，改善脊髓功能（图 4-29）。

（3）髓内血管网状细胞瘤、海绵状血管瘤，应将肿瘤完整分离切除（图 4-30）。

（4）脂肪瘤宜作次全切除或大部减压（图 4-31）。

4. 哑铃型肿瘤 对于侵犯椎管内外的哑铃状肿瘤，宜在肿瘤峡部切开做囊内切除减压。至于切除椎管内、椎管外部分的先后，依具体情况而定（图 4-32、4-33）。在切除椎管外部分时，应严格沿肿瘤界面分离，直至能清楚地显示载瘤神经根、并向远端分离达正常粗细时切断之，以防肿瘤复发和避免误伤肿瘤腹侧的重要血管和脏器。但对于涉及组成臂丛或腰骶丛的运动神经根，应尽可能保留，以防影响肢体的运动功能。

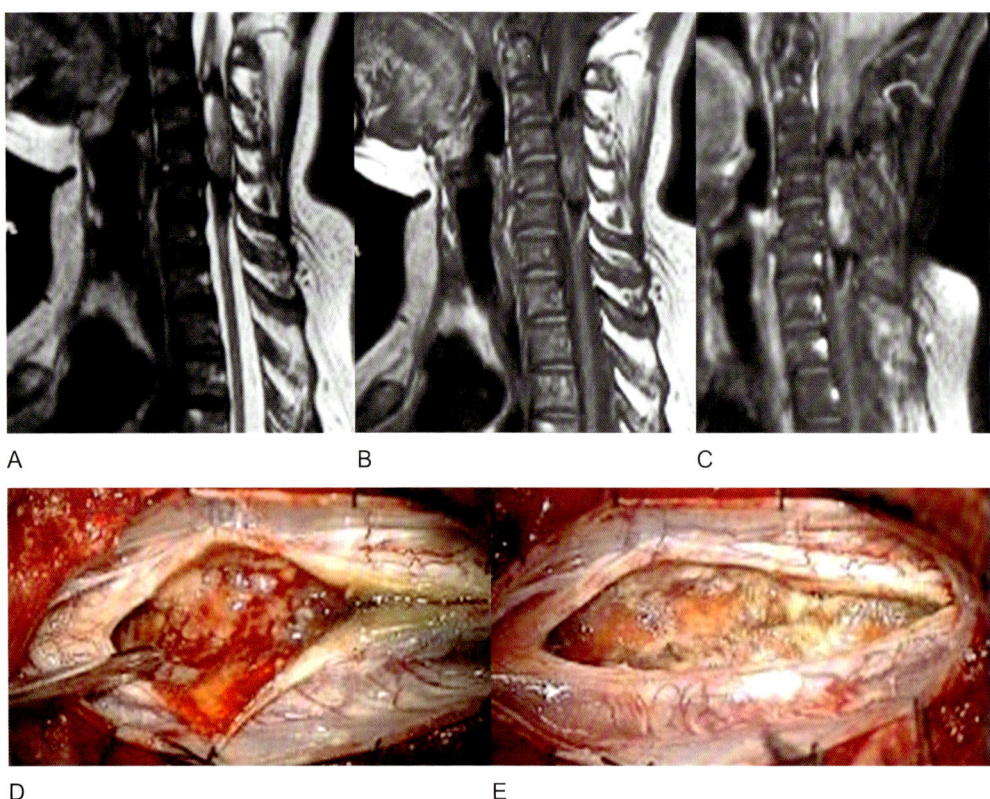

图 4-28　室管膜瘤。A 术前 T2 加权像；B. 术前 T1 加权像；C. 术前增强矢状位像；D. 显示肿瘤；E. 肿瘤被切除后。

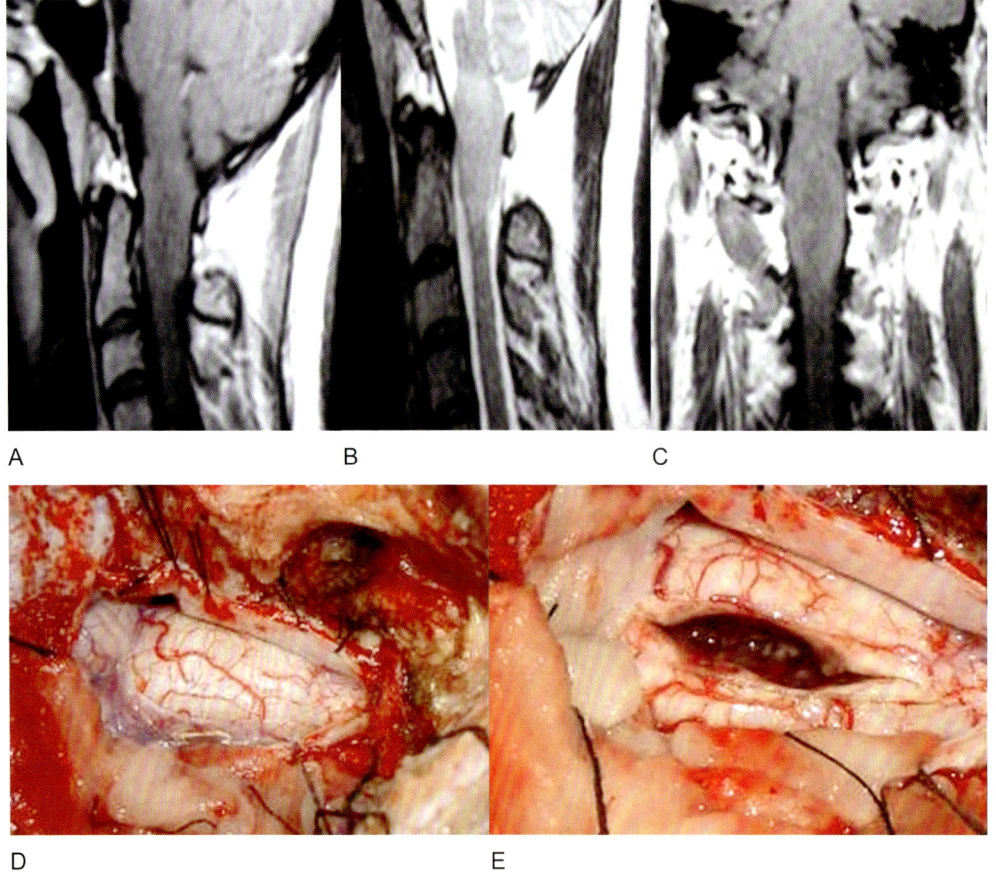

图 4-29　颈段星形细胞瘤。A. T1 加权像；B. T2 加权像；C. 增强冠状位像；D. 术中，肿瘤未切除前；E. 肿瘤被次全切除后显微镜下所示。

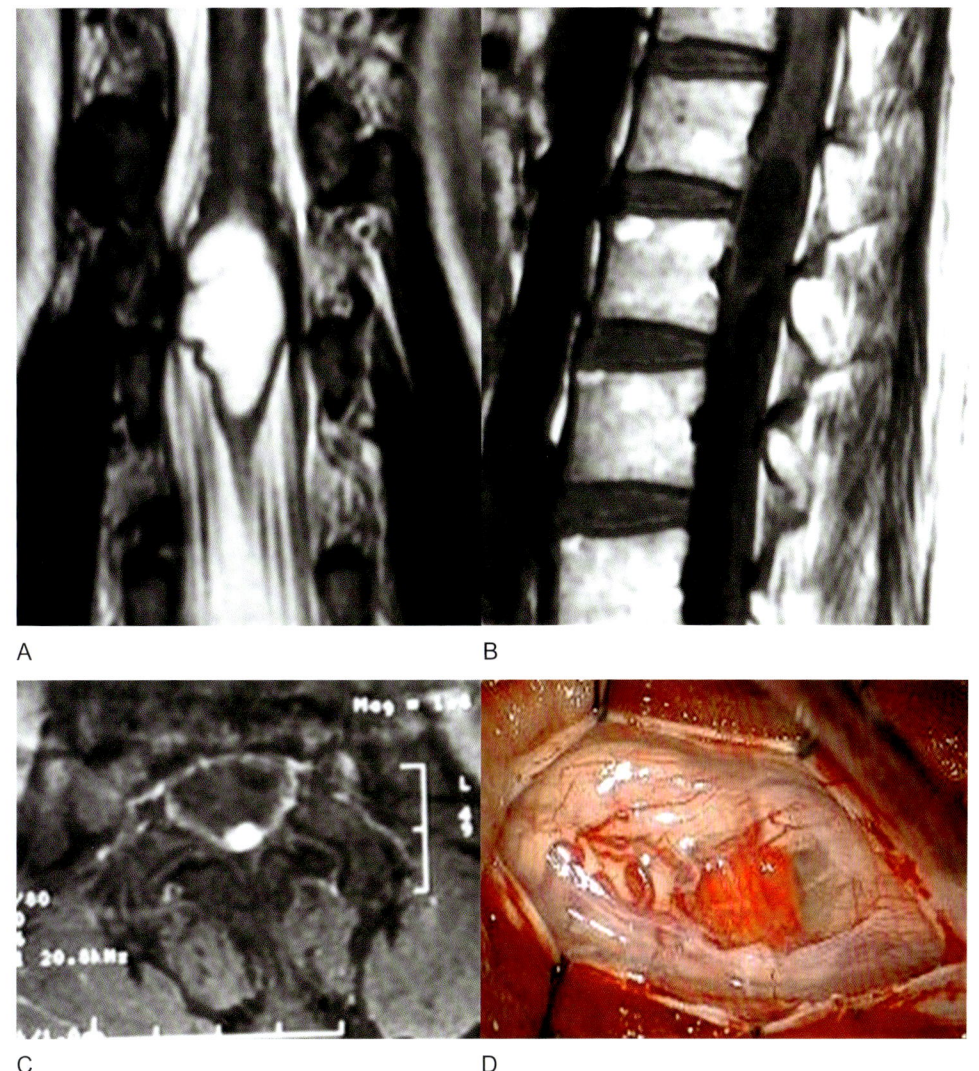

图 4-30 血管网状细胞瘤。T2 加权像（A）、T1 加权像（B）、增强扫描轴位像（C）示肿瘤结节强化。D. 术中肿瘤表现，按先动脉、后静脉原则切除肿瘤。

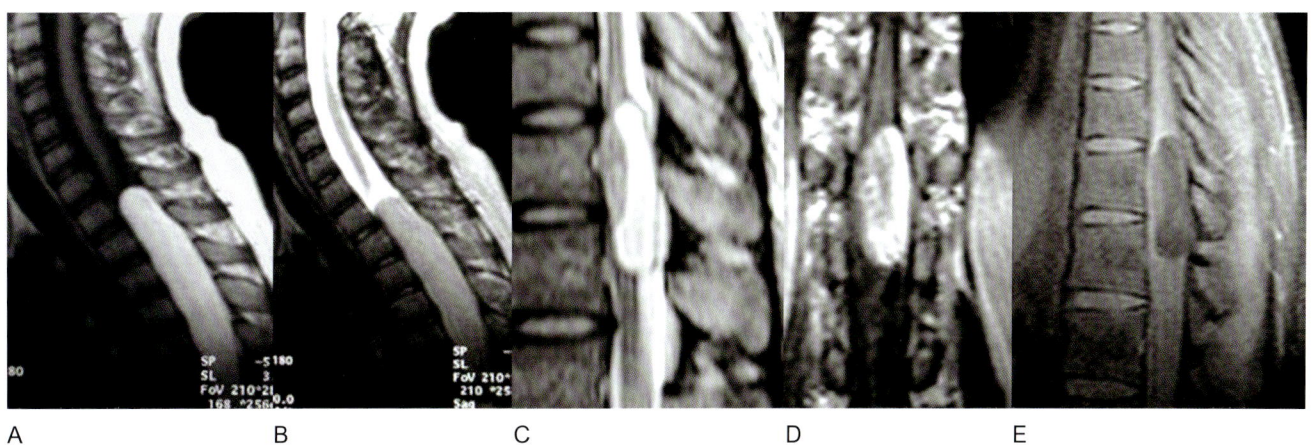

图 4-31 脂肪瘤 MRI 所示。A. 颈胸段脂肪瘤 T1 加权像；B. 颈胸段脂肪瘤 T2 加权像；C. 胸段脂肪瘤 T2 加权像；D. 胸段脂肪瘤 T1 加权像；E. 压脂像清晰显示肿瘤与脊髓间无明确分界，只能行脂肪瘤瘤内切除减压术。

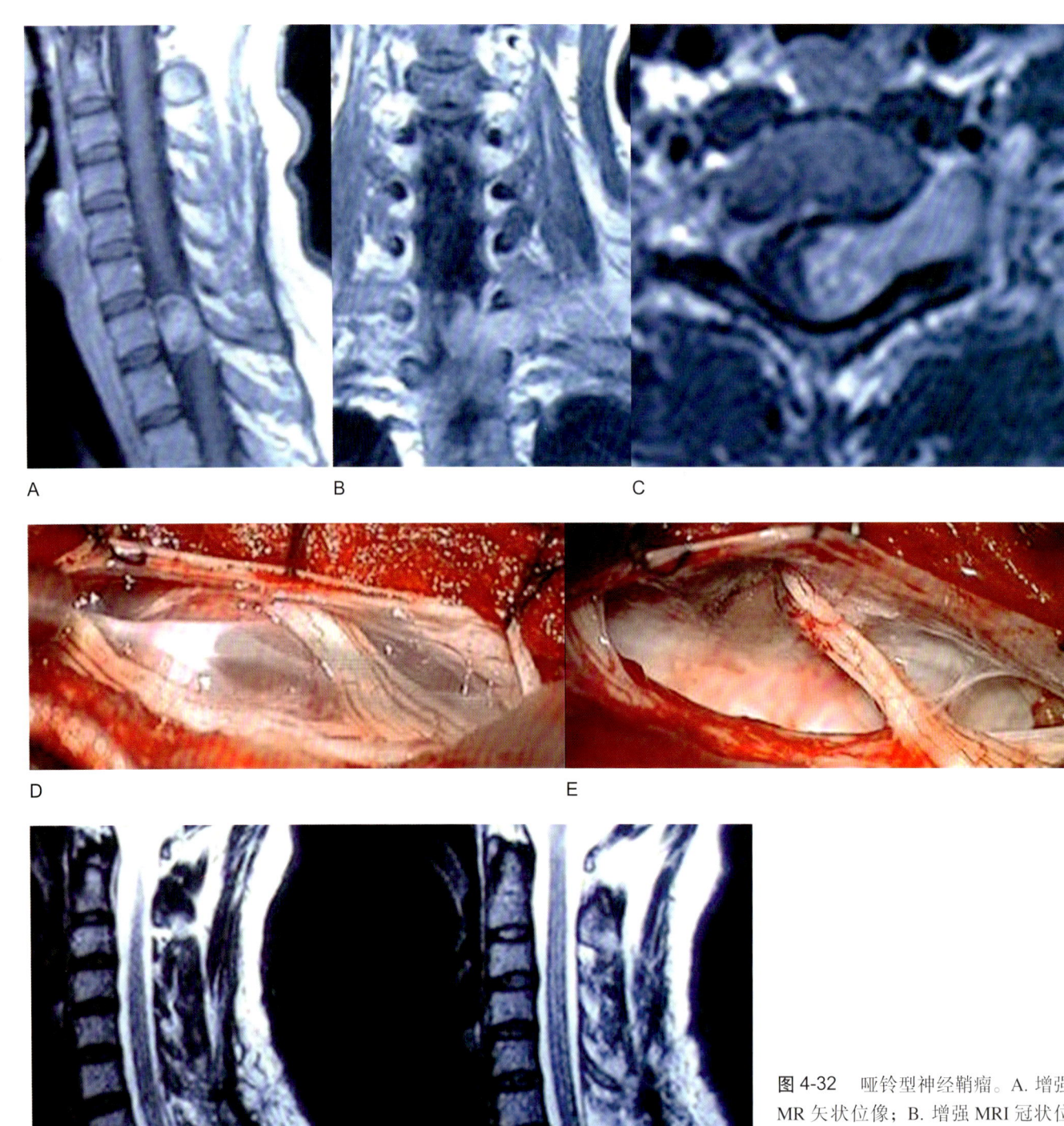

图 4-32 哑铃型神经鞘瘤。A. 增强 MR 矢状位像；B. 增强 MRI 冠状位像；C. 增强 MRI 轴位像；D. 显露蛛网膜下腔肿瘤；E. 先切除椎管内部分，然后切除椎间孔及外侧肿瘤。注意肿瘤被切除后，所源神经根被显示。F、G. 术后 T2 加权像。

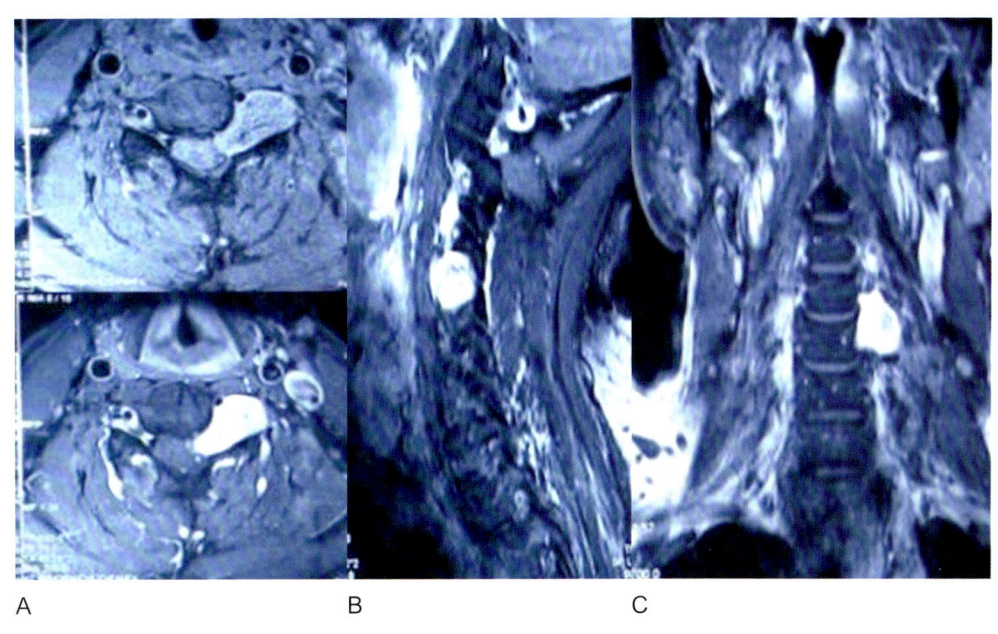

图 4-33　节细胞瘤术前 MRI 所示。A. MRI 轴位平扫及增强像；B、C. 增强矢状位、冠状位像肿瘤普遍强化。

（五）手术中辅助技术

1. 术中应用诱发电位监护，最好应用体感诱发电位和运动诱发电位同时监测，有助于避免损伤功能脊髓组织。

2. 应用电磁刀对质地坚硬的肿瘤进行切割和气化，有利于全切除肿瘤，并缩短手术时间、避免损伤脊髓和神经根，从而提高手术效果。

3. 超声碎吸刀（CUSA）、激光有利于髓内肿瘤的切除。

（六）手术并发症

1. 脊髓损伤　属于严重并发症，因术中对脊髓的直接机械损伤（锐性或钝性）、血管性损伤（脊髓缺血）、牵拉过重等因素，造成脊髓可逆或不可逆损伤。术中严格按显微神经外科手术原则操作、避免不必要的牵拉、严禁粗暴操作等可防止此类损伤。术中神经电生理监测可发现此类损伤，从而设法避免。

2. 术后血肿　可发生于髓内、硬脊膜下、硬脊膜外等，术中严格止血、术后引流等以预防其发生，注意观察肢体感觉与运动功能，争取早发现、早治疗。

3. 脑脊液漏　术中蛛网膜未复位、硬脊膜缝合不严密导致 CSF 漏，一经发现，应及时缝合，然后需体位引流、抗炎等进行治疗。

4. 切口感染　包括浅部及深部感染。严格的无菌操作、合理应用抗生素可防止其发生。

5. 血管损伤、神经根损伤等　精细解剖、显微外科操作、术中神经电生理监测等可减少其发生率。

6. 术后 DVT、褥疮、切口愈合不良等　预防与处理应按照外科处理原则。

7. 脊柱不稳定　既往为追求充分显露、对脊柱生物力学认识不足等诸多原因，在椎板显露及切除过程中，尤其是涉及多节段椎板切除（大于 3 节段），破坏了脊柱稳定系统，严重者导致颈椎"鹅颈"畸形（图 4-34）。随着对脊柱生物力学的认识，

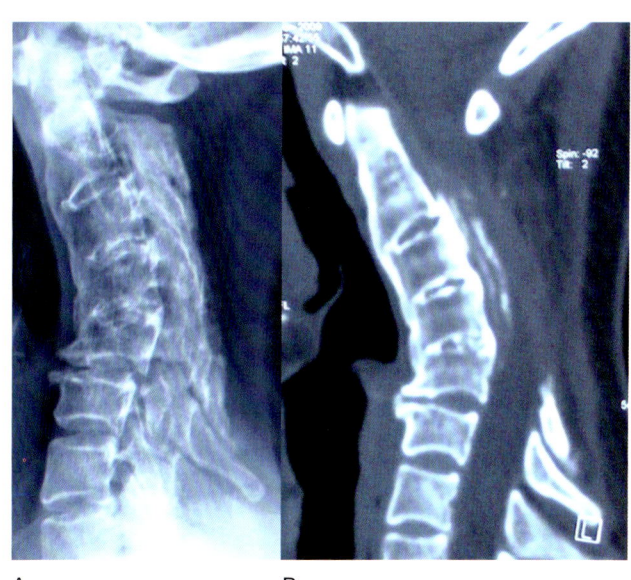

图 4-34　脊髓肿瘤全椎板切除手术后，发生"鹅颈"畸形，A. X 线片；B. CT 所示。

对微创概念的强调，这种并发症正逐渐减少。

（七）手术后治疗与康复

1. 常规神经外科护理、治疗。如密切观察意识、肢体功能，预防应用抗生素，对症治疗，应用神经营养药物等。

2. 术后常规使用颈托、腰围等支具8~12周，以维持脊柱稳定。

3. 术后3周开始康复训练，包括颈项腰背肌训练、理疗等。

二、放射治疗

（一）对于恶性脊髓髓内肿瘤的放疗

对于恶性脊髓髓内肿瘤，术后是否施行放射治疗，文献中一直存在争议。多数作者主张施行，认为放射治疗可以明显改善患者的预后，延长肿瘤复发的时间；但少数作者持反对意见，理由是：①脊髓髓内胶质瘤多数为低级别肿瘤，对放射治疗不够敏感。②脊髓组织对放射线的耐受性差，放射治疗容易引起脊髓炎和脊髓水肿等严重脊髓损害。

（二）术后放疗的方案

目前通常认为，对于高恶性肿瘤或不全切除的低恶性肿瘤，术后可行一疗程放射治疗，时间为4~5周，放射总剂量（肿瘤量）在40~45Gy。

（三）放疗的副损伤

少数患者可在放疗后数个月至数年发生放射性脊髓炎，这与疗程太短有关，而与放射总剂量的关系较小。近来采用适形调强放疗，可增加肿瘤的照射量，减少脊髓的放射性损害。

（四）赛博刀

对于脊柱脊髓肿瘤，传统的放射治疗方法已经比较成熟；但由于普通放疗精度低，脊髓对放疗的耐受性较低，多达不到有效治疗剂量，难以取得理想的治疗效果。而且放疗导致脊髓损伤的风险如脊髓病也常有报道。放疗也可以引起脊髓水肿，加重神经功能障碍。赛博刀（Cyberknife）是新型的大型立体定向放射治疗设备。整合了影像引导、高精确性跟踪定位和射线释放照射系统，可完成脊柱脊髓任何部位病变的治疗。它采用计算机定位导向，自动跟踪靶区，无需使用固定头架或体架，其精确放疗的良好疗效，为临床精确放疗脊髓脊柱肿瘤提供了一种全新的方法。治疗脊髓病变安全有效，创伤小，可更好地提高肿瘤剂量，降低周边正常组织剂量（图4-35、4-36），从而显著改善局部控制率，提高缓解率，延长生存期，并减少副作用。治疗可在

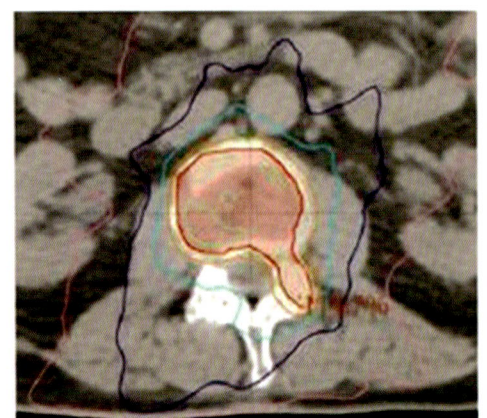
A. 轴位

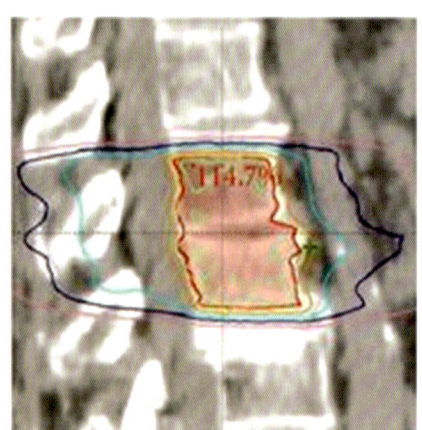
B. 矢状位

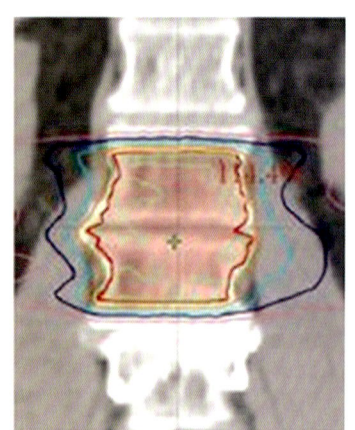
C. 冠状位

等剂量曲线
- 110%　　70%
- 100%　　50%
- 90%　　30%

图4-35　赛博刀治疗脊柱肿瘤时的剂量分布计划图。

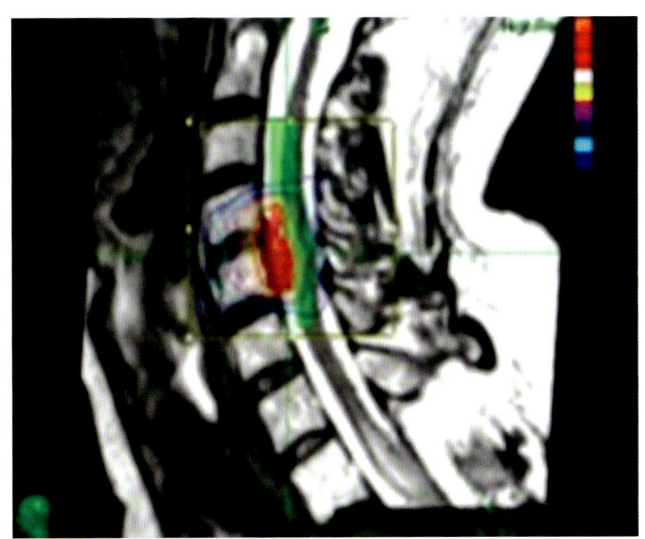

图 4-36 赛博刀治疗脊髓肿瘤时的剂量分布计划。

门诊短时间内完成（病人预期生存期很短、尤其不能够接受长期的每天放疗者），迅速恢复和症状减轻，并用于药物无效者，病变位于既往照射区内者，或作为手术的辅助措施。

三、化学治疗

恶性胶质瘤的传统化学治疗主要是应用细胞毒性药物，直接杀死肿瘤细胞。既往常用脂溶性烷化剂如 BCNU 或 CCNU 治疗胶质瘤，有一定疗效，若联合应用替尼泊苷疗效更佳。近期应用替莫唑胺治疗胶质瘤，认为具有疗效好、副作用轻等优点。随着对胶质瘤细胞学行为和对其发生发展分子机制认识的深入，加上肿瘤化学治疗概念的延伸，不断有新的细胞毒性药物出现，并已有应用抗血管生成药物、细胞信号传导调节剂和抗侵袭药物等手段来治疗脊髓胶质瘤的研究报道。

四、其他辅助治疗

肿瘤疫苗、免疫治疗与基因治疗等治疗胶质瘤，或许值得期待，但要在临床上应用、并取得良好疗效，还需进行深入系统的基础与临床研究。

第八节 预　　后

1. 早期诊断、早期治疗可获得满意疗效。
2. 肿瘤性质：良性肿瘤较恶性肿瘤预后好。
3. 压迫急缓：急性压迫时脊髓的代偿功能失调，因此比慢性压迫预后为差。
4. 肿瘤部位：髓内肿瘤预后差，胸段肿瘤治疗效果差，颈段肿瘤治疗效果好。
5. 与肿瘤是否全切除，以及手术操作造成的脊髓副损伤程度有关。
6. 病人术前的一般状况及神经系统功能状态：脊髓功能完全障碍超过半年以上者，即使压迫病变能完全解除，其功能恢复亦不满意；但亦有个别病例完全瘫痪已 1 年以上，手术解除压迫后，脊髓功能仍获得相当程度的恢复。
7. 术后良好的护理及康复有利于神经功能的恢复。

（谢京城）

参 考 文 献

1. Aita I, Wadano Y, Yabuki T. Curvature and range of motion of the cervical spine after laminaplasty. J Bone Joint Surg Am, 2000, 82:1743-1748.
2. Alvisi C, Borromei A, Cerisoli M, Giulioni M. Long-term evaluation of cervical spine disorders following laminectomy. J Neurosurg Sci, 1998, 32:109-112.
3. Asazuma T, Nakamura M, Matsumoto M, et al. Postoperative changes of spinal curvature and range of motion in adult patients with cervical spinal cord tumors: analysis of 51 cases and review of the literature. J Spinal Disord, 2004, 17(3):178-182.
4. Asazuma T, Toyama Y, Maruiwa H, et al. Surgical strategy for cervical dumbbell tumors based on a three-dimensional classification. Spine, 2004, 29(1):E10-E14.
5. Barrenechea I J, Fukumoto R, Lesser JB, et al. Endoscopic resection of thoracic paravertebral and dumbbell tumors. Neurosurgery, 2006, 59(6):1195-1202.
6. Biondi A, Riceiardi GK, Faillot T, et al. Hemangioblastomas of the lower spinal region: report of four cases with preoperative embolization and review of the literature

AYNR Am J Neuroradiol, 2005, 26(4):936-945.
7. Blacklock JB, Hood TW, Maxwell RE. Intramedullary cervical spinal cord abscess-case report. J Neurosurg, 57:270-273, 1982.
8. Bucholtz JD. Metastatic epidural spinal cord compression. Semin Oncol Nurs, 1999, 15(3):150-159(Review).
9. Byrne RW, Von Roenn K, Whisler WW.Intramedullary Abscess:A report of two cases and a reviwe of the literature. Neurosurgery, 1994, 35:321-326.
10. Casha S, Engelbrecht HA, DuPlessis SJ, et al. Suspended laminoplasty for wide posterior cervical decompression and intradural access: results, advantages, and complications. J Neurosurg, 2004, (Spine 1):80-86.
11. Conti P, Pansini G, Mouchaty H, et al. Spinal neurinomas: retrospective analysis and long-term outcome of 179 consecutively operated cases and review of the literature. Surg Neurol, 2004, 61:34-43.
12. Crockard HA. Anterior approaches to lesions of the upper cervical spine. Clin Neurosurg, 1988, 34:389-416.
13. De Verdelhan O, HeaGelen C, Carsin Nicol B, et al. MR imaging features of spinal schwannomas and meningiomas. J Neuroradiol, 2005, 32(1):42-49.
14. El-Mahdy W, Kane PJ, Powell MP, et al. Spinal intradural tumors: Part 1-extramedullary. Br J Neurosurg, 1999, 13:550-557.
15. Epstein JA. The surgical management of cervical spinal stenosis, spondylosis and myeloradiculopathy by means of the posterior approach. Spine: 1988, 13:864-869.
16. Erlich JH, Sci BM, Rosenfeld JV, et al. Acute intramedullary spinal cord abscess: case report.Surg Neurol, 1992, 38:287-290.
17. Frank AR. Spinal cord compression-an oncologic emergency. Nebr Med J, 1990, 75(8):230-235(Review).
18. Gowers WR, Horsley VA. A case of tumour of the spinal cord: removal, recovery. Med Chir Trans, 1888, 53 (Suppl 2):379-428.
19. Held JL, Peahota A. Nursing care of the patient with spinal cord compression. Oncol Nurs Forum, 1993, 20(10):1507-1514.
20. Ichikawa T, Ohtomo K, Araki T, et al. Ganglioneuroma: Computed tomography and magnetic resonance features. Br J Radiol, 1996, 69:114-121.
21. Inoue A, Ikata T, Katoh S. Spinal deformity following surgery for spinal cord tumors and tumorous lesions: analysis based on an assessment of the spinal functional curve. Spinal Cord, 1996, 34:536-542.
22. Jinnai T, Hoshimaru M, Koyama Tsunemaro. Clinical characteristics of spinal nerve sheath tumors: analysis of 149 cases. Neurosurgery, 2005, 56(3):510-515.
23. John H. Velyvis JH, Durbhakula S, Wurapa R, Carl A. Ganglioneuroma with scoliosis of the thoracic spine a case report.The Spine Journal, 2005, 5(4):457-460.
24. Kalayei M, Ca vi F, Gul S, et al. Intramedullary spinal cord metastases: diagnosis and treatment–all illustrated review. Acta Neurochir(Wien), 2004, 146(12):1347-1354.
25. Katsumi Y, Honma T, Nakamura T. Analysis of cervical instability resulting from laminectomies for removal of spinal cord tumor. Spine, 1989, 14(11):1171-1176.
26. Kaya RA, Turkmenoglu O, Dalkilic T, et al. Removal of an anterior spinal dermoid cyst with fenestra corpectomy in Klippel-Feil syndrome: technical case report. Neurosurgery, 2003, 53:1230-1234.
27. Kirshblum SC, Memmo P, Kim N, et al. Comparison of the revised 2000 American spinal injury association classification standards with the 1996 guidelines. American Journal of Physical Medicine & Rehabilitation, 2002, 81(7):502-505.
28. Kleihues P, Burger PC, Scheithauer BW. Histological typing of tumors of the central nervous system. World Health Organization International Histological Classification of Tumors. Heidelberg: Springer, 1993.
29. Kleihues P, Cavenee WK. World Health Organization Classification of Tumours. Pathology and genetics of tumours of the nervous system. Lyon: IARC, 2000.
30. Koen JL, McLendon RE, George TM. Intradural spinal teratoma: evidence for a dysembryogenic origin. Report of four cases. J Neurosurg, 1998, 89(5):884-851.
31. Kratimenos GP, Crockard HA. The far lateral approach for ventrally placed foramen magnum and upper cervical spine tumours. Br J Neurosurg, 1993, 7:129-140.
32. Kyoshima K, Sakai K, Kanaji M, et al. Symmetric dumbbell ganglioneuromas of bilateral C2 and C3 roots with intradural extension associated with von Recklinghausen's Disease: case report. Surg Neurol, 2004,

61:468-473.
33. Lonergan GJ, Schwab CM, Suarez ES, et al. Neuroblastoma, ganglioneuroblastoma, and ganglioneuroma: radiologic-pathologic correlation. Radiographics, 2002, 22:911-934.
34. Lot G, George B. Cervical neuromas with an extradural components: surgical management in a series of 57 patients. Neurosurgery, 1997, 41(4):813-822.
35. Louis DN, Ohgaki H, Wiestler OD, et al. World Health Organization Classification of Tumours. Pathology and genetics of tumours of the nervous system. Lyon: IARC, 2007.
36. Lowey SE. Spinal cord compression: an oncologic emergency associated with metastatic cancer:evaluation and management for the home health clinician. Home Healthc Nurse, 2006, 24(7):439-446.
37. Martin NA, Khanna RK, Batzdorf U. Posterolateral cervical or thoracic approach with spinal cord rotation for vascular malformations or tumors of the ventrolateral spinal cord. J Neurosurg, 1995, 83:254-261.
38. McCormick P. Surgical management of dumbbell tumors of the cervical spine. Neurosurgery, 1996, 38(2):294-300.
39. McCormick PC, Post KD, Stein BM. Intradural extramedullary tumors in adults. Neurosurg Clin N Am, 1990, 1:591-608.
40. McCormick PC, Stein BM. Spinal cord tumors in adults. In: Youmans JR, ed. Neurological Surgery. Philadephia: W.B. Saunders Co, 1996. 3102-3122.
41. McCormick PC, Torres R, Kalmon D, et al. Intramedullary ependymoma of the spinal cord. J Neurosurg, 1990, 72(4)523-532.
42. Mehlman CT, Crawford AH, McMath JA. Pediatric vertebral and spinal cord tumors: a retrospective study of musculoskeletal aspects of presentation, treatment, and complications. Orthopedics, 1999, 22:49-56.
43. Nonomura Y, Miyamoto K, Wada E, et al. Intramedullary teratoma of the spine: report of two adult cases. Spinal Cord, 2002, 40(1):40-43.
44. Nunes F, MacColiin M. Neurofibromatosis 2 in the pediatric population. J Child Neurol, 2003, 18(10):718-724.
45. O'Brien MF, Peterson D, Casey AT, et al. A novel technique for laminoplasty augmentation of spinal canal area using titanium miniplate stabilization. A computerized morphometric analysis. Spine, 1996, 21:474-484.
46. O'toole J E, McCormick P C. Midline ventral intradural schwannoma of the cervical spinal cord resected via anterior corpectomy with reconstruction: technical case report and review of the literature. Neurosurgery, 2003, 52:1482-1486.
47. O'Toole JE, Eichholz KM. Minimally invasive approaches to vertebral column and spinal cord tumors. Neurosurg Clin N Am, 2006, 17(4):49l-506.
48. Poeze M, Herpers MJHM, Tjandra B, et al. Intramedullary spinal teratoma presenting with urinary retention: Case report and review of the literature. Neurosurgery, 1999, 45(2):379-385.
49. Raco A, Esposito V, Lenzi J, et al. Long-term follow-up of intramedullary spinal cord tumors. a series of 202 cases. Neurosurgery, 2005, 56(5):972-981.
50. Sawamura Y, Kato T, Ikeda J, et al. Teratomas of the central nervous system: Treatment considerations based on 34 cases. J Neurosurg, 1998, 89(4):728-737.
51. Seppala MT, Haltia MJ, Sankila RJ, et al. Long-term outcome after removal of spinal schwannoma: a clinicopathological study of 187 cases. J Neurosurgery, 1995, 83(4):621-626.
52. Sim FH, Svien HJ, Bickel WH, et al. Swan-neck deformity following extensive cervical laminectomy. J Bone Joint Surg Am, 1974, 56:564-580.
53. Solero CL, Fornari M, Giombini S, et al. Spinal meningiomas: review of 174 operated cases. Neurosurgery, 1989, 25(2):153-160.
54. Sridhar K, Ramamurthi R, Vasudevan MC, et al. Limited unilateral approach for extramedullary spinal tumours. Br J Neurosurg, 1998, 12(5):430-433.
55. Stein B, McCormick P. Spinal Intradural Tumors. In: Wilkins R, Rengachary SS (eds): Neurosurgery. New York: McGraw-Hill, 1996, 1769-1781.
56. Stevens Q, Kattner K, Chen Y, et al. Intradural extramedullary mature cystic teratoma: not only a childhood disease. J Spinal Disord, 2006, 19(3):213-216.
57. Takemoto K, Matsumura Y, Hashimoto H, et al. MR imaging of intraspinal tumors–capability in histological differentiation and compartmentalization of extramedullary

58. Tani S, Isoshima A, Nagashima Y, et al. Laminoplasty with preservation of posterior cervical elements: surgical technique. Neurosurgery, 2002, 50:97-102.
59. Tredway TL, Santiago P, Hrubes MR, et al. Minimally invasive resection of intradural-extramedullary spinal neoplasms. Neurosurgery, 2006, 58(S):52-58.
60. Ugarriza LF, Cabezudo JM, Ramirez JM, et al. Bilateral and symmetric C1-C2 dummbell ganglioneuromas producing severe spinal cord compression. Surg Neurol, 2001, 55:228-231.
61. Xie Jing-Cheng, Hurlbert R J. Discectomy versus discectomy with fusion versus discectomy with fusion and instrumentation: A prosective randomized study. Neurosurgery, 2007, 61:107-117.
62. Yeh JS, Sgouros S, Walsh AR, et al. Spinal sagittal malalignment following surgery for primary intramedullary tumours in children. Pediatr Neurosurg, 2001, 35(6):318-324.
63. Zdeblick TA, Zou D, Warden KE, et al. Cervical stability after foraminotomy. J Bone Joint Surg Am 1992, 74:22-27.
64. 陈晓东，王振宇，谢京城，李振东，马长城，刘彬．症状性骶管囊肿的诊断和治疗．中国脊柱脊髓杂志，2006，16(2)138-141．
65. 菅凤增，陈赞，凌峰．微型钛钉-钛板固定行颈椎管扩大成形术的初步临床报告．中国脊柱脊髓杂志，2006，16(2):129-132．
66. 雷鹏，王钰，荔志云，等．电磁刀在脑和脊髓肿瘤显微手术中的应用及效果分析．中华神经医学杂志，2003，2(1):20-22．
67. 李进，鞠延，杨开勇，等．半椎板切除显微手术治疗椎管内肿瘤．中华神经外科杂志，2007，23:329-331．
68. 林翔，李明．脊髓肿瘤337例的临床及磁共振诊断．中风与神经疾病杂志，1994，ll(6):365-366．
69. 柳国良，罗世祺．椎管内畸胎瘤．中国神经精神疾病杂志，1997，23(5):305．
70. 尚京伟，戴建平，高培毅．脊髓畸胎瘤的影像诊断．实用放射学杂志，2003，19(3):657-659．
71. 王振宇，谢京城，马长城，等．脊髓髓内肿瘤的显微手术治疗．中国脊柱脊髓杂志，2004，14:458-460．
72. 吴洪喜，高广兴，滕良珠，等．椎管哑铃型肿瘤的手术治疗与脊柱重建．中华神经外科杂志，2008，24:120-122．
73. 谢京城，王振宇，钟延丰，马长城，陈晓东，刘彬．颈椎节细胞神经瘤的临床特点与手术治疗．中国脊柱脊髓杂志，2010，20(8):645-649．
74. 谢京城，王振宇，马长城，李振东，刘彬，陈晓东．660例椎管肿瘤的手术治疗．中国微创外科杂志，2009，9(10):940-945．
75. 谢京城，王振宇．高血压性脑出血的病理生理学基础，中国神经精神疾病杂志，30(2):159-160，2004．
76. 谢京城，Hurlbert RJ．改良椎板成形术在颈椎管内肿瘤切除术中的应用．中华神经外科杂志，2007，23(11):864-867．
77. 谢京城，Hurlbert RJ．经前方颈椎体切除入路切除椎管内肿瘤一例及文献复习．中华神经外科杂志，2007，23(5):351-353．
78. 谢京城，单宏宽，刘彬．髓内软脊膜下脓肿一例．中华外科杂志，1998，36:217．
79. 谢京城，单宏宽，马长城，等．显微手术治疗脊髓髓内占位性病变-附23例报告．现代外科杂志，2000，6(1):19-21．
80. 谢京城，王振宇，刘彬，陈晓东．椎管内畸胎瘤的诊断和治疗．中国脊柱脊髓杂志，2009，19(2):90-93．
81. 谢京城，王振宇，马长城，李振东，刘彬，陈晓东．颈椎椎管内肿瘤术后稳定性研究．中华神经外科杂志，2008，24(2):116-119．
82. 谢京城，王振宇，单宏宽，宋明，马长城．哑铃型脊髓肿瘤的MR分型及显微外科手术．中华神经医学杂志，2002，1(1):29-30，40．
83. 杨树源，洪国良．椎管内肿瘤402例报告．中华神经外科杂志，2000，16:162-164．
84. 姚建华，胥少汀，时述山，等．椎管内表皮样囊肿及皮样囊肿和畸胎瘤的治疗．中国骨肿瘤骨病，2003，2(2):88-90．
85. 张忠，袁葛，李学真，等．椎管内先天性肿瘤的诊断与治疗——附135例分析．中国神经肿瘤杂志，2007，5(1):34-37．

第五章 硬脊膜外肿瘤

第一节 概 述

硬脊膜外肿瘤约占椎管内肿瘤的 25.2%，好发于 50 岁以上的病人，多为恶性肿瘤，包括转移性肿瘤和原发于椎管不同组织的肿瘤，如骨肉瘤、软骨肉瘤、巨细胞瘤、骨髓瘤、淋巴瘤、血管肉瘤、脂肪肉瘤、神经母细胞瘤、脊索瘤恶变等。硬脊膜外良性肿瘤见于骨瘤、软骨瘤、血管脂肪瘤、神经鞘瘤、脊膜瘤、先天性肿瘤、神经节细胞瘤、海绵状血管瘤等。

第二节 病因与病理

一、转移癌

（一）原发病灶

多来自肺癌、肾癌、乳腺癌、甲状腺癌和前列腺癌。男性患者原发灶主要为肺癌、肾癌，女性患者原发灶多为乳腺癌。

（二）转移途径

1. 经动脉播散。
2. 经椎静脉系统播散。
3. 经蛛网膜下腔播散。
4. 经淋巴系统播散。
5. 邻近的病灶直接侵入椎管，又称其为侵入瘤。

（三）转移癌的分布

大多数椎管内转移瘤位于硬脊膜外，硬脊膜下和髓内少见。据统计，10% 的癌症病人可发生椎管内转移，但原发病灶往往不易被发现。部位以胸段最多见，其次是腰段，颈段和骶段发生较少。绝大多数发生在硬脊膜外，一部分还同时侵犯脊椎骨质，癌细胞可通过神经根或蛛网膜下腔扩展入髓内，但很罕见。

（四）病理学

椎管内转移瘤病理形态学与其原发病灶相似，例如：肺癌、肾癌、乳腺癌、甲状腺癌、前列腺癌等，肿瘤主体位于硬脊膜外，但癌细胞可通过神经根或蛛网膜下腔扩展入硬脊膜内，甚至髓内。

二、淋巴瘤和造血系统肿瘤

血液系统肿瘤如粒细胞性白血病、绿色瘤病、浆细胞瘤、淋巴瘤等可浸润生长到硬脊膜外腔，浸润硬脊膜层、神经根，形成硬脊膜外占位性病变压迫脊髓，亦可浸润脊髓血管壁，引起血栓、栓塞或出血，导致脊髓软化。

椎管内淋巴瘤以非霍奇金淋巴瘤（NHL）为主，组织学上，该肿瘤多为过渡型和低分化 B 淋巴细胞型，T 淋巴细胞型和高分化 B 淋巴细胞型少见（图 5-1）。粒细胞肉瘤，以 AML（急性髓系白血病）为主，多为 AML-M2b 型（图 5-2）。

三、椎管内血管脂肪瘤

血管性脂肪瘤多位于前臂皮下，其次为颈部、肩部、躯干、上臂和下肢，很少累及中枢神经系统，所以椎管内血管脂肪瘤是一种少见的良性病变，占硬脊膜外肿瘤的2%～6%，90%位于硬脊膜外。以胸段最常见，其次为颈段和腰段。可发生于任何年龄组，但以中年多见，男女无差别。

组织学上，血管脂肪瘤是由脂肪组织和异常的血管（包括毛细血管、窦、小静脉和小动脉，脂肪组织与血管组织的比例不同，从脂肪组织占优势到大量血管和间质成分代替脂肪组织）组成的新生物。病理学检查显示成熟脂肪细胞中混杂大量薄壁宽腔血管（图5-3）。

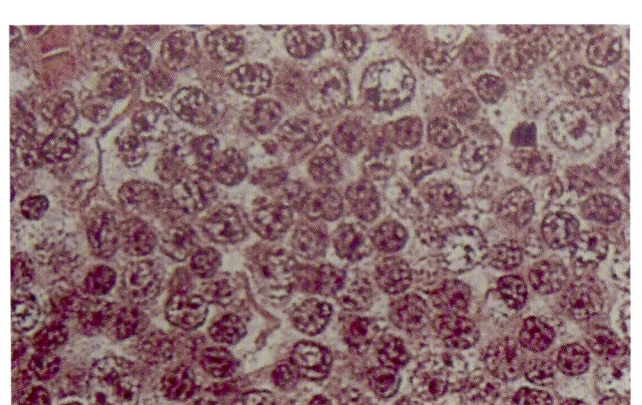

图5-1　B细胞淋巴瘤HE染色病理所示。

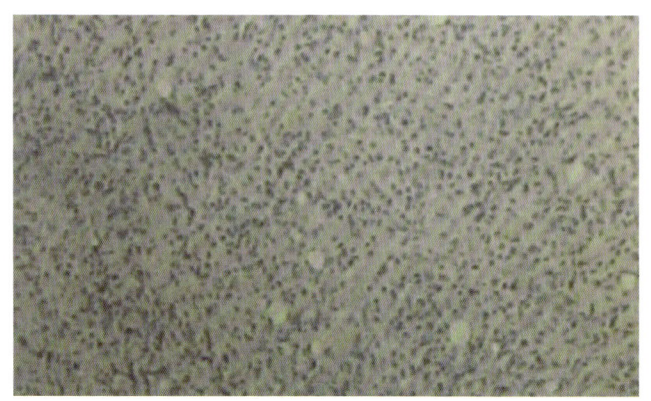

图5-2　粒细胞肉瘤HE染色病理所示。

四、硬脊膜外神经鞘瘤

硬脊膜外神经鞘瘤常与椎间孔沟通，呈哑铃形，可伴有椎间孔扩大或骨质破坏，肿瘤形状规则、类球形、包膜完整。患者良性病程，而且病程长。（详见相关章节）

五、脊柱肿瘤向椎管内侵入

（一）脊索瘤

脊索瘤起源于胚胎残余的脊索组织，流行病学统计，大约50%脊索瘤发生在骶尾部，其余50%发生于颅底斜坡蝶枕颈交界部位或脊椎其他部位。多见于30～40岁，女性稍多于男性。脊索瘤发生于骶骨，将骶骨破坏后，可向前侵入盆腔、向后侵入椎管并压迫神经组织，少数肿瘤破坏硬脊膜层，甚至有经脑脊液循环种植于其他部位的报道。既往认为脊索瘤为良性病变，生长缓慢；目前认为其为恶性肿瘤，具有侵蚀性特点，复发率高。脊索瘤早期有一定的界限，质地软，有时呈胶冻状，有或无纤维包膜，切面呈半透明，含有黏液样物质，肿瘤中间存在由包膜相连而形成的白色坚韧的间隔，将肿

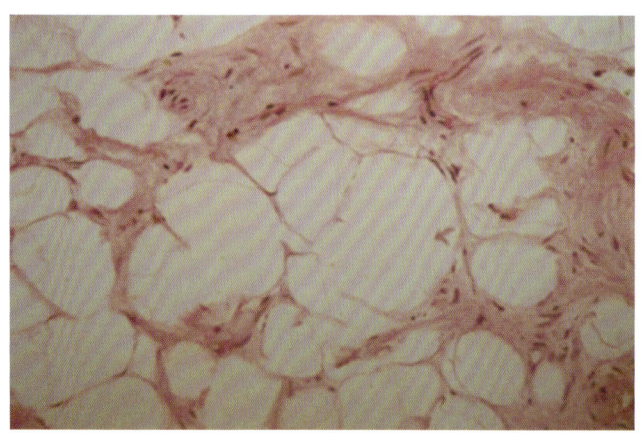

图5-3　血管脂肪瘤HE染色病理，显示成熟脂肪细胞及血管。

瘤分割成大小不等的多叶状；晚期则界限不清，往往较硬，半数瘤内有结节状钙化，可有出血和囊变。其病理分型分为：

（1）典型型：占总数的80%～85%，瘤内无软骨或其他间充质成分，病理上以片状生长为其特征，由空泡状上皮细胞和黏液基质组成，细胞角蛋白和

上皮膜抗原的免疫染色阳性，电镜下可见颗粒，这些特征有助于本病与软骨肉瘤区别。后者免疫染色阴性，电镜下无颗粒（图5-4）。

（2）软骨型：占脊索瘤的5%~15%，其镜下特点除上述典型所见外，尚含有多少不等的透明软骨样区域，发病年龄较典型型小，预后相似。

（3）间质型：占脊索瘤的10%左右，含经典型成分和恶性间充质成分，镜下表现为肿瘤增殖活跃，黏液含量显著减少并可见到核分裂象，可继发于典型型放疗后或恶变。

（二）多发性骨髓瘤、骨巨细胞瘤、软骨肉瘤等

主要发生在椎体，有部分肿瘤会侵入椎管内硬脊膜外。

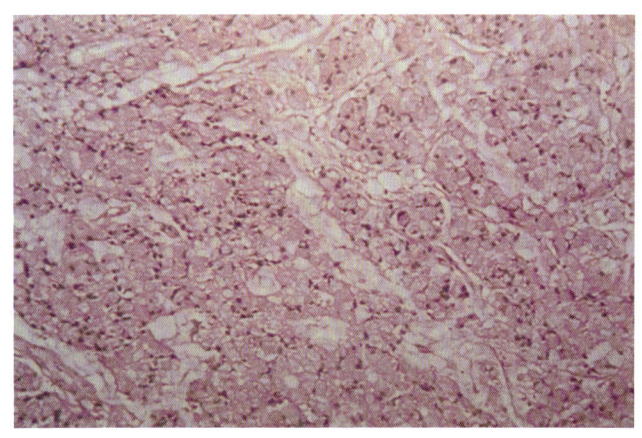

图5-4 脊索瘤。肿瘤组织被纤维结缔组织分割成小叶，病理上以片状生长为其特征，由空泡状上皮细胞和黏液基质组成。

第三节 临床表现

一、转移瘤

1. 病程短 50%的病例自首发症状出现到就诊为1~3个月。

2. 首发症状 绝大多数患者以局部根痛或牵扯痛为首发症状，由于转移瘤大多数在硬脊膜外浸润性生长，其疼痛程度较其他椎管内肿瘤剧烈，常因咳嗽、打喷嚏、深呼吸等加剧，以运动或感觉障碍作为首发症状者较少见。

3. 症状和体征 病情进展迅速，病人就诊时往往已有明显脊髓受压症状，一旦出现截瘫，部分病人的疼痛反而减轻。超过半数有大小便异常等括约肌症状。主要的体征为截瘫、感觉障碍和锥体束征，部分患者有棘突叩痛。

4. 部分病人伴有原发灶相关症状，如原发部位疼痛、咯血、血尿等。

二、血液系统肿瘤

病程短，自出现首发症状到脊髓压迫症状时间为数天至1年，淋巴瘤一般为2~6个月；而粒细胞肉瘤往往数天至1个月。局部及神经根放射痛是最常见的首发症状，随之出现运动和感觉障碍、大小便异常等括约肌症状。

三、血管脂肪瘤

硬脊膜外血管脂肪瘤，压迫硬脊膜囊，间接压迫脊髓，多位于胸段，其临床表现以脊髓受压症状为主。表现为背部疼痛、脊髓压迫症状及体征。但是，如果疾病发展过程中出现出血、盗血、静脉血栓等，可导致其临床症状突然加重。

四、脊柱肿瘤

（一）脊索瘤

发病多在中年以上，较多以骶尾部疼痛为首发症状，随着病程进展，可发生便秘；压迫骶神经时，可发生下肢及臀部的麻木或疼痛。发生在颅颈交界处者，可引起延髓和高颈髓功能障碍表现。体检时可见骶部饱满，肛指检查可触及圆形、光滑肿块，有弹性。

（二）多发性骨髓瘤

多发性骨髓瘤患者主要症状为进行性加剧的某处脊椎疼痛或全身性骨痛；血及尿检查可发现高血钙、高蛋白血症及凝溶蛋白尿等。影像学检查病变主要累及椎体。

（三）骨巨细胞瘤

骨巨细胞瘤病变多位于椎体，当侵入椎管时出

现脊髓及神经根受压症状及体征。影像学有特征性改变。

（四）软骨肉瘤

发生于骶尾部的软骨肉瘤临床表现与脊索瘤难以区别，但软骨肉瘤发病年龄较小，X线表现有特征性。

第四节　影像学检查

一、脊柱X线平片

1. 转移瘤可显示肿瘤周围椎骨的破坏，利于评价脊柱稳定性变化（图5-5）。

2. 血液系统肿瘤X线平片检查，除极少数患者可见椎体骨质破坏和椎旁软组织肿块外，一般无阳性发现，对本病的诊断价值有限。

3. 脊索瘤X线表现为骶骨局部膨隆，破坏透亮部分可见钙化斑。

二、CT表现

1. 转移瘤可表现为硬脊膜外软组织低密度影，压迫硬脊膜囊，累及椎管壁。邻近椎体多数呈溶骨性破坏，少数呈成骨性破坏，椎间孔及横突孔受蚀扩大或破坏（图5-6）。

2. 血液系统肿瘤平扫可见正常硬脊膜轮廓消失，硬脊膜外有密度均匀的软组织肿块，常为多节段受累，环绕脊髓和神经根生长，硬脊膜囊受压变窄甚至闭塞。增强扫描显示肿瘤边缘呈不规则强化，可见骨质破坏改变。

3. 脊索瘤CT表现平扫时肿瘤呈等或略高密度，增强后表现为轻至中度不均匀强化，骶骨破坏和瘤内钙化斑块显示清楚。肿瘤存在钙化是脊索瘤区别于其他肿瘤的重要依据。

三、MRI及特征性影像学表现

1. 转移瘤为硬脊膜外软组织肿块，形状不规则，大多累及数个椎体节段；可伴椎体、椎旁肌等信号异常，相应硬脊膜囊受压，伴有脊髓信号改变。肿瘤多数呈等T1、长T2信号，与邻近肌肉组织的分界明显，邻近受累骨质可有多种信号改变。增强后肿瘤可呈不同程度强化（图5-7）。

2. 血液系统肿瘤。累及椎管内的血液系统肿瘤

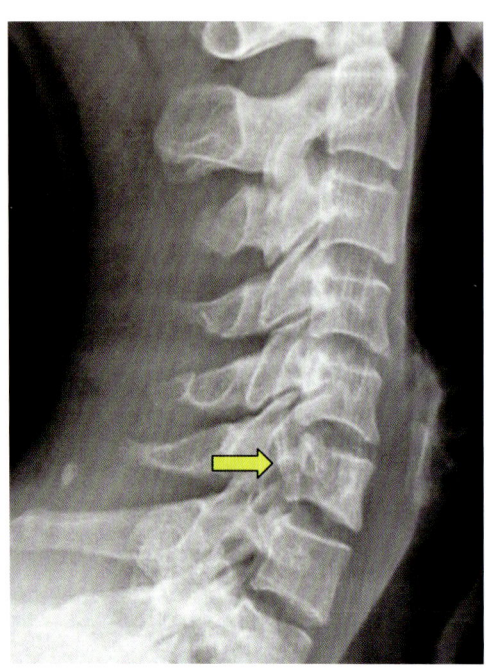

图5-5　术前X线片示C6椎体后2/3及椎弓根等被肿瘤破坏（箭头所示）。

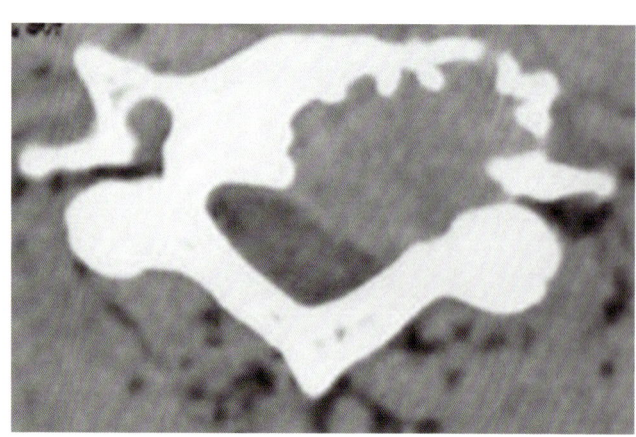

图5-6　术前CT示颈椎肿瘤影像，椎体、横突、椎弓根等被肿瘤破坏。

绝大多数位于硬脊膜外，围绕硬脊膜囊并沿椎间孔向椎旁蔓延，呈浸润性生长，其形状不规则，肿瘤在 T1 加权像呈等信号或低信号，在 T2 加权像为高信号，增强扫描时病灶强化（图 5-8）。

3. 血管脂肪瘤的 MRI 有其特征性表现，肿瘤位于硬脊膜外，沿椎管纵轴方向呈梭形生长。T1 加权像呈内部不均匀的高信号，T2 加权像呈稍高信号，强化明显（图 5-9）。血管性脂肪瘤在 MRI 上很少表现出典型的血管流空影，这是因为肿瘤中毛细血管和静脉占优势，借此把这类肿瘤与小动脉循环占优势的肿瘤、动静脉瘘、动静脉畸形相区别。

4. 脊索瘤 T1 加权像呈不均匀低信号，T2 加权像呈高信号，增强后扫描呈不均匀强化，肿瘤内可见钙化灶，其呈长 T1、短 T2 表现。另外，还有椎

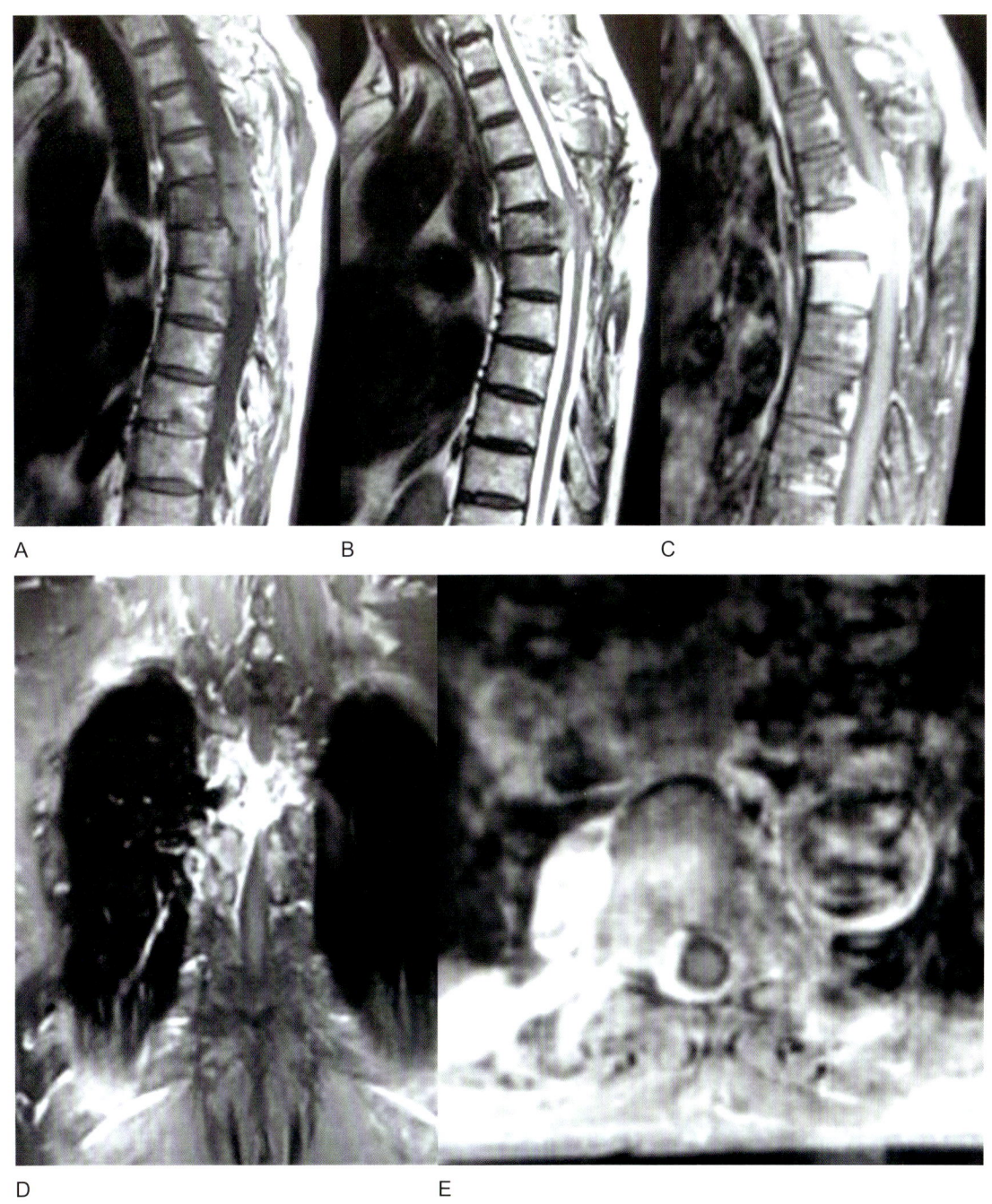

图 5-7　肾癌转移至胸椎。A. T1 加权像示胸段硬脊膜囊腹、背等 T1 占位性病变；B. T2 加权像示病变略长 T2 信号；C~E. 增强扫描，矢状位、冠状位、轴位肿瘤普遍强化。

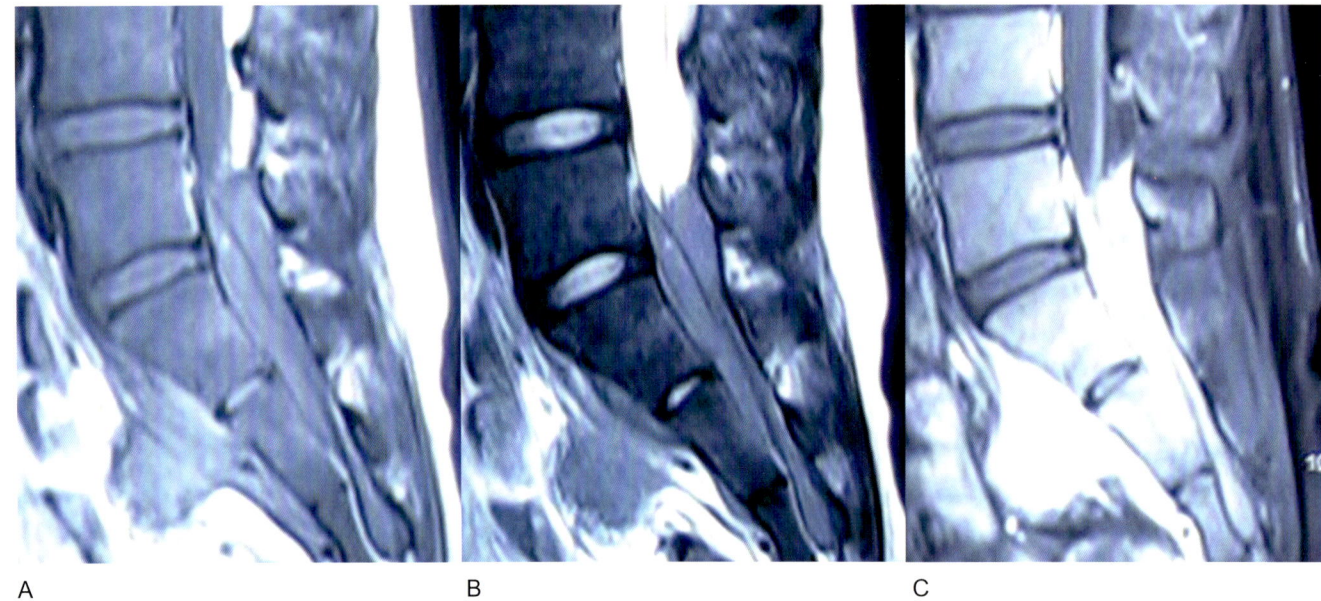

图 5-8　粒细胞白血病腰骶椎管内浸润。A. T1 加权像呈等信号；B. T2 加权像等及稍高信号；C. 增强扫描，显示肿瘤呈浸润性生长，累及骶骨腹侧。

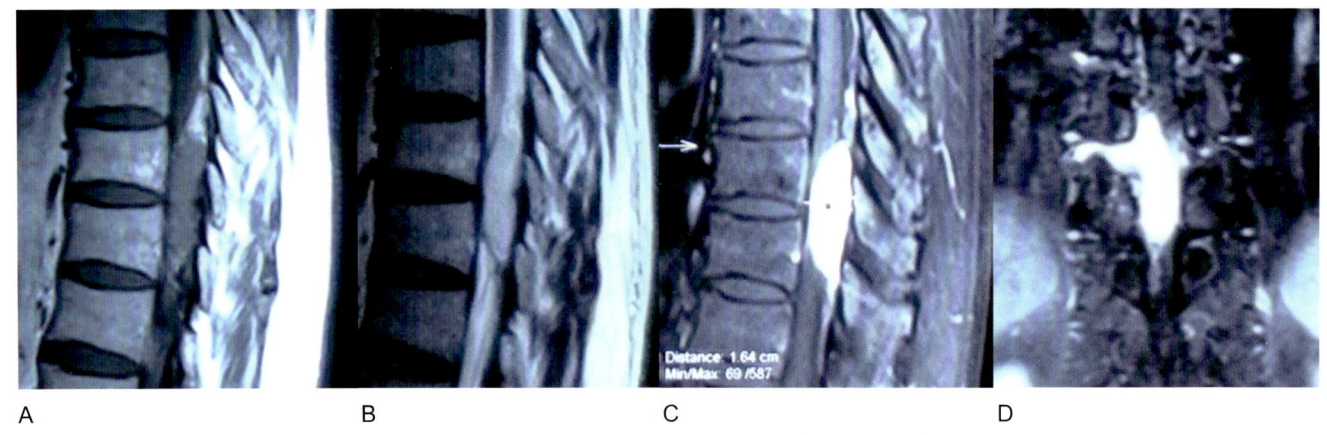

图 5-9　胸椎管内血管脂肪瘤术前 MRI 所示。A. 矢状位 T1 加权像示中胸段硬脊膜背侧信号不均一梭形肿瘤；B. 矢状位 T2 加权像呈稍高信号；C. 矢状位强化示肿瘤强化明显；D. 冠状位增强扫描示肿瘤强化明显，椎间孔区有强化。

体骨质和椎间盘破坏的表现。

5. 巨细胞瘤病变多位于椎体，X 线片早期可见偏心性破坏、溶骨性破坏，先累及椎体边缘，以骨皮质变薄、骨膨胀和肥皂泡影为主。椎体常出现压缩骨折，椎体塌陷呈楔形（图 5-10）。

6. 发生于骶尾部的软骨肉瘤临床表现与脊索瘤难以区别，但软骨肉瘤发病年龄较小，X 线片显示病变部位呈溶骨性破坏改变，同时有环状、云雾状及点状钙化影（图 5-11）。

四、其他

化验检查、骨髓穿刺检查对血液系统肿瘤有意义（图 5-12）。组织活检对于硬脊膜外肿瘤的诊断有意义。同位素骨扫描对判断原发或继发肿瘤有一定意义。

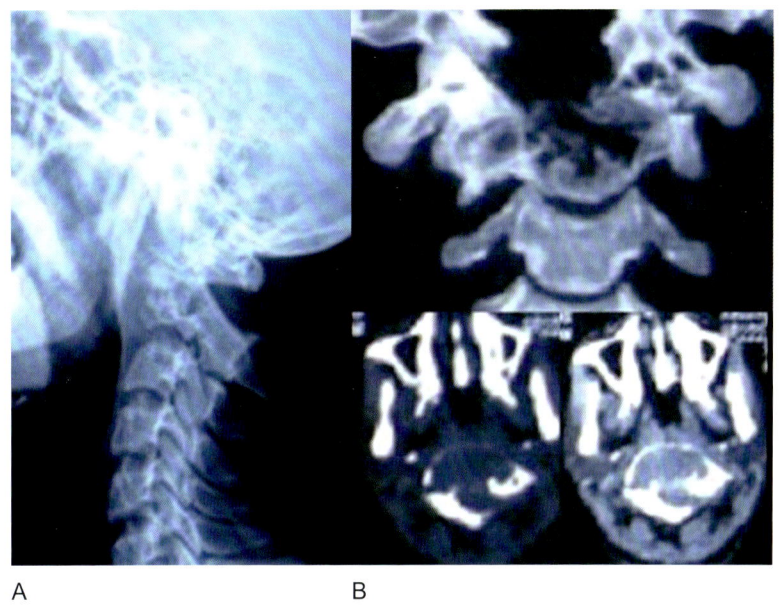

图 5-10　巨细胞瘤术前 X 线片及 CT 所示。A. X 线片早期可见椎体边缘骨皮质变薄、骨膨胀和肥皂泡影，椎体塌陷呈楔形；B. CT 所示 C2 椎体溶骨性破坏，骨皮质变薄、骨膨胀和肥皂泡影为主。

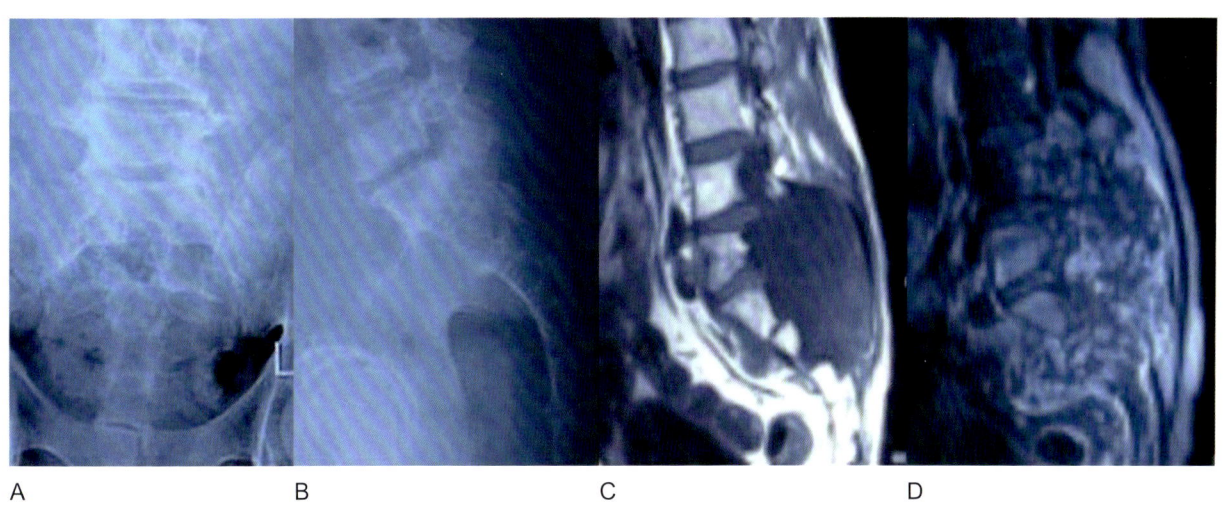

图 5-11　发生于骶尾部的软骨肉瘤。A、B. 术前 X 线片示骶尾部呈溶骨性破坏改变；C、D. 术前 MRI 显示病变部位呈溶骨性破坏改变，可见肿瘤呈弥漫样浸润生长。

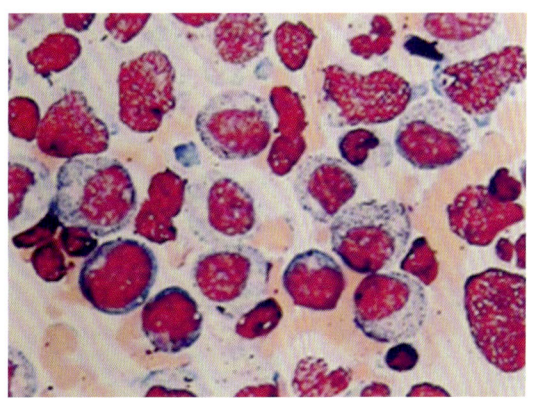

图 5-12　粒细胞肉瘤骨髓象（符合 AML-M2B 型）。

第五节 诊断与鉴别诊断

一、各种硬脊膜外肿瘤的诊断要点

1. 转移瘤病程短、发病急骤，出现进行性脊髓受压症状，结合临床及影像学特征，应考虑椎管内转移癌的可能。转移瘤患者一般有肿瘤手术史，或原发灶已被明确诊断，疼痛部位固定，呈进行性发展，保守治疗不缓解。

2. 血液系统肿瘤，由于椎管内硬脊膜外血液系统肿瘤罕见，影像学检查发现病灶时，很少将其作为首选诊断。当临床上出现进行性脊髓受压症状，结合以上影像学及化验检查，应考虑椎管内血液系统肿瘤的可能。

3. 血管脂肪瘤病程较长，其 MRI 有特征性表现。

4. 硬脊膜外神经鞘瘤常与椎间孔沟通呈哑铃形，可伴有椎间孔扩大或骨质破坏，肿瘤形状规则，类球形，包膜完整。

5. 脊柱肿瘤的诊断，包括脊索瘤、骨巨细胞瘤、软骨肉瘤等，依靠其典型的临床及医学影像学特征，必要时 CT 引导下穿刺活检，以确定诊断。

二、鉴别诊断

1. 硬脊膜外血肿　起病急、病程短，血肿在 MRI 上呈等 T1、等 T2 信号，增强扫描时病灶强化（图 5-13）。

2. 硬脊膜外脓肿　发病突然，病程短暂；但患者往往有炎症病史，化验检查有阳性发现，MRI 只有脓肿壁增强（图 5-14）。

3. 脊柱结核　常有结核菌感染病史，有肺或消化道结核病灶。病程较长，发病缓慢，疼痛程度一般，有脊柱局部压痛。可伴有椎旁及腰大肌脓肿。放射学检查发现骨质改变和脓肿表现，MRI 扫描无增强。

4. 老年性骨质疏松　老年性骨质疏松患者在 X 线及 CT 片上表现为椎体双凹镜状的"鱼椎"样，或楔形或扁平状变形，骨密度降低，皮质变薄，骨小梁数目减少、稀疏纤细，骨矿物质测定密度降低，血清碱性磷酸酶与骨钙素水平增高；在 CT 与 MRI 上无占位征象。

5. 多发性骨髓瘤　多发性骨髓瘤患者主要症状为进行性加剧的某处脊椎疼痛或全身性骨痛；血及尿检查可发现高血钙、高蛋白血症及凝溶蛋白尿等。影像学检查病变主要累及椎体。

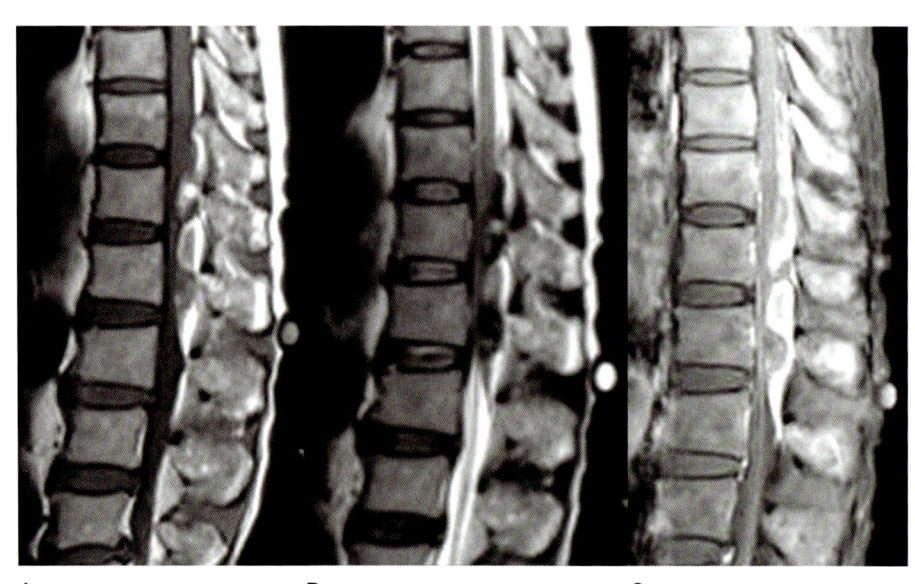

图 5-13　硬脊膜外血肿。A. T1 加权像；B. T2 加权像；C. 增强扫描未见强化。

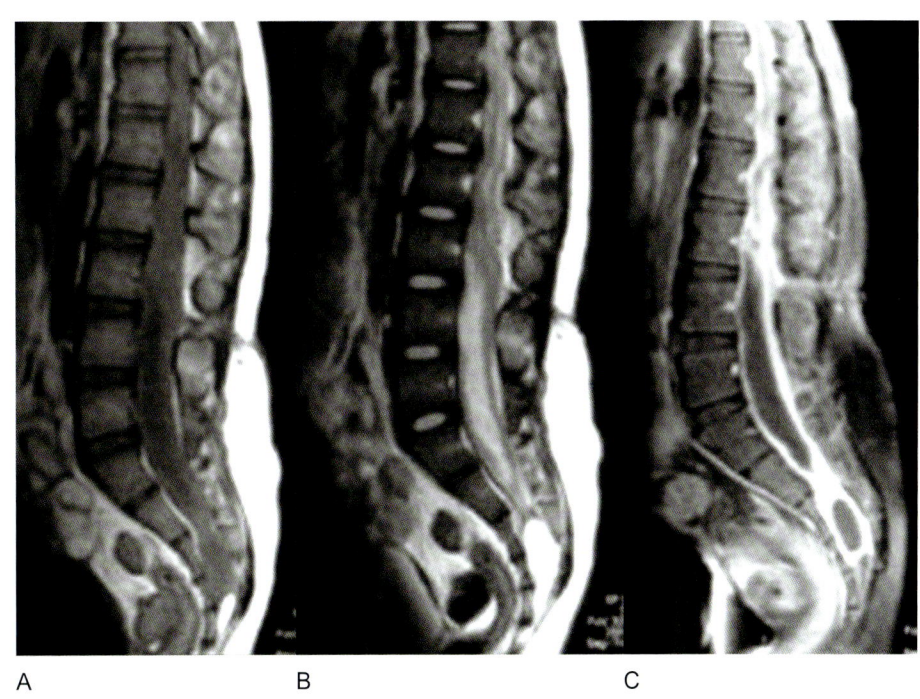

图 5-14 硬脊膜外脓肿。A. T1 加权像；B. T2 加权像；C. 增强扫描轴位像肿瘤普遍强化。

第六节 治 疗

一、手术治疗

（一）手术适应证
1. 疼痛剧烈且经各种非手术疗法无效。
2. 单发转移癌所致急性脊髓压迫，特别是原发病灶已经切除的患者。
3. 明确肿瘤病理诊断。
4. 脊柱不稳定者。

（二）手术禁忌证
1. 一般外科手术的禁忌证，如心、肺、肝、肾功能不全以及营养严重不良、恶病质、凝血功能异常等。
2. 恶性肿瘤晚期，全身广泛转移，或椎管内多处转移，且一次手术难以同时切除多处病灶。

（三）手术方法与原则
1. 手术入路
（1）后路手术：椎板切除以充分减压，行肿瘤切除或活检。椎板切除后根据情况行脊柱固定术。

（2）前路手术：对压迫来自前方的患者，可行前入路手术切除受累的椎体和侵入椎管内的肿瘤，手术后行脊柱重建术（图 5-15）。

2. 对于恶性肿瘤患者的手术，主要是减压与明确诊断，指导下一步治疗。

3. 手术是治疗椎管内血管脂肪瘤的最佳治疗方法。肿瘤质地较韧、包膜完整、边界清楚、与脊膜粘连不紧密，手术中可见脂肪组织、细小血管或海绵状血管组织。罕见浸润性向胸腔生长者，要与相关科室合作手术。手术如果全切肿瘤，预后良好（图 5-16）。

4. 脊索瘤治疗首选手术切除，且认为在大多数患者应采用积极手术。取后正中入路，如侵及盆腔的肿瘤巨大，可取侧前方经腹膜外入路。切开肿瘤的纤维包膜，先用吸肉钳或吸引器切除肿瘤的中央部分，然后紧贴肿瘤包膜分离、切除肿瘤的周边部分，如此可防止损伤颅颈交界处或骶尾部的重要血管与神经结构，以及肛门括约肌与盆腔脏器等。

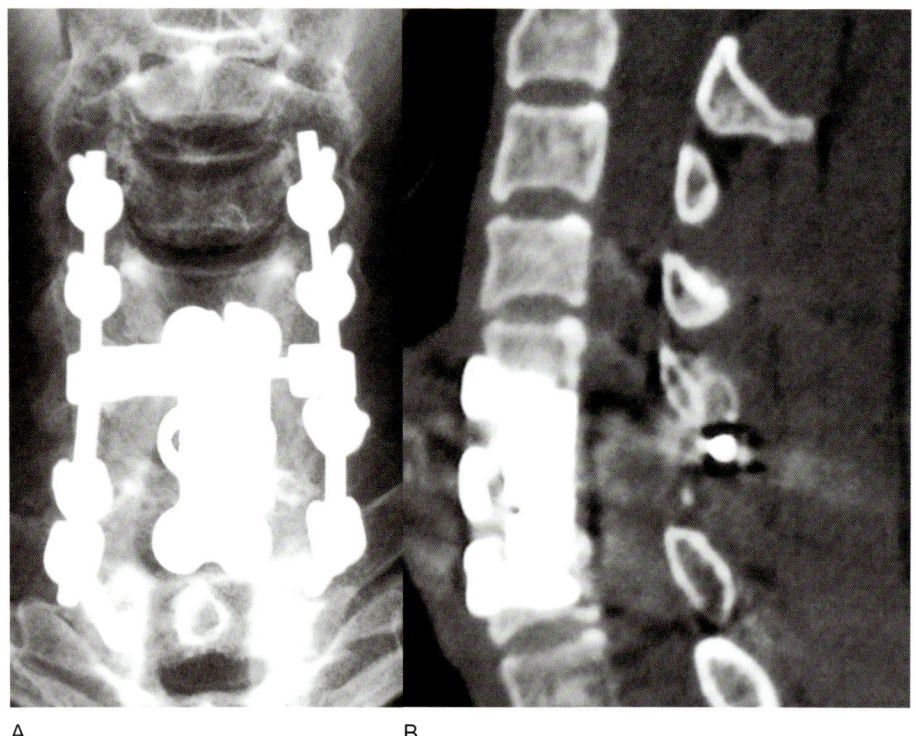

图 5-15　C5～6 椎体转移瘤切除后脊柱重建术。A. 术后 X 线正位片；B. 术后 CT 矢状位片。

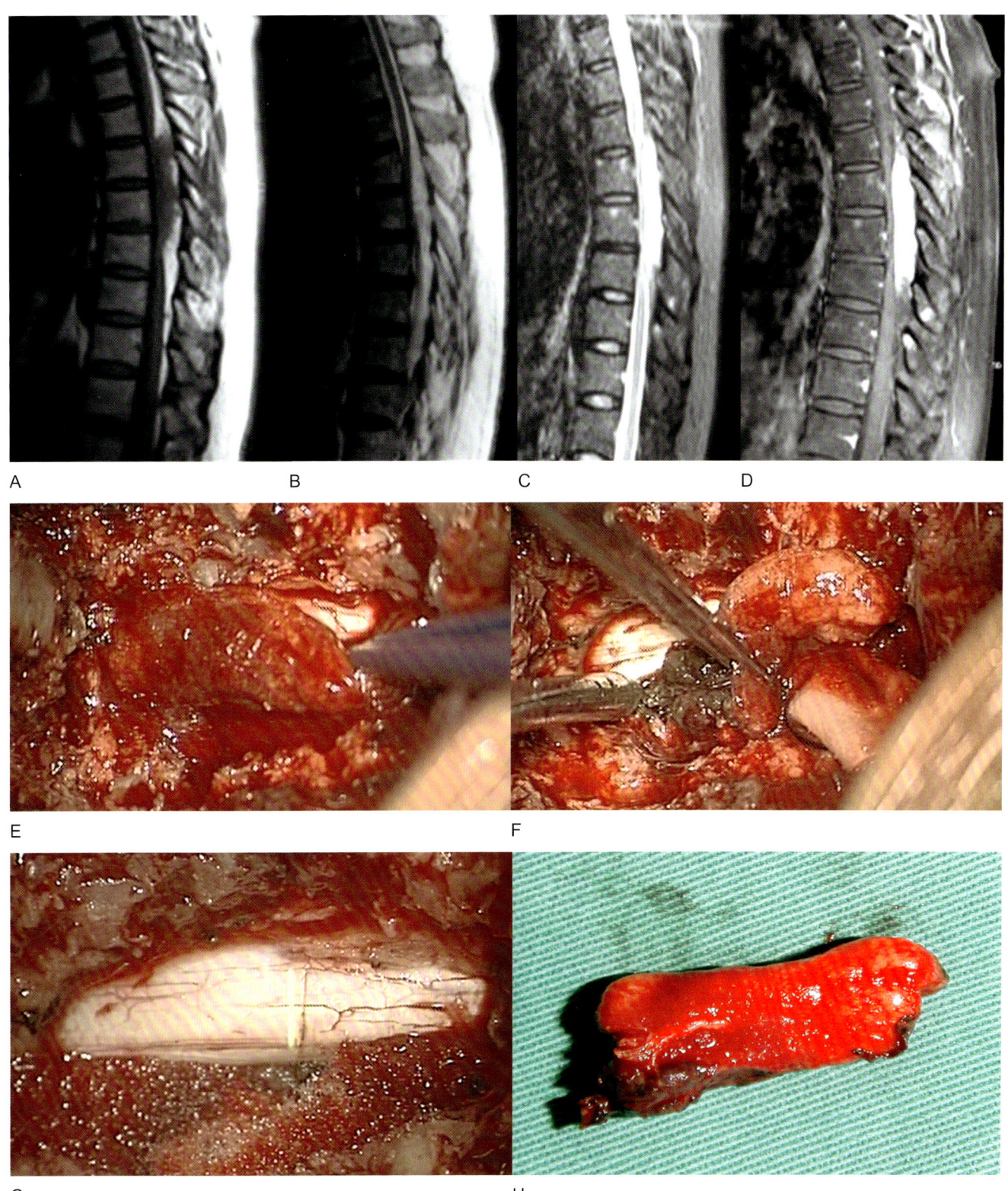

图 5-16 一例 40 岁男性胸椎管内血管脂肪瘤患者。A. 矢状位 T1 加权像示中胸段硬脊膜背侧梭形肿瘤；B. 矢状位 T2 加权像示肿瘤呈高信号；C. 矢状位脂肪抑制像示肿瘤两端的高信号被抑制；D. 矢状位强化示肿瘤强化明显。E. 术中照片示肿瘤位于脊膜外背侧；F. 剥离、切除肿瘤过程；G. 肿瘤被切除后，脊膜膨隆；H. 血管脂肪瘤肉眼所见。

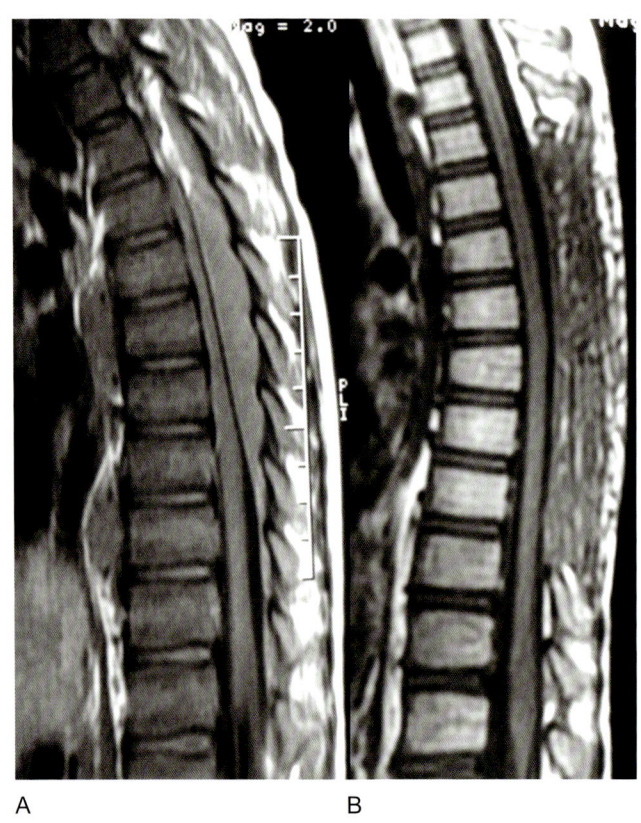

图 5-17　胸椎管硬脊膜外粒细胞肉瘤（AML-M2B 型）。A. 术前 MRI 示胸椎管内硬脊膜外等 T1 信号占位性病变，注意椎体前方也见类似病变；B. 术后加化疗 1 个月复查 MRI 示肿瘤消失。

二、其他治疗

1. 放射治疗可单独应用或作为术后辅助治疗，照射范围应包括肿瘤上下两个节段。对于切除不彻底的肿瘤术后可行放疗，以延长生存期，延缓复发。

2. 化疗　根据肿瘤病理性质，选择适宜的化疗方案及化疗药物，特别是对于血液系统肿瘤，及时正确化疗可以获得较为满意的疗效（图 5-17）。

3. 临床上主要以性激素类药物治疗前列腺癌、乳腺癌、肾癌等。

4. 生物疗法虽然有人应用于临床，其疗效尚待观察。

第七节　预　后

1. 椎管内转移瘤患者的预后与原发病及转移部位有关，但预后一般较差，经上述综合治疗，可以一定程度延长患者生存期。

2. 血液系统肿瘤，手术达到减压、明确病理性质目的后，可以进行相应化疗及其他治疗，其预后与肿瘤病理及化疗的效果相关。

3. 血管脂肪瘤手术全切除后，可治愈。

4. 由于脊索瘤在椎骨内部分常呈浸润性生长，且与骶神经等结构密切相关，故全肿瘤切除十分困难，复发率极高，故手术后患者需要密切随访，往往在首次手术后 2～3 年内会复发；文献报道，患者平均生存期为 5 年，20%～40% 患者能生存 10 年。

（谢京城）

参 考 文 献

1. Barnard M, Perez-Ordonez B, Rowed D W, et al. Primary spinal epidural mantle cell lymphoma: case report. Neurosurgery, 2000, 47:1239-1242.
2. Barrenechea I J, Fukumoto R, Lesser JB, et al. Endoscopic resection of thoracic paravertebral and dumbbell tumors. Neurosurgery, 2006, 59(6):1195-1202.
3. Borisni S, Chevaney F, Weinstein JN, et al. Chordoma of the spine above the sacrum: treatment and outcome in 21 cases. Spine, 1996, 2l:1569-1577.
4. Bucholtz JD. Metastatic epidural spinal cord compression. Semin Oncol Nurs, 1999, 15(3):150-159(Review).
5. Celli P, Trillo G, Ferrante L. Spinal extradural schwarmoma. J Neurosurg Spine, 2005, 2(4):447-456.
6. DeAngelis LM. Current diagnosis and treatment of leptomeninseal metastasis. J Neurooncol, 1998, 38:245-252.
7. Doron Rabin, Hon BA, David M, et al. Infiltrating spinal angiolipoma: a case report and review of the literature. J Spinal Disord Tech, 2004, 17:456-461.
8. Doval DC, Bhatia K, Vaia AK. et al. Spinal cord compression secondary to bone metastases from hepatocellular carcinoma. World J Gastroenterol, 2006, 12(32):5247-5252.
9. Dunne JW, HarperCG, Pmnphlett R. Intramedullary spinal cordetastases: a clinical and pathological study of nine cases. Q J Med, 1986. 6l:1003-1020.
10. FimozniaH, Pinto RS. Chordoma: radiologic evaluation of 20 cases. Am J Roentgenol, 1976, 127:797-805.
11. Frank AR. Spinal cord compression – an oncologic emergency. Nebr Med J, 1990, 75(8):230-235(Review).
12. G Rocchi, E Caroli, A Frati, et al. Lumbar spinal angiolipomas: report of two cases and review of the literature. Spinal Cord, 2004, 42: 313-316.
13. Greibel RW, Khan M, Rozdilsky B. Spinal paradural angiolipomas. A case report and literature review. Spine, 1986, 11(1):41-48.
14. Held JL, Peahota A. Nursing care of the patient with spinal cord compression. Oncol Nurs Forum, 1993, 20(10):1507-1514.
15. Jindal A. Mchapatra AK. Spinal lipomatousmal formations. Indian J Pediatr, 2000, 67(3):342-346.
16. Kratimenos GP, Crockard HA. The far lateral approach for ventrally placed foramen magnum and upper cervical spine tumors. Br J Neurosurg, 1993, 7:129-140.
17. Louis DN, Ohgaki H, Wiestler OD, et al. World Health Organization Classification of Tumors. Pathology and genetics of tumors of the nervous system. Lyon, IARC, 2007.
18. Lowey SE. Spinal cord compression: an oncologic emergency associated with metastatic cancer:evaluation and management for the home health clinician. Home Health Nurse, 2006, 24(7): 439-446; quiz 447-448.
19. McCormick PC, Stein BM. Spinal cord tumors in adults. In: Youmans JR, ed. Neurological Surgery. Philadephia: W.B. Saunders Co, 1996. 3102-3122.
20. Mehlman CT, Crawford AH, McMath JA. Pediatric vertebral and spinal cord tumors: a retrospective study of musculoskeletal aspects of presentation, treatment, and complications. Orthopedics, 1999, 22:49-56.
21. Nabors MW, Patt G. Byrd EB, et al. Update assessment and current classification of spinal maningeal cysts. J Neurosurg, 1988, 68:3667-370.
22. Pels H, Vogt I, Klockgether T, et al. Primary non-Hodgkin's lymphoma of the spinal cord. Spine, 2000, 25:2262-2264.
23. Samdani AF, Garonzik IM, Jallo G, et al. Spinal angiolipoma: case report and review of the literature. Acta Neurochirurgica, 2004, 146:299-302.
24. Seppala MT, Haltia MJ, Sankila RJ, et al. Long-term outcome after removal of spinal schwannoma: a clinicopathological study of 187 cases. J Neurosurgery, 1995, 83(4):621-626.
25. Solero CL, Fornari M, Giombini S, et al. Spinal meningiomas: review of 174 operated cases. Neurosurgery, 1989, 25(2):153-160.
26. Sze G, Uichanco LS, Brant-Zawadzki MN, et al. Chordomas: MR imaging. Radiology, 1988, 166:187-191.
27. Takeuchi H, Kubota T, Sato K, et al. Cervical extradural meningioma with rapidly progressive myelopathy. J Clin Neurosci, 2006, 13(3):397-400.
28. Tognetti F, Lanzino G, Calbucci F. Metastases of the spinal

cord from remote neoplasms: study of five cases. Surg Neurol, 1998, 30:220-227.

29. Turgut M. Spinal extradural angiolipoma, with a literature review. Childs Nerv Syst, 2004, 20:73-74.

30. 胡春红, 丁乙, 王雪元, 等. 椎管内硬脊膜外血管脂肪瘤的 MR 表现. 中华放射学杂志, 2004, 38:1176-1179.

31. 靳文毅, 张健, 杨宝贺, 等. 椎管内囊肿的诊断与治疗. 中国煤炭工业医学杂志, 2000, 3(7):691-693.

32. 徐伟, 徐启武. 脊髓肿瘤. 见: 周良辅. 现代神经外科学. 上海: 复旦大学出版社, 2001, 667-690.

33. 杨树源, 洪国良. 椎管内肿瘤 402 例报告. 中华神经外科杂志, 2000, 16:162-164.

第六章 硬脊膜内髓外肿瘤

第一节 概 述

髓外肿瘤占椎管内肿瘤的一半以上。大部分肿瘤位于硬脊膜下，小部分可扩展到硬脊膜外，个别的可生长到椎旁。病理上以脊膜瘤及神经鞘瘤、室管膜瘤最多见，其次为先天性肿瘤、蛛网膜囊肿、血管网状细胞瘤、转移瘤、黑色素瘤及恶性畸胎瘤等。髓外肿瘤可发生于椎管内全程，文献报道近50%位于胸段，其次为颈段和腰段，骶管内最少，不到5%。哑铃型生长到硬脊膜外肿瘤则在颈段常见，其次为胸段、腰段、骶管。颈段脊膜瘤及神经鞘瘤最为常见，胸段以脊膜瘤常见，其次为神经鞘瘤及蛛网膜囊肿。在腰段，常见的肿瘤依次为神经鞘瘤、脊膜瘤、室管膜瘤、胚源性肿瘤。

第二节 病因与病理

神经鞘瘤起源于神经鞘膜的施万细胞，多源于脊神经后根，肉眼常表现为表面光滑的圆形或椭圆形肿瘤，实质性肿瘤常呈粉红色，肿瘤可有囊变坏死，囊内液呈黄色或棕色。载瘤神经没有明显增粗，肿瘤常偏位附着于神经的一侧，和神经连接在一起。神经鞘瘤按组织病理学可分为细胞型、丛状型、黑色素型。神经纤维瘤多源于前根。肉眼观察，载瘤的神经明显增大增粗，有时难以分辨肿瘤和神经组织。

脊膜瘤来源于蛛网膜细胞、软脊膜或硬脊膜的成纤维细胞，通常位于脊髓侧方神经根袖附近。脊膜瘤可见于任何年龄组，以中老年多见。常为女性患者，胸段多见，上颈段和枕骨大孔区也是常见的好发部位，一些学者认为脊膜瘤与骨质疏松引起的微小骨折有关。脊膜瘤的外观呈光滑纤维样肿瘤，外形可呈分叶状。可因钙化而质硬。脊膜瘤常与硬脊膜有广泛的粘连。

大约40%的椎管内室管膜瘤发生于终丝部位。终丝室管膜瘤见于任何年龄，但以30~50岁多见，男性略多。以黏液乳头型室管膜瘤为最常见的组织类型，镜下可见立方形或圆柱形的肿瘤细胞围绕着血管化的核心，透明细胞成分少的结缔组织排列成乳头状。此类肿瘤多为良性，但在年轻人患者中，肿瘤常具有侵袭性。

皮样囊肿、表皮样囊肿、脂肪瘤、畸胎瘤、肠源性囊肿等胚源性肿瘤可见于椎管各部位，以胸腰段和腰段比较常见，也可位于髓内，常合并有窦道、脊柱裂、二分脊髓等先天性畸形。常于青少年发病，以圆锥马尾区高发，表皮样囊肿由皮肤外胚层形成，皮样囊肿尚有真皮及皮肤附件结构，畸胎瘤则含有三个胚层的结构。

转移瘤以胸段最多见，其次为腰段，绝大多数见于硬脊膜外，少见于硬脊膜下，多来自于肺癌、肾癌、乳腺癌，可经脉管系统和蛛网膜下腔播散至椎管内或直接侵犯。

第三节　临床表现

髓外肿瘤多数患者都有典型的临床表现，早期多以神经根性刺激症状起病，随后出现脊髓压迫症的表现。首发症状多为疼痛，其次为步态不稳，再有就是表现为肌力减退和感觉障碍及括约肌功能障碍。患者往往在出现首发症状时误诊为骨科疾病，常延误治疗，多为数月至数年不缓解且进行性加重才就诊于神经外科，平均病程为1~2年。最初多为一侧脊髓半切综合征的表现，然后发展为双侧的体征。通常这个过程进展缓慢，但在肿瘤出血、囊变或脊髓出现缺血时会出现迅速恶化，因此，肿瘤一旦诊断明确应尽早手术。值得注意的是当椎管内压力发生突然的变化或肿瘤失去脑脊液的支撑时，会出现病情恶化的可能，腰椎穿刺有可能会加重病情，因此当诊断考虑可能为髓外肿瘤时，腰椎穿刺及脊髓造影应该慎重。

第四节　影像学检查

一、X线检查

普通X线检查不能直接显示硬脊膜下肿瘤，如果肿瘤生长缓慢，可有间接征象如椎管增宽吸收，椎弓根变薄。脊柱如处于生长阶段，可表现为脊柱变形，脊柱不稳，少数患者可见钙化。如果肿瘤沿神经根生长，则椎间孔可扩大（图6-1）。

二、CT检查

CT扫描有助于了解骨性解剖及椎体、小关节、椎板受累情况，对于椎管闭合不全、复发性肿瘤的手术尤为重要。这类患者由于骨性结构缺如使手术中定位常常困难，正常的骨性标志是术中定位的重要参考信息，三维重建更为有利。CT也可显示肿瘤钙化部分，重建图像可显示骨质吸收的情况及扩大的椎间孔（图6-2）。此外，对于一些特殊患者如安装起搏器的患者，CT脊髓造影是唯一的定位手段。

三、MRI检查

MRI是明确神经系统肿瘤诊断的可靠方法，可以提供矢状位、轴位、冠状位三维的解剖学信息，在T1加权像平扫及增强检查可明确肿瘤的确切位置及与脊髓的关系，同时增强检查还可了解肿瘤的性质、血供情况。硬脊膜内、外肿瘤的鉴别可通过轴位、矢状位及冠状位影像明确：在T2加权像上硬脊膜呈低信号，而肿瘤常为高信号，因而可清晰地显示肿瘤与硬脊膜的关系；T1加权像可显示肿瘤与硬脊膜外脂肪间的关系，增强扫描后低信号的硬脊膜及脑脊液可衬托出肿瘤的边界（图6-3）。胸椎肿瘤定位应包含枢椎的矢状位影像。

当肿瘤向硬脊膜外生长时，要明确肿瘤硬脊膜内、外的部分及与椎动脉的关系（图6-4），可考虑MRA检查。

四、不同肿瘤的MR影像学特点

最常见的髓外肿瘤为脊膜瘤、神经鞘瘤、室管膜瘤，在MRI上均显示为相同信号，T1加权像呈等T1信号，T2像上呈长T2信号。虽说增强后也都强化，然而，各种肿瘤间也有不同的特点。

（一）脊膜瘤

增强时多为均匀强化，且早期显影，常见相邻脊膜的强化，即鼠尾征。如肿瘤有钙化时可呈低信号或显影不均匀。此外，T1像表明有低信号的边界或T2加权有高信号的脑脊液边界常提示与脊髓表面无粘连。脊膜瘤如富含血管可明显强化，与血管网织细胞瘤表现相似，大约20%的脊膜瘤也可呈哑铃

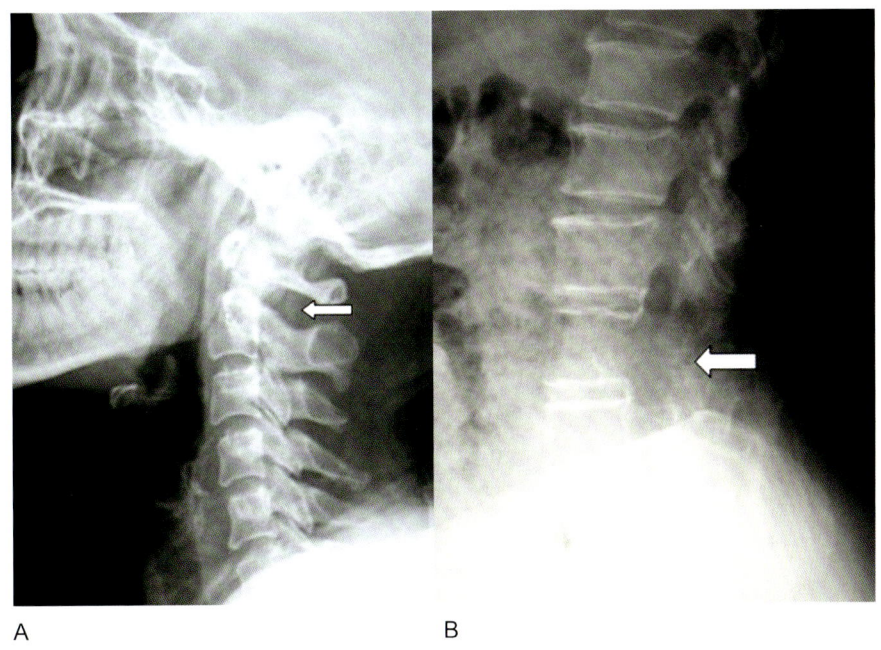

图 6-1　A. X 线平片示颈 1、2 水平椎管内肿瘤钙化。B. 腰椎管内肿瘤腰椎侧位 X 线平片示腰椎管增宽，椎体后缘吸收，椎间孔扩大。

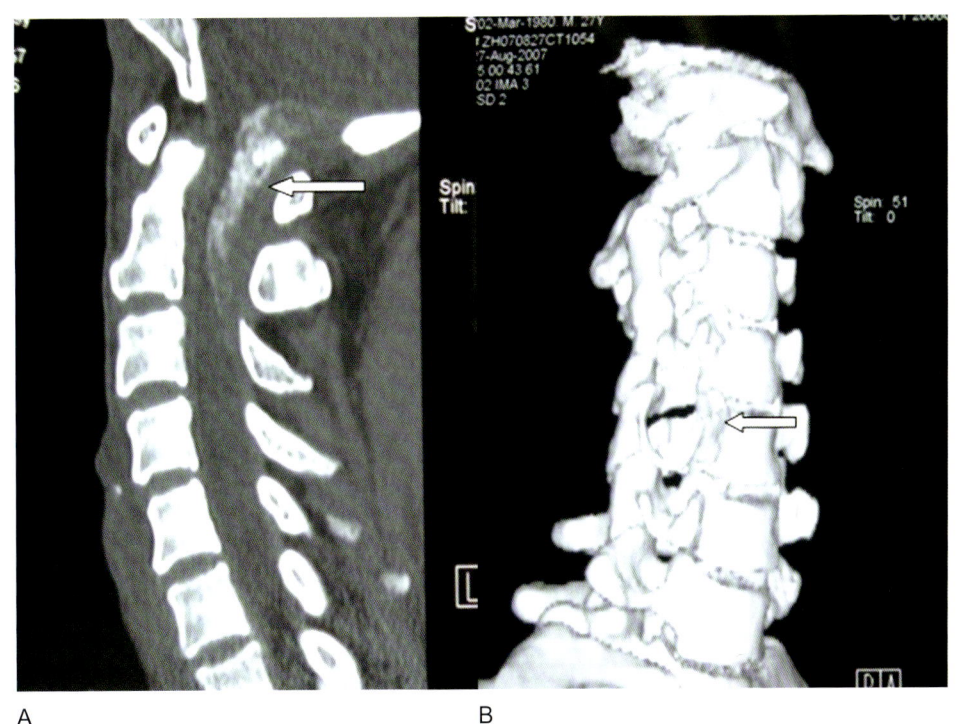

图 6-2　A. CT 重建可见枕大孔区椎管内高密度钙化的肿瘤；B. CT 三维重建示相应椎间孔扩大。

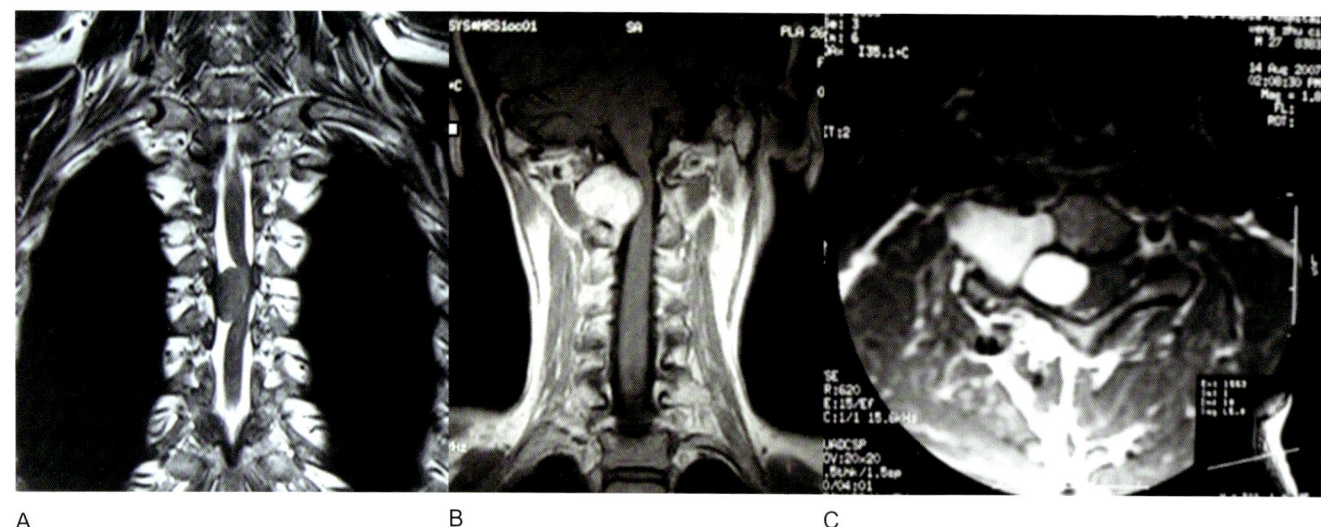

图 6-3　A. 胸椎管冠状位 T2 加权像示硬脊膜下髓外肿瘤，肿瘤将脊髓推挤到一侧，肿瘤两端呈高信号的蛛网膜下腔增宽呈杯口状。B. MRI 增强像可见肿瘤与内侧低信号的脑脊液蛛网膜下腔受压，提示肿瘤位于硬脊膜外。C. MRI 增强像示位于强化肿瘤之间的硬脊膜的低信号边界。

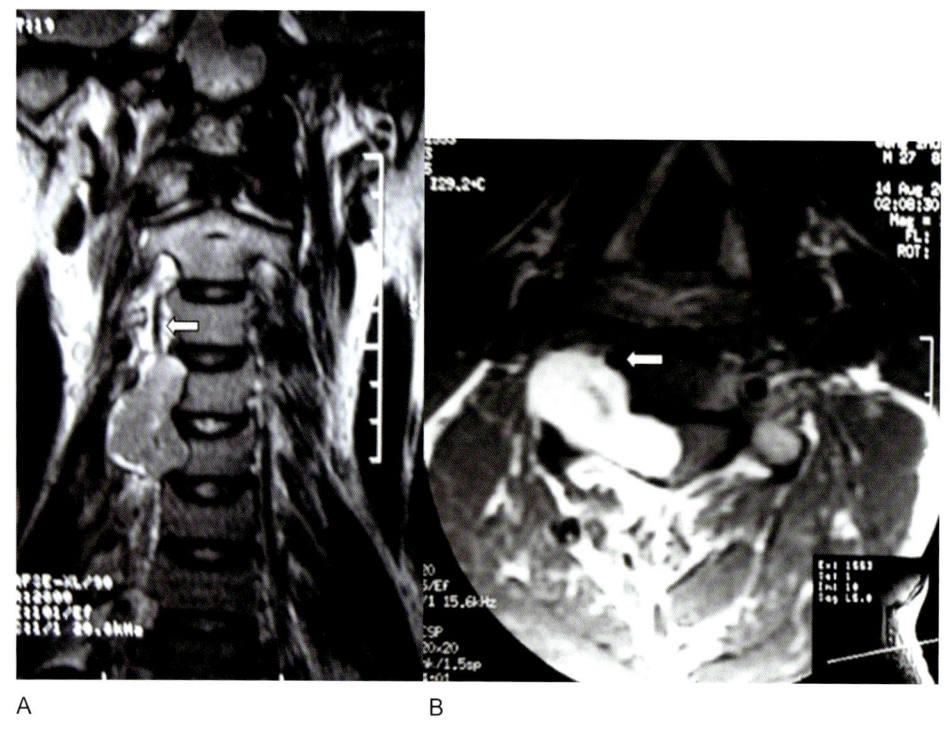

图 6-4　A. MRI 示颈 4、5 右侧哑铃型肿瘤长至椎前，并推移呈低信号的椎动脉。B. 轴位 MRI 示肿瘤呈哑铃型长出椎间孔，椎间孔扩大，椎动脉向前方移位（箭头所示）。

型生长（图 6-5）。

（二）神经鞘瘤

起源于神经根鞘膜的肿瘤，为非脊膜来源肿瘤，故增强时脊膜不会有增强，瘤体常可因为囊性变而显示为不均一信号。同时由于肿瘤起源于神经根，可沿神经根走行生长长出椎间孔，相应神经根会增粗强化，轴位影像有助于判断肿瘤的起源。肿瘤膨胀性缓慢生长，可引起相应椎管或椎间孔扩大。有时瘤体会很长且有囊变，这种囊变信号有时与室管膜瘤很难鉴别，术前影像学常诊断困难。不同节段的多发性神经鞘瘤也很常见，需行全脊椎及全脑检查（图6-6、图6-7、图6-8）。

（三）室管膜瘤

室管膜瘤起源于室管膜细胞，髓外肿瘤常见于腰骶椎管内，可以长得很大，填充整个腰骶管的蛛网膜下腔，并可种植转移到蛛网膜下腔各处。肿瘤多明显强化，可有囊性变且常多发并多节段生长，终丝常有增强（图6-9、图6-10）。

（四）胚源性肿瘤

1. 脂肪瘤　在T1及T2加权像均表现为高信号，诊断具有特征性。术前要明确的是肿瘤与圆锥及终丝的关系，是否向硬脊膜外生长合并有脊柱裂（图6-11）。

2. 皮样囊肿　随着囊液内成分的不同可显示不同的信号，多数因含有脂肪成分或脂性液体呈现为T1加权像上呈高信号。囊肿壁可强化，这类肿瘤多位于圆锥区域（图6-12）。

3. 肠源性囊肿　可显示为与脑脊液相同信号或高信号。囊壁常不强化，多数情况下囊壁在MR上可显示，在横断面上囊肿常嵌入脊髓，具有特征性。肠源性囊肿常位于脊髓的前部或前侧部，在圆锥水平可位于脊髓后方。肠源性囊肿常合并有脊髓分裂畸形，可见到相应的椎体畸形（图6-13）。

4. 蛛网膜囊肿　可累及数个节段，并非所有囊肿都有典型的脊髓压迫症状。但影像学上可见蛛网膜下腔增宽，相应节段的椎体及椎板有受压侵蚀的表现，因囊肿壁菲薄并随脑脊液流动而活动，因而在MRI上常显示不清。T2加权像有时可见囊肿内信号与脊髓周围脑脊液信号有区别，大多情况下囊液信号与脑脊液也很难区分。心电门控脑脊液造影、脊髓造影或造影CT可提示脑脊液流动的梗阻来间接提示囊肿的存在，但是阴性的结果也不能除外蛛网膜囊肿，因此常常需手术证实（图6-14）。

（五）转移瘤

转移瘤临床较少见，常呈椎管内多发肿瘤，影像学上很难与常见的神经鞘瘤或脊膜瘤相鉴别，但是病史上往往可提供参考信息如恶性肿瘤病史、剧烈疼痛及病情迅速进展、全身情况恶化等。如行全身检查发现原发病灶有助于诊断（图6-15）。

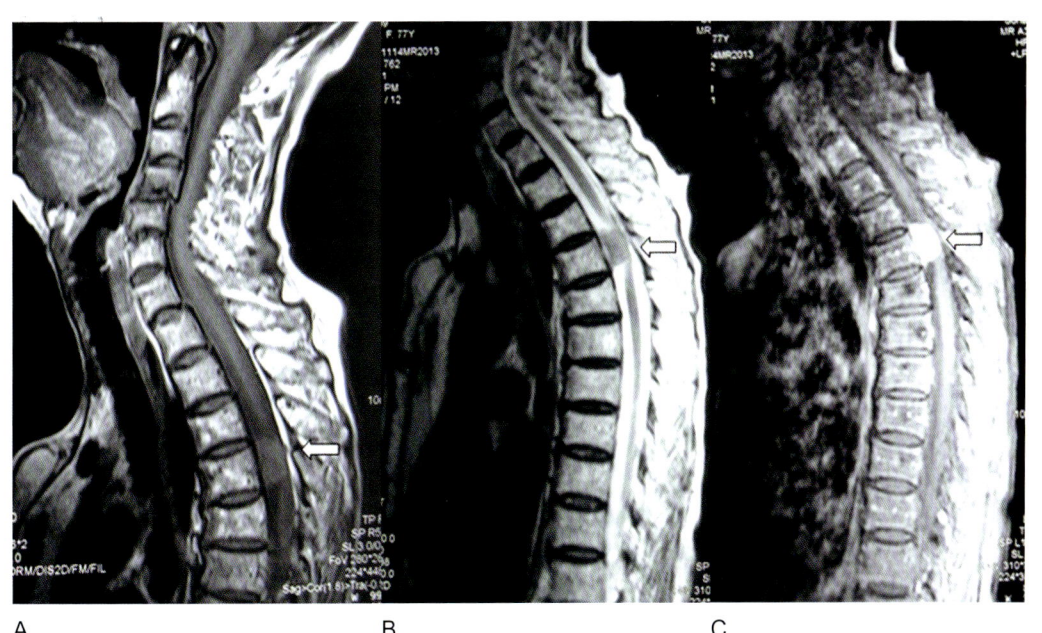

图6-5　A. T1加权像示胸椎管内脊膜瘤呈等T1信号。B. T2像示肿瘤呈短T2信号，两端蛛网膜下腔增宽呈杯口状。C. MRI增强后均匀一致强化，脊膜瘤两端的鼠尾状强化。

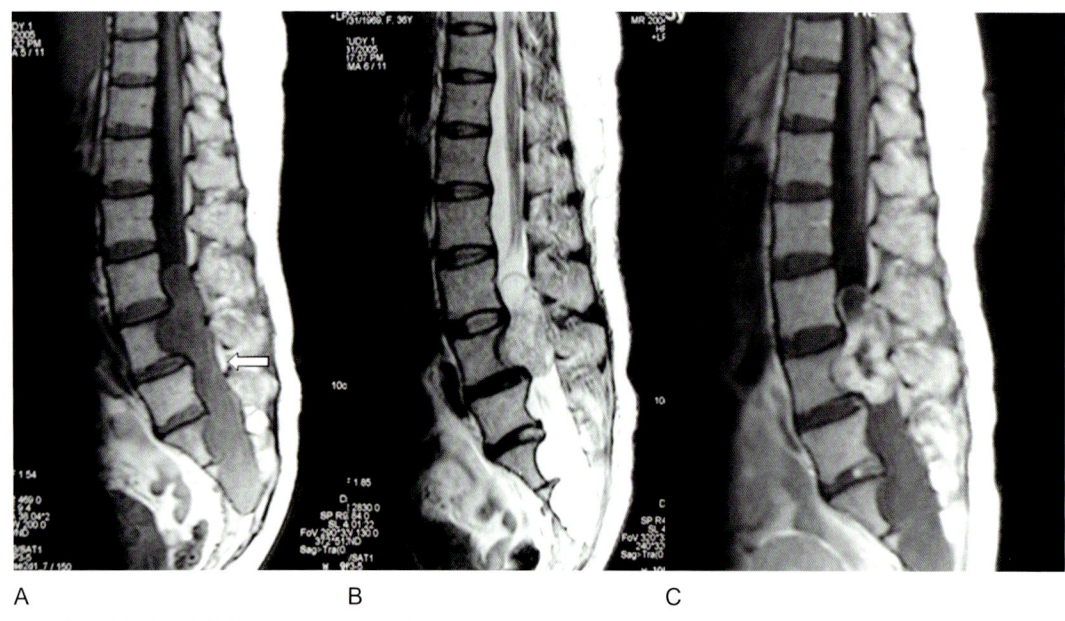

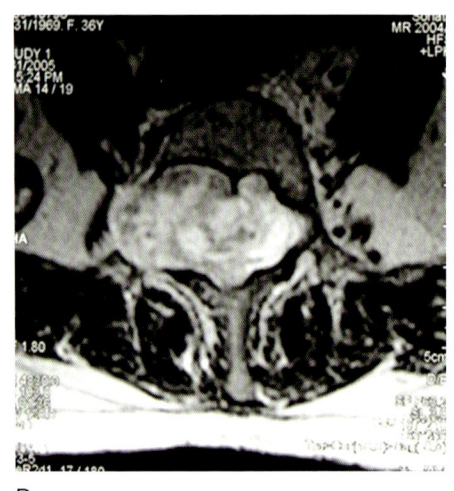

图 6-6 腰椎管内囊变的神经鞘瘤,相应椎管扩大,相应节段椎体受压吸收。A. T1 加权像;B. T2 加权像;C. MRI 强化后示肿瘤不均匀强化;D. MRI 轴位像示椎体吸收。

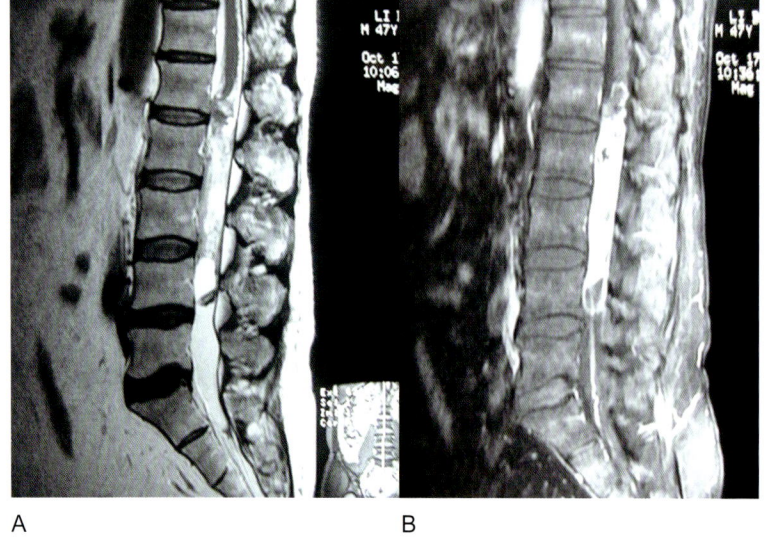

图 6-7 腰椎管内多节段神经鞘瘤。A. MRI 检查 T2 像示肿瘤位于腰 1~4,内部有囊变。B. MRI 增强像,有囊变呈不均匀强化,载瘤神经强化易误认为终丝,常与终丝室管膜瘤鉴别困难。

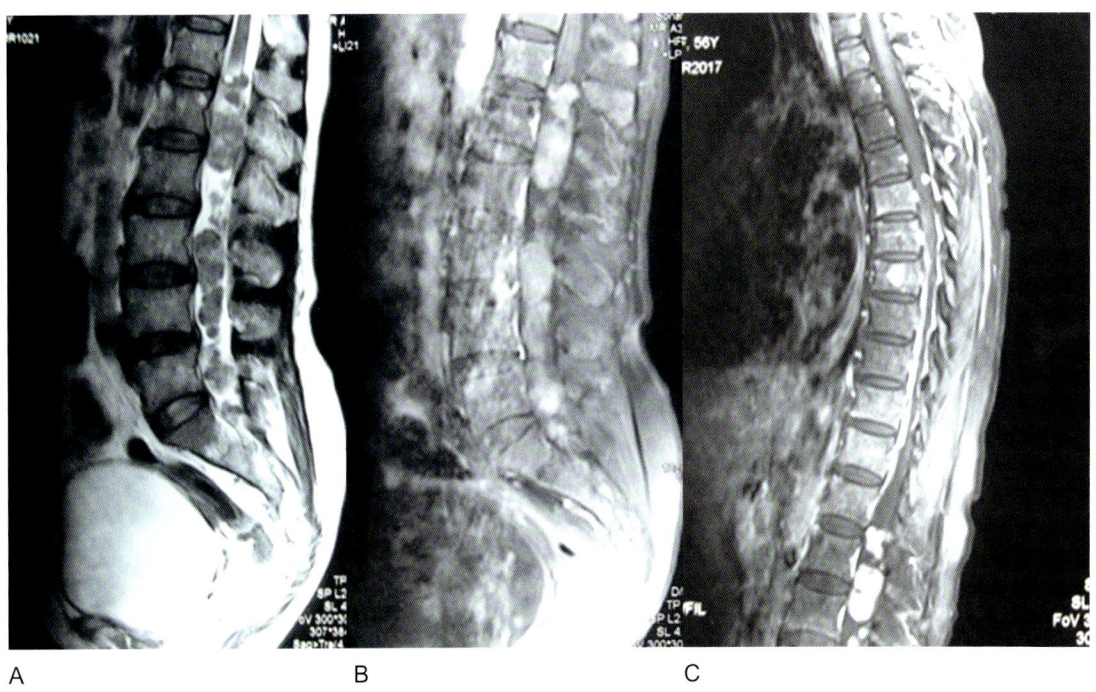

图 6-8　腰椎管内多发神经鞘瘤。A. 腰椎 T2 加权像可见多发低信号肿瘤。B. MRI 增强像可见明显强化。C. 胸椎管 MRI 增强可见多发的强化病灶位于髓外。

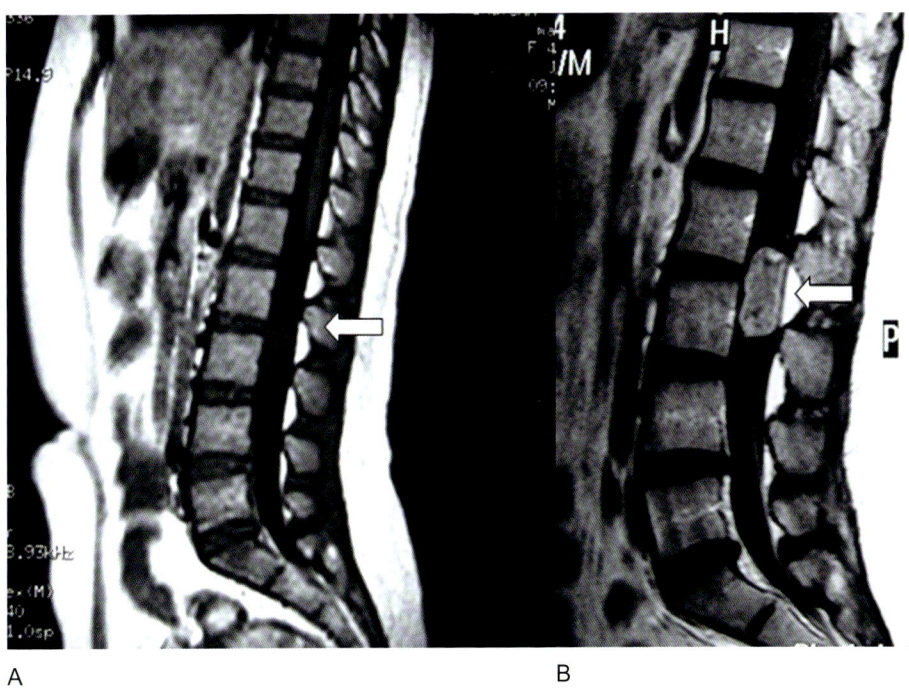

图 6-9　MRI 示腰椎管内室管膜瘤。A. T1 加权像，肿瘤呈等 T1 信号。B. 肿瘤明显强化，终丝亦强化。

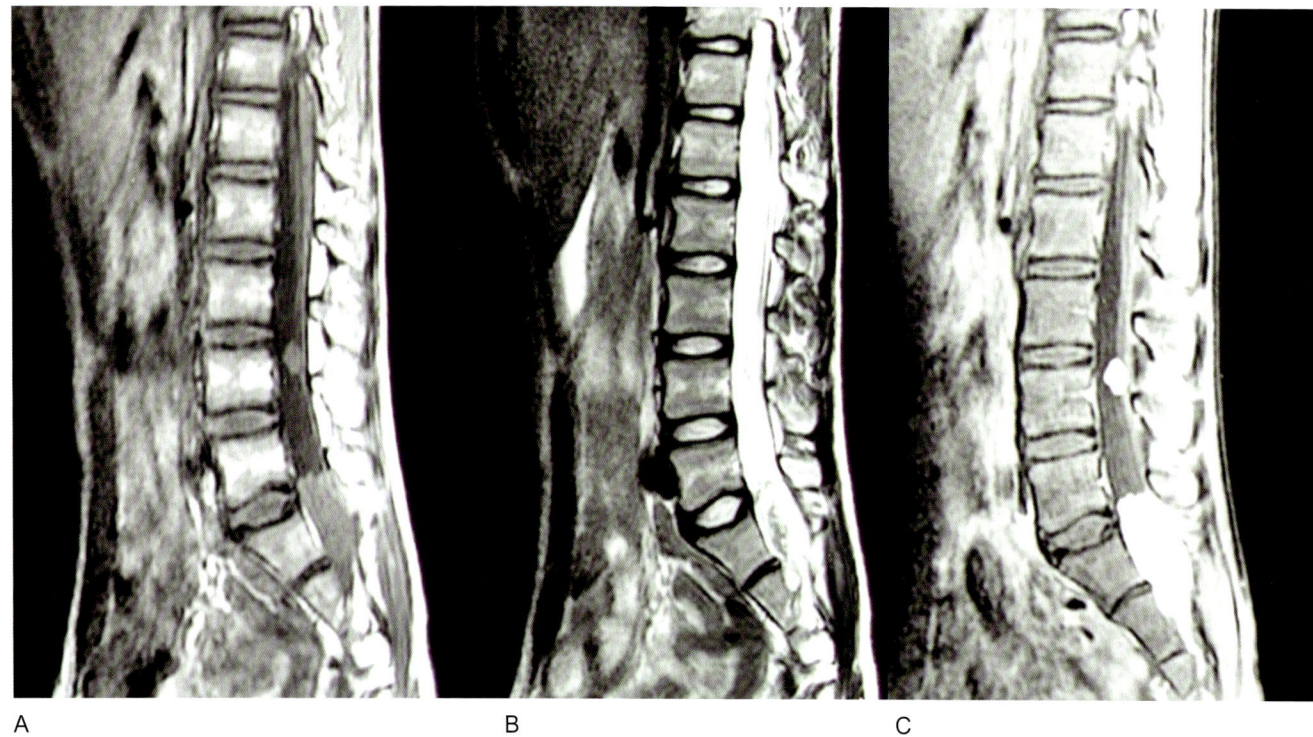

图 6-10　MRI 示腰 4 及骶管内椎管内多发室管膜瘤。A. T1 加权像可见两个低信号肿瘤；B. T2 加权像呈不均匀信号；C. 增强后明显强化的两个病变。

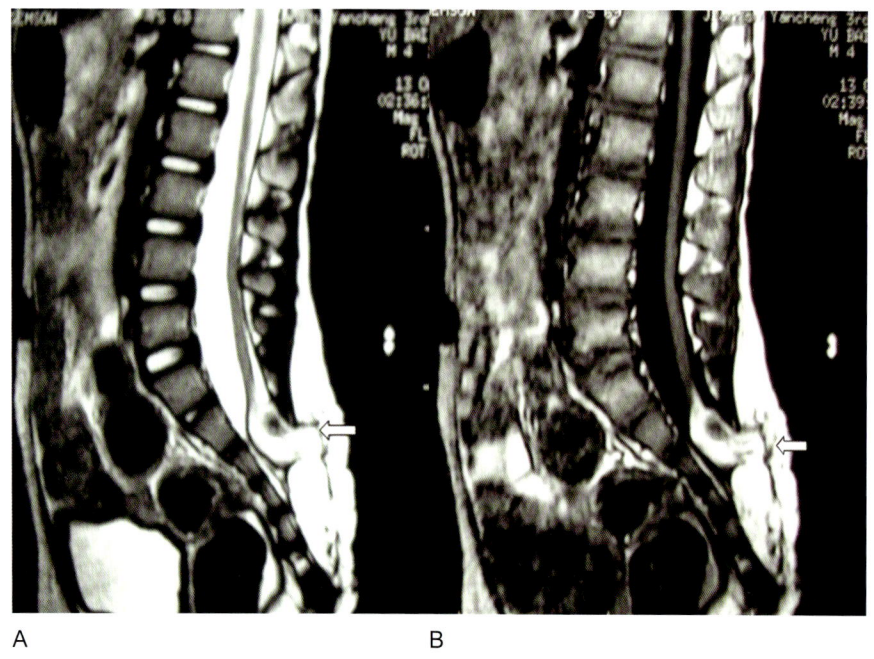

图 6-11　MRI 示骶管内脂肪瘤。A. T2 像高信号脂肪肿瘤合并骶管裂及脊髓栓系；B. T1 加权像示位于骶管内表现为与皮下脂肪信号一致的高信号脂肪瘤。

硬脊膜内髓外肿瘤　125

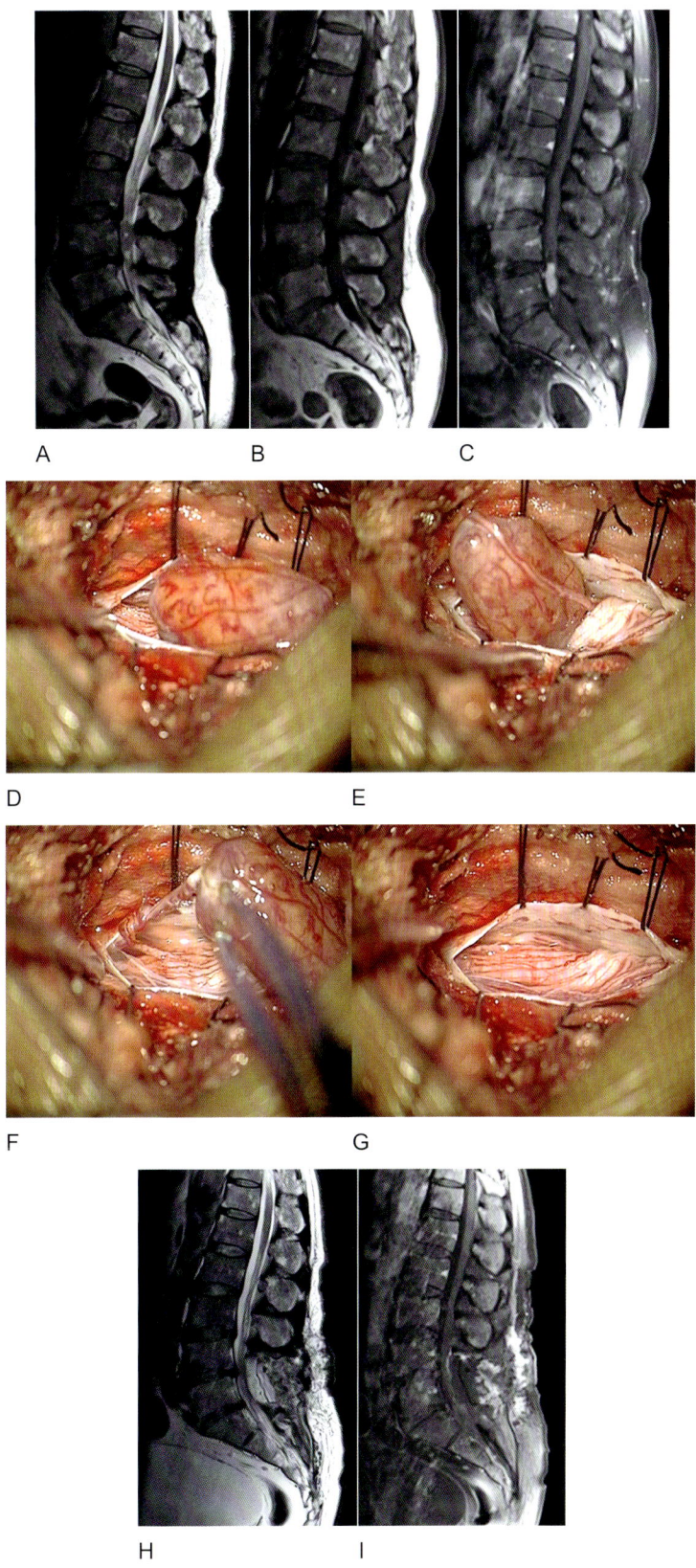

图 6-19　腰椎管内神经鞘瘤的手术治疗。A~C. 示 MRI 腰椎管腰 4、5 水平神经鞘瘤，依次为 T2、T1、增强扫描。可见肿瘤有不均匀强化。D. 术中切开硬脊膜及蛛网膜显露肿瘤。E. 显露头端载瘤神经并切断。F. 显露尾侧载瘤神经并切断。G. 全切肿瘤后。H~I. 术后复查 MRI T2 及增强矢状位像示肿瘤全切。

先处理硬脊膜下部分，再处理硬脊膜外部分。肿瘤载瘤神经常紧邻或位于神经孔位置。运动和感觉纤维被挤压到一个有限的空间内，很难区分肿瘤起源的神经纤维鞘。胸段的哑铃型肿瘤，切除肿瘤同时切除受累的神经根不会有明显的神经功能缺失，但在颈和腰段，运动神经根的保留是必要的，特别是对于神经纤维瘤病2型的患者，因为神经根除参与重要的生理功能外（如上颈段参与构成膈神经，损伤后膈肌麻痹，会影响呼吸功能），还对脊髓的血液供应有重要影响。在颈段还会遇到椎动脉被肿瘤推移、包绕甚至闭塞的情况，手术中应注意不要损伤。一般来讲在肿瘤包膜内切除肿瘤相对安全，当肿瘤切除邻近椎体侧前方时，操作应轻柔，避免损伤椎动脉。

术中电生理监测有助于区分运动根和感觉根，只有当刺激神经根无反应时才可切断神经根，否则只能行瘤内切除减压，尤其对于神经纤维瘤病患者，为了保留神经功能可残留少部分瘤组织。

如果要根治性切除，不仅要处理神经根孔处的神经根，还要充分显露硬脊膜外及向椎管外延伸的肿瘤。有时椎管以外的部分非常巨大，需二期手术处理或一期经前路切除或联合应用胸、腹腔镜手术切除。

（三）室管膜瘤的切除

髓外室管膜瘤以黏液乳头型室管膜瘤最常见，多位于腰骶段，发生于终丝部位室管膜细胞。由于其易于种植转移，故应尽可能全切，并切除终丝。由于多数肿瘤质地脆软，较易用吸引器或超声刀切除。对于肿瘤包膜完整的患者，行瘤内减压时应在肿瘤周围放置棉片并吸除周围液体以防肿瘤种植。如果肿瘤没有包膜，神经根往往穿越其中，应在不损伤神经根的前提下尽可能切除肿瘤。手术中应避免损伤移位的圆锥。

终丝室管膜瘤手术的效果取决于肿瘤的大小以及肿瘤和马尾神经根的关系，对于界限清楚、容易和马尾神经分离的中小型的肿瘤，多数可以全切，肿瘤全切后极少复发。

巨大的终丝室管膜瘤很难做到手术全切，这些肿瘤通常没有包膜，质地柔软，可钻入神经根孔或马尾的蛛网膜鞘内呈多房性生长，对于这些病例，只能分块部分切除，手术的目的只是减小肿瘤体积，且肿瘤和马尾神经根粘连十分紧密，如果强行全切，会引起严重的神经功能障碍（图6-20）。

（四）胚源性肿瘤的切除

胚源性肿瘤的手术处理有一定的特殊性，在圆锥马尾区多见。可分为皮样囊肿、肠源性囊肿、畸胎瘤以及少见的胶样囊肿。和脂肪瘤一样，这些囊性肿瘤也可合并其他的发育不良畸形如栓系和脊髓分裂畸形。囊性肿瘤的切除与实体的肿瘤又有不同，囊性肿瘤可能含有刺激性的物质，这些物质不能进入蛛网膜下腔，对于皮样囊肿更是如此。囊肿壁可与神经根和脊髓粘连，因此全切很困难。对于前方的囊肿，可采用前方或侧方入路来分离粘连，有助于全切病变。否则当囊肿部分切除塌陷后脊髓与残余的囊肿壁很难区分。

此类囊肿很少累及多个节段，囊壁细胞有分泌功能，囊肿增大可导致蛛网膜刺激症状。因此手术的目的在于囊肿全切，如果有必要的话，可采取锐性分离切除。如果囊肿不易于整体切除，可先于囊壁切开一小口，用吸引器吸除或用取瘤镊清除囊内容，但一定要先用棉片保护好四周。吸除不用太多的内容就可牵拉出囊肿壁，吸除内容过多会使囊壁塌陷，松弛的囊壁反而会给手术制造障碍，不利于将其从神经根或脊髓上分离下来。如果囊肿壁与神经根、血管、脊髓表面紧密粘连，不要试图全切肿瘤，否则可能会冒不必要的风险。对于复发性的囊肿基本上不能根治性切除，为降低术后蛛网膜粘连的发生率，关闭时要硬脊膜成形缝合（图6-21）。

（五）蛛网膜囊肿的切除

蛛网膜囊肿手术目的就是对囊肿壁的广泛开窗以解除其对脊髓的压迫及对脑脊液的梗阻。仅当囊肿较小时行全切术。不提倡去切除与重要的血管、神经根或脊髓表面粘连的囊肿壁。要想获得较好的手术预后，不仅要求对脊髓充分减压和恢复脑脊液的流动，还要尽可能降低术后蛛网膜粘连的发生。因此强调手术在非重要区域囊壁作广泛开窗，因钝性分离有可能会损伤走行于蛛网膜下的血管，因此应行锐性分离以避免这种情况的发生。对于蛛网膜内小的血管可使用双极电凝止血。如果囊肿累及多个节段，可在上极或下极开窗。少数存在分隔的病例需要在两端开窗。对于前方的囊肿从后方入路很难接近，可切断齿状韧带以轻牵脊髓，显露囊壁并切除，术后可行硬脊膜成形术改善脑脊液的流动（图6-22）。

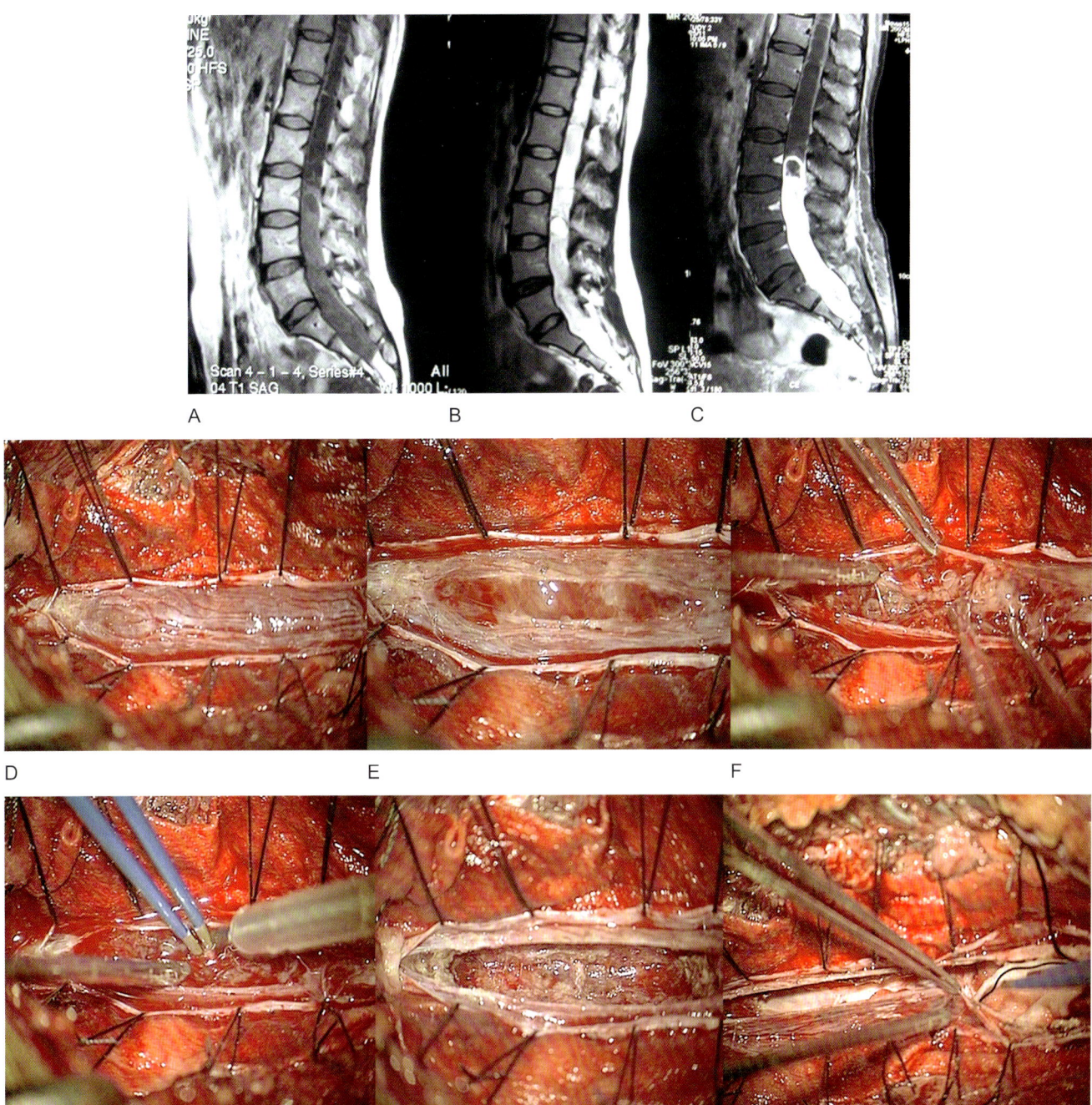

图 6-20 腰椎管内室管膜瘤的手术治疗。A～C. 位于腰 3 至骶管内终丝乳头状室管膜瘤矢状位 T1、T2 及增强 MR 像可见腰椎管内巨大肿瘤有不均匀强化，上部脊髓可见空洞形成。D. 切开硬脊膜见终丝室管膜瘤。E. 切开肿瘤包膜。F. 取瘤钳切除肿瘤。G. 超声碎吸刀切除肿瘤。H. 瘤内大部切除肿瘤后。I. 示游离两侧肿瘤包膜。

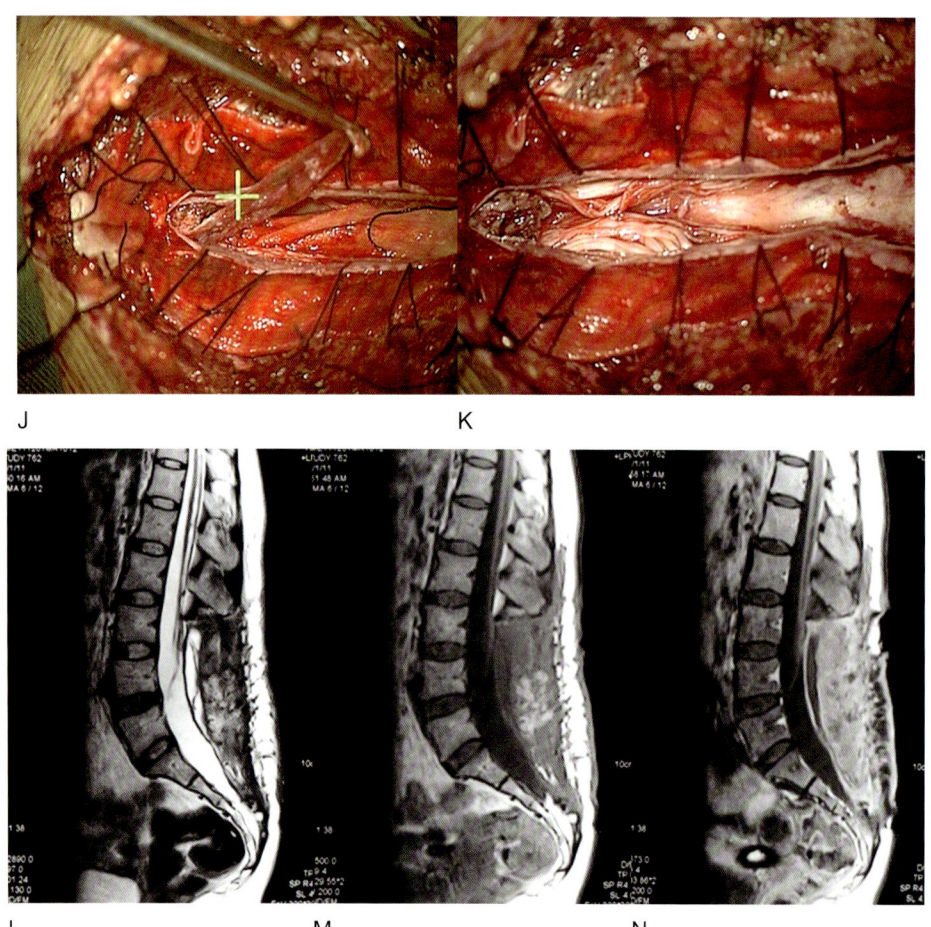

图 6-20 续 腰椎管内室管膜瘤的手术治疗。J. 切断肿瘤远端,向近端游离。K. 切除肿瘤近端终丝,可见被肿瘤推挤到侧腹方的马尾。L~N. 术后 MR 复查 T2、T1 及增强矢状位像示肿瘤全切,脊髓空洞缩小。

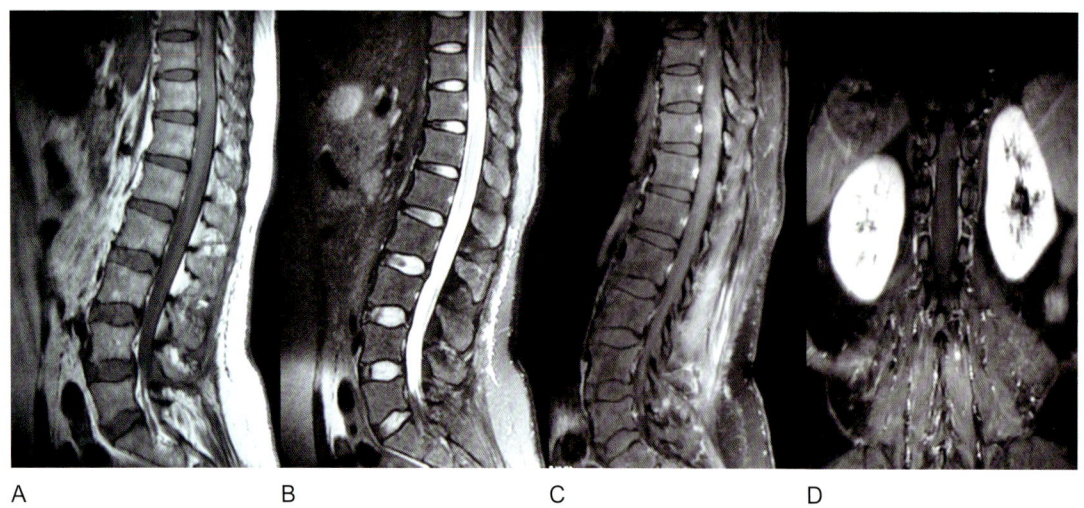

图 6-21 胸椎管内髓外表皮样囊肿手术治疗。A~D. 术前胸椎管内位于右侧的表皮样囊肿 T1、T2 及增强像矢状位、冠状位像,增强未见肿瘤强化。

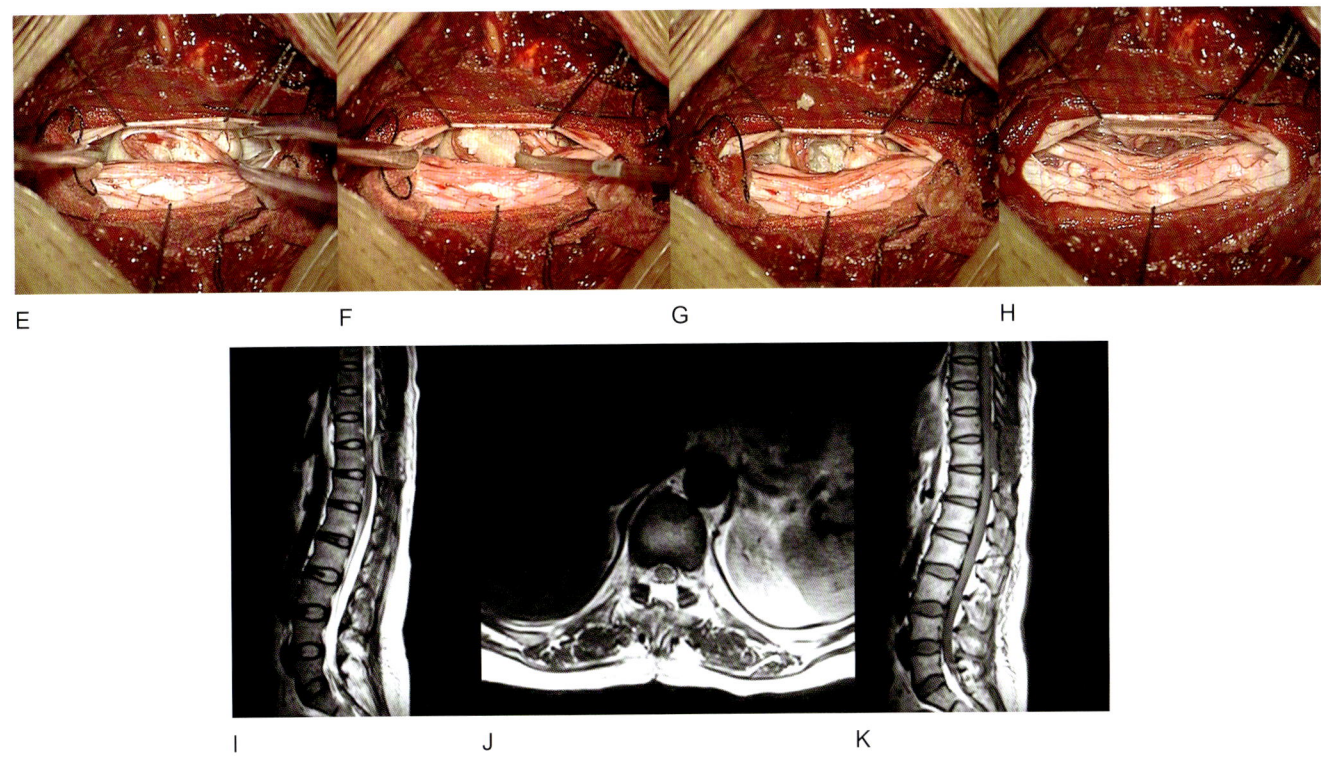

图 6-21 续 胸椎管内髓外表皮样囊肿手术治疗。E. 术中显示肿瘤位于脊髓侧腹方。F. 示肿瘤内容为银白色胆脂样成分。G. 囊肿内容部分清除后。H. 囊肿全切后表面神经根保留。I~K. 术后 MR 检查 T2 及轴位像、T1 加权像示病变切除。

三、关闭切口

当肿瘤切除后，有学者提出缝合蛛网膜以降低术后粘连的发生。硬脊膜缝合可采用连续缝合，可用人工硬脊膜成形修补，并悬吊以减少脊髓与硬脊膜间的瘢痕形成，椎板可回置并用钛钉、钛片固定。对于神经外科医生来讲，肌肉层须严密缝合，以减少术后切口下方的积液及脑脊液漏的发生。

四、手术疗效

颈胸段的肿瘤的手术效果除取决于病程外，还取决于肿瘤的组织分型及切除程度。近 90% 以上髓外肿瘤都能全切，余 10% 可达到次全切除，极少数仅行减压，切除程度取决于肿瘤的组织类型及手术方法。向硬脊膜外生长的肿瘤的全切率略低于单纯硬脊膜下的肿瘤切除。复发性肿瘤较第一次手术来讲全切率显著降低。

五、并发症及防治

约 10% 的患者会出现并发症，常见的有脑脊液漏，往往在患者早期活动后出现，这时应及时缝合漏口，颈椎局部加压包扎，胸腰段患者采用俯卧位后常可治愈，个别患者需再次手术缝合漏口。手术早期部分患者会有麻木或无力症状加重的情况，经一段时间恢复多数患者能恢复到术前水平。晚期并发症为术后脊柱不稳及感觉迟钝综合征。术中显露和椎板回置过程中保持椎间关节的完整性有助于避免出现脊柱不稳。但当肿瘤向椎间孔生长，保留每一个椎间关节是不可能的。此外肿瘤生长本身就会导致骨质严重破坏，使得术前就存在不稳定的因素，因此术后必须对脊柱稳定性进行监测，对于儿童患者来讲更要如此。

术后的脊髓慢性缺血变性可导致进行性的神经功能恶化。患者常表现为感觉麻木和疼痛，逐渐出现运动功能减退。

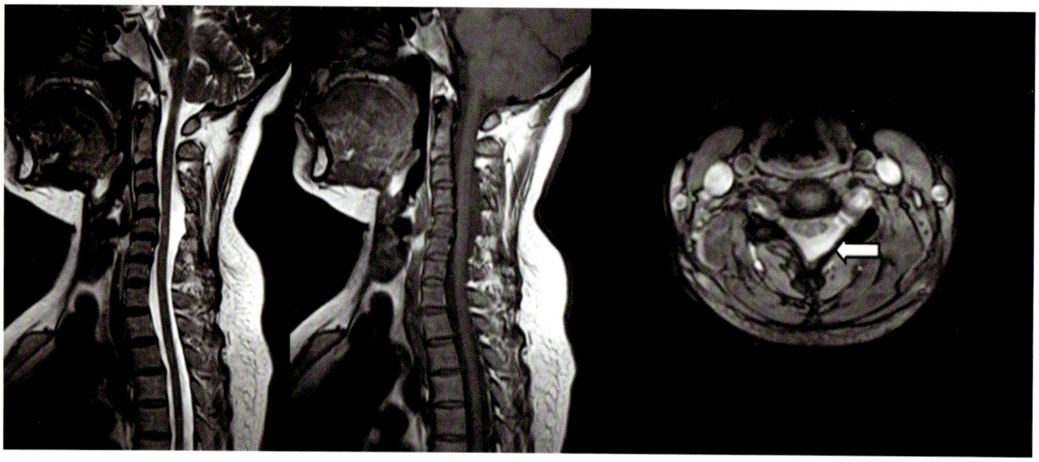

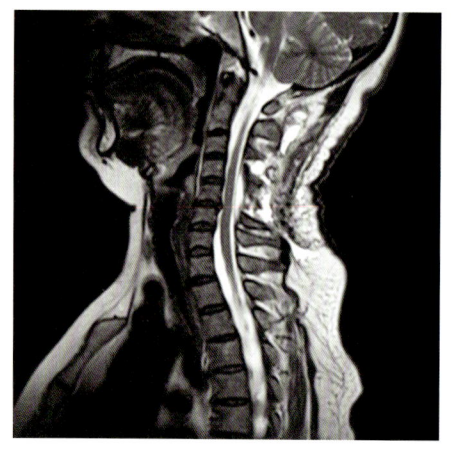

图6-22 颈椎管内蛛网膜囊肿的手术治疗。A. MR 检查 T2 加权像、B. T1 加权像、C. 轴位 T2 加权像均可见囊肿内信号与脊髓周围蛛网膜下腔信号不一致,提示有独立的囊腔;D. 术中见到透明的囊肿;E. 切除囊肿壁;F. 术后复查 T2 加权像显示硬脊膜囊恢复正常,囊肿消失。

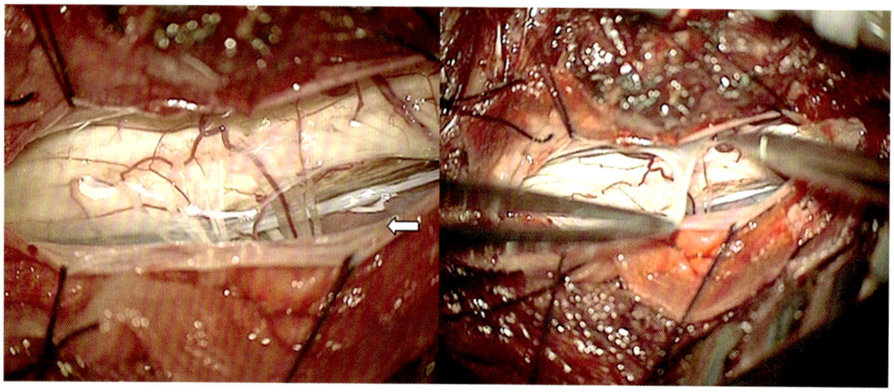

第七节 辅助治疗

手术切除髓外硬脊膜下肿瘤效果令人满意,几乎术前的症状及体征术后均能得到改善,临床治愈也不少见。对老年患者来讲亦是如此。因此髓外硬脊膜下肿瘤诊断一旦成立,无论患者年龄多大手术都是推荐的治疗方法。髓外硬脊膜下肿瘤的手术治疗目标为全切肿瘤,对于恶性肿瘤病理为 WHO 分级 Ⅲ或Ⅳ级的病例可在术后放疗。近90%以上的髓外肿瘤为良性,仅需要手术治疗。对于室管膜瘤来讲,如果手术不能全切可考虑行放射治疗。

室管膜瘤全切或次全切除后，需定期随访行增强MR检查，从而了解肿瘤有无复发。年轻患者人群中，肿瘤在生物学上常具有侵袭性，术后易早期复发，需早期施行放射治疗。此外如果手术后肿瘤仍有较多残留，或已经发生种植，术后需尽早放疗。全切或次全切除的病例，放疗可以推迟进行，肿瘤即使复发，也可以再次手术切除，术后再辅以放疗。

第八节　预　后

约2%的患者会术后症状长期加重，另外约有10%的患者术后会有短暂的症状加重，此类患者经过康复治疗，约80%以上术后症状恢复到术前水平。永久性的功能障碍常见于马尾区肿瘤，颈胸段较少见，第一次手术后发生的概率远小于再次手术。硬脊膜下肿瘤的复发率与是否向硬脊膜外生长无关，文献分析表明硬脊膜下肿瘤总的复发率分别为术后1年13%，术后5年25%，术后10年32%。也有学者认为髓外硬脊膜下肿瘤总的复发率为8.9%左右。

病理分级是影响预后最重要的因素，此外再次手术以及蛛网膜粘连、发病急剧、肿瘤没有完整切除也是影响预后的重要因素，因此肿瘤全切并不意味着患者的治愈。由于复发性肿瘤常呈侵袭性生长从而再次手术全切困难，导致手术疗效差。手术后切口组织粘连会导致再次手术难度增加，蛛网膜粘连常导致肿瘤与周围组织间的分界不清，特别是脂肪瘤及脊膜瘤。有时蛛网膜粘连不仅仅出现在手术后，也存在于部分无手术史的患者中，在分离过程中可损伤脊髓的血运或过度牵拉脊髓而致术后症状加重，为了避免伤及脊髓，有时只能作次全切除。

髓外硬脊膜下肿瘤手术全切率越高，远期疗效越好。有学者研究表明病史短、术前卡氏评分高、术后无感觉障碍、术中无蛛网膜粘连的患者预后较好。对复发性肿瘤而言，即使在肿瘤全切后疼痛症状也很少改善。

结论：髓外硬脊膜下肿瘤诊断一旦成立，要力争全切。总体来讲，手术治疗预后较好。系统性疾病如神经纤维瘤病应每隔6~12个月行全脊髓MRI检查，以期早期发现可能压迫脊髓的肿瘤，及早处理以改善患者的生存质量。对老年患者来讲，即使术前存在的严重功能障碍在手术后也能得到较大的改善，因此应在手术后早期实施完整的康复计划。侵袭性和复发性髓外硬脊膜下肿瘤手术常难切除，预后也较差，对外科医生来讲还是一个挑战。

（刘　彬）

参 考 文 献

1. Amlashi SF, Riffaud L, Morandi X. Communicating hydrocephalus and papilloedema associated with intraspinal tumors: report of four cases and review of the mechanisms. Acta Neurol Belg, 2006, 106(1):31-36.
2. Misra SN, Morgan HW. Avoidance of structural pitfalls in spinal meningioma resection. Neurosurg Focus, 2003, 14(6):e1.
3. Mirzai H. Tuberculoma of the cervical spinal canal mimicking en plaque meningioma. J Spinal Disord Tech, 2005, 18(2):197-199.
4. Silva JA, Holanda MM, Araujo AF, et al. Multiple meningiomas within the spinal canal: case report with 23 tumors. Arq Neuropsiquiatr, 2005, 63(1):166-170.
5. Salpietro FM, Alafaci C, Collufio D, et al. Five-level one-piece laminoplasty for extensive tumors of the lumbar spine. J Neurosurg Sci, 2008, 52(3):75-78.
6. Wahab SH, Simpson JR, Michalski JM, et al. Long term outcome with post-operative radiation therapy for spinal canal ependymoma. J Neurooncol, 2007, 83(1):85-89.
7. Ross GW, Rubinstein LJ. Lack of histopathological correlation of malignant endymomas with postoperative survival. J Neurosurg, 1989, 70(1):31-36.
8. Petridis AK, Doukas A, Barth H, et al. Spinal cord compression caused by idiopathic intradural arachnoid cysts of the spine: review of the literature and illustrated case. Eur Spine J, 2010, 19 Suppl 2:S124-129.

9. Maiuri F, Iaconetta G, Esposito M. Neurological picture. Recurrent episodes of sudden tetraplegia caused by an anterior cervical arachnoid cyst. J Neurol Neurosurg Psychiatry, 2006, 77(10):1185-1186.
10. Kasliwal MK, Sinha S, Sharma BS, et al. Symptomatic central canal rupture heralding the presence of an asymptomatic conus dermoid. J Neurooncol, 2007, 84(1):39-40.
11. Karadag D, Karagulle AT, Erden A, et al. MR imaging of a ruptured intraspinal dermoid tumour with fat droplets in the central spinal canal. Australas Radiol, 2002, 46(4):444-446.
12. Wang ZY, Liang Z, Liu B, et al. Combined microneurosurgical and thoracoscopic resection for thoracic spine dumbbell tumors. Chin Med J (Engl), 2008, 121(12):1137-1139.
13. Yasuda M, Bresson D, Cornelius JF, et al. Anterolateral approach without fixation for resection of an intradural schwannoma of the cervical spinal canal: technical note. Neurosurgery, 2009, 65(6):1178-1181.
14. Cetinkal A, Atabey C, Kaya S, et al. Intraosseous schwannoma of thoracic 12 vertebra without spinal canal involvement. Eur Spine J, 2009, 18 Suppl 2:236-239.
15. Vecil GG, McCutcheon IE, Mendel E. Extended lateral parascapular approach for resection of a giant multi-compartment thoracic schwannoma. Acta Neurochir (Wien), 2008, 150(12):1295-300; discussion 1300.
16. Rzyman W, Skokowski J, Wilimski R, et al. One step removal of dumb-bell tumors by postero-lateral thoracotomy and extended foraminectomy. Eur J Cardiothorac Surg, 2004, 25(4):509-514.
17. Hasegawa M, Fujisawa H, Hayashi Y, et al. Surgical pathology of spinal schwannomas: a light and electron microscopic analysis of tumor capsules. Neurosurgery, 2001, 49(6):1388-1392.
18. Patronas NJ, Courcoutsakis N, Bromley CM, et al. Intramedullary and spinal canal tumors in patients with neurofibromatosis 2: MR imaging findings and correlation with genotype. Radiology, 2001, 218(2):434-442.
19. 马长城, 王振宇, 于涛. C1-2哑铃型肿瘤的手术治疗. 北京大学学报(医学版), 2011, (02):301-303.
20. 林国中, 王振宇, 谢京城, 等. 颈椎椎板切除术后稳定性研究. 北京医学, 2010, (05):336-340.
21. 林国中, 王振宇, 谢京城, 等. 半椎板入路显微手术治疗颈椎椎管内肿瘤. 中国临床神经外科杂志, 2010, (07):390-392.
22. 林国中, 马长城, 王振宇. 圆锥马尾常见胚源性肿瘤的显微手术治疗(附23例分析). 中国临床神经外科杂志, 2010, (08):501-503.
23. 刘斌, 王振宇. 神经电生理监测在圆锥马尾手术中的应用. 中国微侵袭神经外科杂志, 2010, (11):523-525.
24. 谢京城, 王振宇, 刘彬, 等. 椎管内畸胎瘤的诊断和治疗. 中国脊柱脊髓杂志, 2009, (02):90-93.
25. 刘彬, 王振宇, 谢京城, 等. 椎管内髓外硬脊膜下多发性肿瘤的诊断与手术治疗. 中国微创外科杂志, 2009, (08):678-681.
26. 宗少晖. 单侧半椎板"开窗"显微手术切除颈椎椎管内肿瘤. 中国微创外科杂志, 2005, (07):565-566.
27. 谢京城, 王振宇, 马长城, 等. 660例椎管内肿瘤的手术治疗. 中国微创外科杂志, 2009, (10):940-945.

第七章 脊髓髓内肿瘤

第一节 概 述

最早的脊髓内肿瘤切除始于1911年，当Elsberg在脊髓的背侧切开几个小切口后，发现肿瘤从这些小切口中膨出，他将这些小切口连接起来，但并未将肿瘤切除。1周以后当再次打开手术切口时，发现肿瘤膨出脊髓表面，脊髓与肿瘤之间呈现出清晰的界限，肿瘤被轻而易举摘除。当时发表了他的手术经验，提出两期手术切除脊髓髓内肿瘤的手术方式。不久Cushing也同时报道了一期手术成功切除脊髓内室管膜瘤的病例。

尽管早期有成功切除髓内肿瘤的报道，但20世纪初不断有脊髓内肿瘤手术失败的病例报道。1970年代以前，由于脊髓髓内肿瘤的手术死亡率、致残率高，而且大多神经外科医生顾虑髓内肿瘤切除会加重脊髓损伤，引起术后瘫痪、呼吸功能障碍、大小便障碍，仍倾向于保守治疗，常采取切除椎板减压、活检、部分切除术，再给予放射治疗。随着CT、MRI影像技术的发展，显微外科技术的不断进步与手术器械的更新，以及电生理监测技术在脊髓手术中的应用，使得脊髓髓内肿瘤的手术得以快速发展。先进的技术降低了手术致残率和死亡率，且提高了神经功能的恢复，也提高了人们对积极治疗髓内肿瘤的研究兴趣。手术成为目前治疗髓内肿瘤的主要方法。

第二节 流行病学与病理

脊髓髓内肿瘤大约占中枢神经系统肿瘤的2%～8.5%，占成人原发性硬脊膜内肿瘤的15%。在儿童时期，髓内肿瘤占了全部脊髓肿瘤的35%。脊髓髓内肿瘤可发生于任何年龄段，好发于青壮年。但大于60岁的患者较少见。男性与女性的发病率相等。肿瘤可生长在从颈延髓联合点至脊髓圆锥的任何一个节段。

室管膜瘤是成人最常见的髓内肿瘤，其次是星形细胞瘤和血管网状细胞瘤。星形细胞瘤好发于儿童。其他髓内肿瘤包括海绵状血管瘤、淋巴瘤、脂肪瘤、皮样囊肿、畸胎瘤、转移瘤等。少突神经胶质瘤、神经节神经胶质瘤、黑色素瘤、脊膜瘤和神经鞘瘤也可见于髓内，但比较罕见（图7-1）。

一、室管膜瘤

室管膜瘤占髓内肿瘤的45%。中枢神经系统的室管膜瘤约50%发生在椎管。多见于中年人，男女发病率相同。脊髓室管膜瘤源于脊髓中央管的室管膜细胞，好发于颈段和颈胸交界脊髓，生长较缓慢，65%合并有脊髓空洞，虽然没有包膜，但大多是良性，有时发生瘤内出血、坏死，可出现病情急剧恶化。但通常不浸润周围的脊髓组织，与脊髓之间有

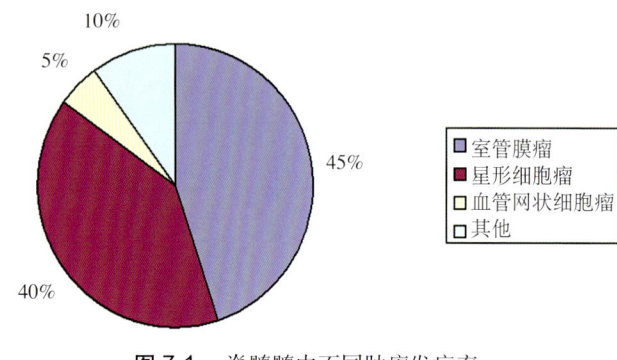

图 7-1　脊髓髓内不同肿瘤发病率。

或真性玫瑰花瓣样细胞即可诊断（图 7-2、图 7-3、图 7-4）。

二、星形细胞瘤

星形细胞瘤源自于脑及脊髓的星形细胞。根据病变的组织病理学特征分成不同的等级。脊髓星形细胞瘤与脑星形细胞瘤是相同的。星形细胞瘤是小儿最常见的髓内肿瘤，10 岁以下儿童约占 90%，青少年约占 60%。在成人的发病率仅次于室管膜瘤，占髓内肿瘤的 40%。男性的发病率较高。好发于颈脊髓，其次是胸脊髓。20% 合并脊髓空洞，星形细胞瘤平均可侵及 6 个脊髓平面，偶见累及全脊髓。

与颅内星形细胞瘤不同的是，脊髓星形细胞瘤多为分化较好的纤维型与原浆型星形细胞瘤（图 7-5）。大约 25% 为恶性的间变星形细胞瘤和胶质母细胞瘤（图 7-6、图 7-7）。少突胶质细胞瘤虽然也可

清楚的界限。

室管膜瘤在组织学上有许多亚型，细胞型最为常见，其他有上皮型、纤维型、亚室管膜型、黏液乳头型以及混合型也可发生。有时在组织学上与星形细胞瘤分辨较为困难。但如果在血管周围有假性

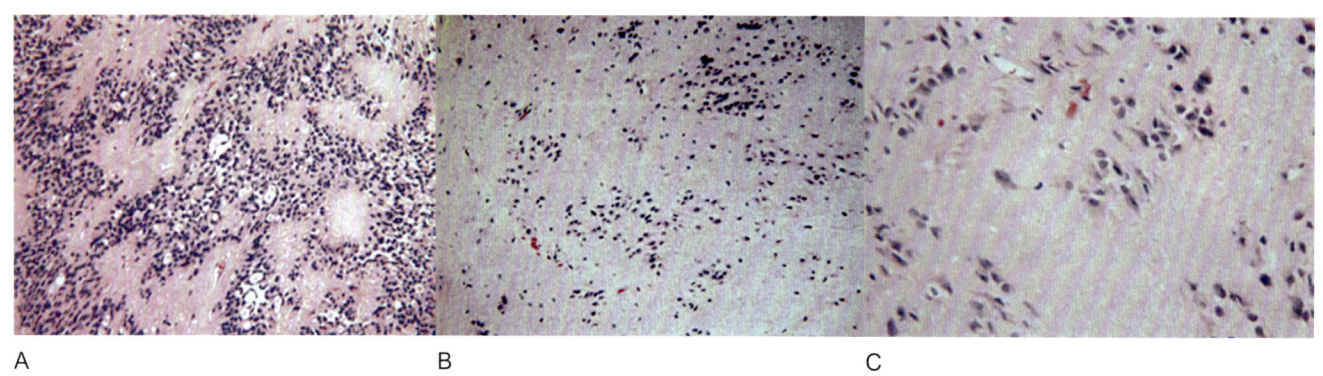

图 7-2　室管膜瘤。A. 血管周围可见假玫瑰花瓣样结构，细胞突起呈放射状围绕血管，血管之间有细胞核聚集，中心血管周围形成相对无核的胶质纤维区（HE，×200）。B. 细胞性室管膜瘤的细胞突丰富，细胞核稀疏，假玫瑰花瓣样结构大而难以辨认，根据切片不同有时看不到中心血管（HE，×100）。C. 典型的室管膜瘤细胞核圆形，经常见到相似于胶质细胞的长梭形突起，异型性少见（HE，×400）。

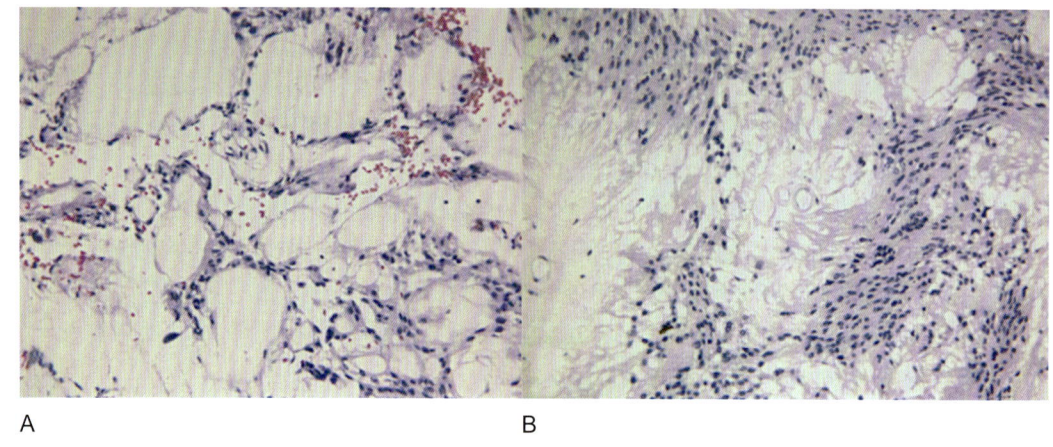

图 7-3　黏液乳头型室管膜瘤。A. 肿瘤碎片形成假乳头状结构，含有丰富的黏液或黏多糖成分，缺乏结构样支持。肿瘤细胞紧密黏着于血管，血管周围假玫瑰花瓣结构仅有单层肿瘤细胞（HE，×200）。B. 存在类似典型室管膜瘤的区域（HE，×200）。

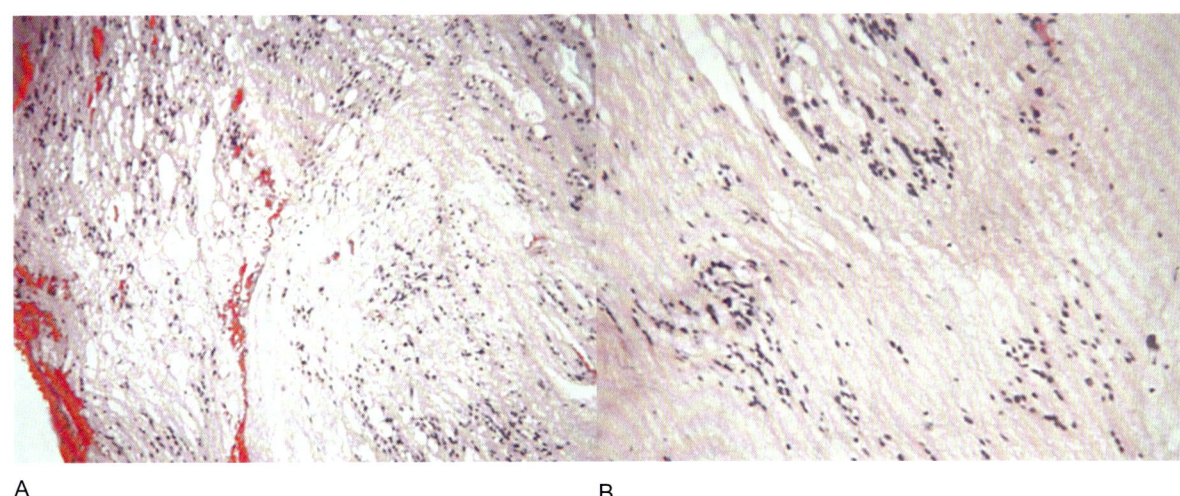

图 7-4 亚室管膜瘤。A. 小而稀疏的椭圆形细胞核分散于纤维基质中，微型囊变退化常见。B. 异型性少见，无核分裂象，可见假玫瑰花瓣样结构（HE，×100）。

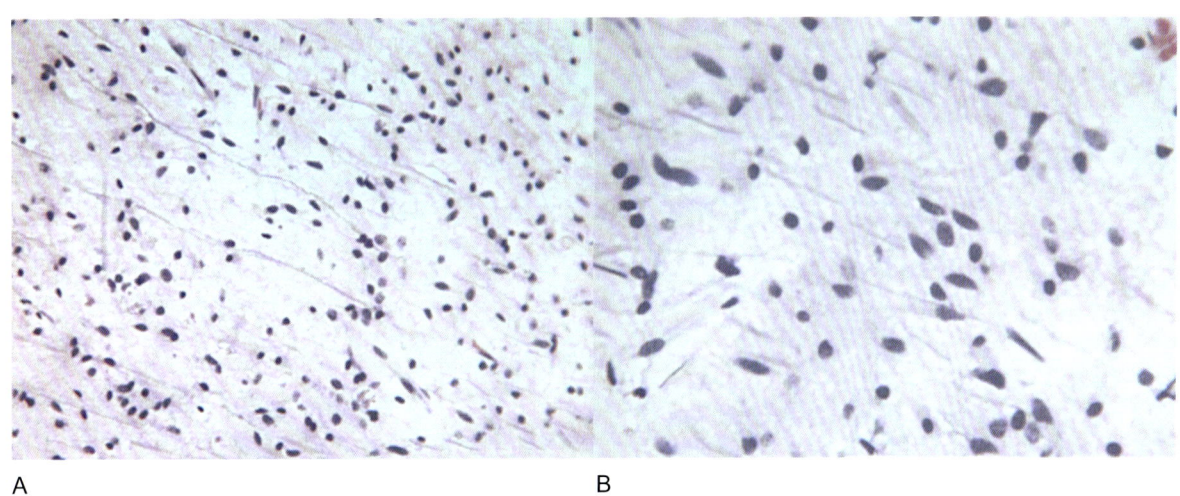

图 7-5 分化较好的纤维型星形细胞瘤。A. 相似于纤维星形细胞的肿瘤细胞弥漫浸润脊髓白质，细胞水肿（HE，×200）。B. 细胞轻度不典型性增生，未见核分裂象（HE，×400）。

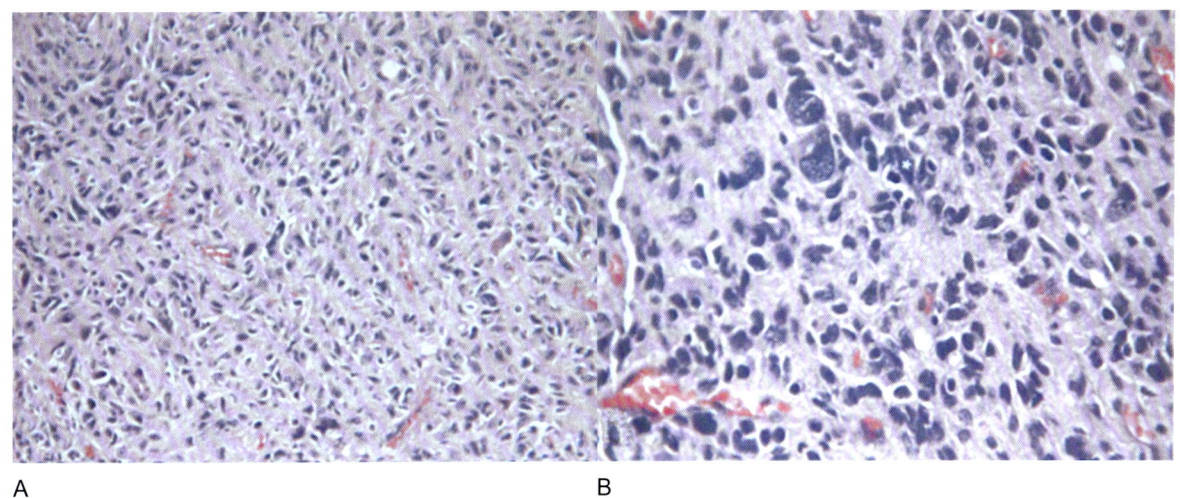

图 7-6 间变星形细胞瘤。A. 细胞中度增生，未见微血管增殖和坏死灶（HE，×200）。B. 细胞变异比较明显，核分裂象多见（HE，×400）。

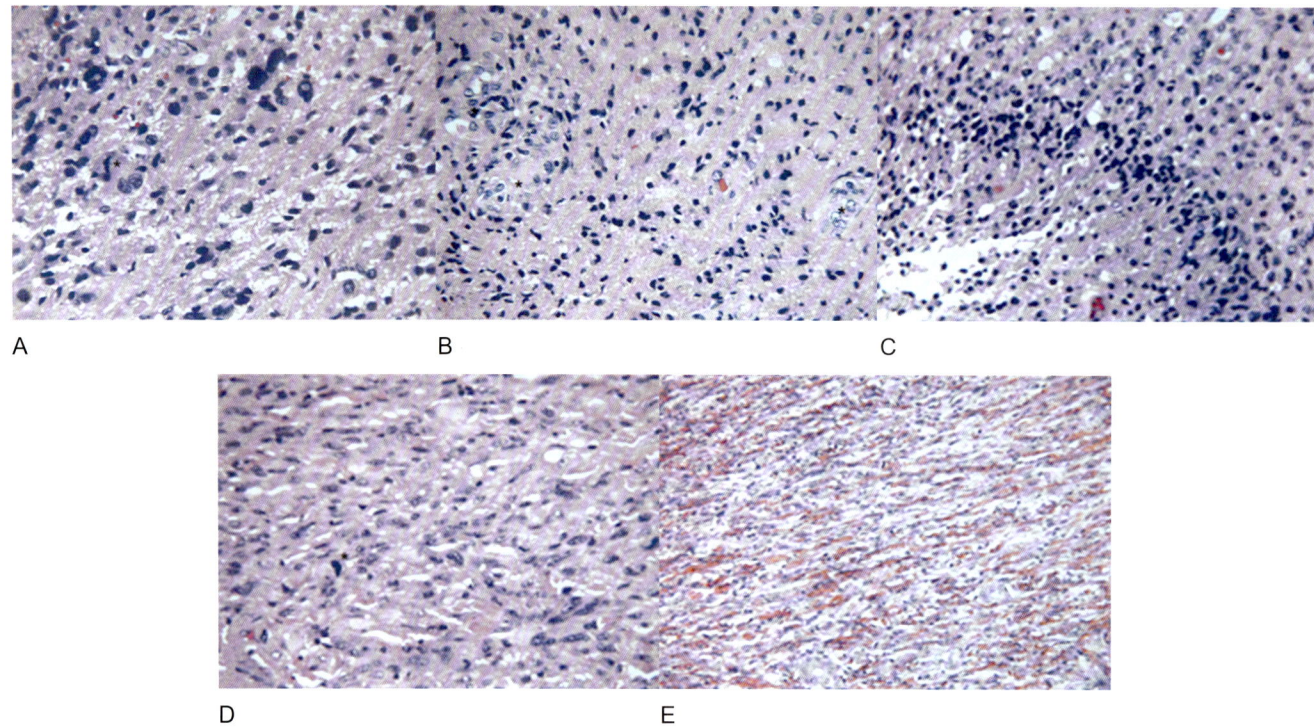

图 7-7 胶质母细胞瘤。A. 细胞变异性增生明显，可见纤维星形细胞和巨细胞、核分裂象多见（HE，×400）。B. 可见异常血管增殖（HE，×400）。C. 增生的肿瘤细胞包绕有坏死区（HE，×400）。D. 可见密集的不规则胶原纤维和肿瘤向蛛网膜下腔扩散引起的反应，有变异性核分裂象（HE，×400）。E. 肿瘤细胞GFAP免疫组化反应阳性（GFAP，×200）。

生长于髓内，但极为少见。

三、血管网状细胞瘤

脊髓髓内血管网状细胞瘤发病率为3%～11%，又称血管母细胞瘤，是由中胚叶形成的血管细胞发生的真性肿瘤。肿瘤由散置的菲薄血管及灰白色的基底细胞组成，无包膜，但与脊髓界限清楚（图7-8）。可发生在成人的任何年龄，多在40岁左右发病，儿童少见。男性发病率稍高于女性。多生长在脊髓内的背侧或背外侧，可见于脊髓的任何节段，最常见的部位为胸段脊髓（55%）及颈脊髓（40%）。87%的成血管细胞瘤是囊性的。大约1/3的患者合并Hippel-Lindau病，同时有小脑或其他器官的病变。

四、畸胎瘤

畸胎瘤是包含两个或三个胚层成分的肿瘤。髓内的畸胎瘤可生长于脊髓的任何阶段。但脊髓圆锥内多见。超过90%的病例是成熟畸胎瘤；恶性的幼稚畸胎瘤很少见。超过40%的脊髓畸胎瘤伴有脊柱发育异常，常见脊柱裂、脊柱侧弯和脊髓纵裂等。

成熟畸胎瘤多为膨胀性生长。大多数情况下可以完全切除，但若侵及神经根则不能完整切除。肿瘤外观常呈分叶状，有包囊。当表层下出现囊肿时，不同的区域质地软硬不同。可呈多囊状，填充有角化物质、毛发、软骨或黏液和浆液的混合物等。镜下可见成熟的间叶细胞或者上皮细胞，包括鳞状上皮和皮肤附件都很常见。可能见到假复层呼吸道上皮和立方形或柱形的胃肠上皮细胞。间叶细胞可发育成为脂肪、纤维组织、平滑肌、骨骼肌、软骨和骨（图7-9）。

五、脂肪瘤

髓内脂肪瘤比较少见。多在中年发病。因为肿瘤位于软脊膜下，也有人认为它属于髓旁的肿瘤。脂肪瘤是胚胎组织发育异常的产物，它不是真性的肿瘤，而是由于细胞内部脂肪不断地产生和聚集而形成的，可含有其他间叶组织（图7-10）。常见于脊管关闭不全的患者，好发于圆锥，常合并有脊髓

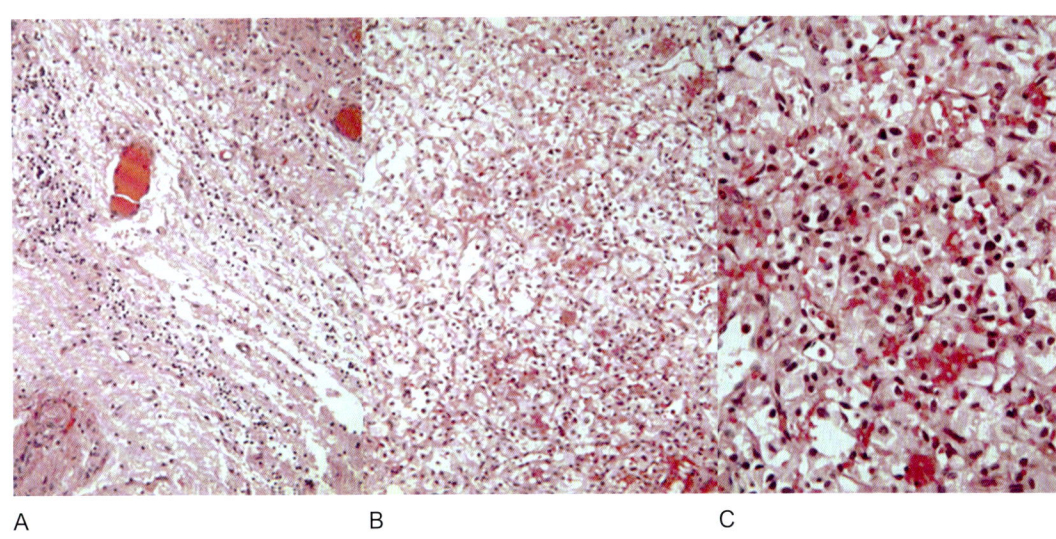

图 7-8　血管网状细胞瘤。A. 肿瘤与脊髓之间有广泛的界面，分界清楚（HE，×100）。B. 血管网状细胞瘤是异常血管构成的肿瘤，可见大量细长衬有内皮细胞的网状毛细血管巢状分布（HE，×200）。C. 基质细胞卵圆形，胞核扁平状，细胞质透明并含有丰富囊泡（HE，×400）。

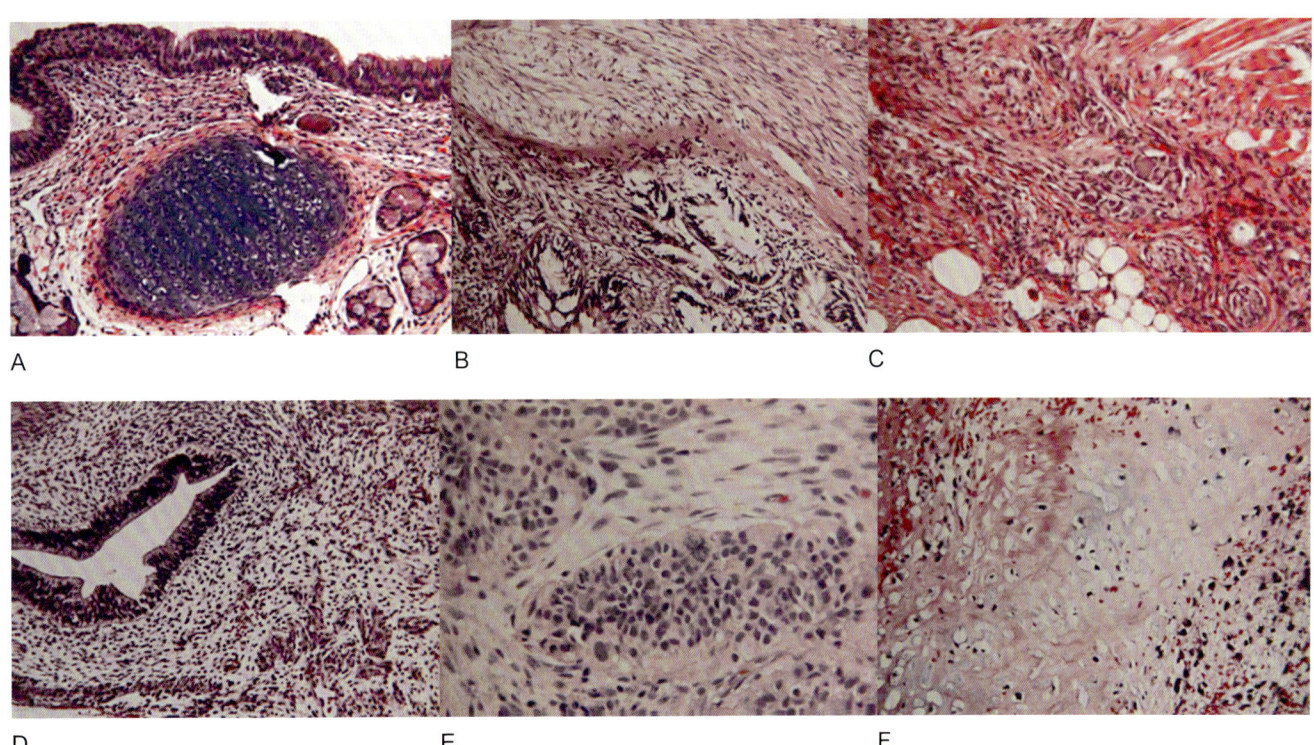

图 7-9　畸胎瘤。A. 成熟性畸胎瘤，显示呼吸道分化的假复层、纤毛柱状上皮，辅以成熟性软骨及浆液性黏液腺（HE，×200）。B. 成熟性畸胎瘤，由平滑肌包绕的黏蛋白腺体。符合胃肠道分化而来（HE，×200）。C. 成熟性畸胎瘤，可见节细胞簇及神经束。间叶细胞分化包括脂肪、肌肉和纤维组织（HE，×400）。D. 未成熟性畸胎瘤，可见非成熟神经外胚层的分化。有发育停滞的神经管。间叶细胞分化包括平滑肌（HE，×200）。E. 恶性畸胎瘤，可见变异上皮，多数有丝分裂，是恶性变的特征（HE，×200）。F. 恶性畸胎瘤，软骨有低分化软骨肉瘤的特征；软骨细胞核变异（HE，×200）。

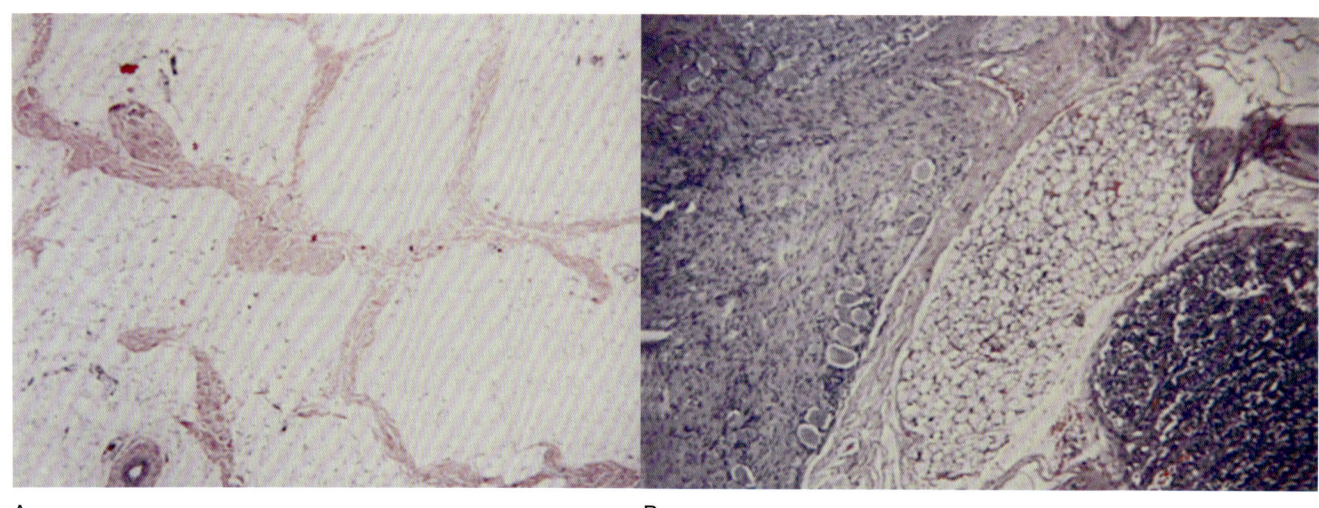

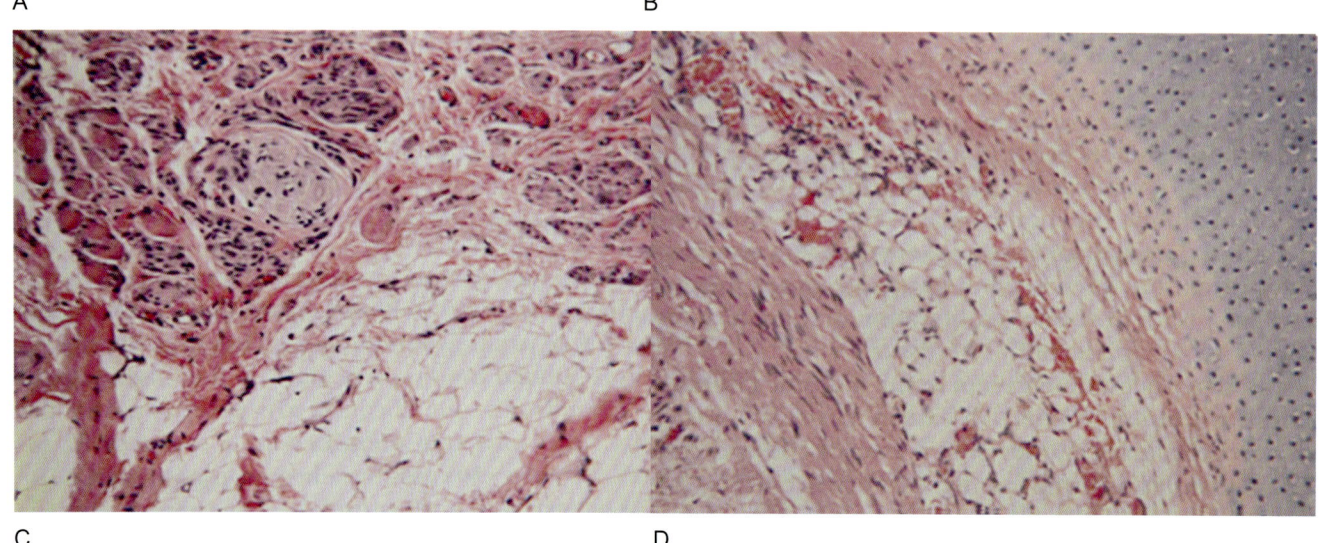

图 7-10 脂肪瘤。A. 脂肪小叶被交叉的粗纤维分隔（HE，×200）。B. 显示脂肪小叶被神经节样结构和淋巴结组织包绕（HE，×200）。C. 瘤内可见外周神经和骨骼肌（HE，×100）。D. 可见灶状的脂肪、软骨和平滑肌（HE，×200）。

栓系。也可见于胸颈部脊髓。脊髓内脂肪瘤好发于20～40岁，男女发病率相等。

六、海绵状血管瘤

脊髓髓内海绵状血管瘤发病率为1%～3%。是由毛细血管构成的畸形血管，呈桑葚状，血管与血管之间没有任何神经组织。部分患者会有脑和脊髓多发病灶。海绵状血管瘤不是真正的肿瘤，但是破裂出血后会出现脊髓压迫症状。

七、转移性肿瘤

脊髓内转移瘤罕见，占据髓内肿瘤的2%～8%。因脊髓体积小于脑体积，所以脊髓不是转移肿瘤的好发部位。在一项627例有癌症转移患者的回顾性尸体解剖研究当中，仅有13例是脊髓内转移。肿瘤多通过血行转移至脊髓。肺部及乳腺肿瘤是脊髓转移肿瘤最常见来源。脊髓转移瘤常表现为急性进行性神经功能障碍，有1/3脊髓转移瘤出现的症状是原发瘤的首发临床表现。

八、其他髓内肿瘤

其他比较罕见的肿瘤包括皮样囊肿、表皮样囊肿、黑色素瘤、少突神经胶质瘤以及神经节胶质细胞瘤。罕见的外结节窦状组织细胞增多的Rosai-Dorfman综合征也属于髓内肿瘤。脊髓内脊膜瘤和神经鞘瘤非常少见。

第三节 临床表现

髓内肿瘤在临床上缺乏特异性表现，早期确诊较为困难。病程一般在 2～3 年。但恶性和转移性肿瘤则病史很短，几周或数月。瘤内坏死、出血可加速病情变化。

疼痛是成年人髓内肿瘤的最常见症状。疼痛多发生在肿瘤水平，少见根性痛。运动障碍和步态紊乱则多见于儿童。30% 的患者早期即有感觉与运动障碍。

症状的进展和分布与肿瘤位置有关：颈髓肿瘤以上肢症状为主，典型表现为单侧、非对称性，感觉异常比麻木常见。胸髓肿瘤可有痉挛和感觉障碍，麻木常见，常发生于双下肢，继而向近端发展。腰髓和圆锥的肿瘤常表现为腰背部及下肢疼痛，大小便功能障碍早期出现。

第四节 影像学检查

一、X 线平片与 CT 检查

可发现脊髓肿瘤引起的脊柱骨质变化，如椎管增宽、椎板变薄等。颈椎生理曲度消失，在儿童患者中可见脊柱侧弯（图 7-11）。

二、MR 检查

MR 是目前诊断脊髓髓内肿瘤的重要检查手段。可以在出现明显的神经功能障碍之前发现病变，不但能精确定位，而且可明确多数髓内肿瘤的性质，也可显示肿瘤合并的囊变与空洞。髓内肿瘤的 MRI 特点常见有脊髓的增粗，T1 像为等或低信号，T2 像为高信号，当肿瘤合并有囊变或空洞时，由于 T2 像呈混杂信号，对瘤体及其两端的空洞难以区分。但注射造影剂后，几乎所有肿瘤在 T1 像上都有增强（图 7-12）。不同肿瘤各有其特点。

三、脊髓血管造影

临床和 MR 检查考虑血管网状细胞瘤时，可选用脊髓血管造影。血管造影可显示血管网状细胞瘤的血供和静脉引流情况（图 7-13）。

四、不同肿瘤的影像学特征

（一）室管膜瘤

肿瘤位于脊髓内中央，均匀一致的增强，大多肿瘤两端有脊髓空洞，尤其多见于颈髓及颈胸交界

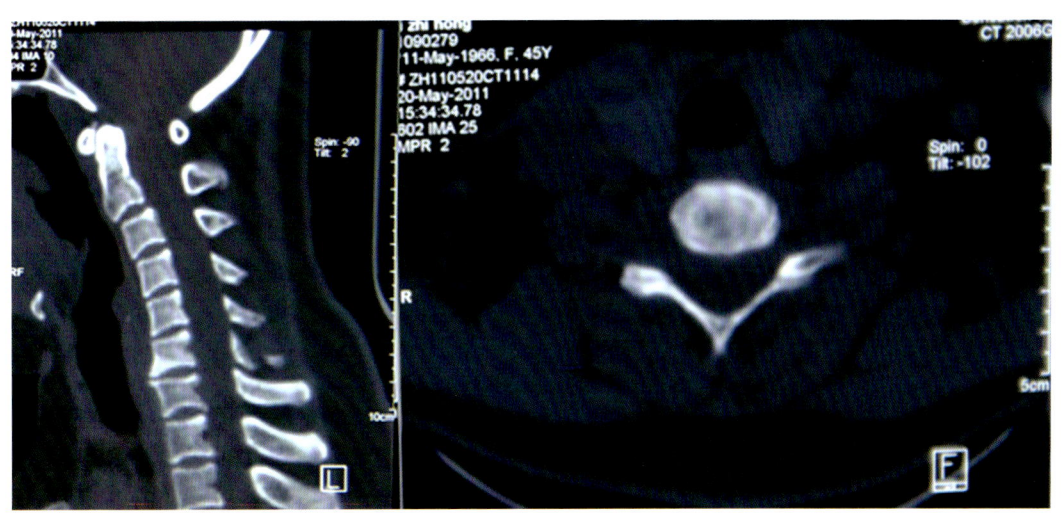

图 7-11　颈髓髓内肿瘤 CT 见颈椎管增宽，颈椎生理曲度消失，椎板变薄。

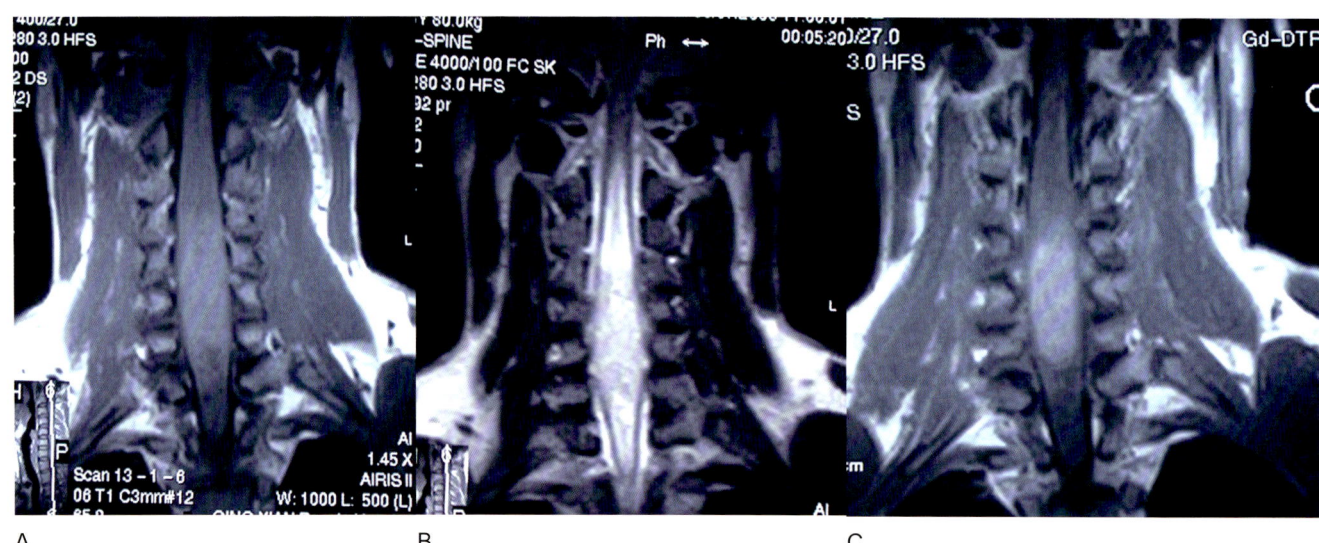

图 7-12 A. 颈髓髓内肿瘤 MRI 冠状影像 T1 像有脊髓增粗，肿瘤等信号。B. T2 像肿瘤高信号，两端见脊髓水肿和小的脊髓空洞。C. 肿瘤均匀增强。

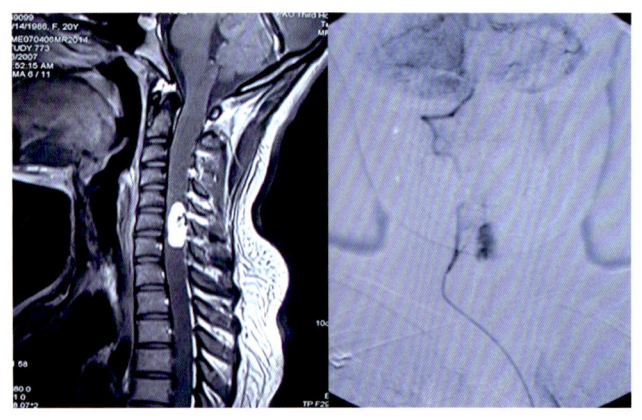

图 7-13 MRI 见颈髓 5～7 髓内血管网状细胞瘤。血管造影见肿瘤染色。

处的病变。如果肿瘤内有坏死囊变，可见到不均匀强化。个别囊性室管膜瘤少有强化，与髓内星形细胞瘤鉴别较为困难（图 7-14、图 7-15）。

（二）星形细胞瘤

与室管膜瘤相比，星形细胞瘤常偏心性生长，由于肿瘤边界不规则，在 MRI 上很少见到边界清晰的增强范围，常为轻度、不均匀、片状强化，尤其肿瘤发生囊变坏死时更是如此，这种不规则强化可能扩展到数个脊髓节段。偶见星形细胞瘤累及脊髓全长（图 7-16、图 7-17、图 7-18）。

虽然星形细胞瘤与室管膜瘤分别具有各自的影像学特征，有时尚需术中取活检才能确定诊断。

（三）血管网状细胞瘤

MRI 表现为明显的均匀强化，可清晰地显示肿瘤的边界，T2 像可看到血管流空，肿瘤两极囊肿常见，囊肿可侵及多个脊髓节段，强化的实体肿瘤很少超过一个以上的脊髓节段。然而，有时在 MRI 上作出准确定性诊断也有困难。DSA 见肿瘤染色有助于确诊（图 7-19）。

（四）脂肪瘤

脂肪瘤在 MRI 的 T1 像与 T2 像为高信号，且不能被任何造影剂强化。压脂成像有助于脂肪组织的确定（图 7-20）。

（五）海绵状血管瘤

MR 检查在 T1 或 T2 像上，肿瘤均呈高信号。瘤周可见含铁血黄素沉积形成的特征性低密度环。CT 影像可见不同阶段的出血灶及钙化斑点。这些结构不会增强。肿瘤可在中枢神经系统多发，尤其是家族性海绵状血管瘤（图 7-21）。

（六）畸胎瘤、表皮样囊肿、皮样囊肿

三种肿瘤均来源于不同的胚层组织，在 MRI 的 T1 像和 T2 像畸胎瘤多为高低混杂信号，皮样囊肿和表皮样囊肿通常都为高信号，或呈 T1 像高信号、T2 像等信号表现。肿瘤周围可有囊壁的环形增强（图 7-22、图 7-23）。

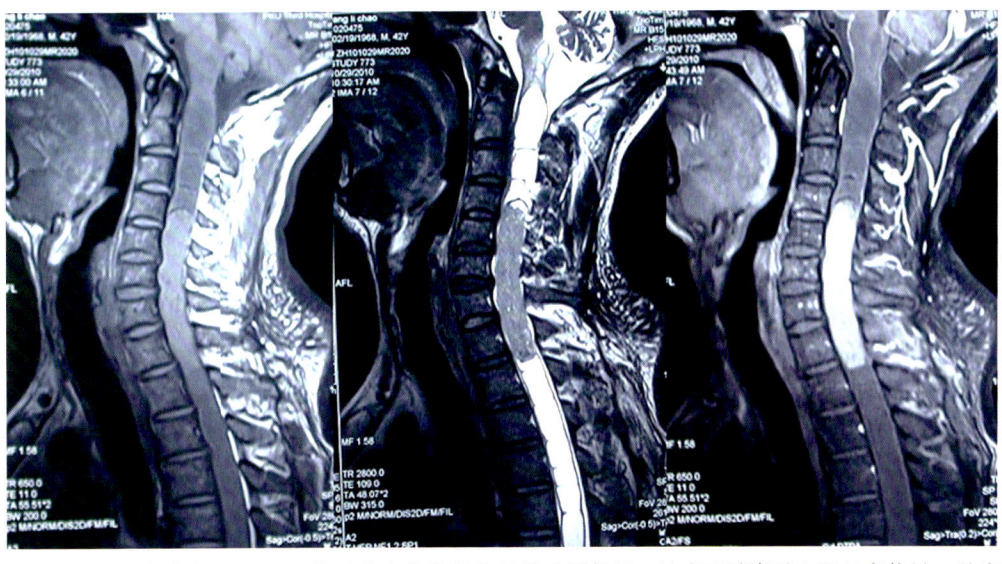

图 7-14　颈胸交界区髓内室管膜瘤。MRI T2 像见肿瘤实体部分呈等或低信号，肿瘤两端脊髓空洞呈高信号。肿瘤部分可见强化。

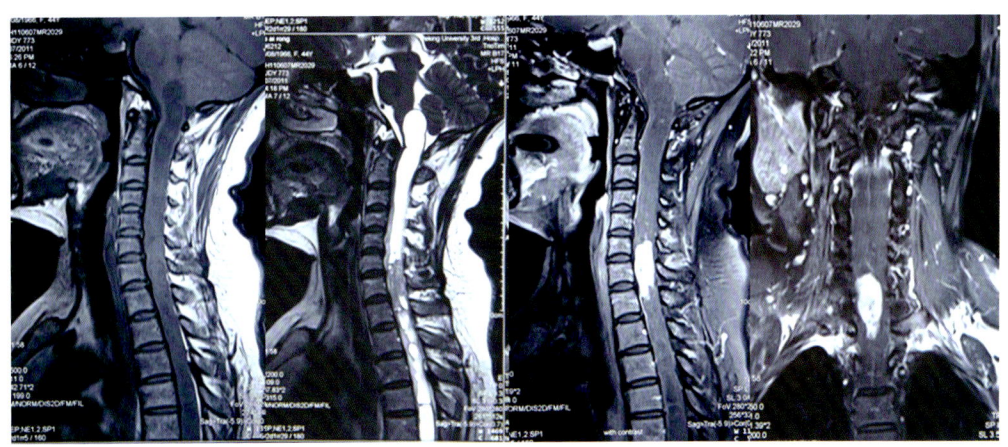

图 7-15　颈 6～7 髓内室管膜瘤。MRI T1 像等信号，T2 像高信号，两端有脊髓空洞，肿瘤有明显强化。

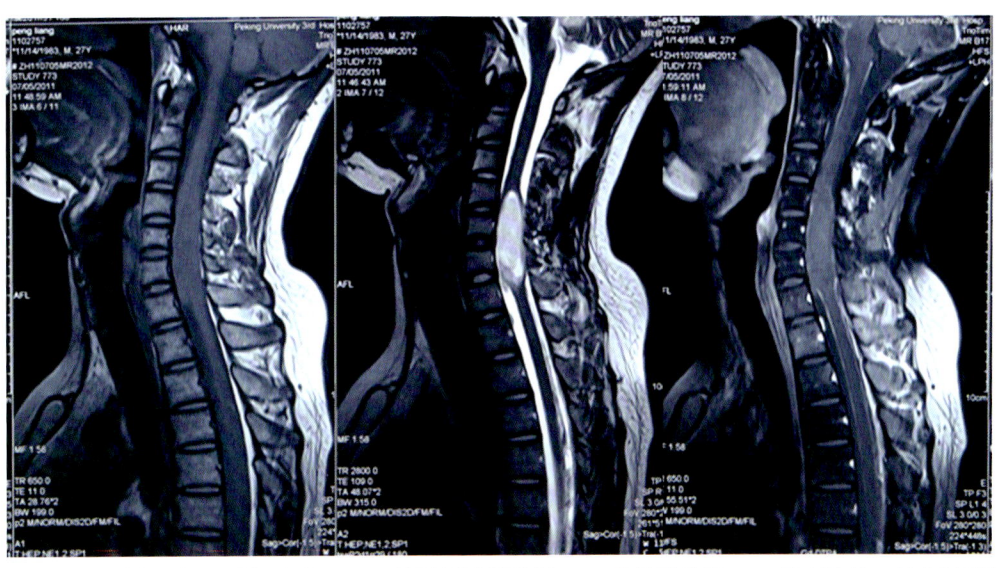

图 7-16　颈髓 4～6 髓内 Ⅱ 级星形细胞瘤，MRI 见局部脊髓增粗，T1 像呈等信号，T2 像高信号，仅有肿瘤轻度强化。

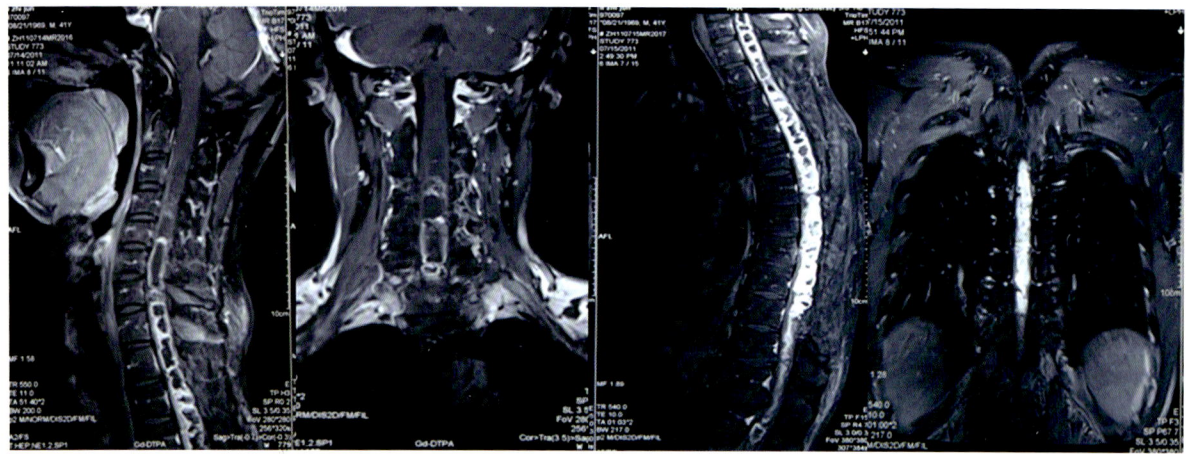

图 7-17　MRI 示颈胸腰全脊髓髓内星形细胞瘤（少突胶质细胞瘤），肿瘤有坏死囊变，呈多环状不均匀强化。

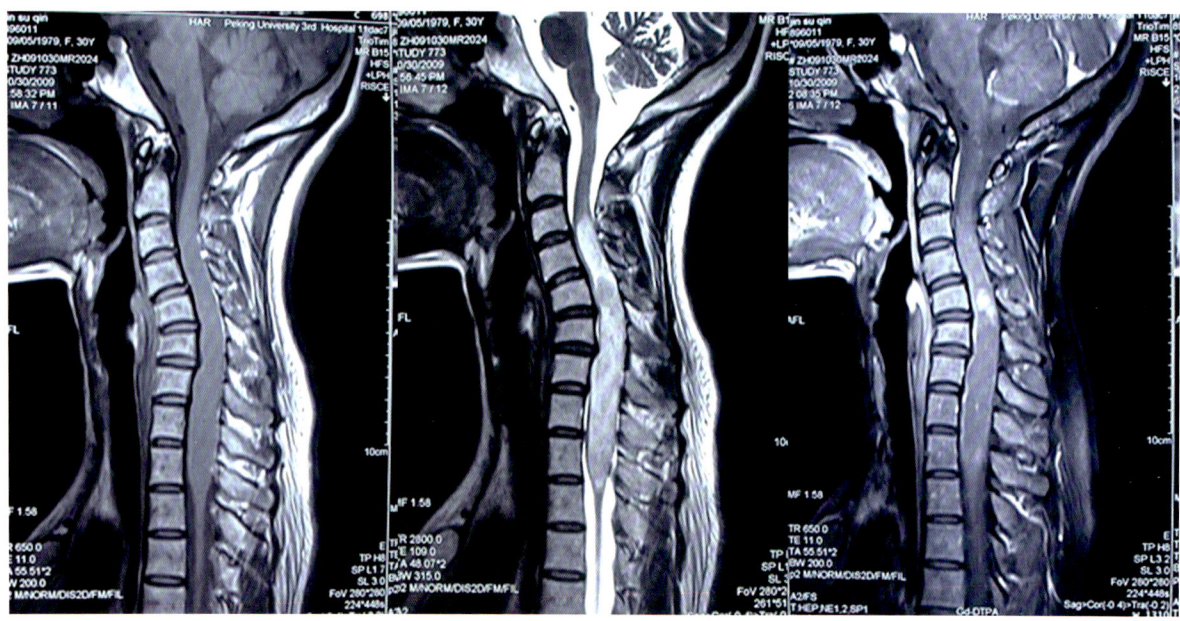

图 7-18　MRI 示颈 3～胸 2 多节段巨长髓内星形细胞瘤，脊髓增粗，T1 等信号，T2 稍高混杂信号，肿瘤有片状强化。

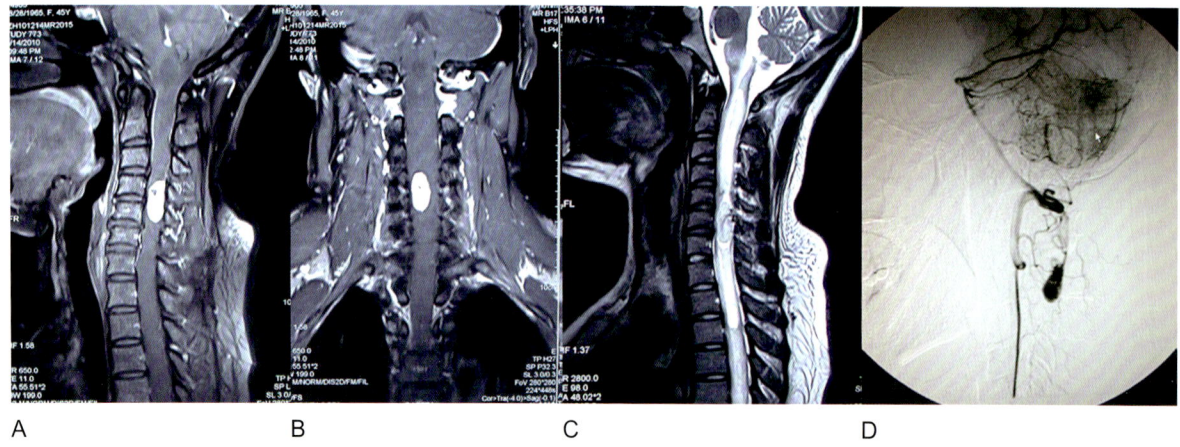

A　　　　　　　　　　B　　　　　　　　　　C　　　　　　　　　　D

图 7-19　MRI 示颈髓内血管网状细胞瘤。肿瘤明显强化，界限清楚（A、B）。T2 像可见肿瘤部位血管流空和上下两端脊髓空洞（C）。脊髓血管造影见清晰的肿瘤染色（D）。

脊髓髓内肿瘤　143

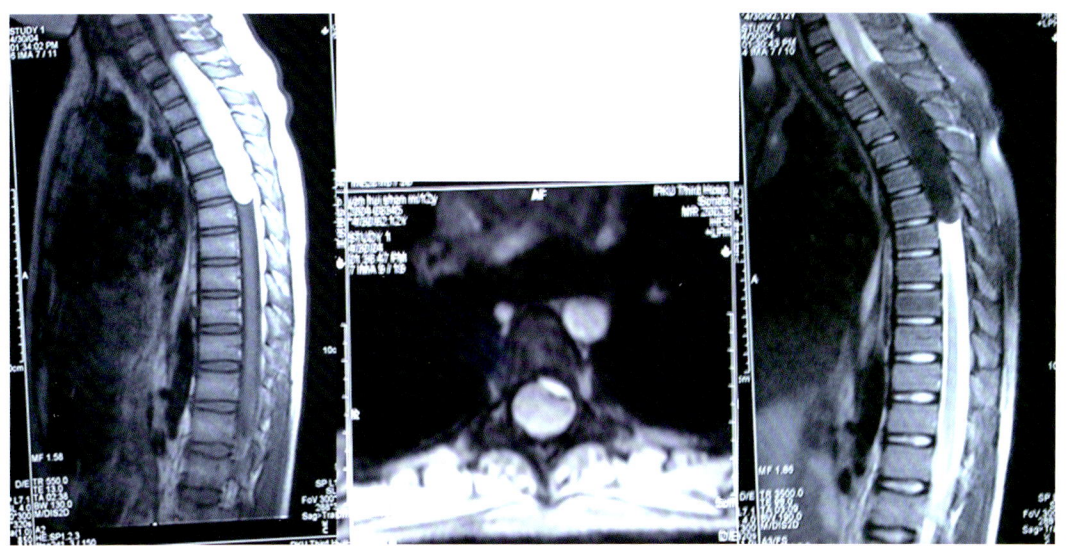

图 7-20　MRI 示上胸段髓内脂肪瘤。T1 像高信号，压脂成像呈脂肪信号。

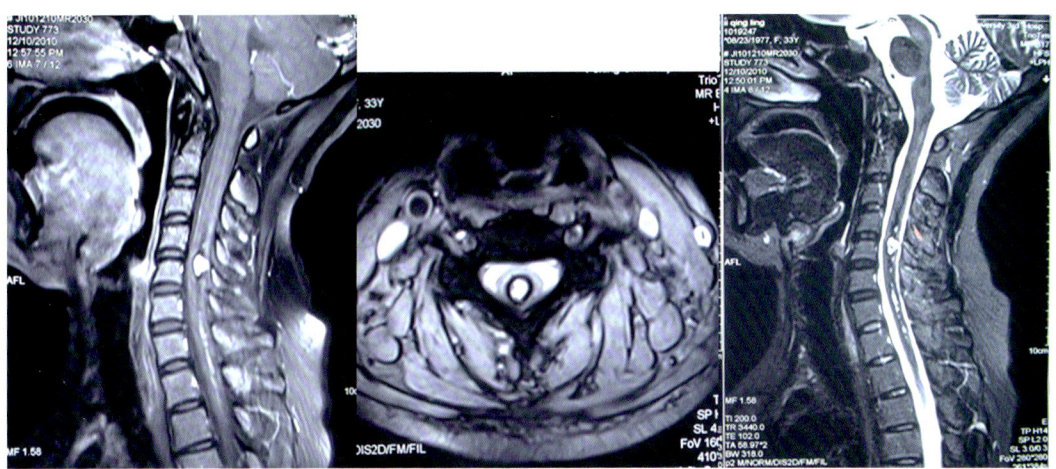

图 7-21　MRI 示颈髓内海绵状血管瘤。T1 像和 T2 像均呈高信号，瘤体周围有特征性的低密度环。

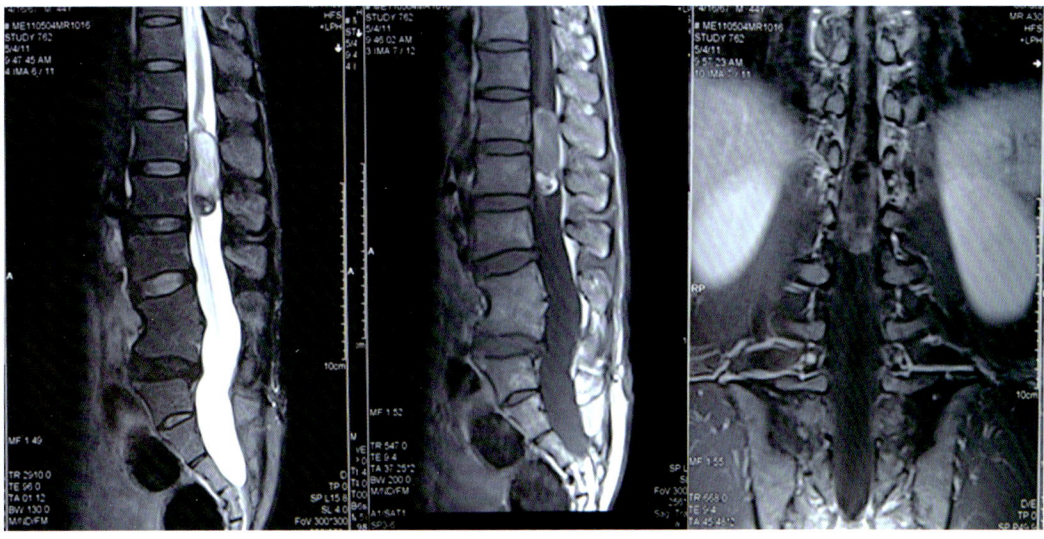

图 7-22　MRI 示圆锥髓内畸胎瘤，由于肿瘤含有多个胚层成分，MRI 呈混杂信号。

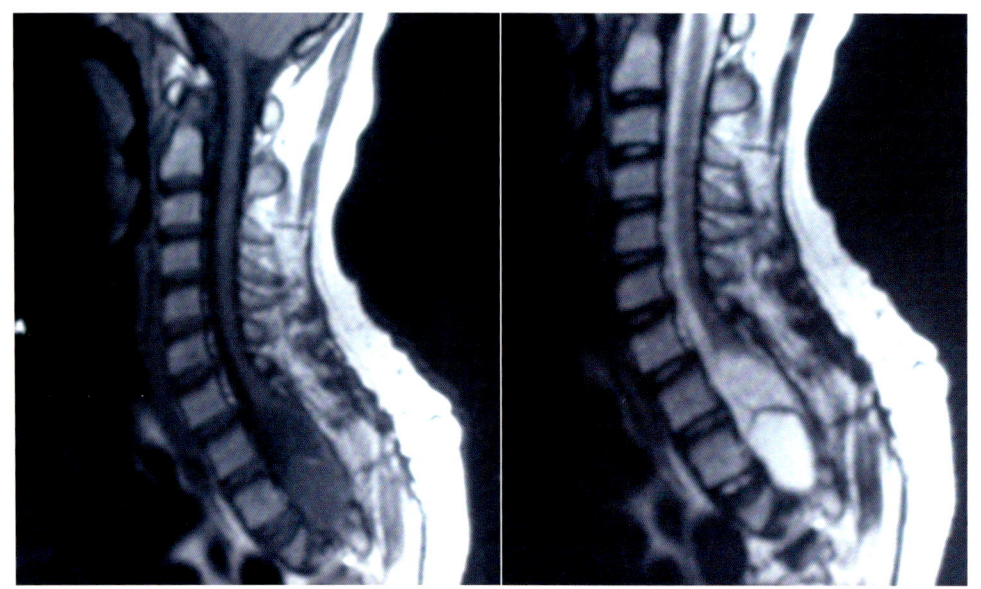

图 7-23　MRI 示上胸段髓内表皮样囊肿。T1 像低信号和等信号，T2 像高信号。

第五节　诊断与鉴别诊断

根据病程、临床表现和 MR 检查结果，可以确定脊髓髓内肿瘤的诊断。但有时需与一些非肿瘤性的病变如多发性硬化、脱髓鞘炎性病变、脊髓空洞等相鉴别。

多发性硬化与脱髓鞘炎性病变急性期时的临床表现以及影像学表现与脊髓髓内肿瘤非常相似，需详细询问病史才能得到正确的诊断。多发性硬化与脱髓鞘病患者常急性或亚急性起病，病程短，出现临床症状比较快，MR 检查很少有脊髓明显的增粗，白质硬化斑块可侵及脊髓的侧面、背侧或前索，多局限于一个或两个脊髓节段，而且位于脊髓周边；而髓内肿瘤可侵及多个脊髓节段，多位于脊髓中央，当脱髓鞘活跃时可见髓内散在的点片状强化（图7-24、图 7-25）。多发性硬化与脱髓鞘病患者经试验性激素、抗感染治疗后，症状可在几天内或几周内部分或完全缓解，4～6 周的动态 MR 检查可发现硬

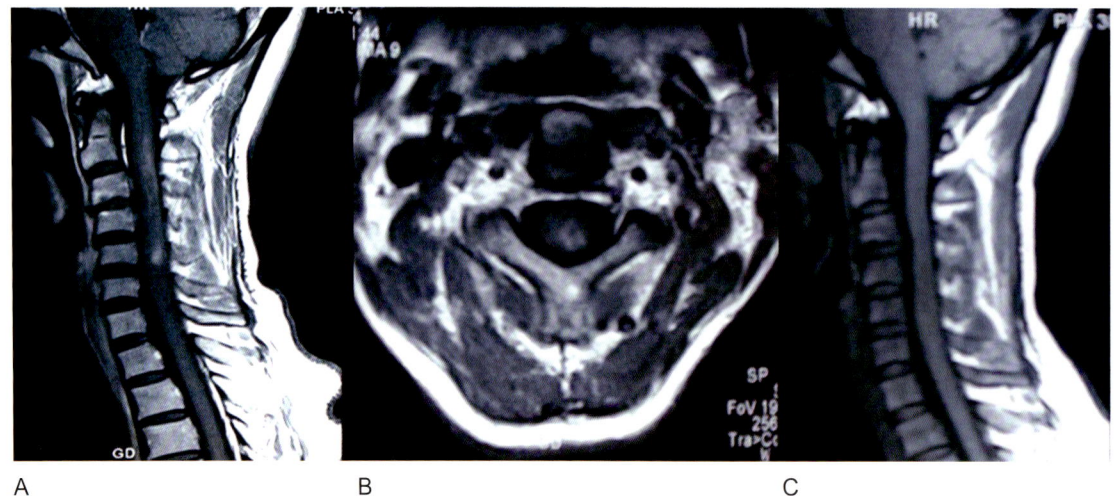

图 7-24　A、B. MRI 示颈髓内结节状及斑片状异常信号。C. 抗感染和激素治疗后异常信号消失。诊断为脊髓脱髓鞘炎性病变。

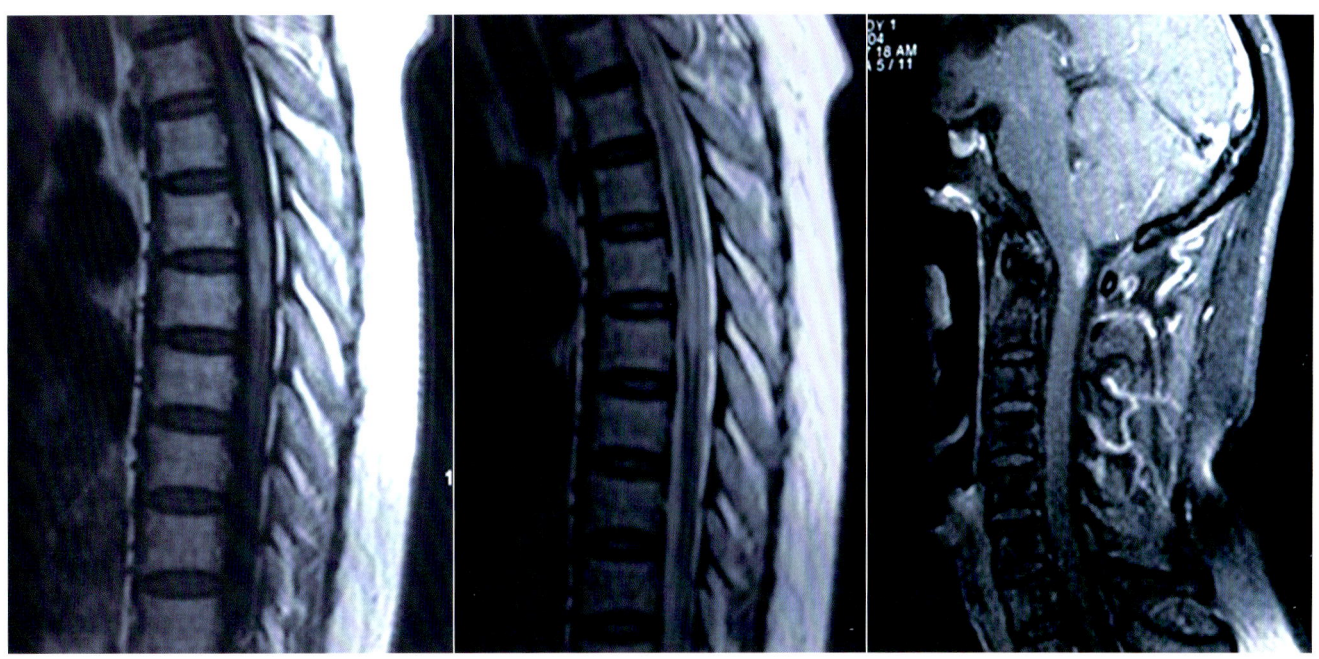

图 7-25　貌似胸髓内肿瘤，但脊髓未明显增粗，检查颈椎 MRI 也见高信号斑块，诊断为多发性硬化。

化斑块或强化逐渐缩小，甚至完全消失。

任何脊髓多发性硬化都应该行颅脑 MR 检查。发现脑内多发性硬化斑块更能明确此诊断。脑脊液检查提示寡克隆带阳性。视觉诱发电位异常。

脊髓空洞可显示脊髓增宽，常见于一些先天性畸形的疾病（如 Chiari 畸形）或脊髓损伤后。通过 MR 检查多可明确诊断。脊髓空洞内液体与脑脊液信号相同。脊髓空洞壁不被强化（图 7-26），而囊性的脊髓内肿瘤壁，如成血管细胞瘤或室管膜瘤的肿瘤壁都可被强化。Chiari 畸形合并的脊髓空洞还可见小脑扁桃体下疝。

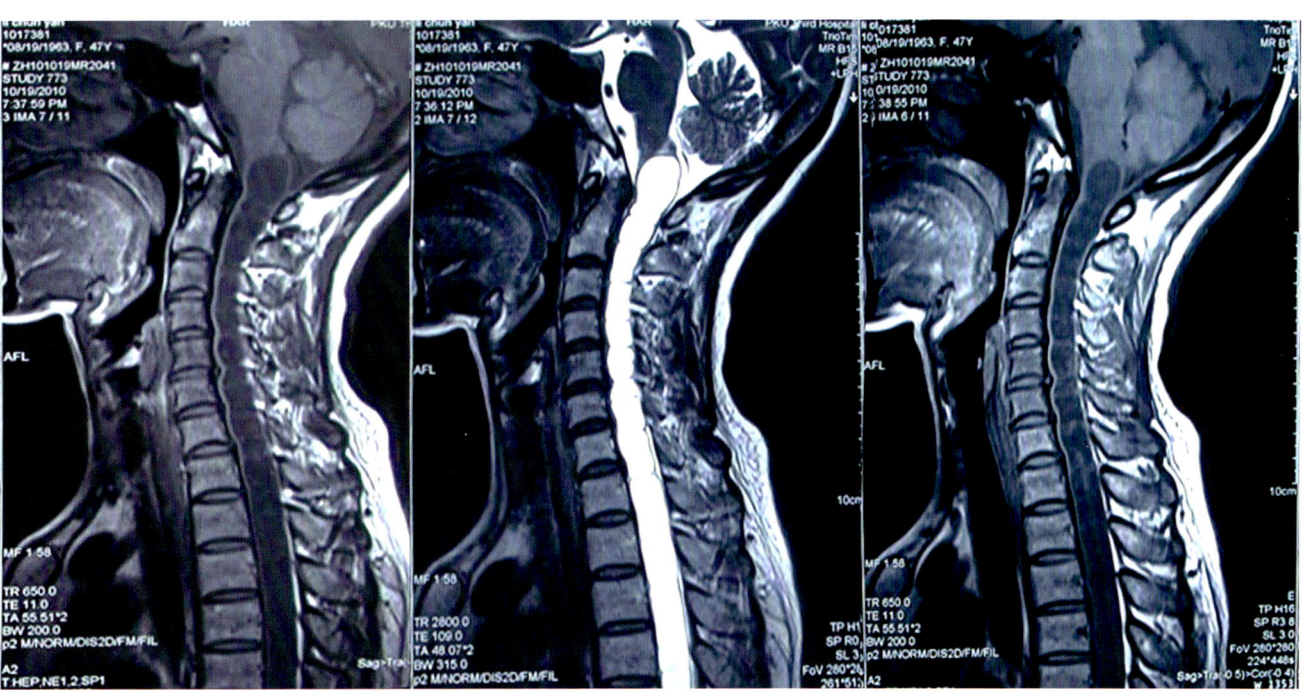

图 7-26　颈胸脊髓空洞，MRI 增强未见强化的肿瘤表现。

第六节 手术治疗

一、手术目的与原则

手术是治疗大多数髓内肿瘤的最有效方法。目的是在保留或恢复神经功能的前提下切除肿瘤,并能获取组织学诊断。手术切除肿瘤的范围取决于肿瘤的组织学特征,以及与脊髓之间的界限。应避免那种在脊髓上切一小口获取少量组织进行活检的方法。它对于确定诊断、决定手术方式都是不可靠的。如果界限清楚,多为良性肿瘤,应用现代显微外科技术不但能做到全切,而且手术致残率低,常获得满意效果。

对于浸润性生长、界限不清的髓内肿瘤,难以完全切除,且有损伤神经的风险。术中可以送病理检查,如果证实是浸润生长或是恶性的星形细胞瘤,应在充分考虑患者生存质量的前提下,行肿瘤内大部切除术或部分切除术,可以缓解病情,减轻症状,不应盲目扩大切除范围。但考虑到髓内恶性肿瘤预后差,术后常合并较高的病残率,有人认为此种情况仅做脊髓切开,获得组织学诊断后,即应终止手术。

二、手术时机

脊髓髓内肿瘤术后神经功能的恢复与术前患者的神经功能障碍的严重程度有着重要的关系,尽早的手术治疗对于神经功能恢复是有利的。手术治疗的最佳选择是仅有较轻微神经功能障碍的患者。即使已有明显的神经功能障碍也有手术意义,因为术后患者不但可保留括约肌的功能,术后也会有良好的恢复。但对于神经功能完全缺失的患者效果甚差,一般不建议行手术治疗。

无症状海绵状血管瘤的自然史至今尚未明确。建议先观察治疗,如果患者有因出血而造成的急性神经功能障碍,一般建议先让患者恢复几周后再行手术治疗。

三、术前准备

通过术前的影像学检查,对髓内肿瘤作出确切的定位,初步确定椎板切除的范围。术前给予抗生素和冲击剂量的甲泼尼龙。如果术前出现下肢的运动神经功能障碍,应行双下肢的深静脉多普勒检查。早期预防下肢深静脉血栓的形成,可在术前与术后应用抗血栓弹力袜,直至患者能下地活动。

四、手术操作技术

全麻插管后,患者取俯卧位或侧卧位。对位于颈部及上胸段的肿瘤,患者头部可用头架固定。术中可行神经电生理监测,监测的价值在于:①确定肿瘤周围或瘤内的神经组织,提高脊髓肿瘤手术的安全性;②指导和保证手术医生正确地进行广泛的手术操作;③反映脊髓神经传导路的急性损伤与部位;④迅速明确神经组织急性缺血、缺氧的变化。

后正中切开,做骨膜下分离,行标准的椎板切除术,范围应超出肿瘤上下极各一节段,注意保留关节面(图 7-27)。成人极少发生椎体不稳,所以没有必要进行椎板成形术。但对于长节段脊髓肿瘤和青少年患者,为了防止术后脊柱畸形,可采用椎板切开成形术。切开硬脊膜前严格止血,避免出血影响手术视野。

后正中切开硬脊膜,用细丝线悬吊硬脊膜至两侧的肌肉,显微镜下剪开蛛网膜,观察脊髓表面是否有异常(图 7-28、图 7-29)。于中线行脊髓后正中沟切开,但有时因肿瘤非对称生长,引起增粗的脊

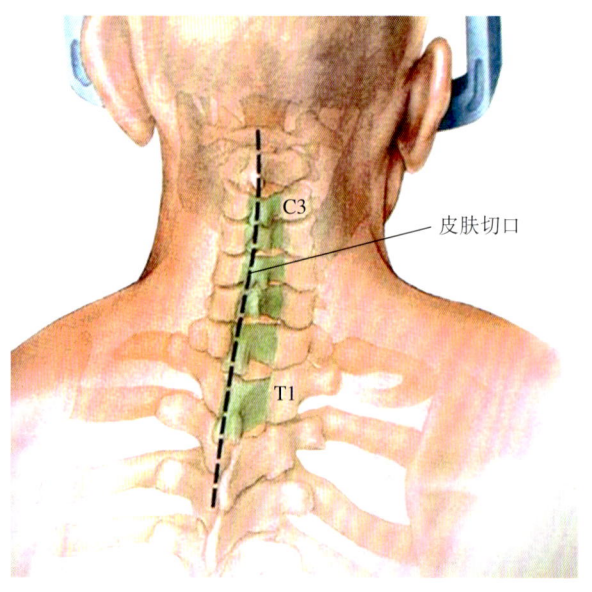

图 7-27　手术皮肤切口。

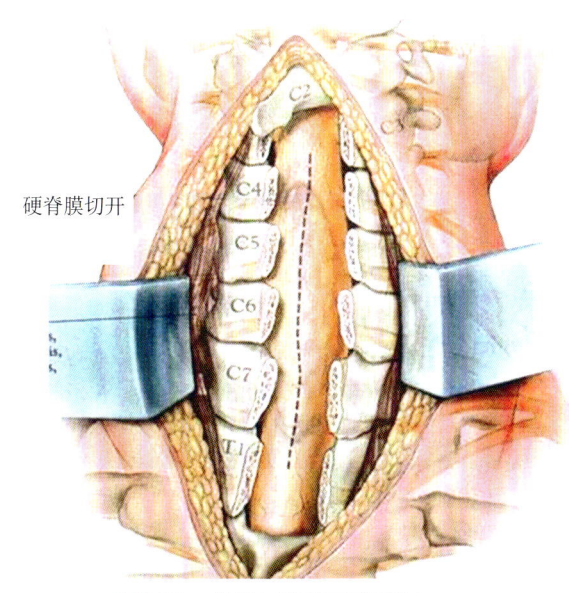

图 7-28　椎板切除及硬脊膜切口。

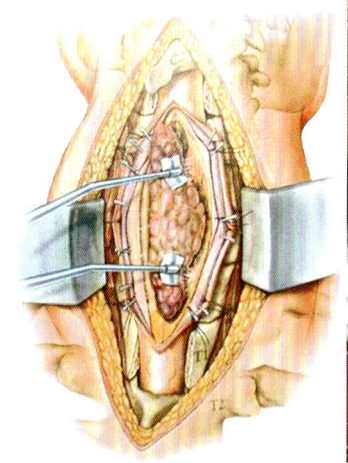

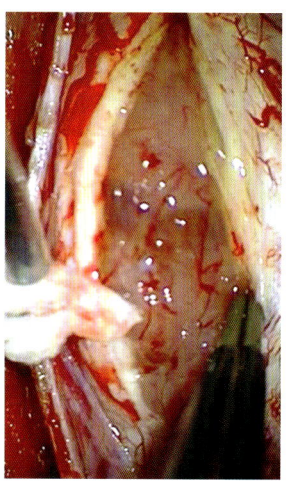

图 7-30　脊髓后正中切开，分离显露出肿瘤。

髓旋转中线移位，后正中沟辨认困难。在这种情况下只能通过脊髓背部左右两侧的背根神经入口区寻找出正确的中线。后正中沟有一些小静脉发出，也可以作为确定中线的参考标志。

电灼脊髓背侧中线软脊膜的小血管。软脊膜是一层柔韧的、略发亮的薄膜，必须用显微刀锐性切开分离，脊髓切开的范围要跨越肿瘤全长，在脊髓增粗最明显的地方切开后即可发现肿瘤，用显微镊子将脊髓后索向两侧分开以便深方显露。如果两端存在囊肿，将其打开引流，有利于降低脊髓压力和张力。肿瘤背侧完全暴露后，用 6-0 丝线将软脊膜牵向两侧（图 7-30）。

术中可通过以下观察判断肿瘤的切除程度。肿瘤全切后，膨隆的脊髓下陷，肿瘤头、尾端的脊髓搏动恢复，蛛网膜下腔可清楚显示，并不断有脑脊液样液体流出，瘤床表面光滑，呈白色或浅黄色。

若流出黄褐色液体，说明空腔不是肿瘤继发的空洞腔，而是囊变肿瘤的囊腔，还须切除肿瘤囊壁。如果瘤床呈黄绿色或黑褐色，并且切除肿瘤的体积与 MRI 上显示的不相符合时，也表明肿瘤囊变，还有肿瘤囊壁残留。术中超声检查有助于辨明腹侧有否肿瘤残留。

当髓内肿瘤切除完毕后，瘤床用生理盐水冲洗，剪断软脊膜上的牵引线，使脊髓恢复正常解剖位置。良性肿瘤可缝合软脊膜、蛛网膜（图 7-31）。严密缝合硬脊膜。若有残余肿瘤，可利用人工硬脊膜或自

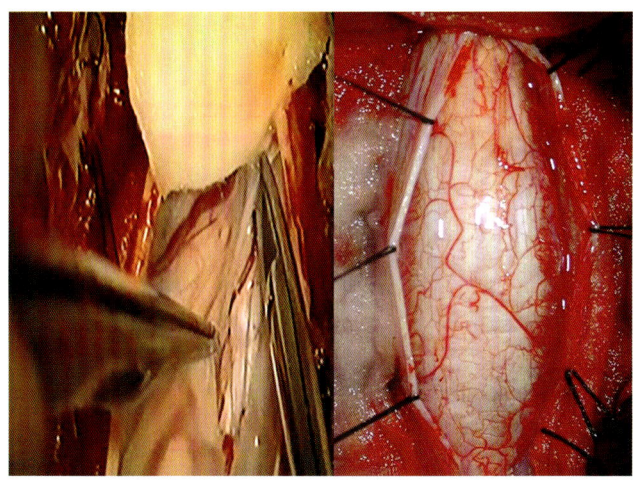

图 7-29　硬脊膜切开悬吊至两侧肌肉，脊髓后正中沟切开。

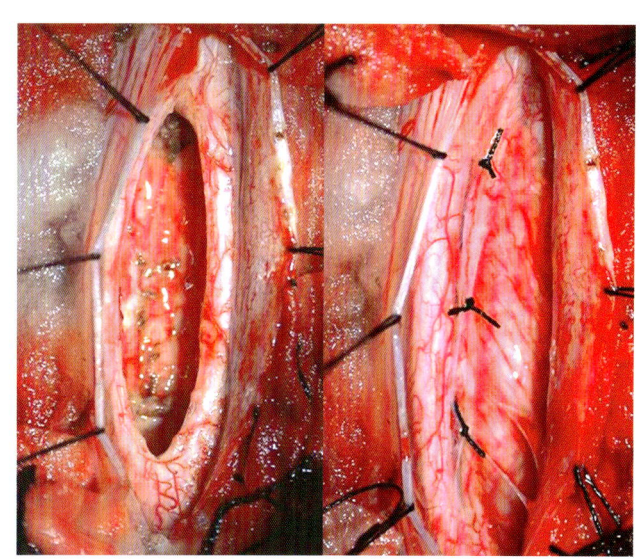

图 7-31　髓内肿瘤切除后，缝合软脊膜和蛛网膜。

体筋膜减张缝合，细致缝合肌肉筋膜、皮下组织及皮肤。对于二次手术和曾做过脊髓放疗的患者缝合时要特别谨慎小心，防止脑脊液漏。

五、不同肿瘤的手术方法

（一）室管膜瘤手术

室管膜瘤表面光滑，灰红色，可见较多网状血管，因源自于脊髓中央管的室管膜细胞，所以肿瘤位于脊髓的中央。室管膜瘤呈膨胀性生长挤压脊髓，肿瘤和脊髓之间存在比较清楚的界面，肿瘤的上极或下极可有空洞形成。有利于手术中辨认和完整切除肿瘤。

较小的肿瘤可以完整切除。但对于较大或长节段髓内肿瘤，先使用超声碎吸器行肿瘤内减容使肿瘤塌陷，有助于脊髓与肿瘤界面的形成。然后再沿肿瘤周围分离切除，此方法可以减少手术操作对周围脊髓的损伤。髓内室管膜瘤的供血源自于脊髓前动脉，分离切除肿瘤的前方是最困难的。在助手轻柔地牵拉下，电灼和切断供瘤血管后，即可摘除肿瘤。肿瘤上下极的囊壁不作处理，因为囊壁是由神经胶质细胞组成的，不含肿瘤细胞（图7-32、图7-33、图7-34）。

大多室管膜瘤都能完全切除。但少数室管膜瘤的生长点与脊髓分离困难，为避免脊髓损伤，宁可少量残留，勿追求全切。

（二）星形细胞瘤

儿童的脊髓髓内星形细胞瘤多为纤维型，相当于WHO Ⅰ级，肿瘤光滑，灰褐色，多为囊实性。与脊髓之间常有分界，很容易与脊髓辨别。使用超声碎吸器能将其完整切除。

弥漫性星形细胞瘤虽属于WHO Ⅱ级，但肿瘤与周围的脊髓组织很相似。虽然通过色泽或质地不同可以将之与周围组织辨别，但其边缘常混有正常的脊髓组织，可考虑次全或大部切除肿瘤。手术从肿瘤的中心开始切除，逐渐向外扩展。手术医生必须依靠自己的经验进行判断，当肿瘤与脊髓界限难以辨别时，或者诱发电位监测发生变化，应终止切除（图7-35、图7-36）。追求肿瘤全切可出现术后神经功能障碍加重。

脊髓髓内的间变星形细胞瘤和胶质母细胞瘤手术全切除是不可能的，可行肿瘤大部或部分切除术。术后复发率高，预后差，有时可通过蛛网膜下腔播散性转移。

（三）血管网状细胞瘤

血管网状细胞瘤位于软脊膜下，多生长在脊髓的背侧或背外侧，切开硬脊膜后，很容易与正常神经组织辨别，一般都能完整切除。

最理想的方法是先切开肿瘤前周边的软脊膜，逐一电凝切断脊髓背侧供瘤血管，在持续冲洗的辅助下，以调低的双极电凝器电灼缩小肿瘤。继续电凝切断深部供瘤血管，然后将肿瘤从脊髓处剥离并完整切除肿瘤。在未阻断血供之前，切不可分块切除肿瘤，否则可造成难以控制的出血。因为复发率高，一般不建议作次全切（图7-37、图7-38）。对于血供极为丰富的肿瘤，术前可行肿瘤血管栓塞。

（四）脊髓内转移瘤

在无任何治疗的情况下，超过70%的脊髓内转移瘤患者在1个月内可出现完全性的神经功能障碍。脊髓内转移瘤有较丰富的血供，用双极电凝阻断供瘤血管，肿瘤较容易从脊髓内分离，轻柔地将肿瘤向外牵拉并从瘤床取出（图7-39）。但有时肿瘤与脊髓粘连而使手术切除困难，术后往往出现神经功能障碍加重。

（五）海绵状血管瘤

海绵状血管瘤呈暗红色桑葚状，且被增生的神经胶质细胞环绕，切开硬脊膜后可见位于软脊膜下陈旧性的出血及病灶。比较大的肿瘤建议行脊髓中线切开。位于脊髓背外侧较小的海绵状血管瘤可从脊髓的背根神经入口区行脊髓切开。以双极电凝阻断血供并缩小肿瘤体积后，将其从瘤床取出（图7-40）。若有血肿，同时行血肿清除。

（六）脂肪瘤

脂肪瘤多位于脊髓的背侧，虽然与脊髓似有界限，但却紧密黏着脊髓，瘤内常有神经穿行，不可能在不损伤神经的情况下完整地将肿瘤切除。较安全的手术治疗方案是只做肿瘤次全切，与正常脊髓之间保留薄层脂肪瘤组织（图7-41）。与超声碎吸刀相比，激光是切除脂肪瘤内纤维小梁最有效的工具。

（七）畸胎瘤、皮样囊肿、表皮样囊肿

对于髓内胚胎组织残余肿瘤，如畸胎瘤、皮样囊肿、表皮样囊肿等，尽可能将肿瘤的内容物清除干净，粘连的囊壁及脂肪瘤很难从脊髓上完全剥离，因此不强求全切，即使囊壁少量残留，长时间内很少复发（图7-42、图7-43）。

脊髓髓内肿瘤　149

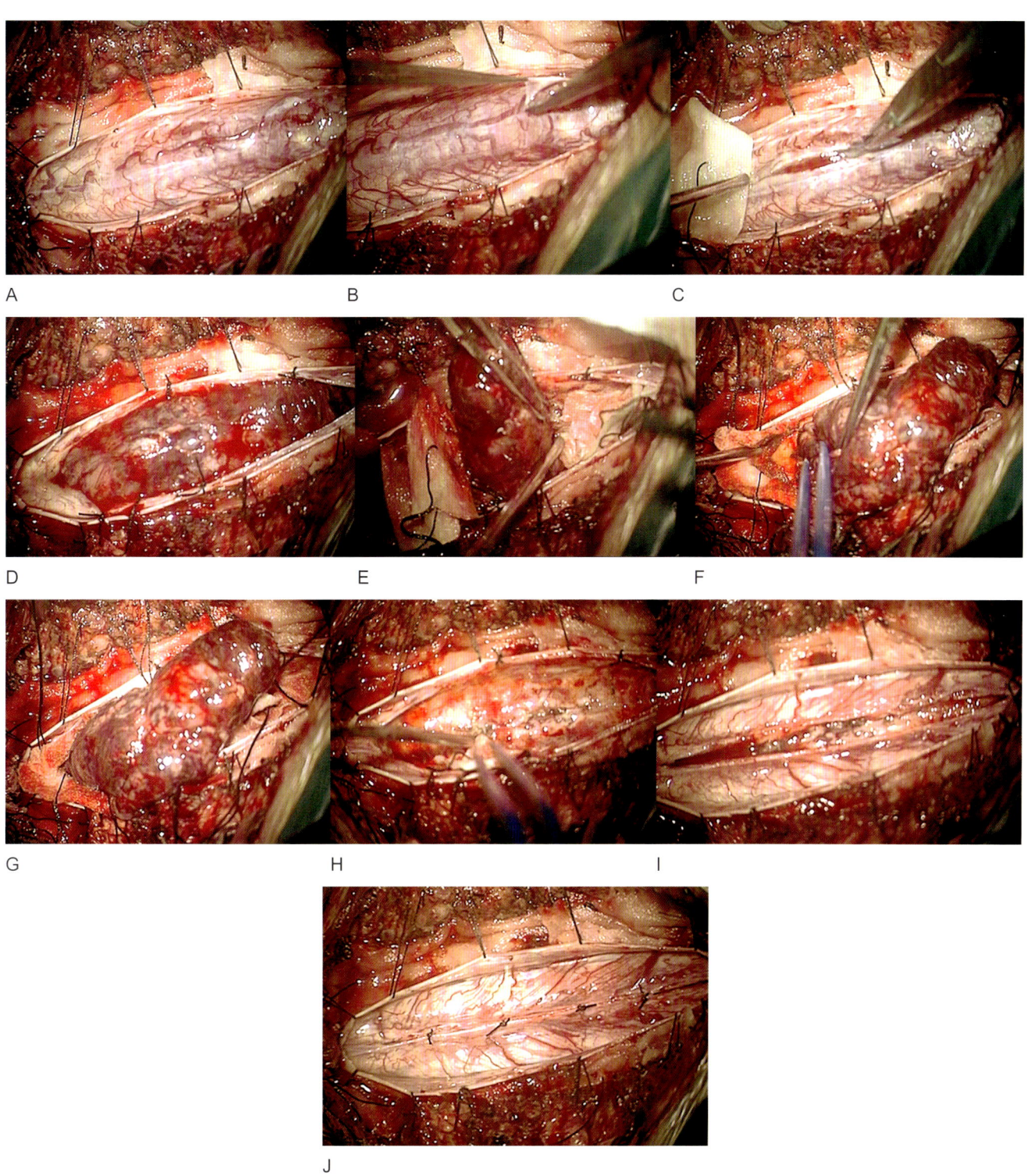

图 7-32　髓内室管膜瘤整块全切手术过程：A. 硬脊膜切开悬吊；B. 蛛网膜切开；C. 脊髓后正中切开；D. 显露肿瘤；E. 分离肿瘤下极；F. 分离肿瘤上极；G. 将肿瘤整块取出；H. 瘤床止血；I. 脊髓复位；J. 脊髓缝合。

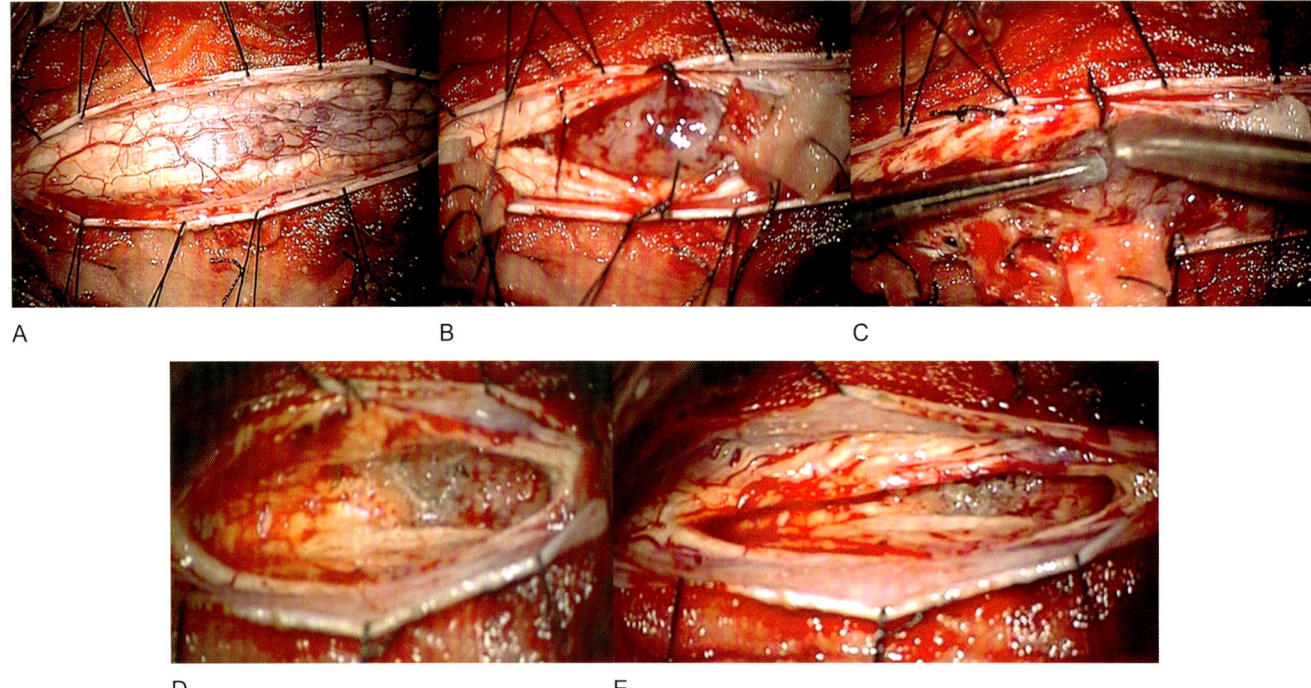

图 7-33　脊髓内室管膜瘤分块切除。A. 硬脊膜剪开并悬吊，见脊髓增粗，表面血管增多；B. 脊髓后正中切开显露肿瘤；C. 用超声碎吸刀分块碎吸肿瘤；D. 肿瘤已切除；E. 脊髓复位。

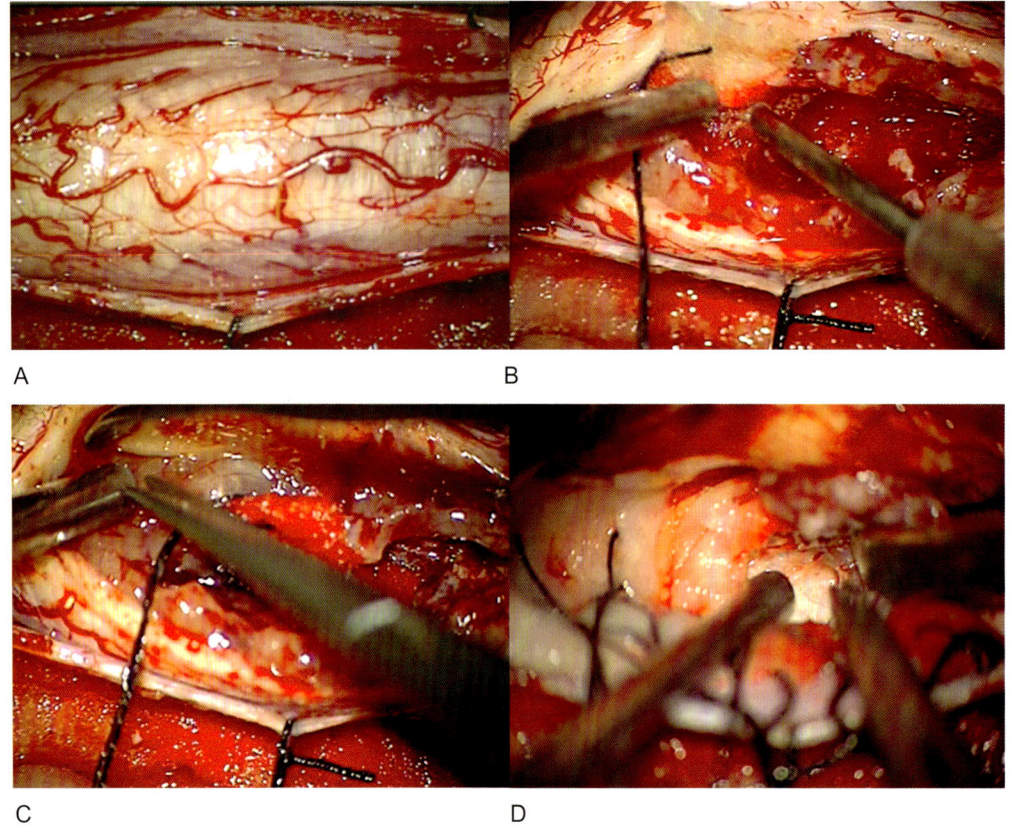

图 7-34　A. 髓内室管膜瘤见脊髓明显增粗；B. 瘤内切除减容；C. 沿瘤周分离肿瘤；D. 显露出正常脊髓界面，将肿瘤全切。

A B C D E F

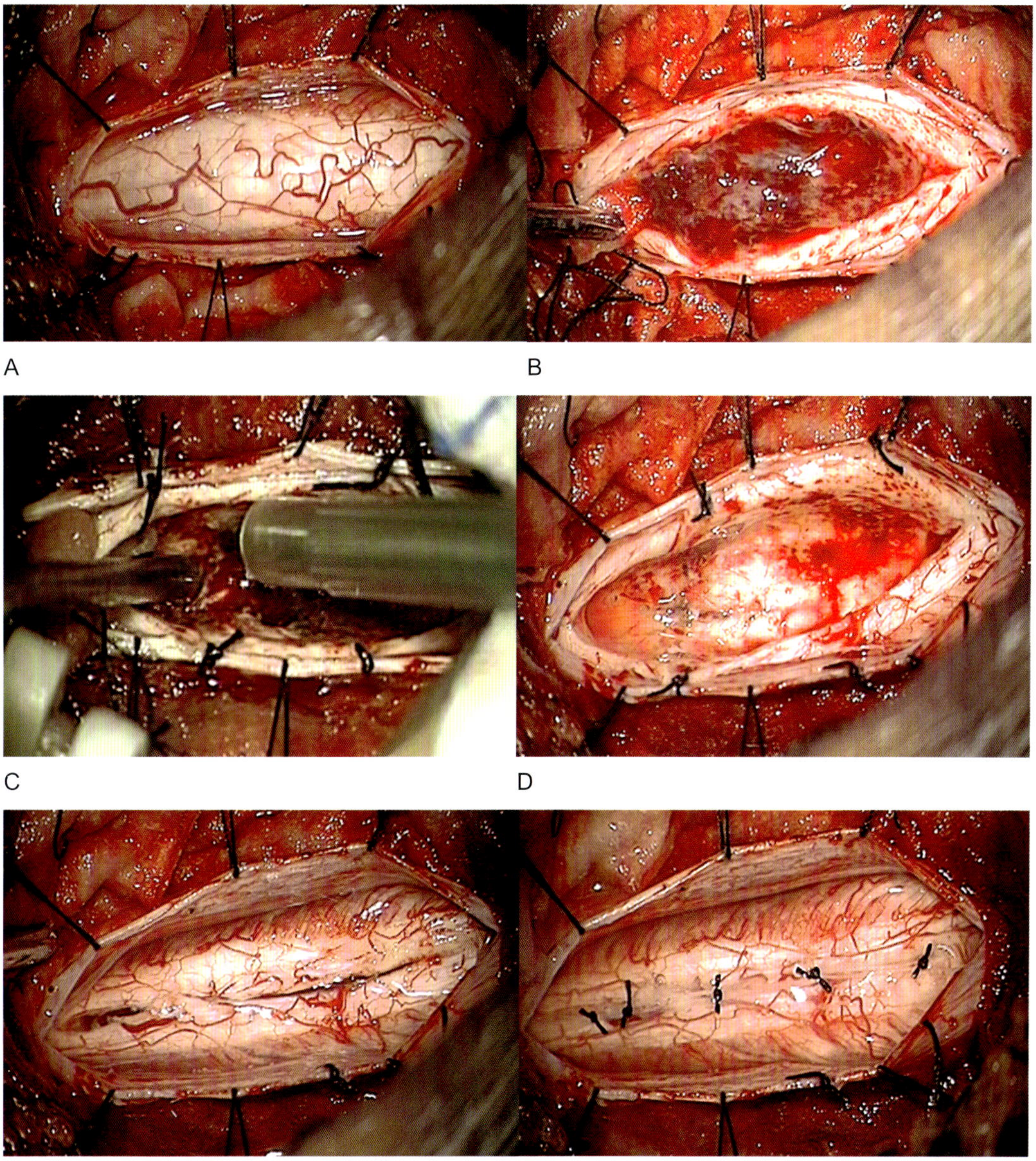

图 7-35 髓内 I 级星形细胞瘤。A. 硬脊膜切开并悬吊；B. 脊髓切开显露肿瘤；C. 用碎吸刀碎吸肿瘤；D. 肿瘤全切，可见正常脊髓界面；E. 脊髓复位；F. 缝合蛛网膜。

A B C

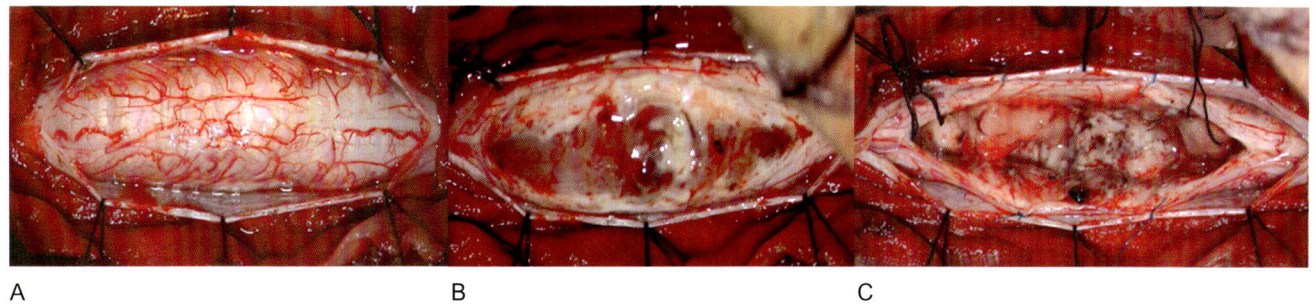

图 7-36 髓内间变性星形细胞瘤。A. 硬脊膜切开后，见脊髓膨隆增粗，表面血管增多；B. 肿瘤与脊髓界限不清；C. 手术仅能大部切除肿瘤。

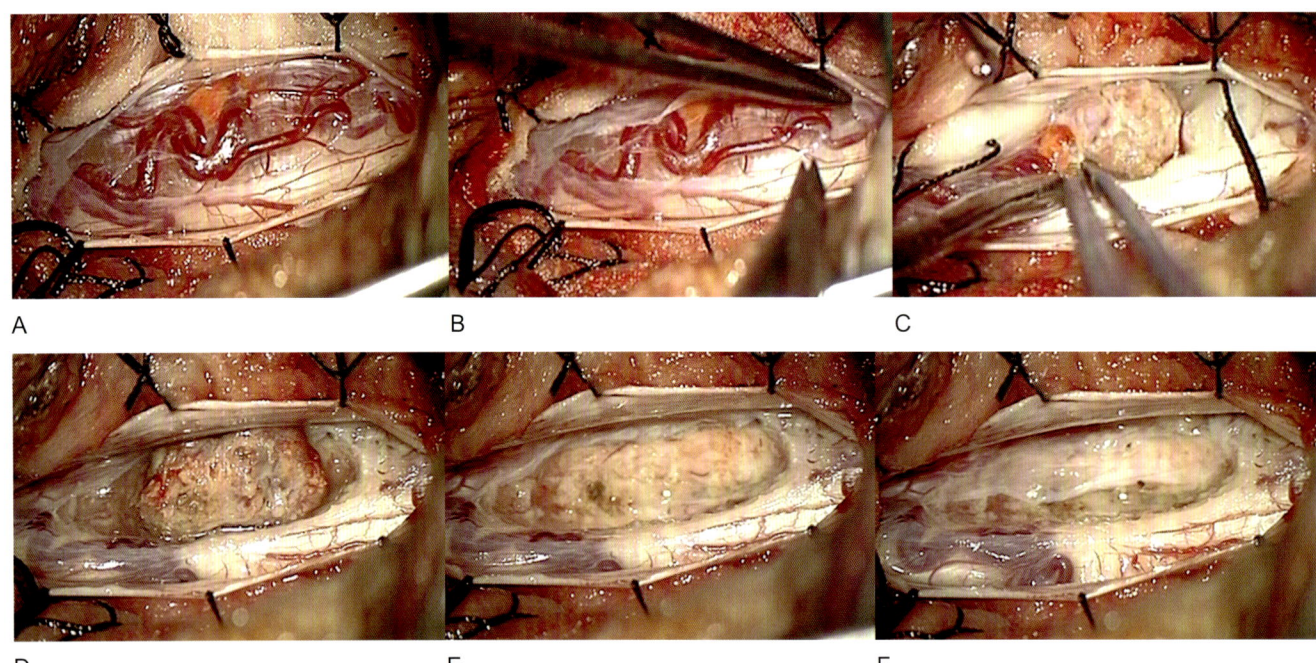

图 7-37　髓内血管网织细胞瘤。A. 脊髓表面可见粗大血管，肿瘤呈黄褐色位居软脊膜下；B. 切开蛛网膜；C. 分离肿瘤，电凝切断肿瘤供血动脉；D. 肿瘤完全游离；E. 肿瘤切除；F. 脊髓复位。

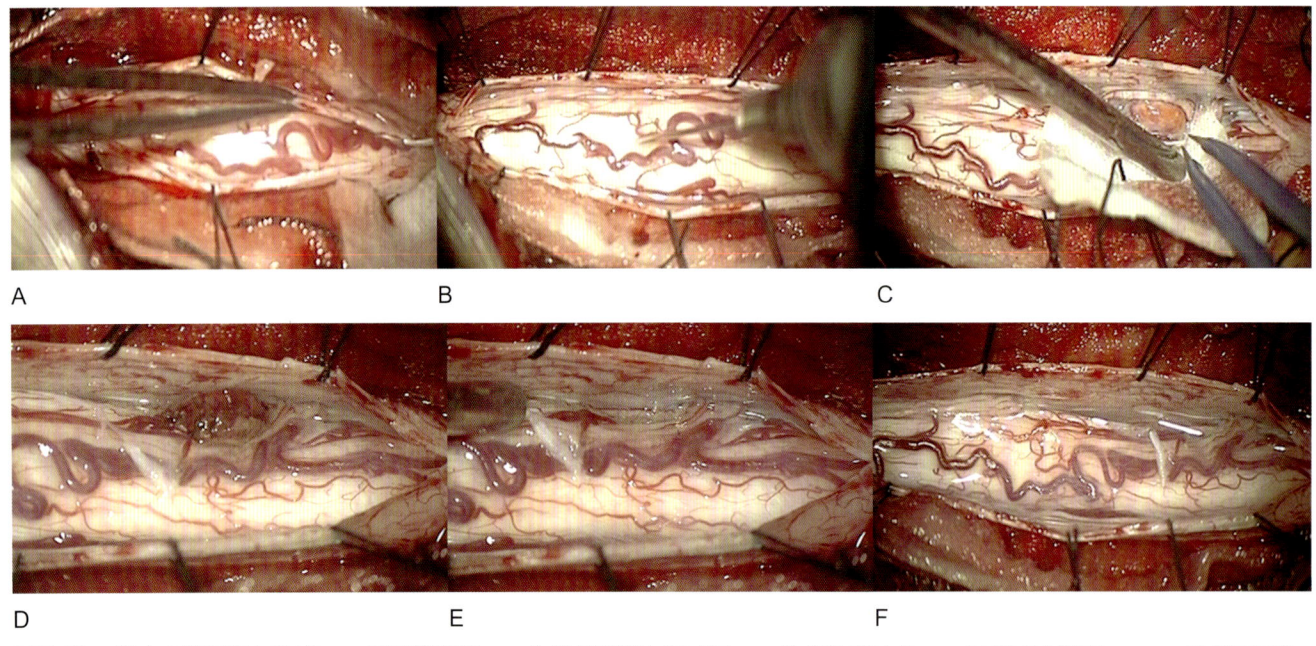

图 7-38　髓内血管网织细胞瘤。A. 切开硬脊膜；B. 先穿刺脊髓空洞减压；C. 分离肿瘤结节；D. 肿瘤完全游离；E、F. 肿瘤已切除。

脊髓髓内肿瘤　153

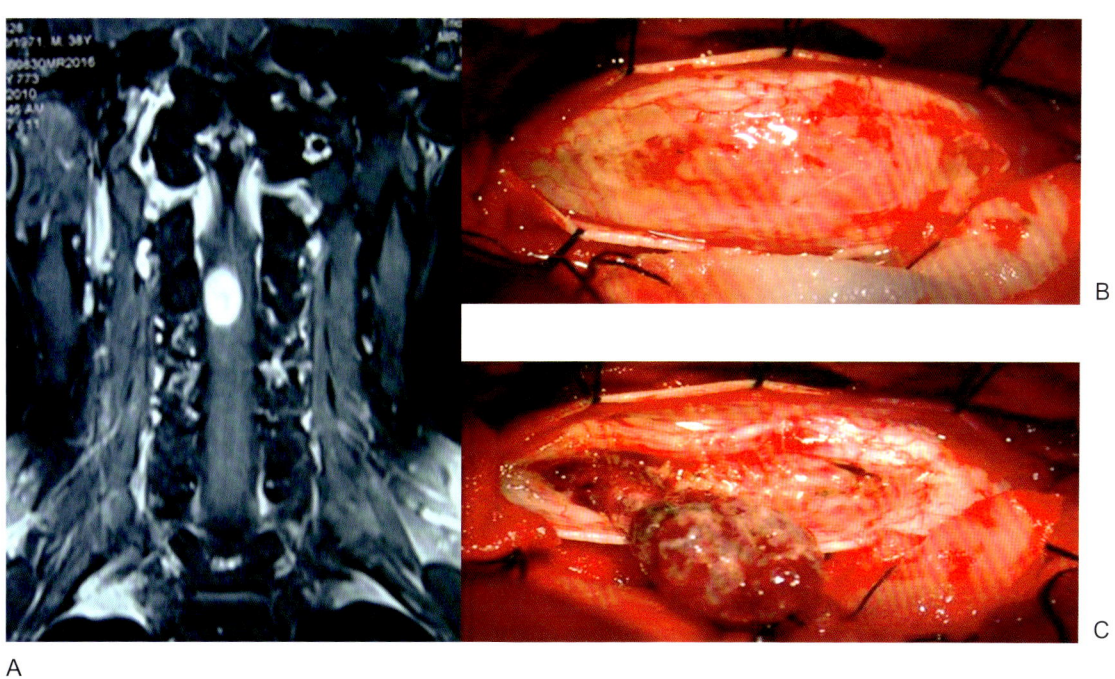

图 7-39　肺癌脊髓内转移。A. 颈髓 MRI 冠状位像可见肿瘤位于髓内，偏一侧生长；B. 硬脊膜剪开后，见脊髓明显膨隆；C. 切开脊髓分离后摘除肿瘤。

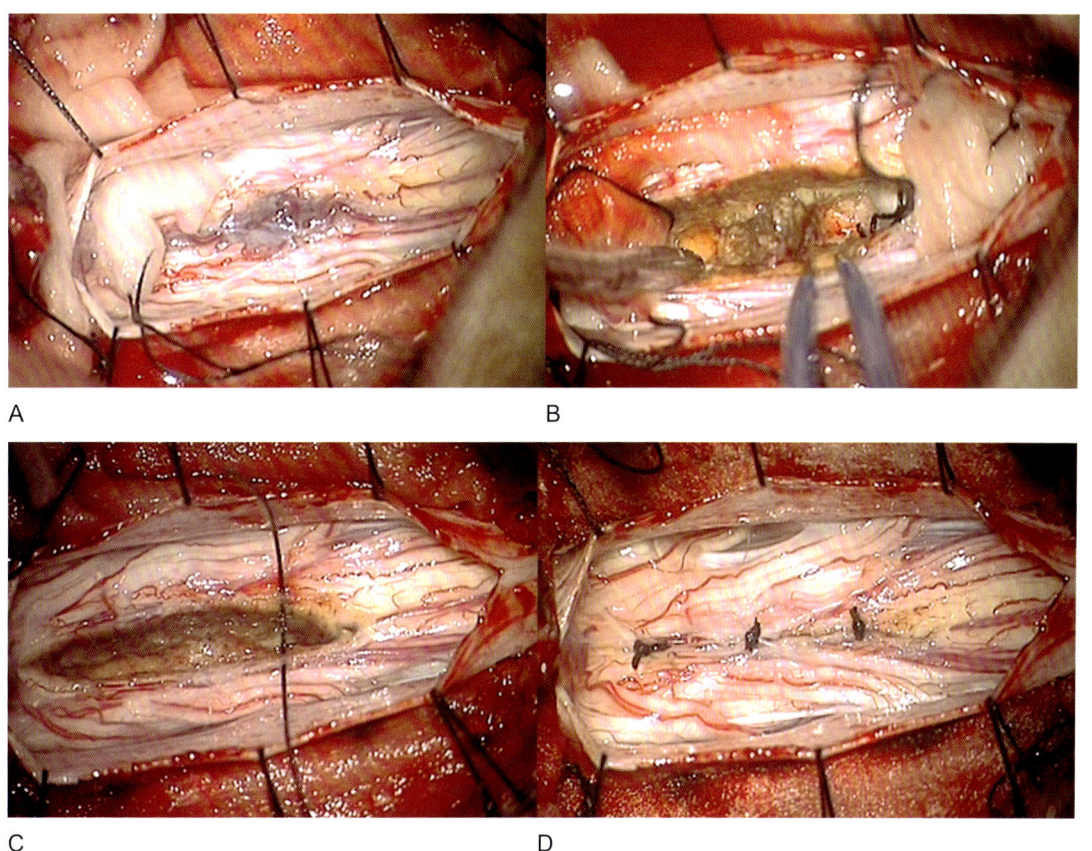

图 7-40　髓内海绵状血管瘤。A. 紫红色肿瘤位于软髓膜下；B. 切开脊髓分离切除肿瘤，肿瘤呈桑葚状，有陈旧性出血灶；C. 肿瘤已切除；D. 缝合脊髓软脊膜和蛛网膜。

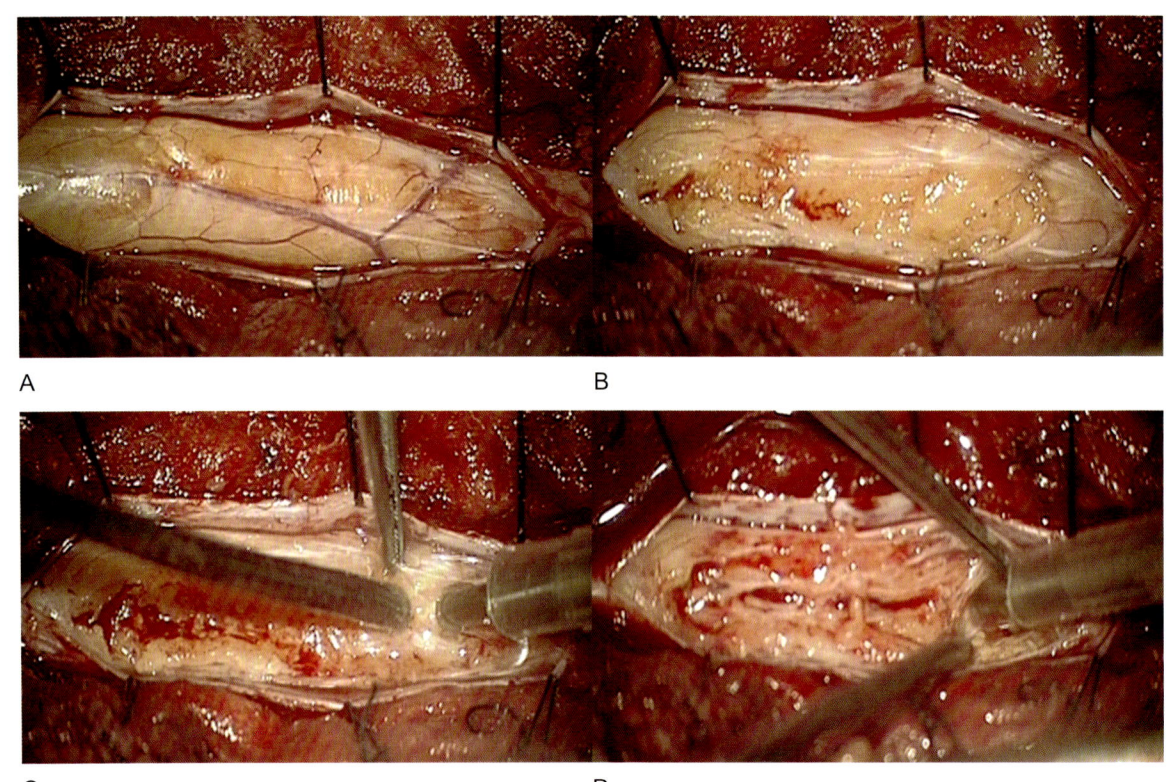

图 7-41　髓内脂肪瘤。A. 硬脊膜剪开后显露脂肪瘤；B. 脂肪瘤与脊髓分界不清；C. 用超声碎吸刀碎吸肿瘤；D. 肿瘤与脊髓、神经分离困难，行肿瘤大部切除术。

（八）黑色素瘤

髓内黑色素瘤常呈浸润性生长，可同时累及硬脊膜、软脊膜和蛛网膜。皆呈黑色烟雾状，界线不清。手术全切困难（图7-44）。

六、术后并发症

（一）神经功能障碍加重

术后可出现短期的神经功能障碍。大多在术后几天内或几个月内可恢复，但也可造成大约20%的患者有永久性的神经功能障碍。

脊髓切开偏离中线可造成背柱损伤，术后可出现不同程度的本体感觉和痛、温觉功能障碍。感觉障碍一般在术后3～6个月内可以有不同程度恢复。

（二）脑脊液瘘及伤口裂开

复发的髓内肿瘤或接受过放疗的患者，术后可能出现伤口裂开、脑脊液瘘及脑膜炎。尤其是胸脊髓的切口。对于此类患者可行减张切口缝合。或在成形科医生的协助下行肌皮瓣移植手术。

（三）脊柱畸形

多见于儿童，在术后几个月内或几年内发生。脊柱畸形是因为椎板切除后所造成的脊柱后柱结构破坏，或者由于术后放疗引起椎旁肌萎缩（图7-45）。反向屈曲畸形好发于颈椎，且可不断进展造成脊髓受压而出现神经功能障碍。胸椎后突畸形不会造成神经功能障碍，但若不治疗可并发呼吸功能障碍。为了防止儿童术后并发脊柱后突，可行椎板切开成形术。术后应密切随访，必要时行内固定治疗。

（四）疼痛

髓内肿瘤患者术后早期出现某些部位的疼痛。其发生与髓内肿瘤术中损害脊髓感觉传导通路有关。通常对药物治疗反应不佳。这种弥散性或放射性疼痛会影响患者的生活质量。但疼痛通常不会特别严重，而且会逐渐减轻直至患者能够耐受。

（五）痉挛状态

脊髓切开、髓内肿瘤切除术不可避免地会影响脊髓前角细胞及突触前、后传导通路。术后会出现不同程度的肌张力增高或痉挛。此外可能也和脊髓-蛛网膜-硬脊膜粘连有关。因此，有人认为缝合软脊膜和蛛网膜有利于预防痉挛的发生。

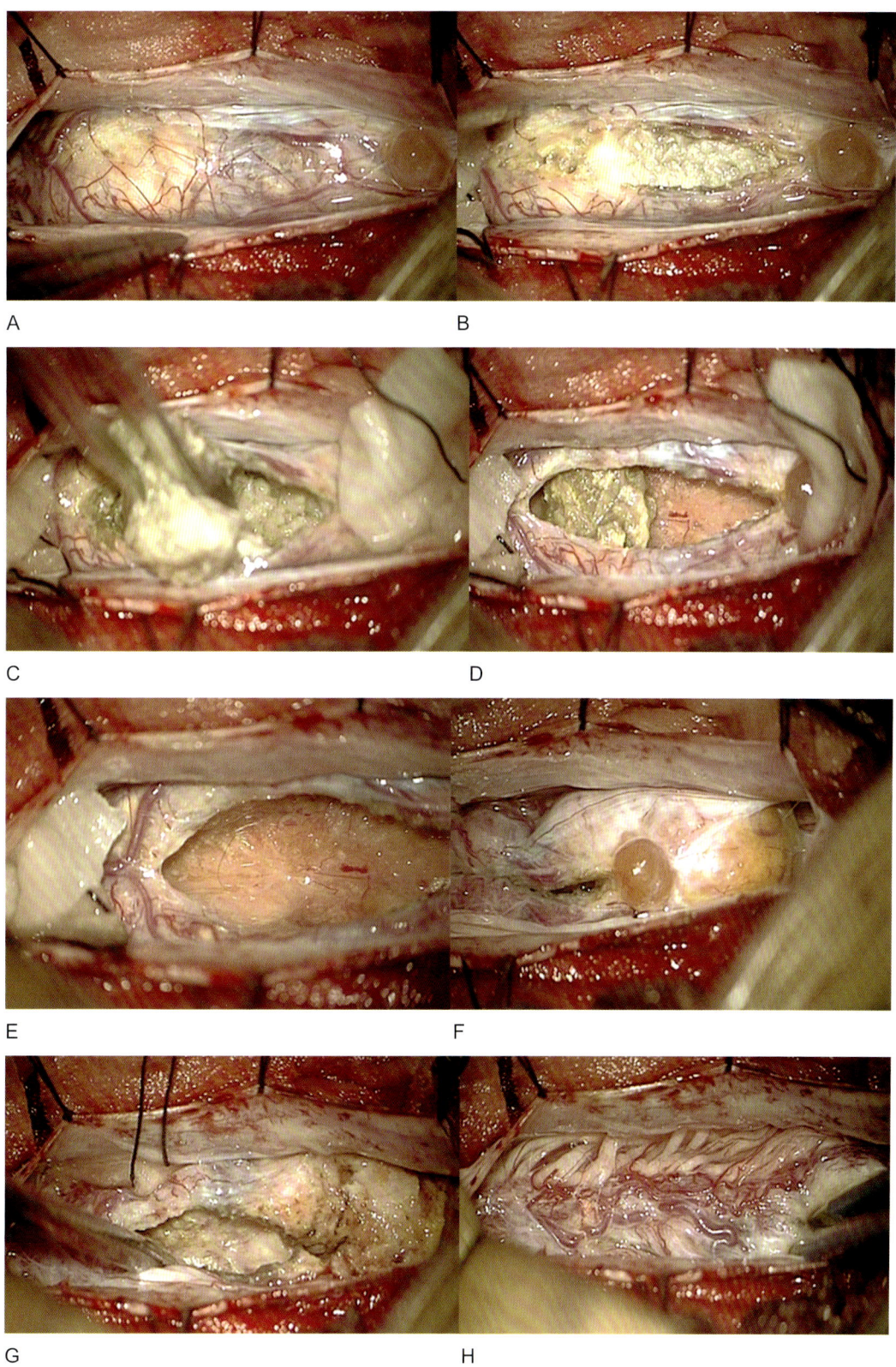

图7-42 脊髓圆锥内畸胎瘤。A. 脊髓表面色泽异常,可见脂肪球突出于脊髓表面;B. 脊髓切开后,见肿瘤含有脂肪、毛发及角化物质;C. 清除肿瘤内容物;D. 清晰显示肿瘤与脊髓界面;E. 肿瘤内容物已清除;F. 继续显露肿瘤的脂肪瘤部分;G. 切除大部分脂肪瘤;H. 脊髓和神经复位。

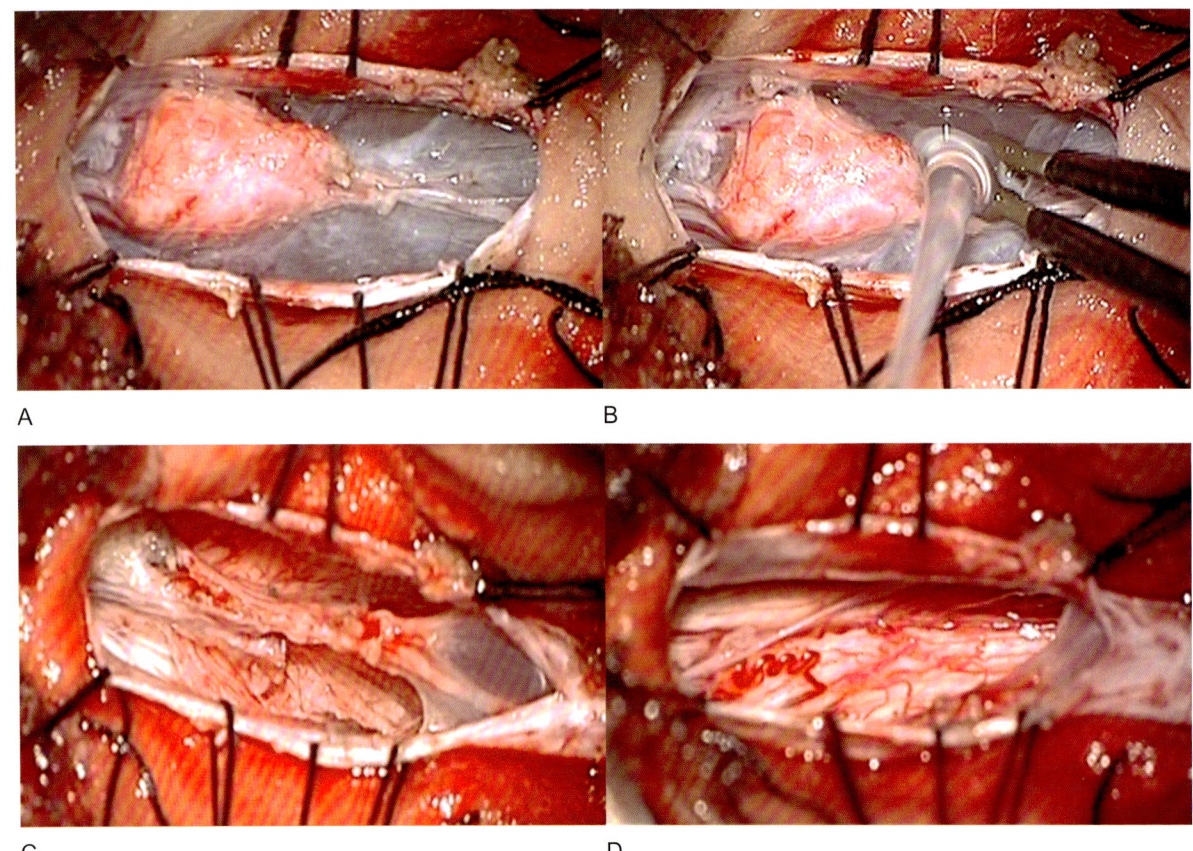

图 7-43 脊髓内皮样囊肿。A. 脊髓内可见灰褐色液状物和结节样实体肿瘤；B. 切开后可吸出灰白色黏稠液；C. 肿瘤内容物完全清除，实体肿瘤已切除。D. 脊髓及神经根复位。

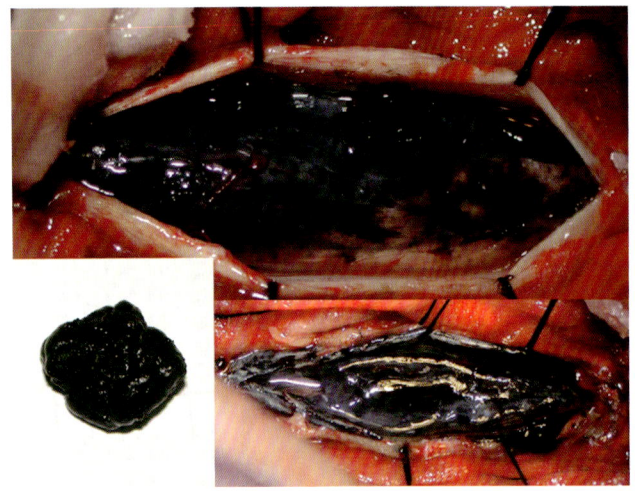

图 7-44 脊髓内黑色素瘤弥漫浸润性生长，手术全切困难。

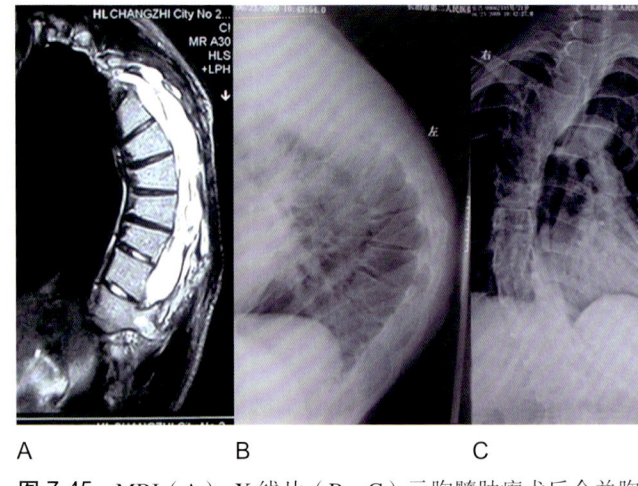

图 7-45 MRI（A）、X 线片（B、C）示胸髓肿瘤术后合并胸椎后凸畸形。

第七节 辅助治疗

一、放射治疗

有关髓内肿瘤的放射治疗仍有争议，过去不少学者主张髓内肿瘤术后均应放疗。但近年来不少研究表明，大多髓内的室管膜瘤能够全切，且长期不复发，甚至治愈，因此这些患者无须放疗。放疗仅适用于少数浸润性生长、有脑脊液播散转移的恶性室管膜瘤患者。

对于血管网状细胞瘤，几乎都能获得全切，术后放疗无任何价值。髓内皮样囊肿、表皮样囊肿、脂肪瘤均为良性肿瘤，术后不必放疗。

如果是髓内分化较好的良性星形细胞瘤，手术全切或次全切，大多数学者不主张术后放疗，因为放疗可引起局部严重粘连，给复发后的二次手术带来极大困难。放疗是髓内恶性星形细胞瘤的主要治疗方法，但平均生存期仅6个月至1年。

二、化学治疗

对于髓内神经胶质瘤，有报道化疗有一定效果。但缺少大组病例的对照性研究，其确切疗效有待多中心大样本的研究。

第八节 预 后

（一）室管膜瘤

室管膜瘤的预后良好。室管膜瘤可全切，术后都会有明显的神经功能恢复。且全切术后复发罕见。

（二）Ⅰ级与Ⅱ级星形细胞瘤

虽然低级别星形细胞瘤归类为良性肿瘤，但术后复发率高于室管膜瘤。有关肿瘤切除范围与复发率的关系仍难以确定，肿瘤的浸润性生长造成手术医师评估手术切除范围困难。有时术者认为肿瘤已全切，且术后MR检查未见明显的残余肿瘤，但实际上仍会有肿瘤细胞的残余。大多认为儿童的星形细胞瘤预后较成人好，因为儿童的肿瘤一般都有纤维状细胞的特征。

（三）Ⅲ级与Ⅳ级星形细胞瘤

高级别间变星形细胞瘤与多形性胶质母细胞瘤的预后较差，且所有的患者都死于不断进展的病情。术后平均生存期为6个月。儿童术后生存期较长，平均为13个月。

（四）海绵状血管瘤

海绵状血管瘤手术切除的效果较好。虽然术后可能会出现一过性神经功能障碍，但长期的随访显示患者有明显的病情改善。疼痛与感觉异常较运动功能障碍改善明显。目前尚没有复发的报道。

（王振宇）

参 考 文 献

1. Greenwood J Jr. Total removal of intramedullary tumors. J Neurosurg, 1954, 11(3):616-621.
2. Cooper PR. Outcome after operative treatment of intramedullary spinal cord tumors in adults. Neurosurg, 1989, 25(4):855-859.
3. Miller DC. Surgical pathology of intramedullary spinal cord neoplasms. J Neurooncol, 2000, 47(3):189-94.
4. Brotchi J, Lefranc F. Current management of spinal cord tumors. Contemp Neurosurg, 1999, 21(2):26-29.
5. Brotchi J. Intrinsic spinal cord tumor resection. Neurosurg, 2002, 5(5):1059-1063.
6. Quinones Hinojosa A, Gulati M, Lyon R, et al. Spinal cord mapping as an adjunct for resection of intramedullary tumors: surgical technique with case illustrations. Neurosurg, 2002, 51(5):1199-1207.
7. Malis LI. Atraumatic bloodless removal of intramedullary hemangioblastoma of the spinal cord. J Neurosurg, 2002, 97(suppl):1-6.
8. Saraceni C, Ashman JB, Harrop JS. Extracranial radiosurgery-applications in the management of benign

intradural spinal neoplasms. Neurosurg Rev. 2009; 32(2):133-40.
9. Karikari IO, Nimjee SM, Hodges TR, et al. Impact of tumor histology on resectability and neurological outcome in primary intramedullary spinal cord tumors: a single-center experience with 102 patients. Neurosurgery. 2011; 68(1):188-97; discussion 197.
10. Burger PC, Scheithauer BW. Tumors of the central nervous system. In: Rosai J, Sobin LH, eds. Atlas of Tumor Pathology. 3rd series. Washington, DC: Armed Forces Institute of Pathology, 1994.
11. Sun JJ, Wang zy. Microsurgical treatment and functional outcomes of multi-segment intramedullary spinal cord tumors. J Clin Neurosci. 2009, 16:666-671.
12. 孙建军, 王振宇. 影响多节段髓内良性肿瘤手术效果的相关因素分析. 北京医学, 2009, 31(3):131-134.
13. 孙建军, 王振宇. 多节段髓内星形细胞瘤的临床研究. 中华神经外科杂志, 2009, 25(8)678-681.
14. 王忠诚, 张俊廷, 杨少华, 等. 脊髓髓内肿瘤的手术治疗. 中华神经外科杂志, 1997, 13(3):128-130.
15. 杨树源, 洪国良, 焦德让. 脊髓髓内肿瘤显微手术疗效的长期随访. 中华神经外科疾病研究杂志, 2002, 1(1):18-21.
16. 王振宇. 脊髓髓内肿瘤的诊断与显微外科治疗. 中华神经外科疾病研究杂志, 2004, 3:297-100.
17. 王振宇, 谢京城, 马长城, 等. 脊髓髓内肿瘤的显微手术治疗. 中国脊柱脊髓杂志, 2004, 14:458-460.

第八章 圆锥马尾部肿瘤

第一节 概 述

圆锥马尾部肿瘤是指直接生长于圆锥和（或）马尾的腰椎管内肿瘤。由于圆锥与二便功能密切相关，周围有较多马尾神经，肿瘤发展时，常引起马尾圆锥一并损害，所以文献上常一起称为圆锥马尾部肿瘤。常见肿瘤有胚组织来源肿瘤、胶质瘤、神经鞘瘤、脊膜瘤、血管瘤等。

第二节 流行病学

发生于圆锥马尾部的肿瘤较少见，占脊髓肿瘤的10%～15%。其病理类型多种多样，有神经鞘瘤或神经纤维瘤、室管膜瘤、星形细胞瘤、畸胎瘤、脂肪瘤、转移瘤、血管瘤、脊膜瘤，以前两者多见，多数为良性肿瘤。

圆锥髓内胶质瘤同脊髓其他部位的肿瘤一样，临床好发于30～50岁，男性多于女性，以室管膜瘤最为多见，约占该部位髓内肿瘤发病率的60%，男女发病率基本相同；其次为星形细胞瘤，约占30%，女性发病率略高于男性。

胚胎组织来源肿瘤又称先天性脊髓肿瘤，是由胚胎残余组织发生而来的良性肿瘤，包括表皮样囊肿、皮样囊肿、脂肪瘤、畸胎瘤、肠源性囊肿等。胚胎组织来源肿瘤多在儿童及青壮年发病，可见于脊髓各个节段，但不同性质的肿瘤又有其好发部位，如表皮样囊肿、皮样囊肿、脂肪瘤、畸胎瘤多见于腰骶部，肠源性囊肿常见于颈段及上胸段脊髓。

神经鞘瘤、脊膜瘤是圆锥马尾区髓外最常见的肿瘤，其中神经鞘瘤尤其多见。不同文献对胚胎组织来源肿瘤及神经鞘瘤、脊膜瘤发病率的描述不尽相同，我们在近十年的临床工作中发现：胚胎组织来源肿瘤的发病率几乎与神经鞘瘤、脊膜瘤的发病率相同。

第三节 临床表现

圆锥马尾部由于其生长空间较大，在功能障碍出现前，神经根可随之移位，因此引起的症状缓慢且无规律。圆锥马尾部已无脊髓实质，马尾神经主要支配下肢、会阴部和泌尿生殖器，故该段肿瘤病变常引起其支配部位的运动感觉及括约肌功能障碍。临床上多以大小便障碍为突出表现，伴有双下肢无力。

一、圆锥综合征

发生于圆锥部的肿瘤多表现为圆锥综合征，表现为下运动神经元性瘫痪，鞍区对称性感觉障碍，括约肌症状出现早且明显。

二、马尾综合征

发生于马尾部的肿瘤多表现为马尾综合征，早期出现明显的神经根痛、鞍区不对称性感觉障碍，晚期出现尿潴留、下肢弛缓性瘫痪。患者最初在坐骨神经分布区出现神经根性疼痛，多不对称，一侧下肢为重，可类似坐骨神经痛，感觉异常呈周围神经型分布，典型的是肛门和会阴部皮肤呈现马鞍区麻木，运动障碍表现为下肢弛缓性瘫痪，并伴有下肢腱反射消失，膀胱、直肠以及性功能障碍。肛门反射消失。

胚胎组织来源肿瘤常有腰背部皮肤的色素沉着、窦道等改变（图 8-1、图 8-2），有时可见到足踝的畸形（图 8-3）。

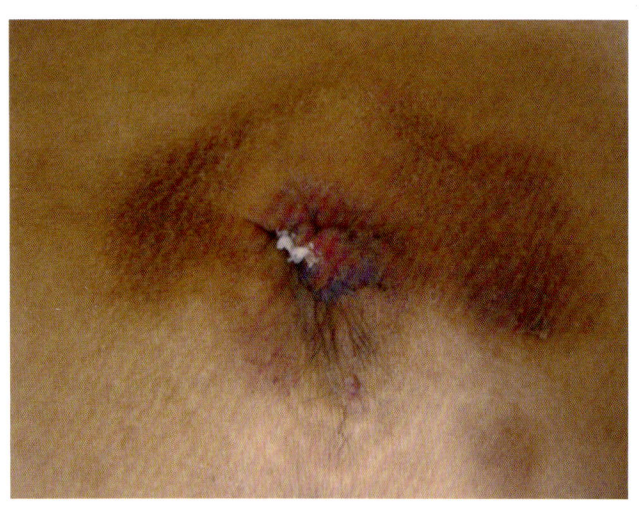

图 8-1　腰骶部皮肤窦道，并有分泌物，周围皮肤有色素沉着。

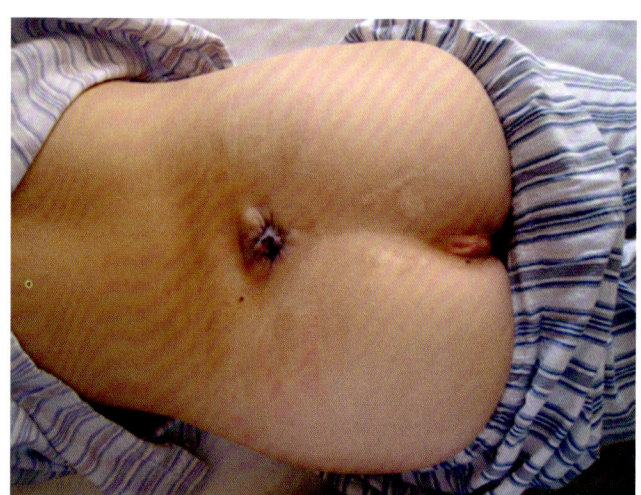

图 8-2　腰骶部皮肤窦道，但无分泌物，皮肤色泽正常。

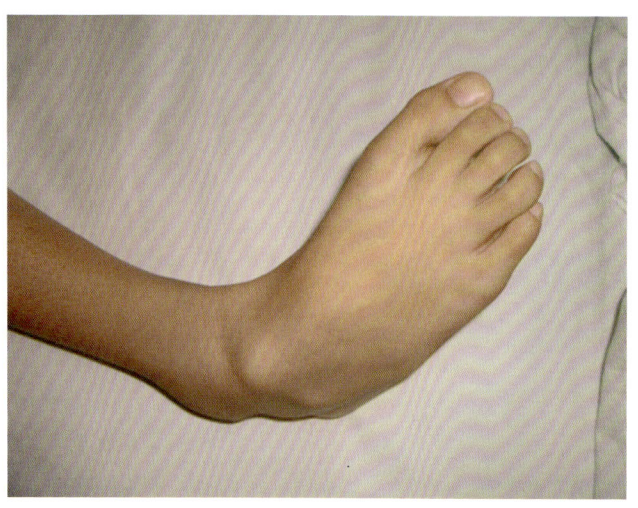

图 8-3　先天性圆锥肿瘤合并马蹄内翻足。

第四节 影像学检查

一、X 线片

对于先天性肿瘤、生长时间较长、体积较大的良性肿瘤或恶性肿瘤有时可以发现骨性结构异常及观察到骨质的破坏（图 8-4）。

二、B 超

行 B 超膀胱残余尿检查，有助于了解膀胱的功能。

三、CT

CT 可补充 MRI 的不足。CT 对椎间盘、椎管内外的软组织如脂肪、神经节以及肿瘤是否钙化有助鉴别。显示椎间孔扩大及椎弓根破坏，先天性肿瘤常常合并有明显的骨性畸形（图 8-5）。

四、脊髓造影

脊髓造影可以发现椎管内梗阻部位，但因 MRI 的出现基本上已经很少使用。

五、MRI

MRI 是诊断和评估脊髓圆锥及马尾部肿瘤的最佳方法，能显示肿瘤的部位、大小以及周围的脊髓情况，能帮助推断肿瘤的性质。

（一）胶质瘤的 MRI 表现

髓内胶质瘤均表现为脊髓圆锥增粗，室管膜瘤多为等或长 T1、T2 信号，并均匀强化，边界清楚，肿瘤的上下两端脊髓有空洞（图 8-6）；终丝室管膜瘤严格来说不属于髓内肿瘤，故可无脊髓空洞，病

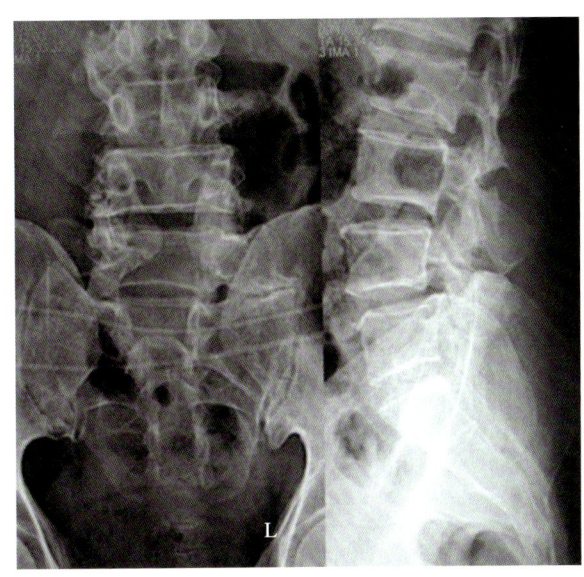

图 8-4 X 线片可见 L4、L5 椎板及骶板先天性缺如。

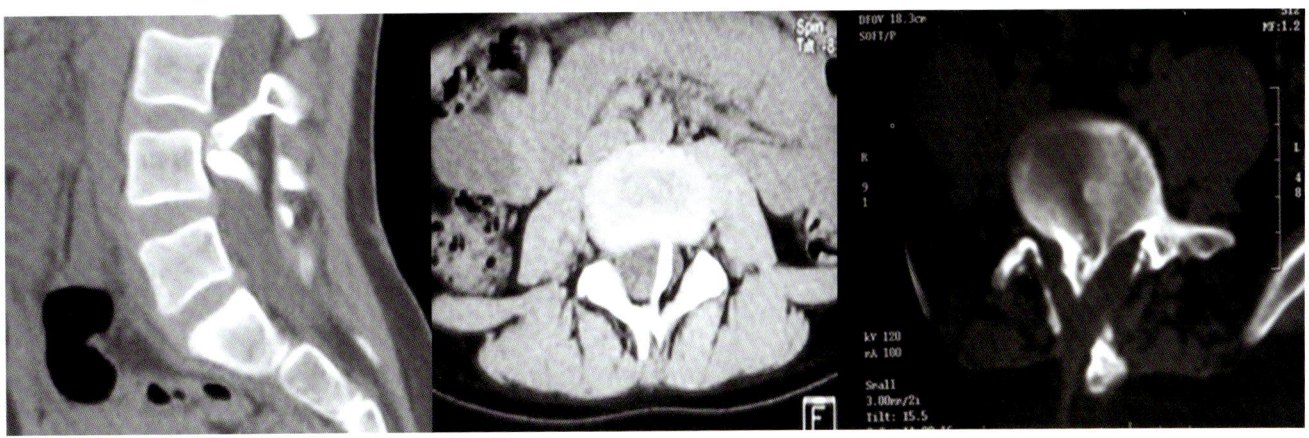

图 8-5 先天性肿瘤合并各种各样骨性发育异常。CT 影像可见骨性骨嵴突入椎管腔内。

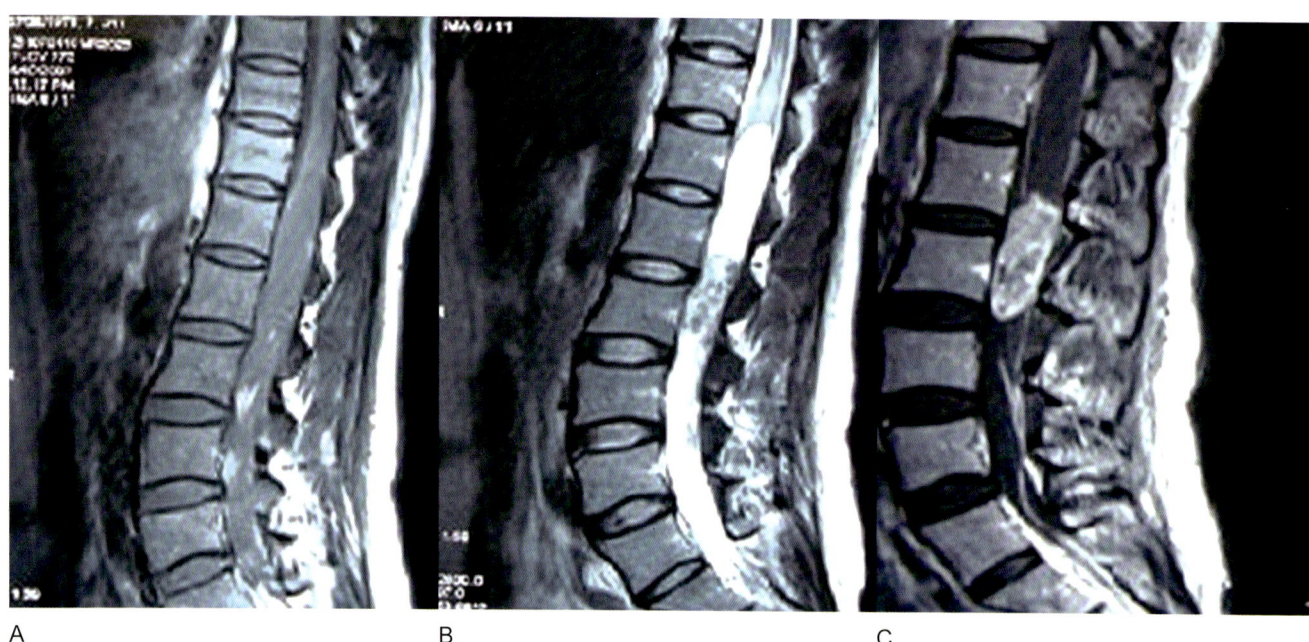

图 8-6　A. 术前 MRI T1 加权像：可见脊髓明显增粗，L2、3 椎管内可见等 T1 信号的占位性病变；B. 术前 MRI T2 加权像：可见 L2、3 椎体水平椎管内等 T2 信号占位性病变，实体肿瘤上方有空洞；C. 术前 MRI 矢状位增强扫描：可见 L2、3 椎体水平椎管内明显较均匀增强的实性占位病变。

理性质多为黏液乳头状；终丝黏液乳头状室管膜瘤一般占据腰椎管全长（图 8-7）；星形细胞瘤多表现为脊髓圆锥的明显增粗，等或略低 T1 信号，等或长 T2 信号，可有斑片状强化，边界不清楚，很少有脊髓空洞（图 8-8）。

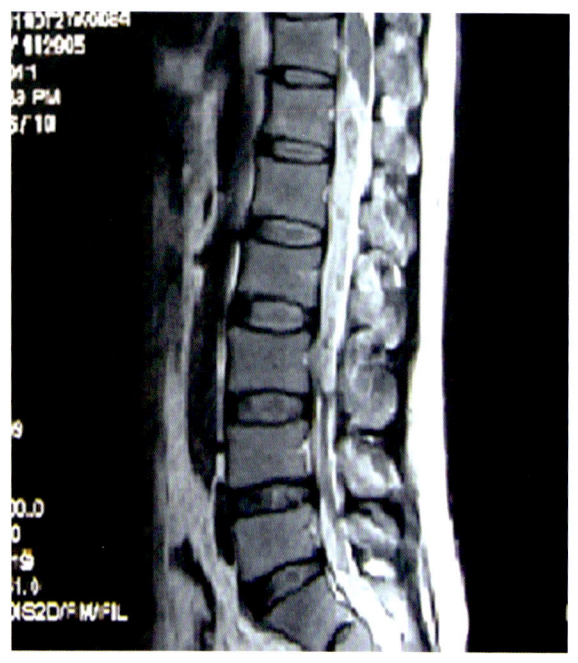

图 8-7　MRI 可见自 T11 椎体下缘至骶管内均有肿瘤浸润，并明显、不均匀强化。

（二）胚胎组织来源肿瘤的 MRI 表现

胚胎组织来源肿瘤包括表皮样囊肿、皮样囊肿、脂肪瘤、畸胎瘤，它们的 MRI 表现也各有其特征。

1. 皮样囊肿多起源于外胚层，内容物为角化物、毛发和液态胆固醇，囊壁为皮肤组织、鳞状上皮、皮肤附属器、皮脂腺，常见钙化。发病年龄以青少年为主。多数发生于腰骶部。MRI 示肿块呈囊性，T1 加权像呈高信号、T2 加权像呈等或高信号（图 8-9），但 T2 加权像信号强度较 T1 加权像低。由于内含毛发等成分，信号可以不均匀，以 T2 加权像显著。脂肪抑制像高信号消失。

2. 表皮样囊肿起源于外胚层，内容物为角化物、胆固醇结晶、蛋白质等，其内不含毛发、皮脂腺，囊壁为鳞状上皮，通常无钙化。多见于儿童及青少年，好发于腰骶部。MRI 典型的 T1 加权像呈均匀等信号，T2 加权像呈低信号。非典型罕见 T1 加权像及 T2 加权像均呈高信号，或 T1 加权像呈高信号、T2 加权像呈低信号。脂肪抑制序列肿瘤信号无变化（图 8-10）。

3. 畸胎瘤由内、中、外三个胚层组织构成，即由脂质、上皮成分、骨、软骨、毛发、脂肪、肌组织及神经组织组成。肿块大部分边界清楚，有完整

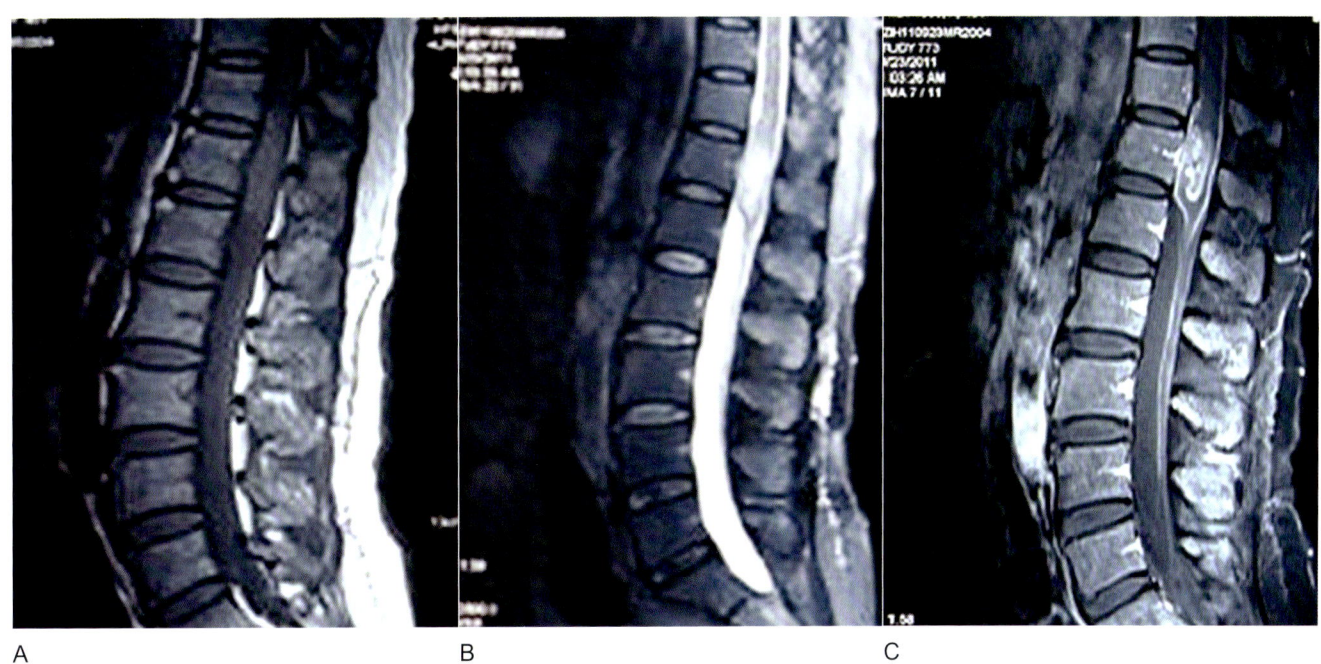

图 8-8　A. MRI T1 加权像上在 T12 水平脊髓圆锥增粗，病变呈等 T1 信号，未见脊髓空洞；B. MRI T2 加权像上圆锥内可见等、长 T2 混杂信号病变，未见脊髓空洞，但脊髓明显增粗；C. 增强扫描可见 T12 水平脊髓圆锥内占位性病变呈不均匀强化。

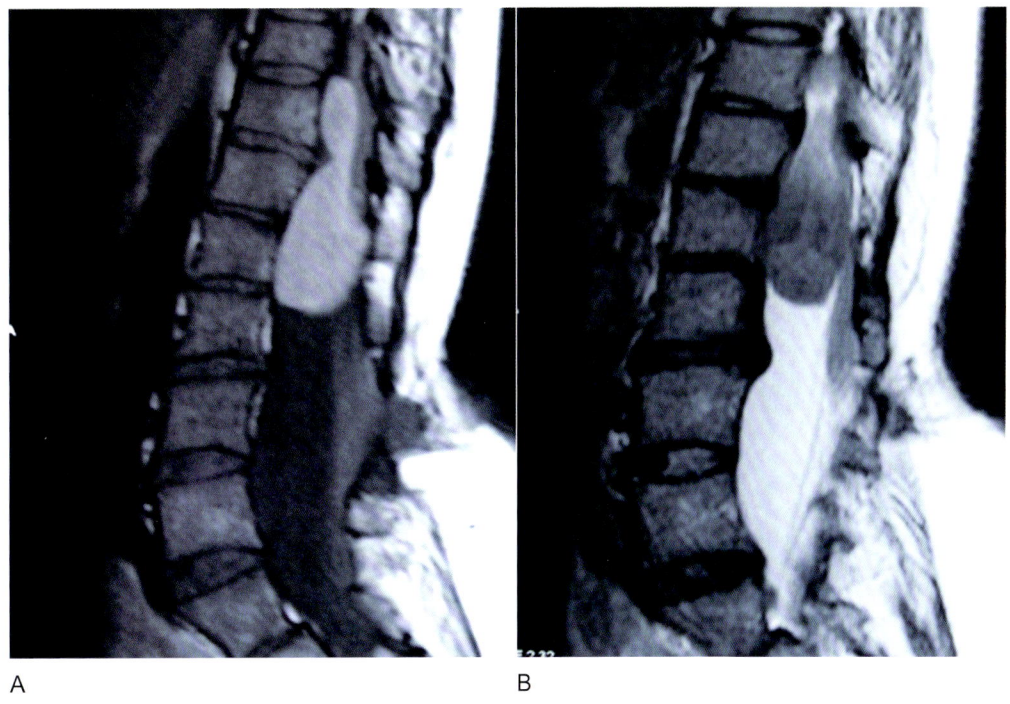

图 8-9　A. MRI T1 加权像：T12～L2 水平可见短 T1 信号占位性病变；B. MRI T2 加权像：T12～L2 水平可见等及稍长 T2 信号占位性病变，同时合并有 L4 水平脊髓脊膜膨出。

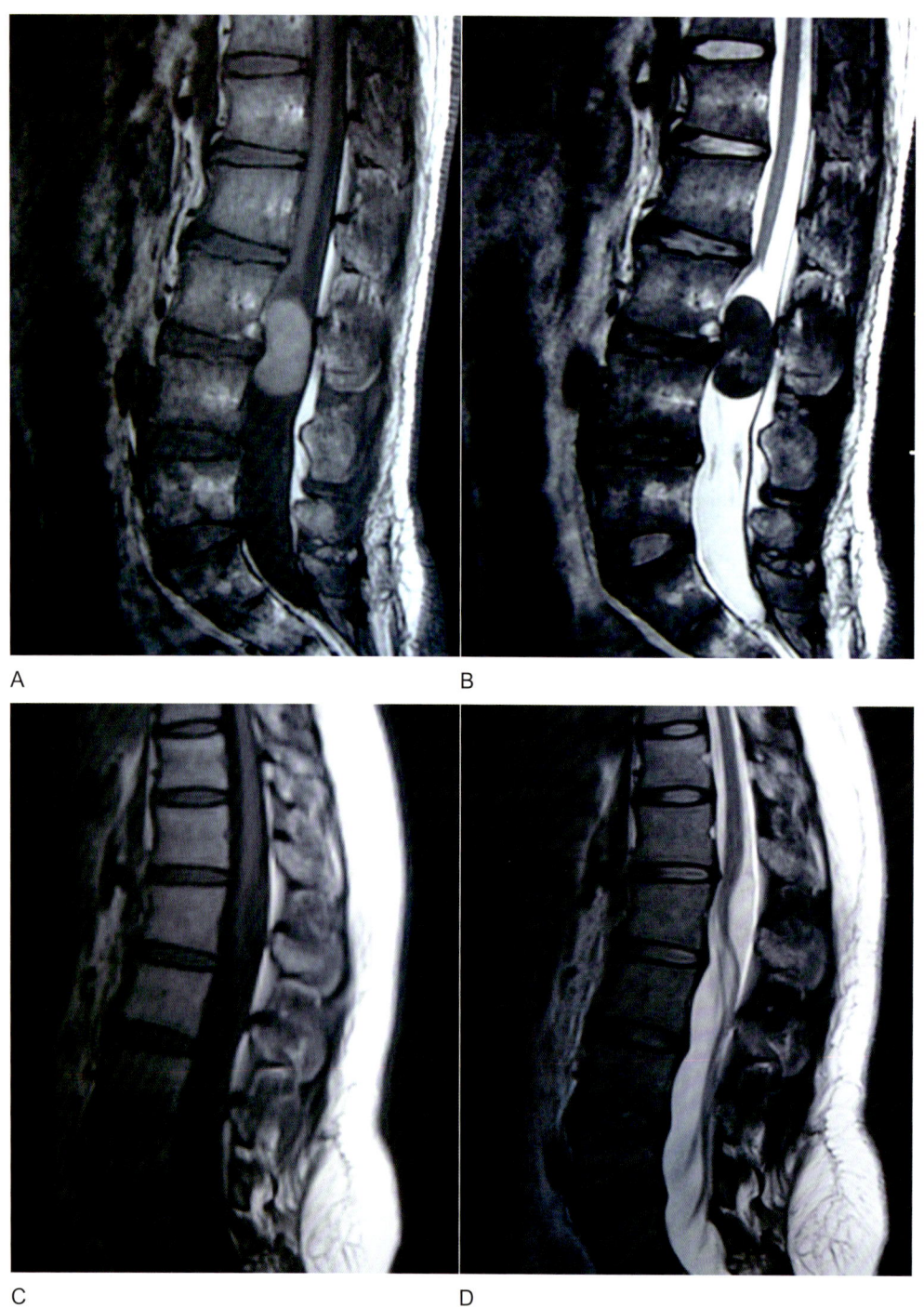

图 8-10 A. MRI T1 加权像 L3、4 椎体水平等 T1 信号病变；B. MRI T2 加权像为短 T2 信号；C. MRI T1 加权像 L2 水平脊髓背侧长 T1 信号占位性病变；D. MRI T2 加权像病变表现为长 T2 信号。

包膜，呈椭圆形、梭形或不规则状。MRI 显示肿块信号混杂，T1 加权像及 T2 加权像均可显示高信号脂肪组织，加做脂肪抑制序列 T1 加权像高信号脂肪组织被抑制呈低信号（图 8-11）。如为出血则仍呈高信号。瘤内钙化灶 T1 加权像、T2 加权像均显示低信号，小的钙化灶通常显示不清（图 8-12）。

4. 脂肪瘤来源于原始中胚层，为实性肿瘤，与脊髓圆锥无明显分界，MRI 表现为短 T1、长 T2 信号（即高信号），常合并有脊髓栓系和（或）脊髓脊膜膨出（图 8-13）。

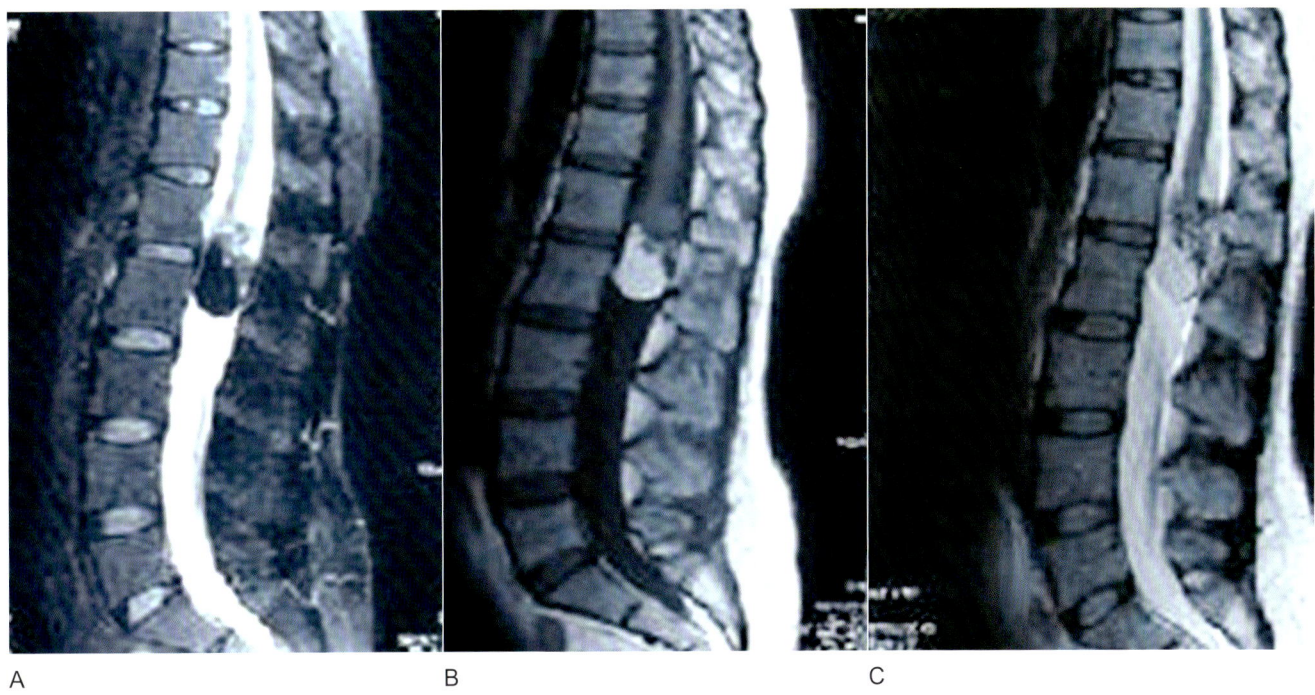

图 8-11　L1、2 椎管内肿瘤为两种不同性质的组织组成，上极为等 T1（A 图）、等 T2（B 图）的表皮样囊肿信号；下极为短 T1（A 图）、长 T2（B 图）的脂肪信号；脂肪抑制序列 T1 加权像高信号脂肪组织被抑制呈低信号（C 图）。

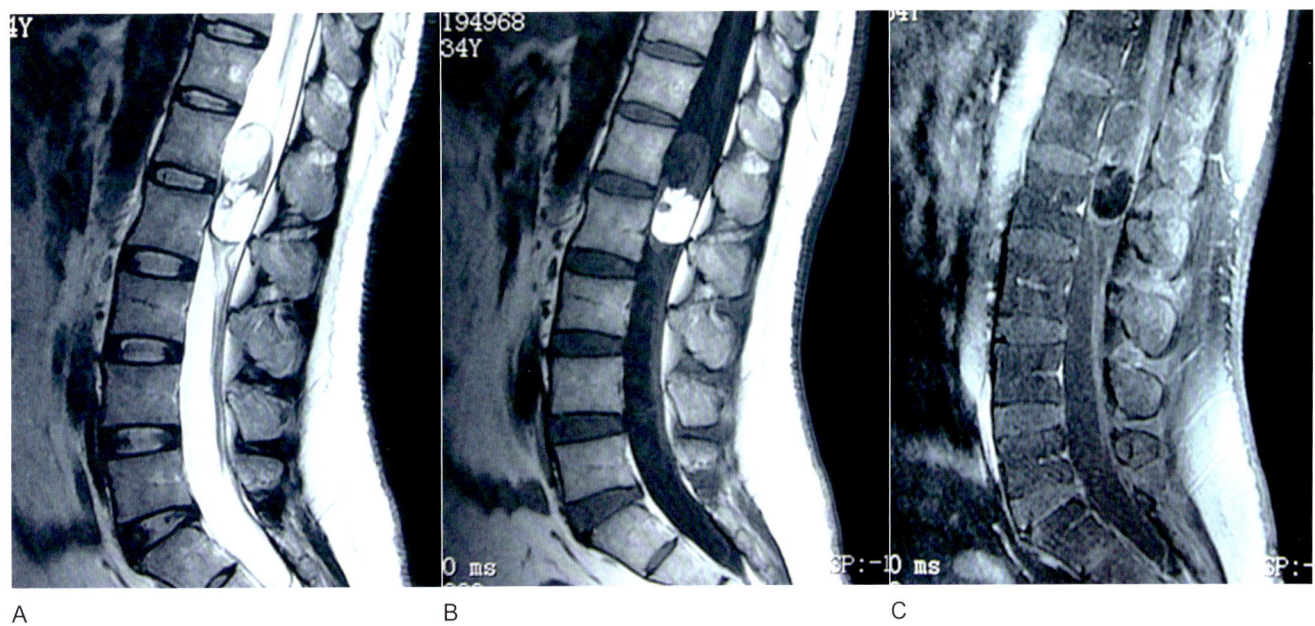

图 8-12　A. T2 加权像示肿瘤为长 T2 信号夹杂着等 T2 信号；B. 肿瘤上极为长 T1 信号，下极为短 T1 信号；C. 抑脂像下极示脂肪瘤。

（三）神经鞘瘤的 MRI 表现

圆锥马尾部位的神经鞘瘤和脊膜瘤与其他部位表现相同，不再赘述。在 MRI 上一般表现为圆形或卵圆形，多为等 T1、等 T2 信号，少数为长 T2 信号的占位性病变，常常会有坏死囊性变，增强扫描表现为实体部分明显强化（图 8-14、图 8-15）。

（四）脊膜瘤的 MRI 表现见图 8-16。

（五）血管网状细胞瘤的 MRI 表现见图 8-17。

六、DSA

对于怀疑为血管性肿瘤的患者应行 DSA 检查。图 8-18 示 L2 椎体水平椎管内的动脉瘤。

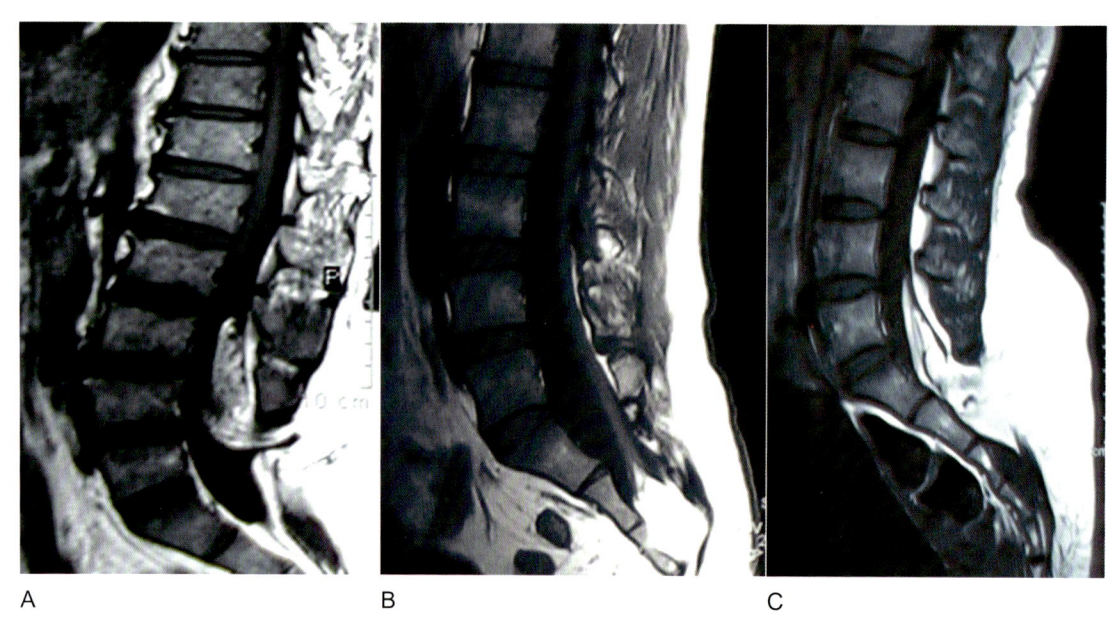

图 8-13　MRI 示各种类型的脂肪瘤，分别为背侧型（A）、尾侧型（B）、混合型（C）。

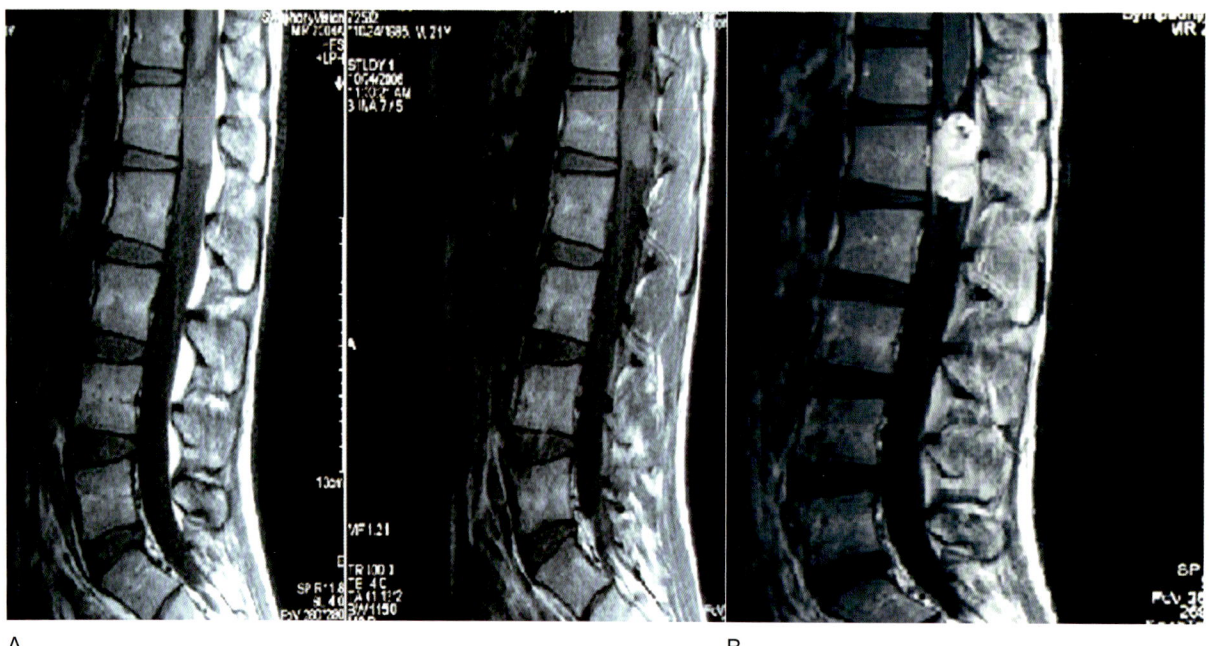

图 8-14　圆锥部位（L1）椎管内等 T1 椭圆形信号占位性病变（A），增强扫描肿瘤明显强化，肿瘤上极有一个较小的囊性改变（B）。

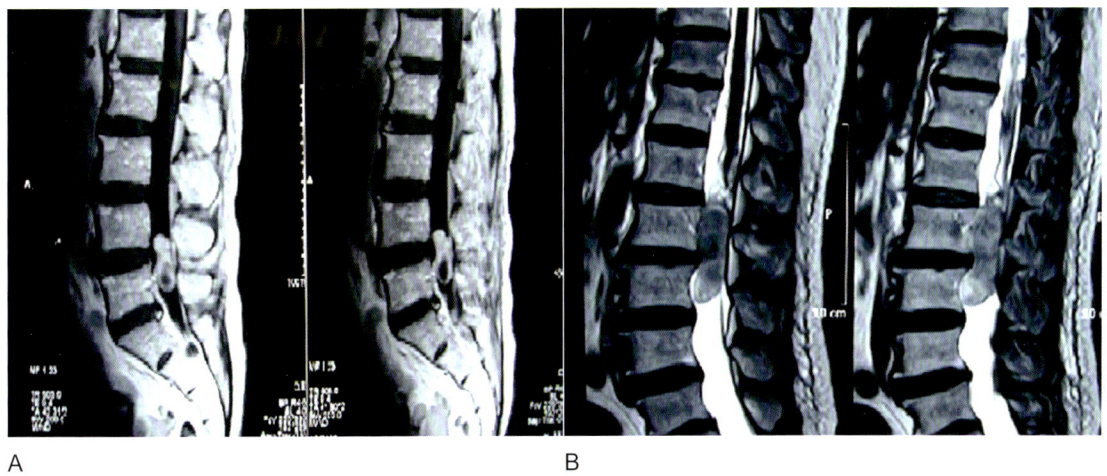

图 8-15　A. MRI 示马尾部位（L4、5）的神经鞘瘤，明显强化，下极可见囊性坏死；B. 圆锥部位神经鞘瘤，呈等 T2 信号。

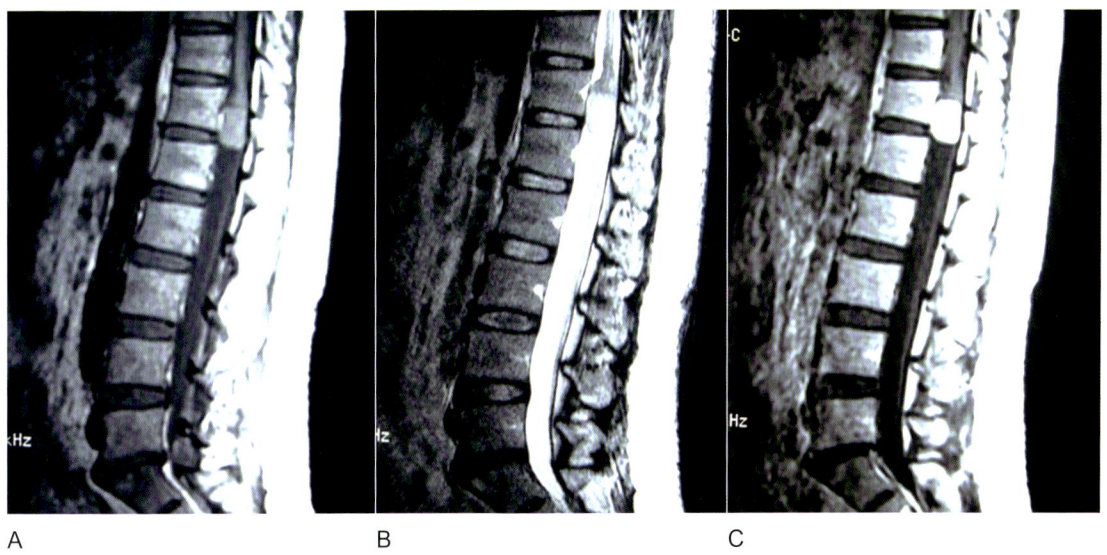

图 8-16　A. MRI T1 加权像 T12～L1 水平椎管内等 T1 信号、类圆形占位；B. T2 加权像表现为稍长 T2 信号；C. 增强扫描可见肿瘤明显强化。

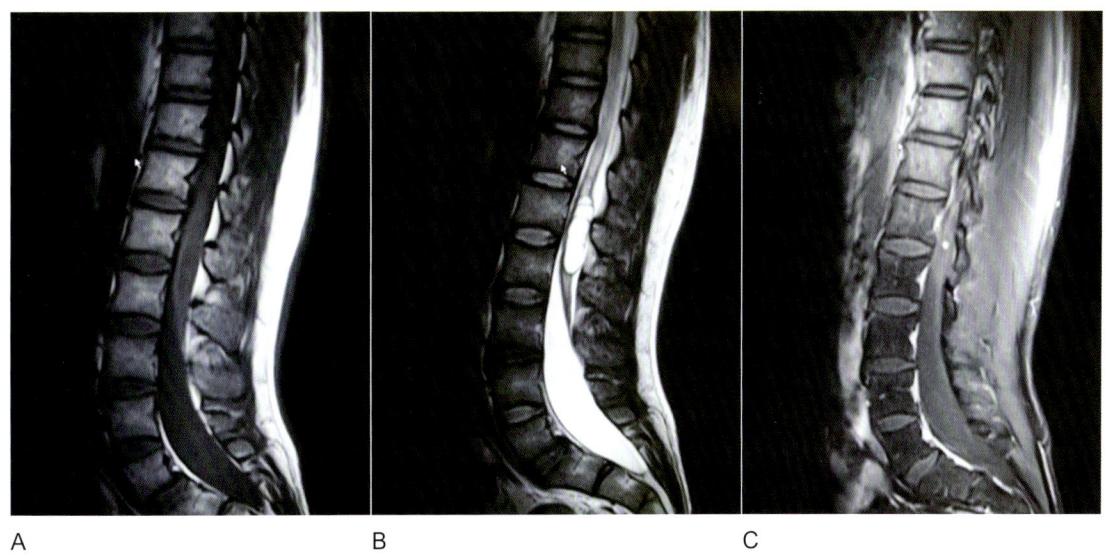

图 8-17　MRI 显示 L1、2 水平椎管内稍长 T1（A）、长 T2（B）信号病变，增强扫描可见一个明显强化的结节（C）。

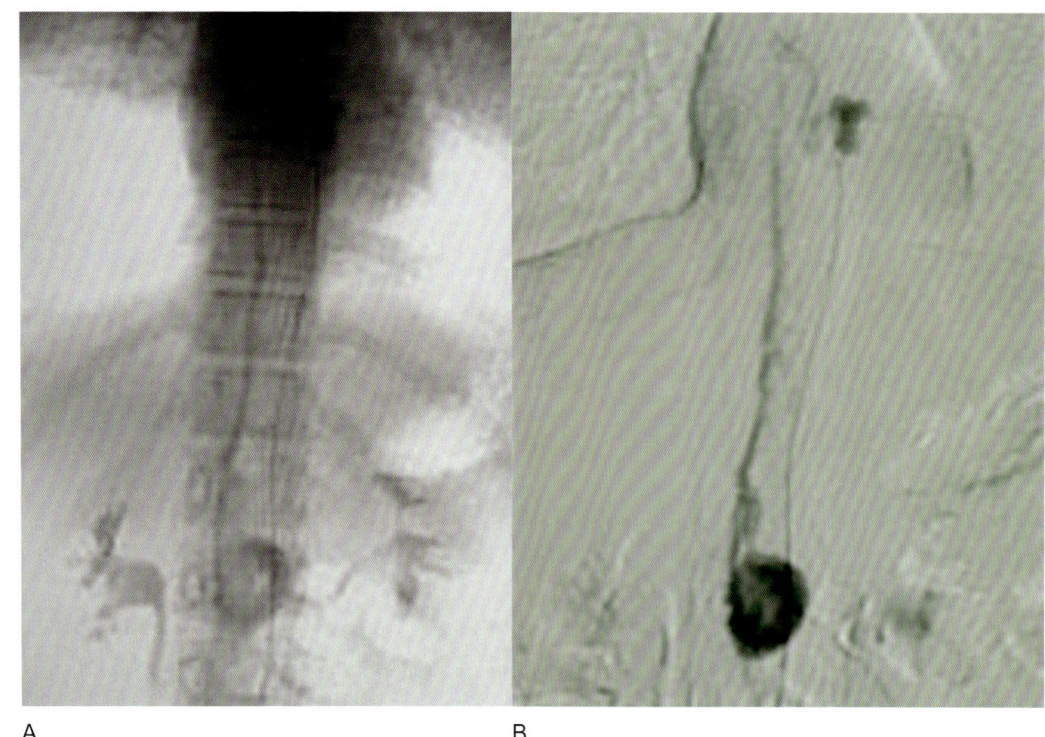

图 8-18　DSA 造影检查发现 L2 水平椎管内占位性病变为动脉瘤。

第五节　诊　断

一、症状与体征

会阴部及肛门区皮肤呈马鞍状感觉减退或消失，称之为鞍区感觉障碍，常有膀胱直肠功能障碍、大小便失禁、性功能减退或消失。多伴有根性疼痛和下肢某部位的下运动神经元性瘫痪及感觉障碍。胚胎组织来源肿瘤多以二便功能障碍为首发症状，且病程较长，多合并各种各样的畸形；神经鞘瘤多以疼痛为首发症状，病程相对较短。

二、影像学检查

结合影像学等辅助检查，特别是 MRI 检查，基本可以对肿瘤进行确切的定位及定性诊断。

三、尿动力学检查

术前有二便功能障碍的患者应行尿动力学检查，并进行术前、术后对比。

第六节　手术治疗

圆锥马尾部肿瘤绝大多数为良性肿瘤，手术切除是公认的最有效的治疗方法。

一、手术目的及原则

尽可能全切肿瘤，改善患者症状，阻止症状进一步加重；手术时机的选择很重要，应尽可能早地行手术切除肿瘤，而不应该等脊髓出现不可逆的损伤后再做手术。

二、麻醉与体位

采用气管内插管全身麻醉，不使用肌松剂，均采取俯卧位，腰骶部处于最高点防止脑脊液流失。由于肿瘤与脊髓圆锥及马尾神经关系密切，容易损伤圆锥马尾，手术难度较大，故应该在显微镜下操作，且要熟悉显微操作，有条件者应行术中电生理监测。

三、手术切口

通常采用后正中直切口，对局部皮肤有小凹、明显膨隆者行纵向或横向梭形切口，切口以充分显露病变为度。

四、不同性质肿瘤的手术操作

我们认为，无论哪种肿瘤，都应该尽可能地切除肿瘤，但不同性质的肿瘤处理方法又不尽相同。

（一）室管膜瘤的手术操作

室管膜瘤属良性肿瘤，对于肿瘤边界清楚或比较局限者，应全部切除。如果肿瘤累及范围较广，切除困难，亦可沿肿瘤做纵行切开分块切除。手术技巧：在显微镜下操作，沿脊髓背侧正中纵行切开脊髓，暴露出肿瘤边界，仔细分离取出肿瘤，若肿瘤较大，可先瘤内切除部分肿瘤后，再沿肿瘤脊髓边界切除之；马尾部的巨大室管膜瘤，因为与马尾神经粘连明显，整块切除困难，应分块切除。如肿瘤接近圆锥，切瘤时应注意勿使其损伤，以免术后出现小便障碍。图 8-6、图 8-7 为室管膜瘤患者术前 MRI 表现，术前 T1 加权像可见脊髓明显增粗，L2、3 椎体水平椎管内可见等 T1 信号占位性病变（图 8-6）；术前 T2 加权像可见 L2、3 髓内等 T2 信号占位性病变，实体肿瘤上方有空洞（图 8-6）；术前 MRI 矢状位增强扫描可见 L2、3 椎体水平椎管内明显较均匀增强的占位性病变（图 8-6）。图 8-19 为该患者术中所见。图 8-20 为该患者术后 MRI 表现。

（二）星形细胞瘤的手术操作

星形细胞瘤与室管膜瘤的手术方法类同。操作技术：显微镜下，沿后正中沟切开软脊膜，分开两侧薄束至肿瘤，用无损伤缝针悬吊软脊膜，根据肿瘤大小，先作肿瘤囊内切除或直接游离肿瘤至肿瘤全切除。由于圆锥一端系于终丝，当圆锥肿瘤偏一侧时，会令圆锥轴心旋转，此时如仍按圆锥外形的后正中切开，势必会切断脊髓长束，加重症状。正确的做法是：努力寻找脊髓后正中沟，困难时，可按双侧神经根的走行确认脊髓后正中沟，并在此处切开。星形细胞瘤边界清楚者也应做全切除。图 8-8 为患者术前 MRI 表现，表现为脊髓圆锥的明显增粗，T1 加权像上可见 T12、L1 水平髓内等 T1 信号占位性病变，T1 加权像上病变呈等、长 T2 混杂信号，增强扫描可见肿瘤呈不均匀强化。术中见肿瘤位于髓内，但脊髓增粗并不明显，沿脊髓后正中线切开脊髓圆锥，暴露出肿瘤，用无创伤缝合线将切开脊髓的软脊膜缝合于两侧的硬脊膜上，分块切除肿瘤（图 8-21）。

（三）畸胎瘤的手术操作

畸胎瘤也必须在显微镜下操作，术中见肿瘤均侵犯马尾神经，绝大多数同时侵犯圆锥者，瘤周常有广泛粘连，呈索条状，有时肉眼难以分辨。均先行瘤内切除，可见豆渣样物质、毛发、脂肪及骨性物等。对圆锥部分肿瘤，从肿瘤最膨隆的部位切开。

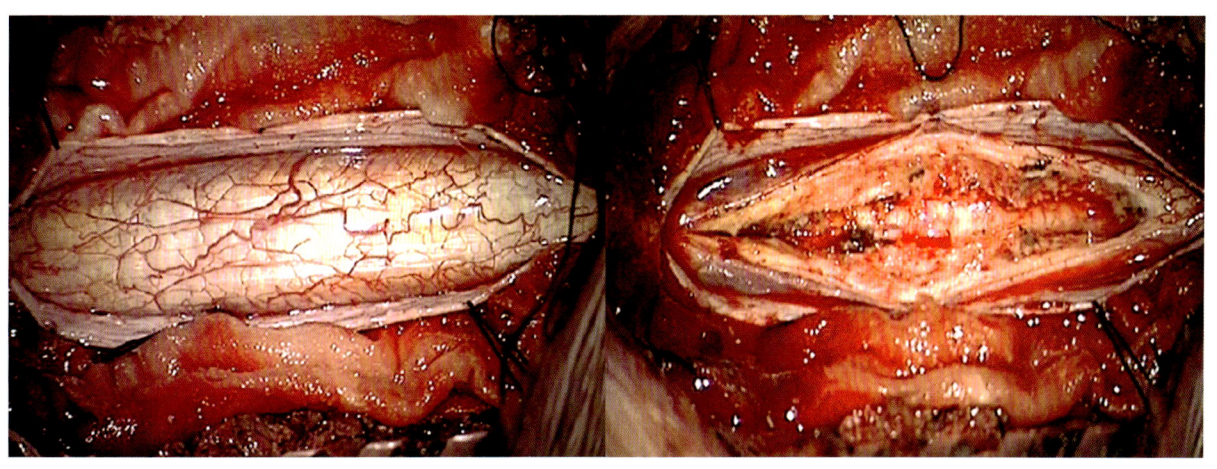

图 8-19　A. 术中见脊髓明显肿胀膨隆；B. 室管膜瘤已经被完整切除。

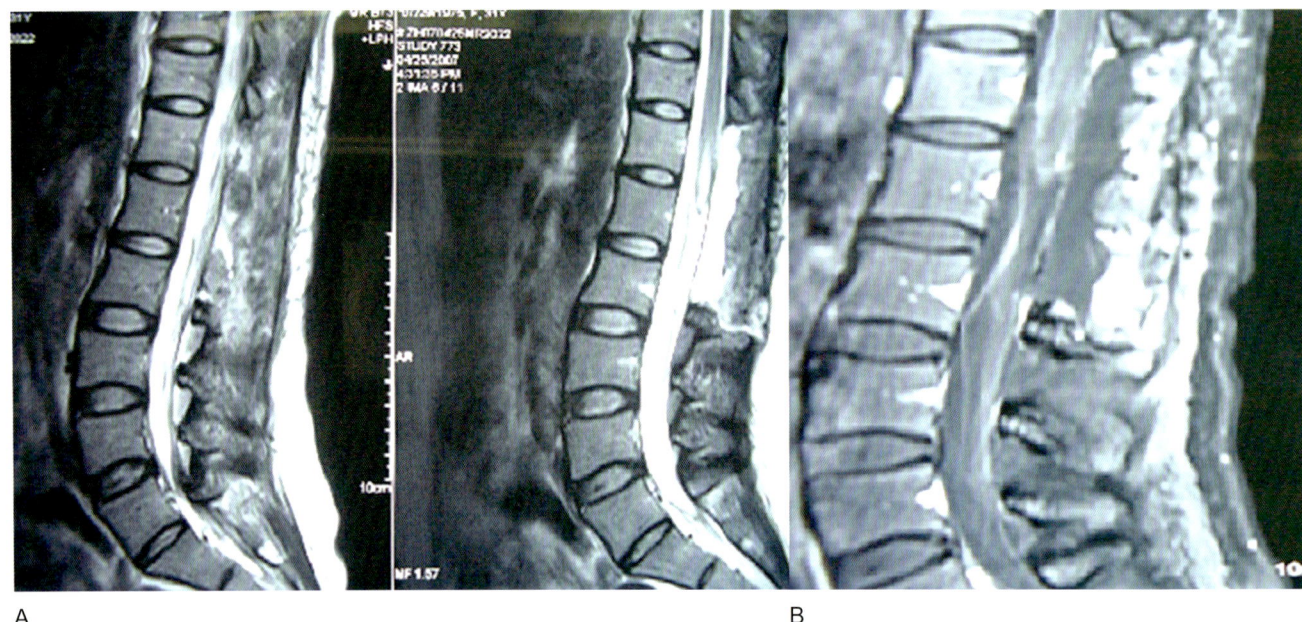

图 8-20　术后 MRI T2 加权像可见 L2、3 椎体水平已无肿瘤征象，脊髓变为正常粗细，空洞明显变小（A）；增强扫描提示肿瘤全切，未见肿瘤残存（B）。

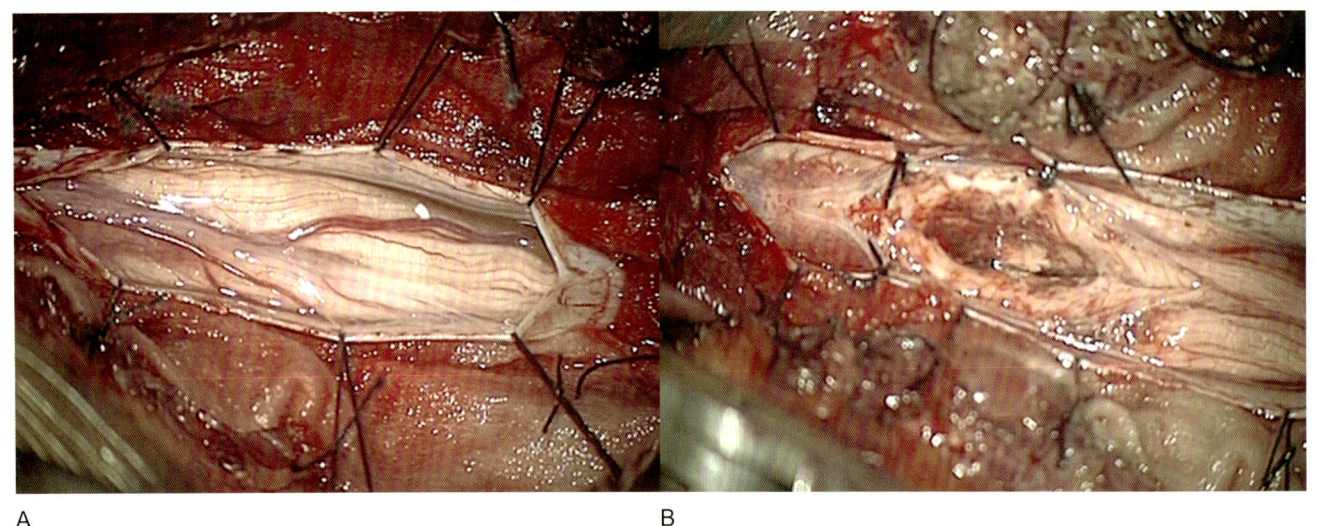

图 8-21　A. 剪开硬脊膜并悬吊于两侧的肌肉上，脊髓增粗不明显。在脊髓背侧切开后，切除肿瘤；B. 显示肿瘤已切除。

瘤壁尽量切除，对与神经关系密切的瘤壁不勉强分离。如有残余脂肪组织与脊髓、神经关系密切，不要勉强全切。手术均严格囊内操作，术野用氢化可的松盐水冲洗，残留囊壁小功率电灼处理，同时切除部分畸形如皮毛窦。有脊髓牵拉者切断终丝，松解粘连，解除栓系（图 8-22）。图 8-23 为术前 MRI 特点，图 8-24 为术后复查的 MRI。

（四）皮样囊肿、表皮样囊肿的手术操作

手术操作基本同畸胎瘤。注意在切开囊腔前，要用湿棉片保护好周围组织和蛛网膜下腔，术中尽量清除囊内容物，尽可能切除囊壁，术后反复冲洗瘤腔，以避免瘤内容物进入蛛网膜下腔引起术后无菌性炎症。图 8-10 为一例表皮样囊肿患者的术前 MRI 表现。图 8-25 为该患者的术中所见。图 8-26、图 8-27 示表皮样囊肿的切除过程。

（五）脂肪瘤的手术操作

1. 暴露。逐层切开皮肤、皮下脂肪、深筋膜，沿途切除变性皮肤、皮下瘢痕、脂肪垫、皮下瘘管等组织。

2. 自脊柱裂头尾两端正常节段显露椎板，行正常节段椎板切除，显露正常硬脊膜层，逐渐向病变处显露硬脊膜，切除脊柱裂处所有瘢痕、软骨、增生骨质及黄韧带，解除硬脊膜外压迫及牵拉因素，分离脂肪瘤与椎管、硬脊膜外组织之间的粘连。

3. 自上、下两端正常的硬脊膜与脊髓分界处切开硬脊膜，锐性分离粘连，直至完全松解脂肪瘤与硬脊膜之间的粘连，然后沿脊髓与脂肪瘤之间潜在的分界，结合超声乳化切除脂肪瘤。术中电生理监测可以帮助医生确定终丝并切除之，指导医师适时终止手术。图8-28为患者术前MRI表现，图8-29为术中所见，图8-30为术后复查MRI所见。

4. 重建硬脊膜下腔。

（六）神经鞘瘤的手术操作

应尽可能全切除肿瘤。如肿瘤偏大，可先做瘤内切除，再分块或整块切下瘤壁；如肿瘤与神经根、圆锥等粘连紧密，可在显微镜下操作，尽可能小心分离。位于圆锥马尾腹侧的肿瘤，术中应注意勿压迫脊髓，尤其当暴露较困难时，切忌粗暴牵拉脊髓，以免造成圆锥马尾挫伤，加重症状。部分位于圆锥腹侧的神经鞘瘤，术前、术中会发现其酷似圆锥髓内肿瘤，即使已行MRI检查者，有时也会混淆，故术中应注意不要轻易切开脊髓。

由于腰骶段椎管腔相对宽大，以及马尾段的脊

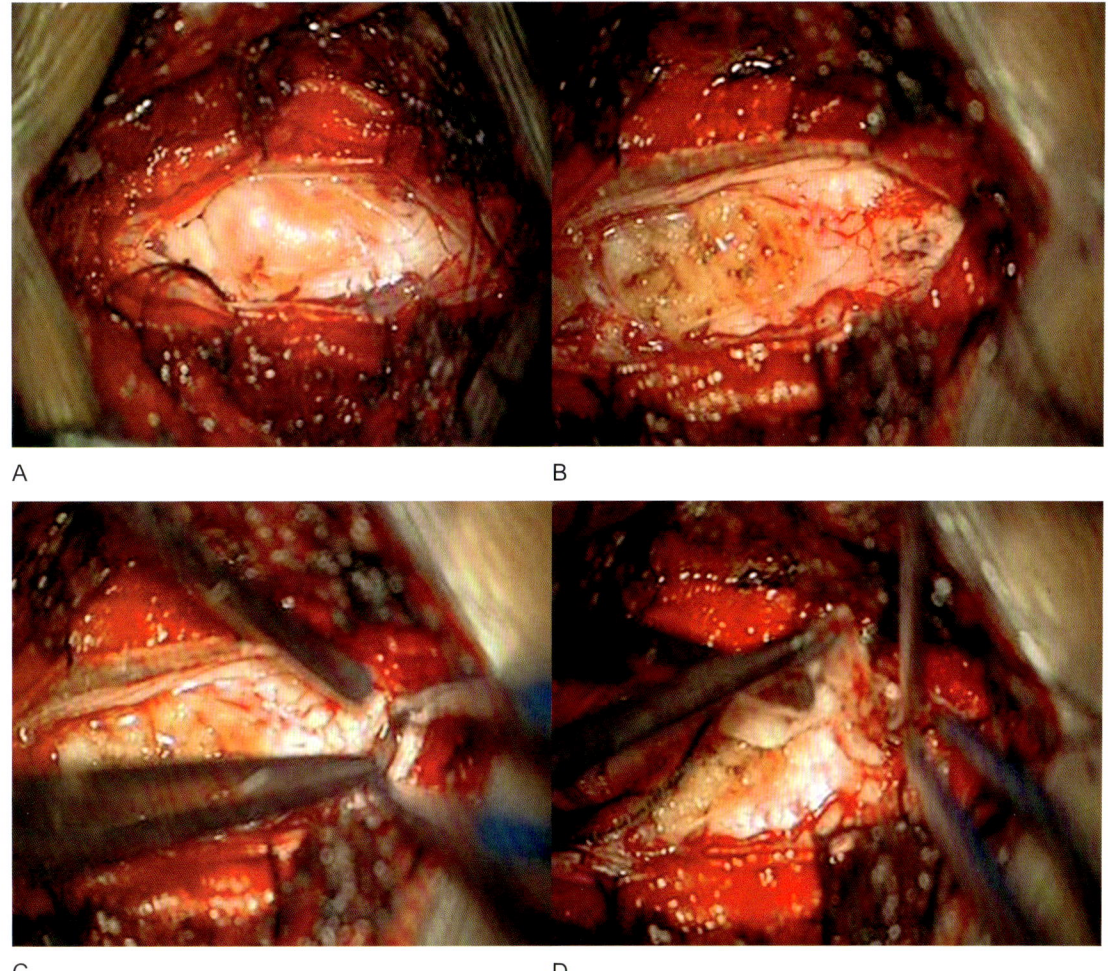

图 8-22　A. 切开硬脊膜后见到畸胎瘤的脂肪瘤部分；B. 切除部分脂肪瘤减容后；C. 可见畸胎瘤的下极为囊性部分，打开后见清亮囊液及黏膜样物；D. 分离切除黏膜样物质。

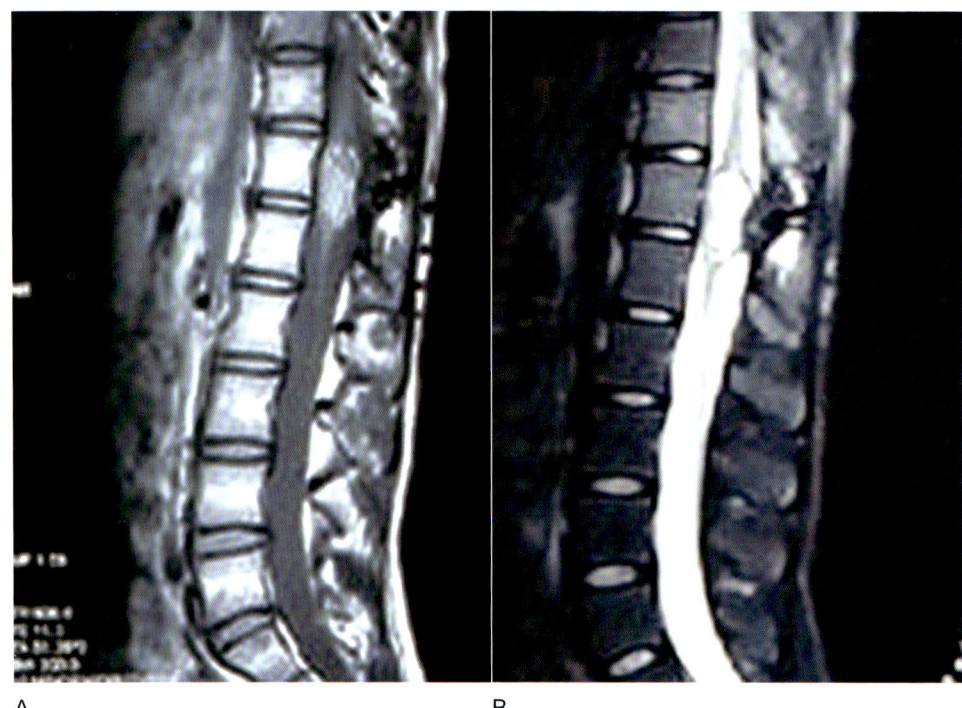

图 8-23 A. T1 加权像显示肿瘤为短 T1 信号；B. T2 加权像显示肿瘤为长 T2 信号。

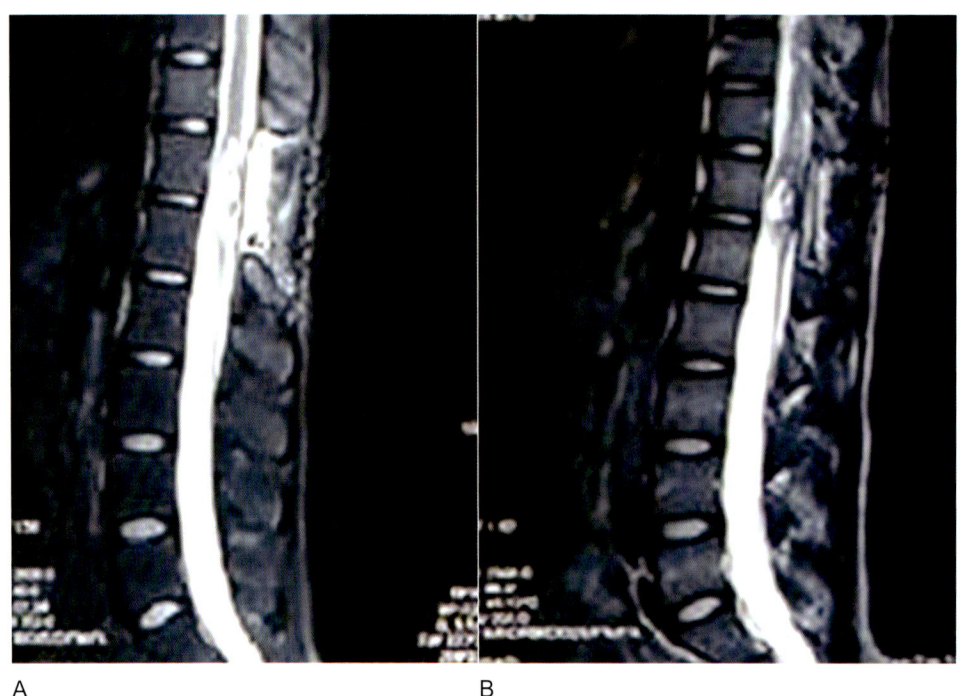

图 8-24 术后复查 MRI 显示肿瘤大部切除。残存少量脂肪瘤成分，皮下积液少量。

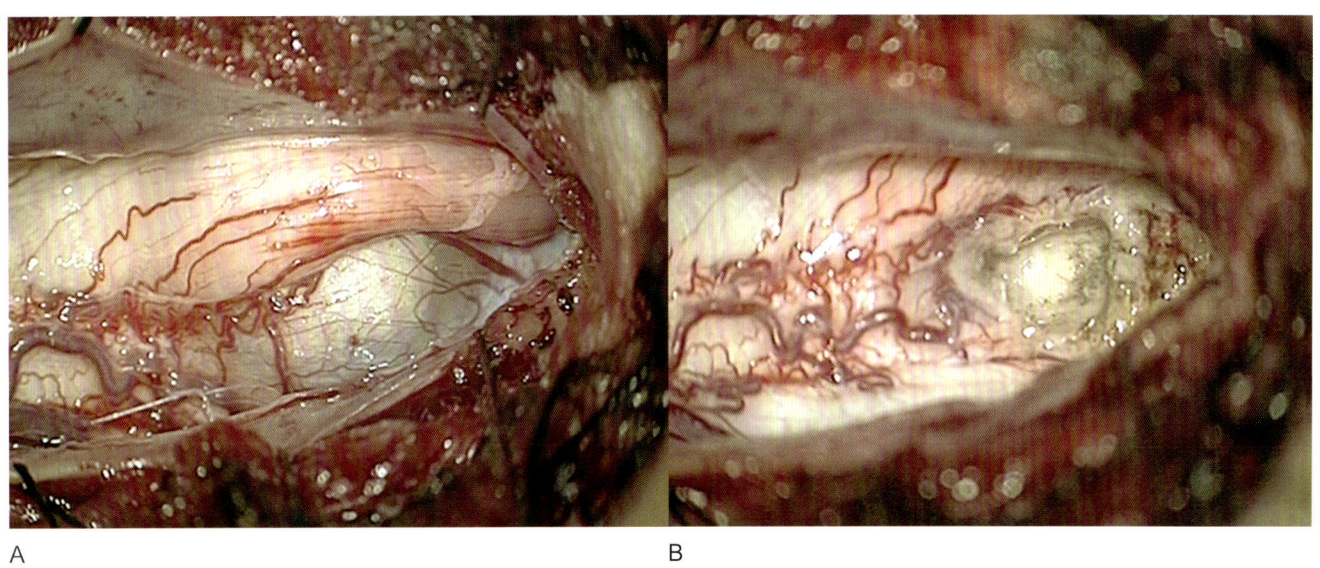

图 8-25　A. 表皮样囊肿位于圆锥右腹侧；B. 清除囊内容物及切除大部囊壁后。

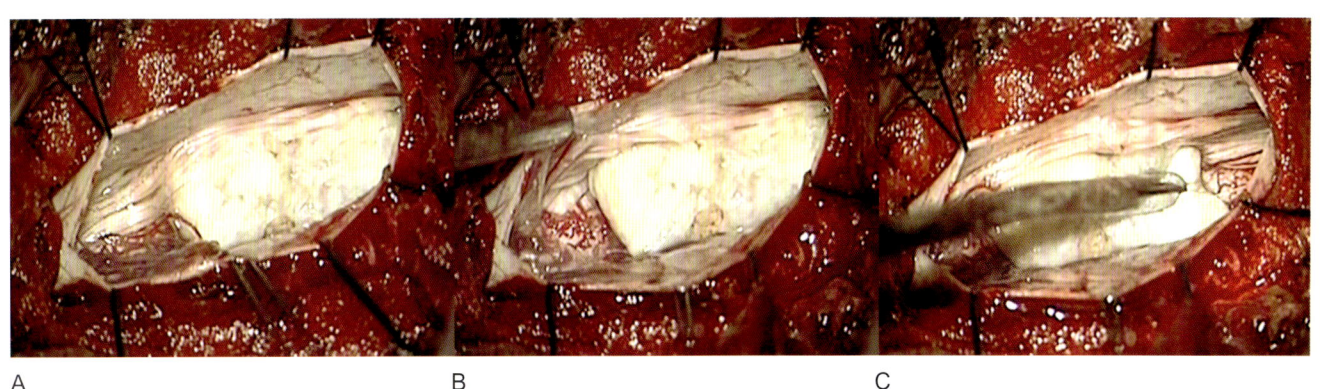

图 8-26　A. 表皮样囊肿切除前，剪开硬脊膜并悬吊于两侧的肌肉上，剪开蛛网膜，见肿瘤呈灰白色，表面被马尾神经包绕；B. 表皮样囊肿切除前，处理肿瘤的上极；C. 处理肿瘤的下极。

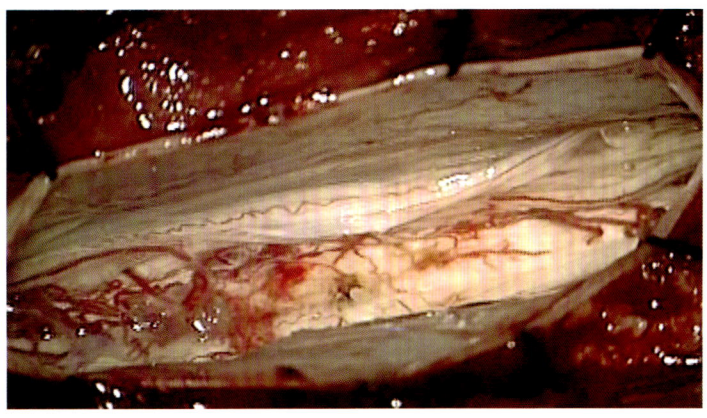

图 8-27　表皮样囊肿完整切除。

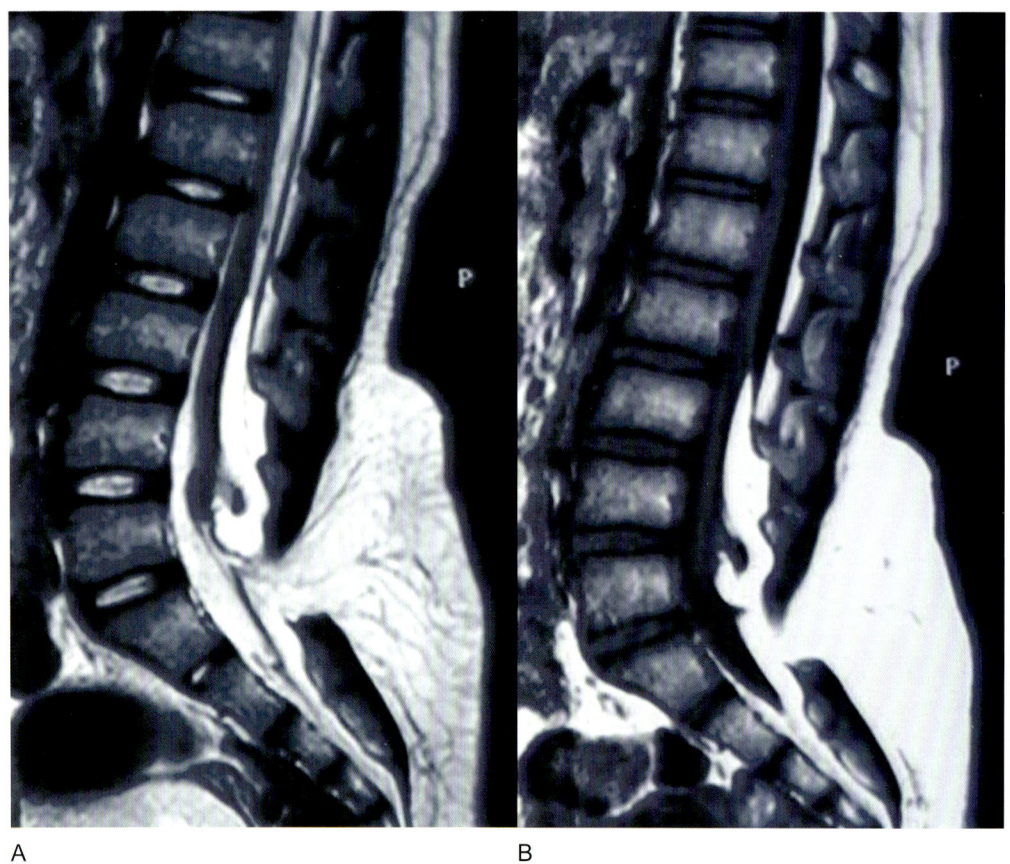

图 8-28　脂肪瘤术前 T2 加权像（A）、T1 加权像（B）。

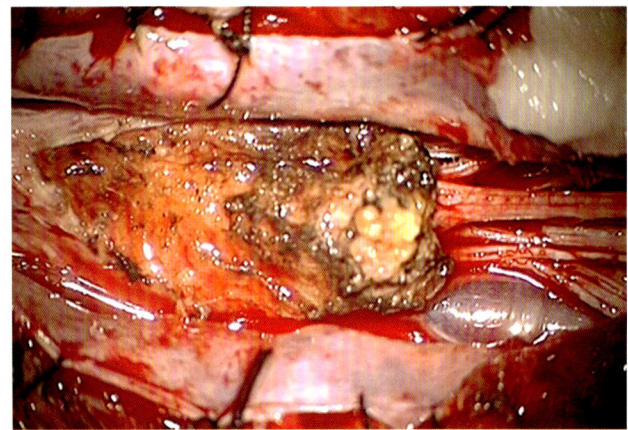

图 8-29　术中所见，将脂肪瘤与椎管外的脂肪组织分离开并在远端横断成为脂肪瘤组织的终丝。

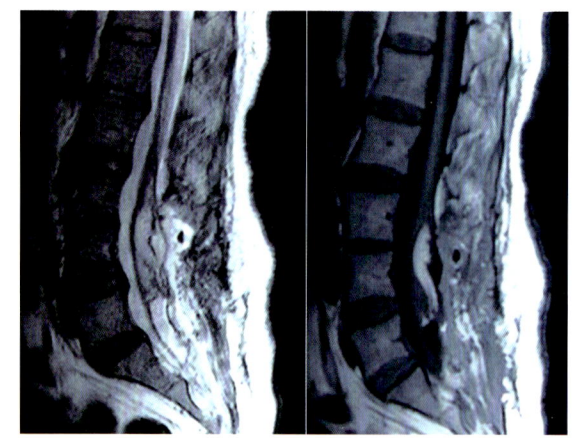

图 8-30　术后 MRI 检查证实脂肪瘤大部切除并且解决了脊髓栓系。

髓神经根要明显比其他节段长，故手术时要注意马尾神经鞘瘤可产生相对移动，手术中发现肿瘤所在节段可能与影像学上不符，如在相应节段未见肿瘤，可适当延长切口，不要轻易放弃。

另外，在术中应注意有无多发神经鞘瘤，尤其是影像学上证实多发者，术中切勿遗漏。在暴露分离肿瘤时，切开蛛网膜后，沿边界分离，要在肿瘤包膜上游离供血动脉并电凝切断之，勿把它拉断，导致血管缩至神经根上，而致止血困难或止血时损伤神经根或脊髓。切断伸入肿瘤的神经和供血动脉时，注意勿误断绕过或黏附于肿瘤上的正常神经根和血管。图 8-31 为神经鞘瘤术前 MRI 表现；图 8-32 为术中所见，肿瘤包膜完整，表面光滑；图 8-33 为术后复查 MRI，提示肿瘤全切。

（七）脊膜瘤的手术操作

脊膜瘤边界往往较清，应尽可能全切除，由于其血供常较丰富，故切除肿瘤时，先阻断肿瘤血供，将肿瘤从硬脊膜上分离后再作分块或整块切除。肿瘤附着的硬脊膜常有细胞残留，故应尽可能做该处硬脊膜内层切除，如肿瘤侵犯全层硬脊膜，则应将该处硬脊膜切除。缺损的硬脊膜应尽可能加以修补，严密缝合。图 8-16 为脊膜瘤术前 MRI 表现；图 8-34 为手术切除脊膜瘤的过程；图 8-35 为该患者术后 MRI 表现。

（八）血管网状细胞瘤的手术操作

应力争作肿瘤全切除。尤其是髓内血管网状细

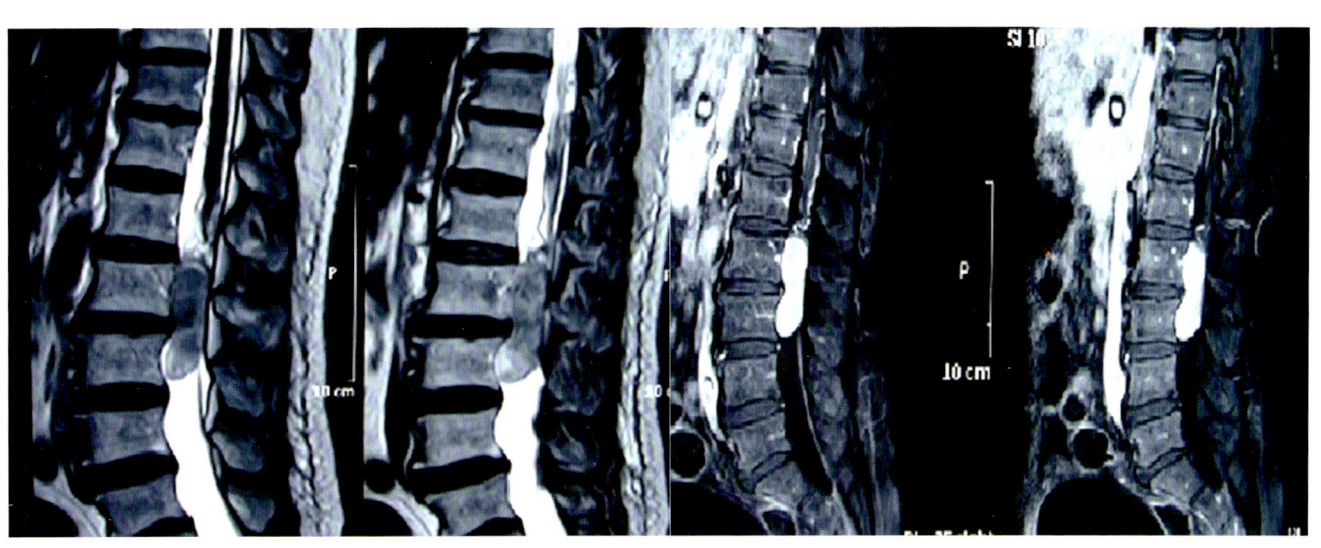

图 8-31　A. 术前 T2 加权像示肿瘤呈卵圆形；B. 增强扫描可见明显强化，未见囊性变。

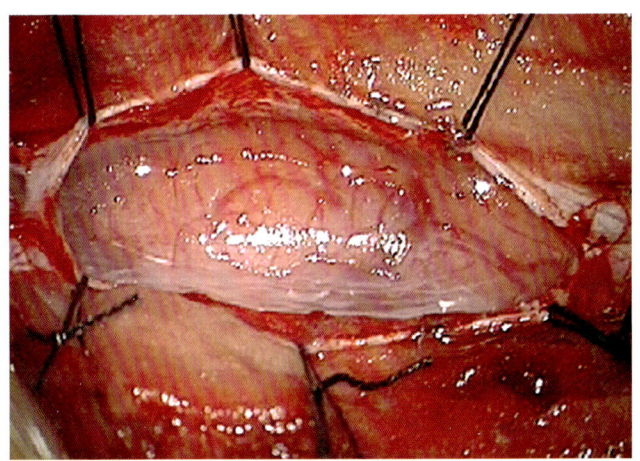

图 8-32　术中可见肿瘤较大，包膜完整。

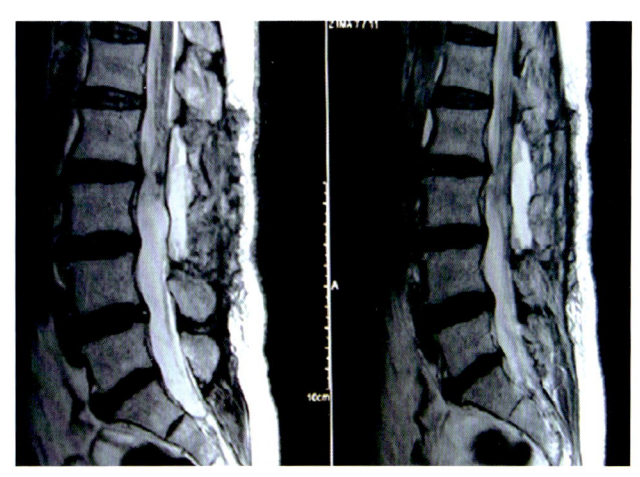

图 8-33　术后 MRI 复查肿瘤全切，皮下积液较少。

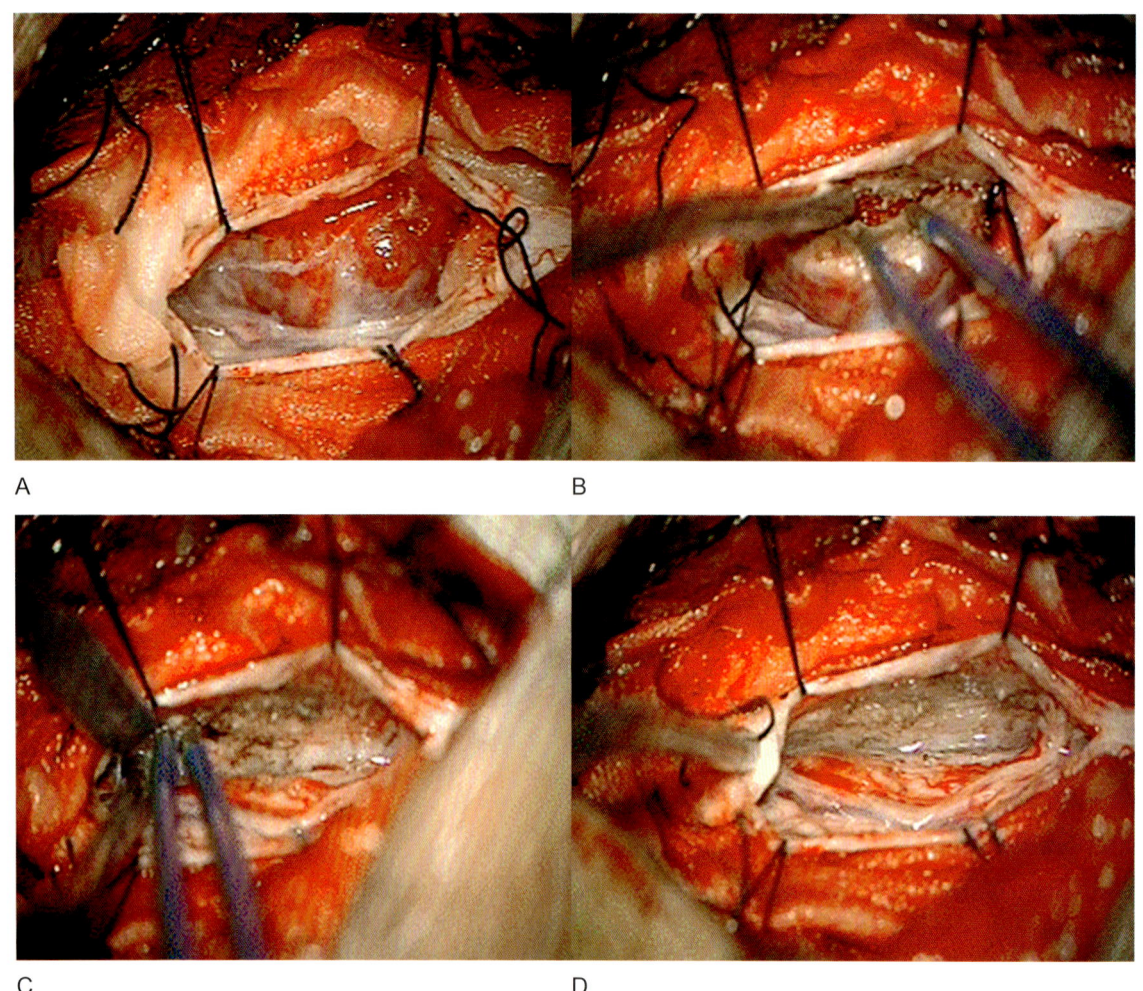

图 8-34 手术切除脊膜瘤的过程。A. 剪开硬脊膜后可以看到脊膜瘤附着于右侧硬脊膜上；B. 处理脊膜瘤的基底；C. 切除肿瘤后处理受累的硬脊膜，一般用小功率电凝烧灼；D. 脊膜瘤完整切除后。

胞瘤，手术前行脊髓血管造影有助于了解供血动脉、回流静脉及范围，对于指导手术顺利进行有重要意义。切瘤前，要先暴露、电凝并切断供血动脉，然后沿肿瘤边界细心分离，最后分块或整个取下肿瘤。切忌在离断全部供血动脉前，电凝引流静脉或进入瘤体行分块切除，以免引起难以控制的出血，影响切除肿瘤和增加脊髓损伤（图 8-36）。相比较而言，马尾的血管瘤手术难度要小（图 8-37 示马尾血管网织细胞瘤的手术步骤）。

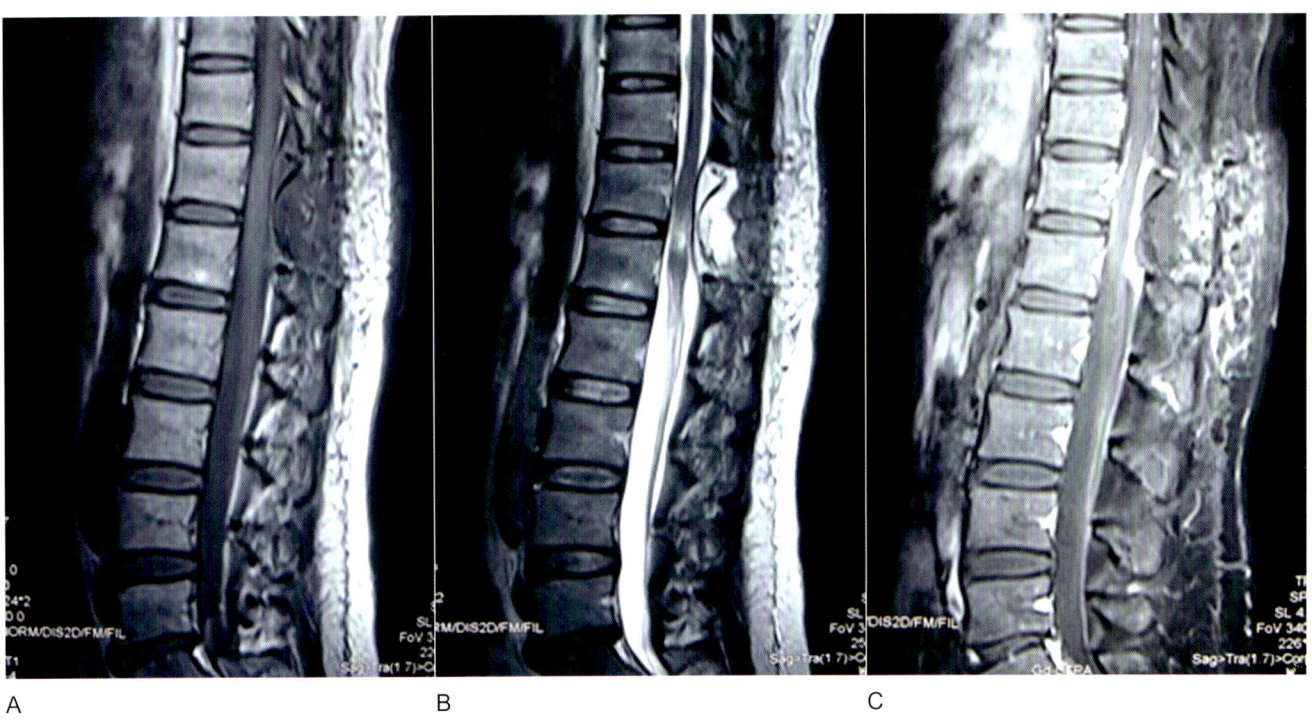

图 8-35　脊膜瘤切除术后的 MRI 表现，提示肿瘤全切。

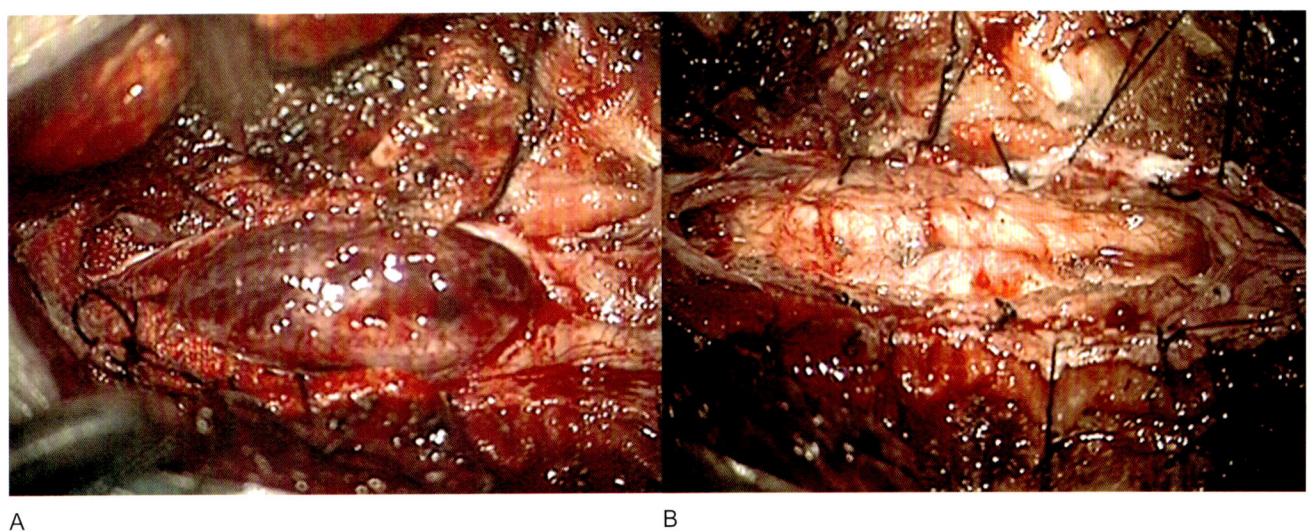

图 8-36　髓内血管网状细胞瘤术中所见。A. 切开脊髓后，逐步将肿瘤完整游离出来；B. 髓内血管网状细胞瘤切除后。

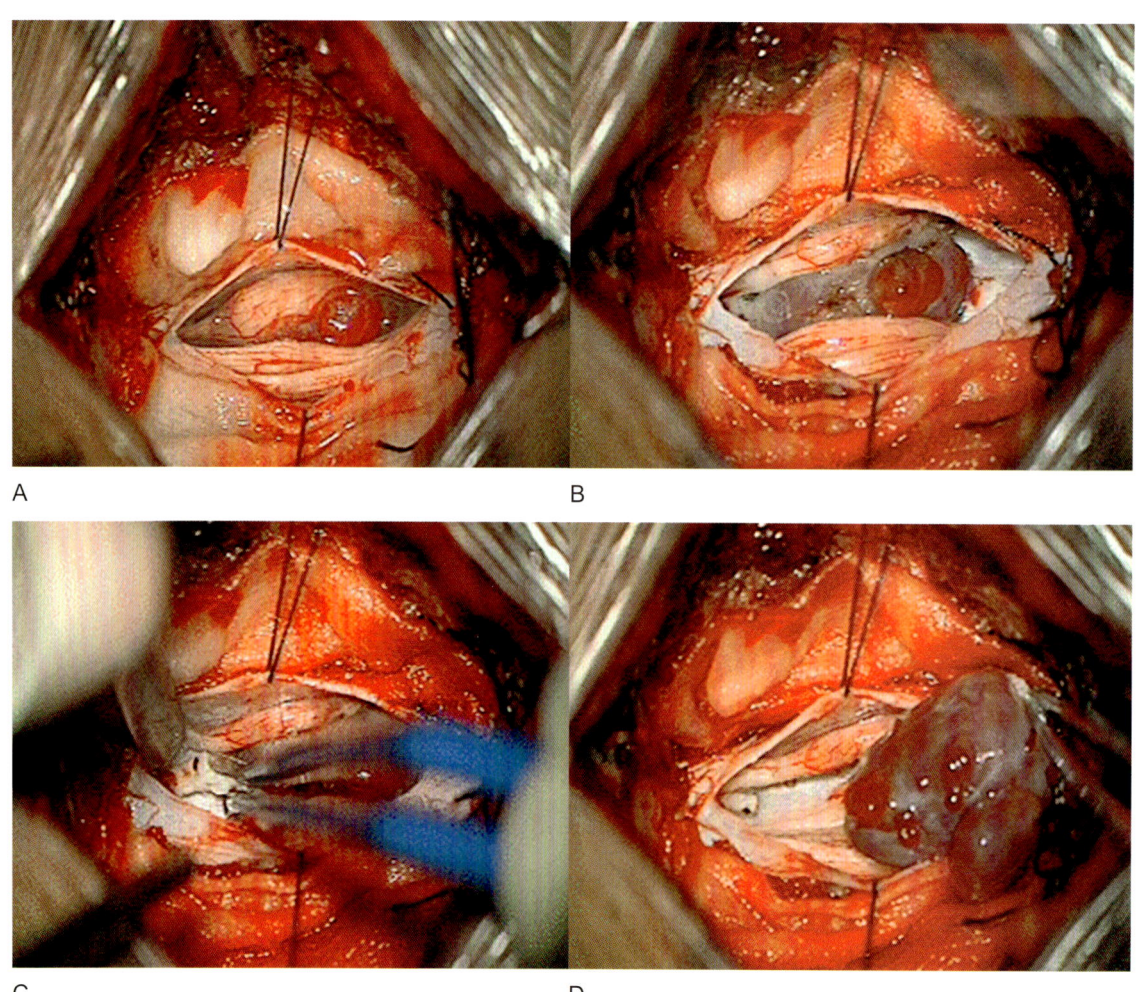

图 8-37 马尾血管网状细胞瘤手术步骤。A. 剪开硬脊膜后见肿瘤包埋于马尾神经内；B. 锐性将肿瘤从周围的马尾神经逐步游离出来；C. 处理肿瘤的供血动脉并剪断之；D. 将肿瘤取出。

第七节 手术并发症及防治

一、脑脊液漏、皮下积液

圆锥马尾部肿瘤术后较椎管内其他部位的肿瘤更易出现皮下积液及脑脊液漏，故术后要求患者尽量俯卧位，伤口处压沙袋，3～5天后再下地活动。

二、椎管内感染

先天性肿瘤因囊内容物的播散，极易引起椎管内的无菌性炎症，故在切除肿瘤时应保护好周围的组织结构；合并皮毛窦的患者，因皮毛窦内藏有大量细菌，故在切除这类肿瘤时，不要让皮毛窦内的内容物污染手术区域，术后用盐水冲洗手术区域。

三、泌尿系感染

圆锥马尾部肿瘤患者多伴有二便功能障碍，术后二便功能短时间内无改善，甚至可能还有加重，导尿管放置时间可能会较长，引起泌尿系感染的可能性较大，应做好清洁。

四、褥疮

圆锥马尾部肿瘤患者术后因为要防止脑脊液漏、皮下积液，而被要求卧床休息，故极易出现褥疮，所以要注意防护。

五、二便功能障碍

圆锥马尾部肿瘤患者常常合并有二便功能障碍，手术操作常常会造成二便功能障碍的加重，尤其是髓内肿瘤及先天性肿瘤更容易出现。

六、脊柱变形

脊柱变形为远期并发症。准确定位、术中保护好小关节、尽可能少地咬除椎板可以减少脊柱变形的发生。术后戴外固定支具，可以减少脊柱变形的发生。加强背部肌肉的锻炼也有助于防止脊柱变形的发生。若发生脊柱变形，可行矫形手术。

第八节　预　后

圆锥马尾部肿瘤患者的预后取决于肿瘤生长的部位、肿瘤的性质（大小、质地、软硬、良恶性、先天或后天性）、肿瘤与周围组织的粘连程度。圆锥肿瘤因为生长于髓内，故较髓外肿瘤更容易出现二便功能障碍的加重；先天性肿瘤因与周围组织粘连严重，故也容易出现二便功能障碍的加重及下肢运动、感觉障碍的加重。

（陈晓东）

参 考 文 献

1. Sawamura Y, Kato T, Ikeda J, et al. Teratomas of the central nervous system: Treatment considerations based on 34 cases. J Neurosurg, 1998, 89:728-737.
2. Poeze M, Herpers MJ, Tjandra B, et al. Intramedullary spinal teratoma presenting with urinary retention: case report and review of literature. Neurosurgery, 1999, 45: 379-385.
3. Mclormick PC, Torres R, Post KD, et al. Intramedullary ependymoma of the spinal cord. J Neurosurg, 1990, 72: 523-532.
4. Pigott JJ, Lowe JS, Morrell K, et al. Paraganglioma of the cauda equina. J Neurosurg, 1990, 73:455-458.
5. Hukuda S, Mochizuki T, Ogata M, et al. Operations for cervical spondylotic myelopathy: A comparison of the results of anterior and posterior procedures. J Bone Joint Surg (Br), 1985, 67(4):609-615.
6. Hitaker ST, Bessell EM, Ashley SE, et al. Postoperative radiotherapy in the management of spinal cord ependynoma. J Neurosurg, 1991, 74:720-728.
7. Mccormick PC, Torres R, Post KD. Intramedullary ependymomat of the spinal cord. J Neurosurg, 1990, 72: 523-532.
8. Hanakita J, Suwa H, Nagayasu S. Clinical features of intradural neurinomas in the cauda equina and around the conus medullaris. Neurochirurgia (Stuttg), 1992, 35(5):145-149.
9. Mathew P, Todd NV. Diagnosis of intradural conus and cauda equina tumors. Br J Hosp Med, 1993, 50(4):169-170.
10. Wager M, Lapierre F, Blanc JL. Cauda equina tumors: a French multicenter retrospective review of 231 adult cases and review of the literature. Neurosurg Rev, 2000, 23(3): 119-129.
11. Bagley CA, Gokaslan ZL. Cauda equina syndrome caused by primary and metastatic neoplasms. Neurosurg Focus, 2004, 16(6):3.
12. Gallia GL, Burger PC, Suk I, et al. Concomitant conus medullaris ependymoma and filum terminale lipoma: case report. Neurosurgery, 2006, 58(6):1214.
13. 王振宇，谢京城，马长城，等．脊髓髓内肿瘤的显微手术治疗．中国脊柱脊髓杂志，2004，(08)，97-100.
14. 谢京城，王振宇，刘彬，等．椎管内畸胎瘤的诊断和治疗．中国脊柱脊髓杂志，2009，(2):90-93.
15. 倪斌，刘洪奎，贾连顺，等．原发性椎管内肿瘤的诊断．上海医学，1993，16:451.
16. 林国中，马长城，王振宇．圆锥马尾常见胚源性肿瘤的显微手术治疗（附23例分析）．中国临床神经外科杂志，2010，8:501-503.
17. 孙建军，王振宇，谢京城，等．多节段髓内先天性肿瘤和良性室管膜瘤的对比分析．北京大学学报（医学版），2010，42(2):89-93.

18. 王忠诚, 张俊庭, 杨少华, 等. 脊髓髓内肿瘤的手术治疗. 中华神经外科杂志, 1997, 13:128-134.
19. 王忠诚, 范涛. 脊髓内肿瘤的显微外科手术治疗. 中华神经外科杂志, 1997, 13(3):172-174.
20. 赵继宗, 杨俊, 刘藏. 马尾肿瘤. 中华神经外科杂志, 1998, 14(6):328-330.
21. 耿晓增, 张晓彪, 刘宁, 等. 马尾肿瘤显微手术20例. 中华显微外科杂志, 2001, 24(1):68-69.
22. 张晓彪, 周浩, 余勇, 等. 马尾肿瘤的显微手术. 中国临床医学, 2005, 12(4):120-122.

第九章　哑铃型肿瘤

第一节　概　述

椎管哑铃型肿瘤累及椎管内外，是椎管肿瘤的特殊类型，占椎管内肿瘤的 5.7%~14.2%。国内一般将其分为三型：Ⅰ型：肿瘤位于硬脊膜外并沿椎间孔生长至椎管外；Ⅱ型：肿瘤位于硬脊膜内外；Ⅲ型：肿瘤位于硬脊膜内外并沿椎间孔生长至椎管外。与常见的椎管内肿瘤相比，它手术难度大，入路选择相对复杂，同时由于肿瘤多与椎旁结构关系密切，如椎动脉、胸腔、腹主动脉等，故容易造成术后残留从而导致复发。椎管哑铃型肿瘤最好发在颈椎管，胸椎和腰椎管内相对少见。病理类型多为神经来源肿瘤：最常见为神经鞘瘤和神经纤维瘤，约占 90% 以上。其他少见的有脊膜瘤、神经节细胞瘤、脊索瘤、淋巴细胞瘤或未分化细胞瘤等。

第二节　临床表现

由于神经鞘瘤源自神经根，因此，临床表现多以根痛为主。颈椎哑铃型肿瘤多以颈部、上肢或手的疼痛起病，可以伴有一侧肢体的运动障碍以及对侧肢体的感觉障碍，严重时可出现二便功能障碍。而颈部可触及的包块也是颈部哑铃型肿瘤的常见体征。胸段哑铃型肿瘤除了多伴有顽固性根痛外，多有受损节段以下较为典型的感觉障碍平面，同时可伴有运动障碍和二便功能障碍；而肿瘤的椎管外部分因生长"不受限"，而较少产生相应的症状。腰椎管哑铃型肿瘤多累及圆锥和马尾，其疼痛除需与腰椎间盘突出症鉴别外，可出现一侧或双侧下肢无力，二便功能障碍更为多见。而肿瘤椎管外部分因在腰大肌后方，可引起一系列症状，即腰大肌综合征：患侧腰腿痛；不能向患侧卧；一侧下肢不能伸直而呈屈曲状；肾盂造影可见肾向外侧移位等。

第三节　影像学检查

哑铃型肿瘤的诊断除了依靠临床症状和体征外，影像学检查是不可或缺的依据。常见的有 X 线平片、CT、MRI 等；X 线平片可见相应节段椎间孔扩大、近旁关节突破坏、椎弓根距离增宽以及相关的骨质破坏等（图 9-1A）；CT 可了解更为详细的骨质破坏情况，三维 CT 重建可立体地了解肿瘤与脊柱的关系、脊柱被破坏的情况和脊柱的稳定性受到的影响（图 9-1B）；MRI 则能对肿瘤侵及的范围、性质、血供以及和周围组织的关系提供一个较为清晰的资料（图9-1C、D）。对于颈或腰部的哑铃型肿瘤，超声检查也有独到的作用，它不仅有助于肿瘤的定位，有时还能够实现定性，并帮助了解肿瘤椎管外部分和周围结构的关系。

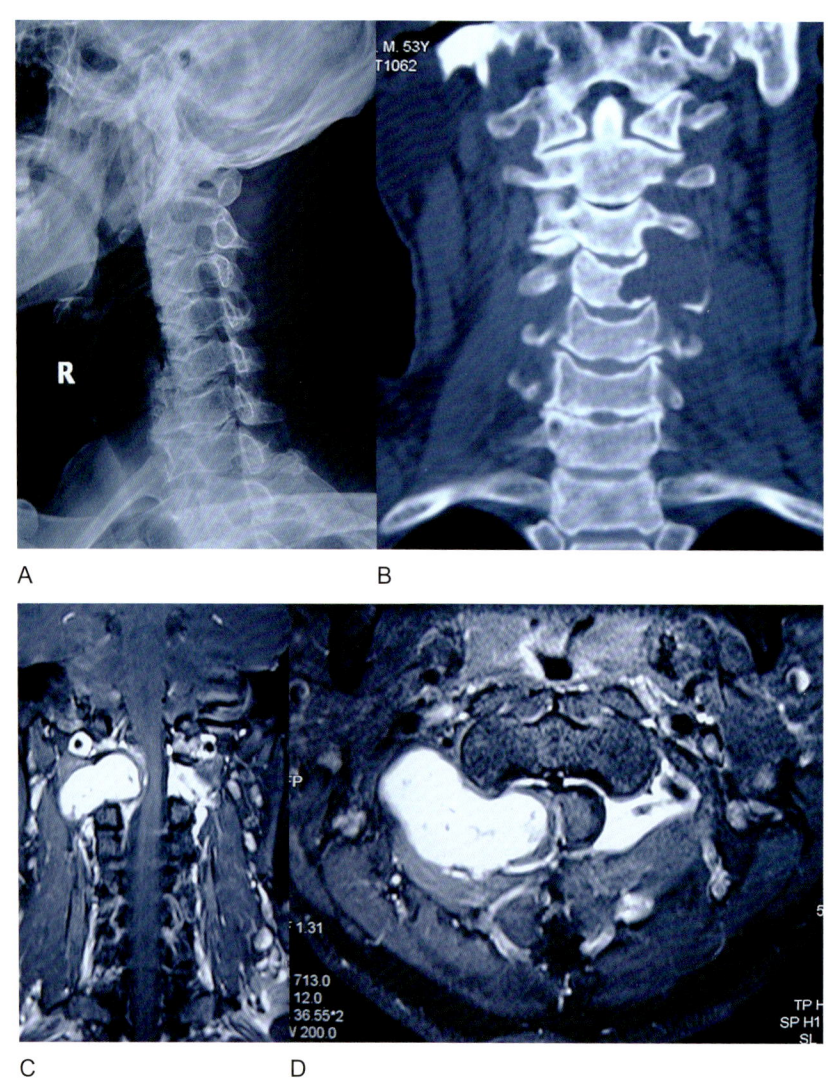

图 9-1　A. X线片示颈椎间孔明显扩大，椎体破坏；B. 颈椎三维CT重建示颈椎椎体、椎弓、横突破坏；C. MRI可见肿瘤累及椎管内外的范围；D. MRI示肿瘤与椎动脉的关系和椎间孔扩大的情况。

第四节　诊断与鉴别诊断

典型的椎管哑铃型肿瘤起病多缓慢，年轻及中年人较为多见；主要表现为顽固性疼痛，疼痛位置一般相对固定；病变进一步发展可出现脊髓半切或全切症状，腰椎管肿瘤较早就可能出现大小便功能障碍。但也有部分病例为非典型症状起病，如无意中发现颈部包块、查体发现胸腔肿物或超声检查发现腰椎旁肿物等。一般此类哑铃型肿瘤主体大多在椎管外，椎管内部分相对较小，对脊髓压迫很轻。因此，椎管内哑铃型肿瘤诊断上除了详细的问诊和查体外，相关的辅助检查非常必要。首先要重视脊柱X线平片检查，此项检查较为普及且简单，哑铃型肿瘤多表现为相应节段的椎间孔扩大、骨质吸收破坏、椎弓根距离增宽和椎体的侵蚀等；CT 有助于进一步了解骨质的破坏情况甚至可以发现肿瘤包块；MRI 能够明确地显示肿瘤侵犯的范围、血液供应以及脊髓或椎旁组织受压等情况。

在鉴别诊断上，典型的椎管哑铃型肿瘤要与来源于椎体的肿瘤和来源于椎旁组织的肿瘤相鉴别，前者有骨巨细胞瘤、软骨肉瘤、脊索瘤等，后者有横纹肌肉瘤、血管内皮瘤等。部分非典型症状起病的患者，如以颈部包块起病的患者要与颈部肿大淋巴结、颈部来源于其他组织的肿物鉴别；以胸部肿物起病的患者要与肺部肿瘤、后纵隔肿瘤相鉴别；腰部椎旁肿物起病的病例要与后腹膜及椎旁组织来源的肿瘤鉴别等。

第五节 手术治疗

一、颈椎管哑铃型肿瘤的手术治疗

颈椎的活动度较大，同时又有椎动脉伴行，因此，在处理颈椎哑铃型肿瘤时，不仅要考虑椎动脉的保护，颈椎的稳定性也是要考虑的重点。由于颈椎管较宽，为减少手术创伤，更好地保护颈椎的稳定性，采用半椎板入路切除椎管内肿瘤越来越多。也有文献表明，在采用半椎板入路切除椎管内肿瘤的同时，对于侵及椎间孔的肿瘤，即使切除一侧小关节对颈椎的稳定性也没有影响。但半椎板入路并不适合所有颈椎管内的肿瘤，很多时候椎管外的肿瘤部分也并不是切除一侧小关节就能解决。对于何时在保证安全的前提下采用半椎板入路或切除一侧小关节则缺乏系统阐述。在切除肿瘤的过程中，对于首先切除椎管外还是椎管内的肿瘤意见仍不一致，我们习惯于先切除硬脊膜外和椎管外的肿瘤，原因是切除硬脊膜外肿瘤时，硬脊膜下的脑脊液对脊髓有缓冲和保护作用，同时先切除硬脊膜外肿瘤后，能腾出更多的空间来切除硬脊膜下肿瘤，这对于采用半椎板入路的术式来说，不仅意味着能少切除一些椎板，而且能显露得更好、更安全。

为了更好地研究并指导选择颈椎管肿瘤手术入路，我们在长期实践的基础上，提出了颈椎管哑铃型肿瘤的不同分型（表9-1）。并根据不同的分型来指导选择不同的手术入路，选择不同的颈椎切除范围，以求最大限度地减少创伤，保护颈椎的稳定性和活动度（表9-2）。

（一）Ⅰ、Ⅱ型颈椎管哑铃型肿瘤的手术治疗

常见的颈椎管哑铃型肿瘤多为Ⅰ、Ⅱ型，一般常规选用半椎板入路，根据肿瘤侵及椎管外的范围而选择切除不同范围的小关节。这种骨切除范围，术后一般很少影响颈椎的稳定性。这类肿瘤一般多对椎动脉形成压迫或少部分包绕，充分熟悉解剖，仔细了解椎动脉的走行，术中切除肿瘤时要求严格限制在肿瘤包膜内，这样很少能损伤到椎动脉。肿瘤切除后的伤口缝合也是重要一环，缝合的好坏直接影响到是否出现脑脊液漏、伤口局部积液等。特别是半椎板入路，棘突没有切除，导致肌肉缝合困难。一般把肌肉缝合在棘间韧带上，对于过长的棘突有时稍微咬除部分，有利于肌肉的缝合，从而可以达到肌肉的解剖复位，不仅能有效防止术后脑脊液漏，还能对脊柱的稳定性带来积极的影响。

表9-1 颈椎管哑铃型肿瘤的分型

肿瘤分型	肿瘤侵及范围
Ⅰ	占据椎管内1/2，椎管外仅侵及椎间孔，对椎动脉不构成包绕
Ⅱ	占据椎管内1/2~2/3，和（或）明显侵及椎管外，但范围在4cm以下，对椎动脉压迫或部分包绕
Ⅲ	占据椎管内2/3以上，和（或）椎管外侵及范围达4cm以上，椎动脉被包绕
Ⅳ	肿瘤明显侵及锥体、椎弓，或肿瘤累及多个节段，或肿瘤累及颈1、2

表9-2 颈椎管哑铃型肿瘤不同分型椎骨切除范围

肿瘤分型	椎骨切除范围
Ⅰ	半椎板入路，切除部分小关节
Ⅱ	半椎板入路，但要潜行切除部分棘突基底，切除一侧小关节大部或全部
Ⅲ	先行侧方入路。全椎板切除，切除一侧部分或全部小关节
Ⅳ	全椎板切除，切除一侧小关节，行内固定术；累及颈1、2者，多采用半椎板入路

病例 1（图 9-2）为一例典型颈椎管 Ⅰ 型哑铃型肿瘤，手术选择一侧半椎板入路，外侧切除少许小关节，肿瘤显露良好。严格限制在包膜内切除肿瘤，肿瘤全部切除，椎动脉无损伤。

病例 2（图 9-3）为一例典型颈椎管 Ⅱ 型哑铃型肿瘤，肿瘤在椎管内超过 1/2，部分生长到椎管外，但小于 4cm，同时对椎动脉形成部分包绕。手术采用一侧半椎板入路，同时潜行切除部分棘突基底以利椎管内肿瘤的切除，切除大部分小关节，使椎管外肿瘤显露良好。严格限制在包膜内切除肿瘤，椎动脉保护良好，肿瘤全部切除，术后恢复良好。

病例 3（图 9-4）仍为一例颈椎管 Ⅱ 型哑铃型肿

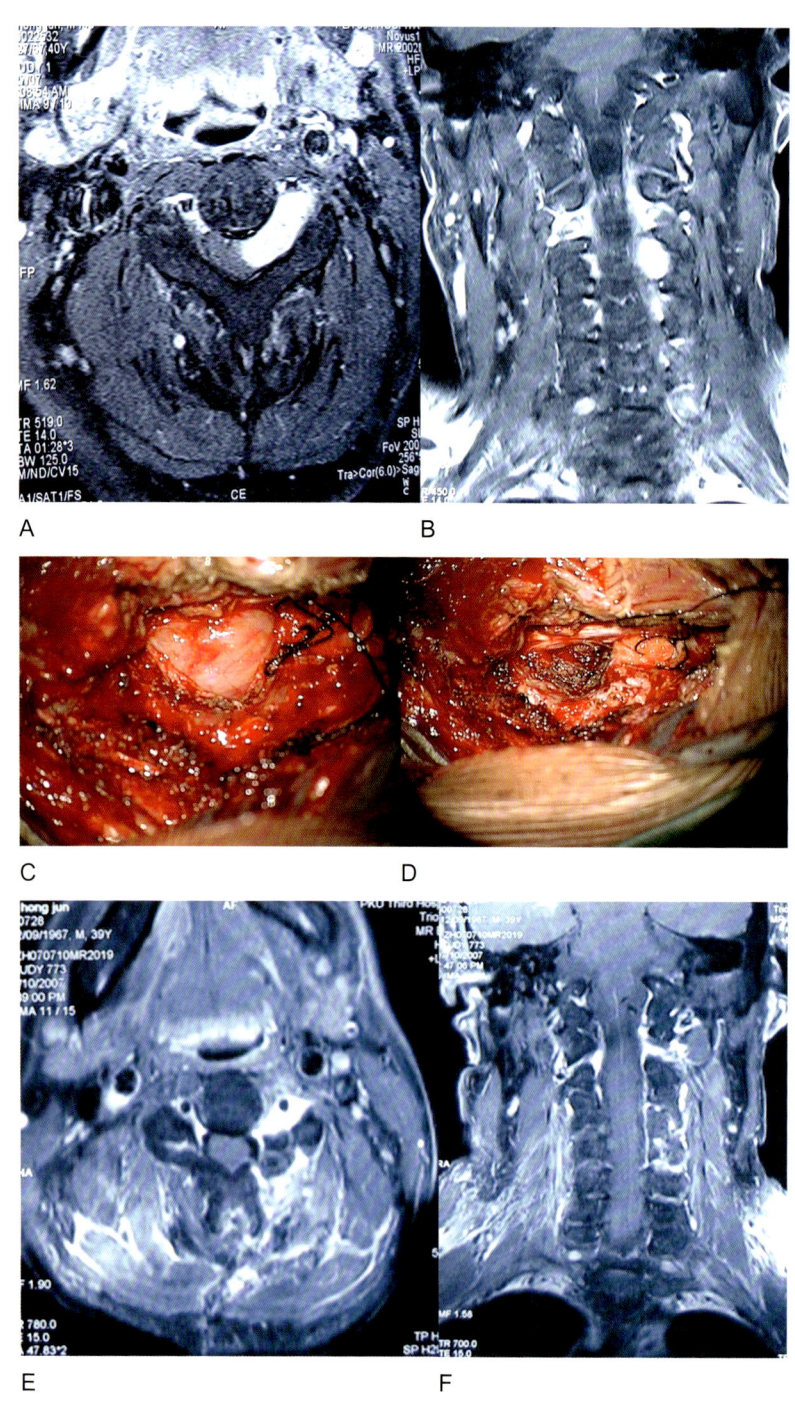

图 9-2 A、B. MRI 示肿瘤的大小和椎管内外的范围及与椎动脉的关系；C、D. 半椎板入路术中显露肿瘤及全部切除肿瘤；E、F. 术后 MRI 复查肿瘤全部切除，另一侧椎板、棘突完好，颈椎序列良好。

哑铃型肿瘤 | 185

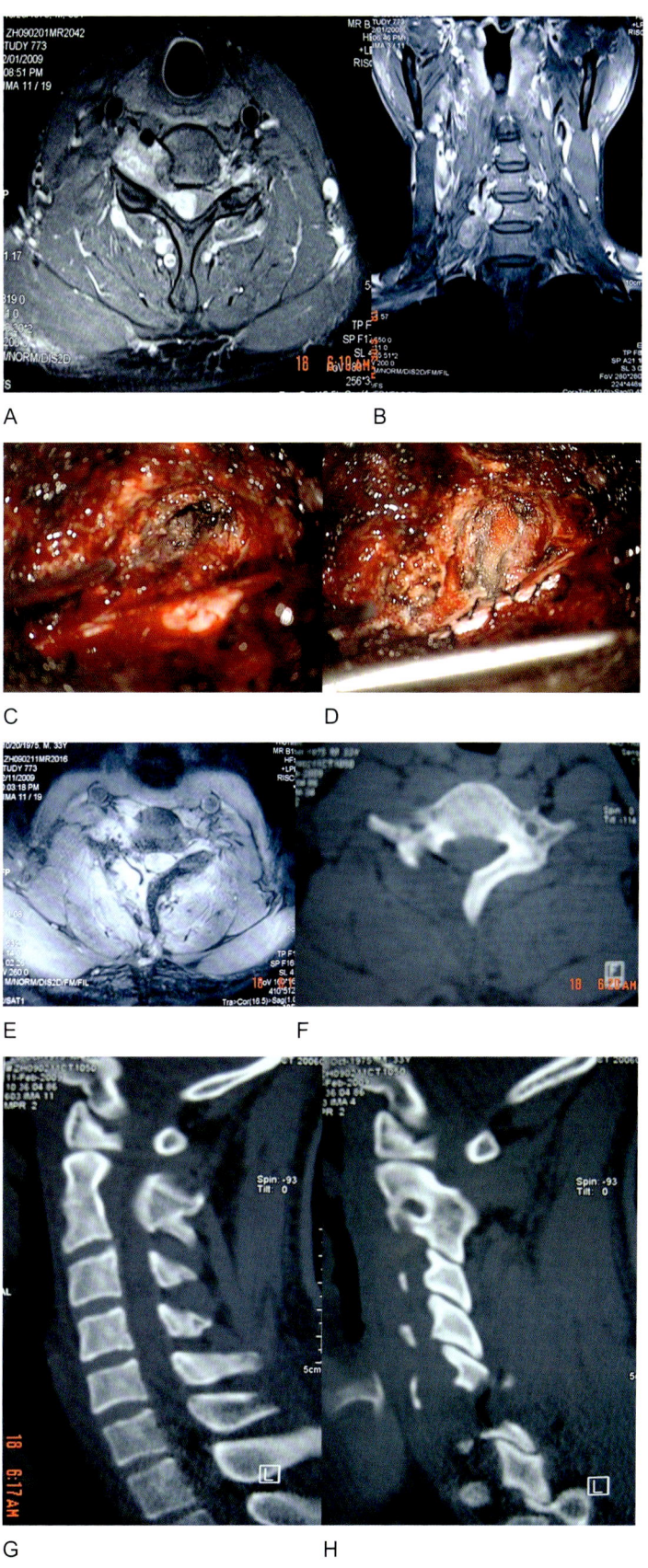

图9-3 A、B. MRI 示肿瘤的大小、形态及与椎动脉的关系；C、D. 半椎板入路显露和全部切除肿瘤；E. 术后 MRI 复查肿瘤没有复发；F、G、H. 颈椎三维 CT 重建显示椎板切除范围、颈椎序列良好。

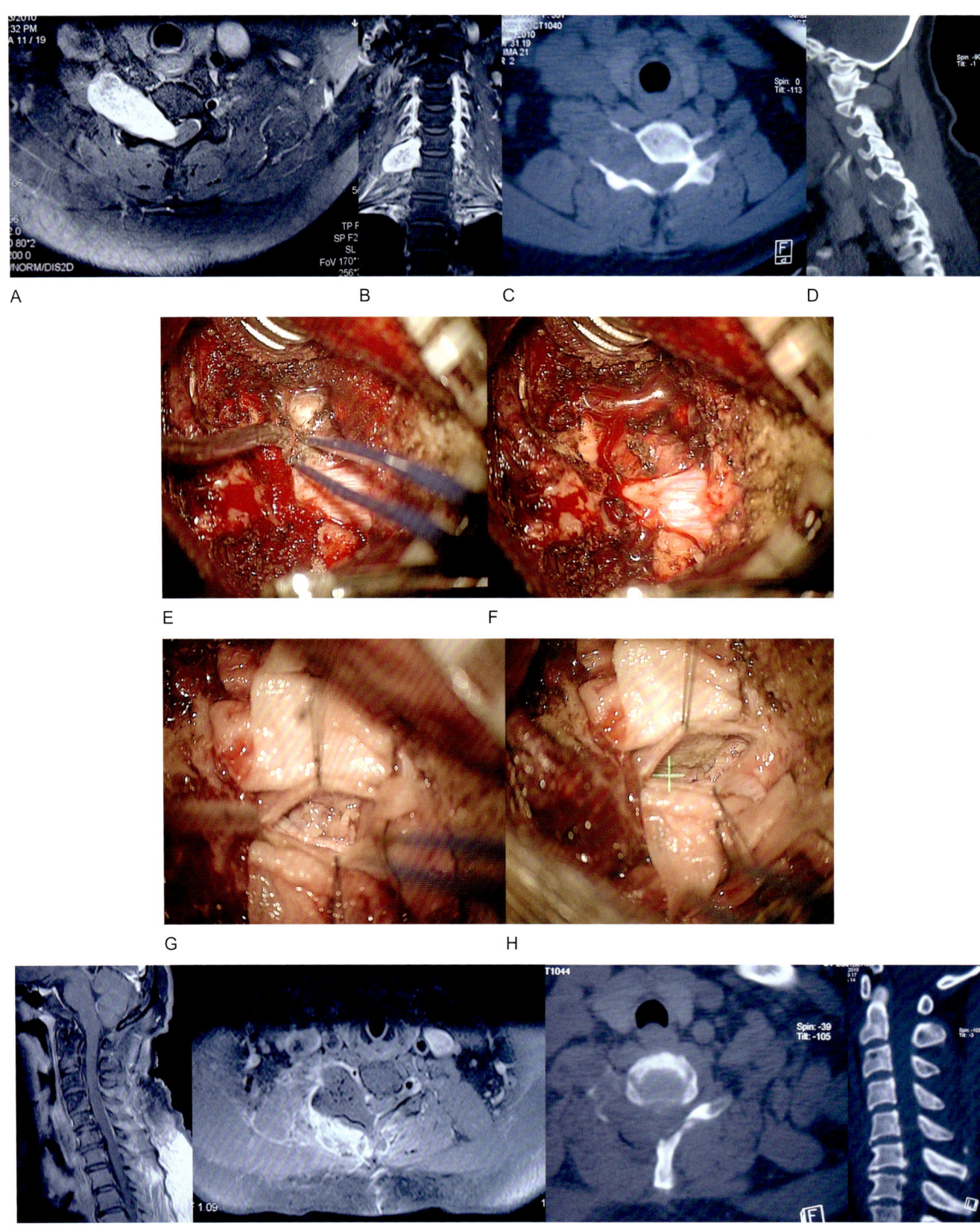

图 9-4 A、B. MRI 示哑铃型肿瘤的大小和范围及与椎动脉的关系；C、D. CT 示骨质破坏的范围；E、F. 显露、切除硬脊膜外的肿瘤；G、H. 显露、切除硬脊膜下的肿瘤；I、J. 术后 MRI 随访示肿瘤全部切除，没有复发；K、L. CT 示椎板切除的范围，术后颈椎序列良好。

瘤，不同的是肿瘤的主体在椎管外更多，椎间孔扩大明显。仍采用常规的半椎板入路，一侧小关节被切除大部。在全部切除硬脊膜外肿瘤后，再全部切除硬脊膜下肿瘤，术后随访恢复良好，颈椎的稳定性未受影响。

（二）Ⅲ型颈椎管哑铃型肿瘤的手术治疗

对于Ⅲ型颈椎管哑铃型肿瘤侵及椎管外达4cm以上者，单独采用传统的后正中入路难以做到肿瘤全部切除；有时即使能够勉强切除椎管外部分，但一般要求手术切口很长，广泛剥离颈部肌肉，同时牺牲整个小关节，创伤非常大而得不偿失。这种情况一般先选择侧方入路，而侧方入路多在肌肉间隙操作，创伤非常小，对颈椎的稳定性也没有影响；在全部切除椎管外肿瘤，并尽可能通过扩大的椎间孔切除椎间孔部位的肿瘤后，再采用后正中入路切除椎管内肿瘤，这样不仅可减少后正中入路对肌肉的剥离和椎骨的切除，有利于颈椎的稳定性；还能够有效暴露、处理椎动脉，术中出血较多时，再通过后正中入路能较好防止椎管内血肿的形成。侧方骨缺损明显时，有时从侧方能全切肿瘤，避免二次手术。如果Ⅲ型颈椎管哑铃型肿瘤侵及椎管内超过2/3，则一般要做全椎板切除，以减少切除椎管内肿瘤时可能对脊髓造成的损伤，但肿瘤对侧的椎板可以保留一部分，残留的椎板和黄韧带对颈椎的稳定性也有好的保护作用。如果一侧小关节被全部切除，同时又切除了棘突和椎板，一般要考虑行颈椎内固定术以防止术后可能出现的颈椎不稳定。

病例4（图9-5）为一例侵及椎管内超过2/3的Ⅲ型颈椎管哑铃型肿瘤，选用了后正中入路；因肿瘤侵及椎管外部分相对较少，故只切除了一半小关节，肿瘤切除严格限制在包膜内，椎动脉和周围静脉丛完全避免了损伤。因为肿瘤较为柔软，因此只切除了部分棘突空间就完全足够切除椎管内肿瘤，肿瘤对侧的椎板和部分棘突得以保留；患者也因此避免了颈椎内固定术。

病例5（图9-6）与病例3类似，但侵及椎管外部分较病例3明显，约3.5cm。仍选择后正中入路，虽然全部切除了肿瘤，但一侧小关节被全部切除；由于棘突和棘突间、棘突上韧带未能保留，为保持术后颈椎的稳定性，又行颈椎内固定手术。

病例6（图9-7）患者肿瘤主要侵及椎管外，椎管内只占少部分，因此手术首选侧方入路，在全部切除椎管外肿瘤以及尽可能经扩大的椎间孔切除椎间孔部位的肿瘤后，只需简单的半椎板入路切除椎管内剩余的肿瘤，小关节几乎没有切除，不仅全部切除肿瘤，而且颈椎的稳定性没有任何影响。

（三）Ⅳ型颈椎管哑铃型肿瘤的手术治疗

Ⅳ型颈椎管哑铃型肿瘤患者，肿瘤巨大，破坏椎弓根、椎骨，颈椎已经存在不稳定，这时无论什么手术入路，必须行内固定术。而手术入路首先要考虑的是在安全的情况下全切肿瘤。特别是术前存在颈椎不稳定的患者，一般首选后正中入路。这些病例由于颈椎存在有不稳定因素，先行内固定可防止搬动中颈椎损伤；在行内固定时，显露必须较为充分，有助于较多显露、切除椎旁肿瘤；在尽可能切除肿瘤后能有效降低侧方入路的难度和风险；而且少部分肿瘤只选此入路也能全部切除肿瘤。对于复发Ⅳ型哑铃型肿瘤患者的手术入路，这类患者因经历过至少一次手术，都有不同程度的椎骨破坏，同时复发肿瘤巨大，不稳定问题往往更加突出，一般也是首选后正中入路为宜。对于多个节段的哑铃型肿瘤，由于一般要切除多个节段的椎板，除了要考虑到稳定性的问题外，颈椎的活动度也是需要考虑的问题，如果行多个节段的内固定术，将严重影响颈椎的活动范围。因此，这类患者在手术时必须做到统筹兼顾。

病例7（图9-8）为一例巨大颈椎管哑铃型肿瘤患者，肿瘤严重破坏了椎体、椎弓、小关节，术前就存在颈椎的不稳定。因此选择了先从后正中入路，尽可能切除椎管内和椎旁肿瘤，同时行内固定治疗；然后采用侧方入路，切除椎管外肿瘤；在保证手术安全的同时基本全部切除了肿瘤。

病例8（图9-9）为一例外院3次术后复发的巨大颈椎管哑铃型肿瘤患者，巨大肿瘤和多次手术导致患者广泛的椎骨缺损，术前颈椎明显不稳定。因此首先采用了后正中入路尽量切除椎管内和椎旁肿瘤，再行内固定术，最后行侧方入路全部切除肿瘤，术后复查良好，肿瘤未见复发，颈椎稳定性好。

病例9（图9-10）为一例外院术后复发的颈椎管巨大哑铃型肿瘤患者，患者不仅肿瘤巨大，同时经历过一次后正中入路手术，椎体、椎弓和小关节被严重破坏，而且因多囊肾导致肾衰竭，一直在做透析治疗。在做好充分的术前准备后，首先选择了侧方入路，目的在于希望同时切除椎体，达到肿瘤的

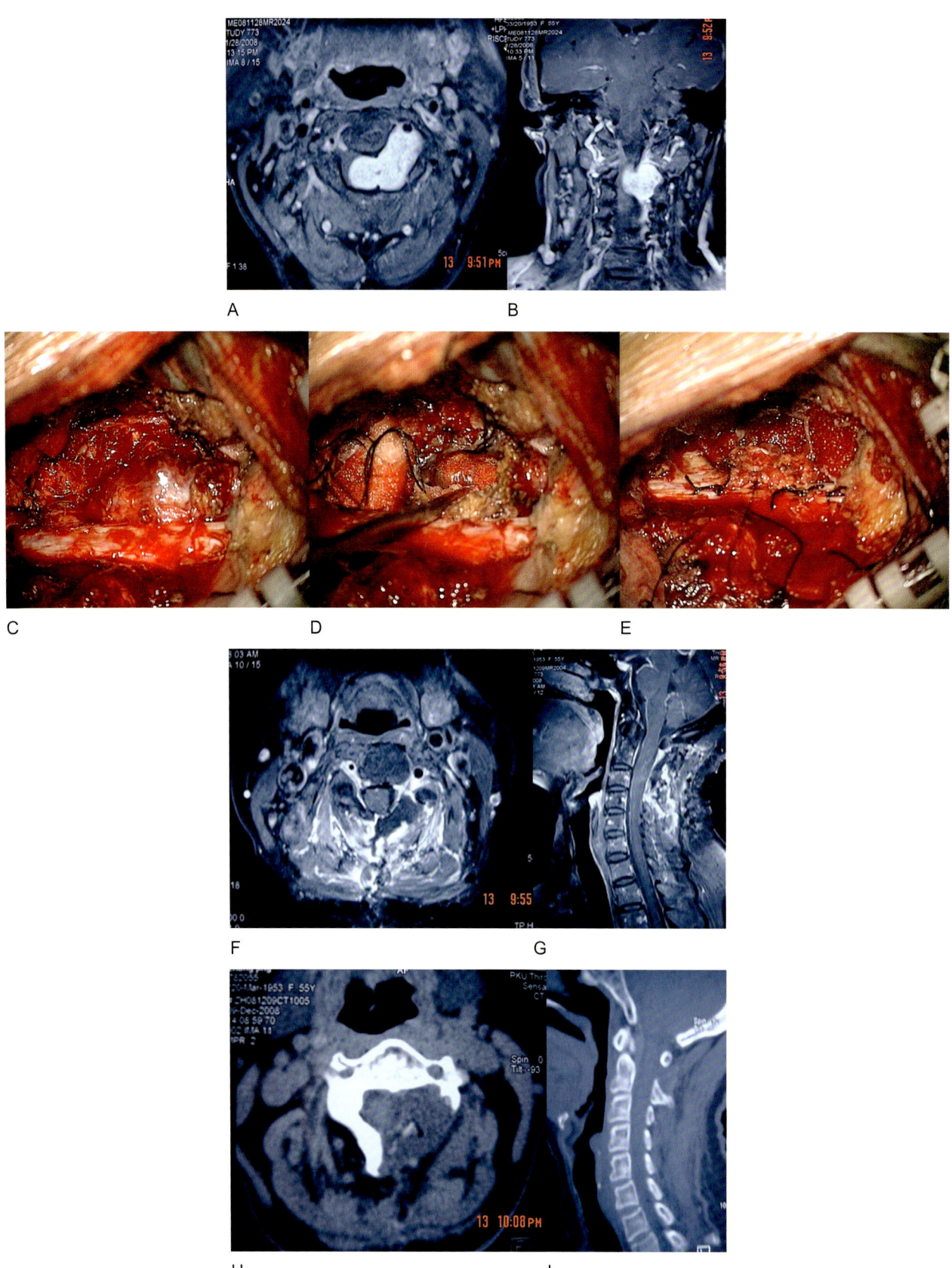

图 9-5 A、B. MRI 示颈椎管哑铃型肿瘤的大小、范围以及和椎动脉的关系；C、D. 半椎板入路显露和切除硬脊膜外的肿瘤；E. 切除硬脊膜下的肿瘤；F、G. 术后 MRI 复查未见肿瘤残留和复发；H、I. 颈椎 CT 显示椎板切除范围，术后颈椎序列良好。

哑铃型肿瘤 | 189

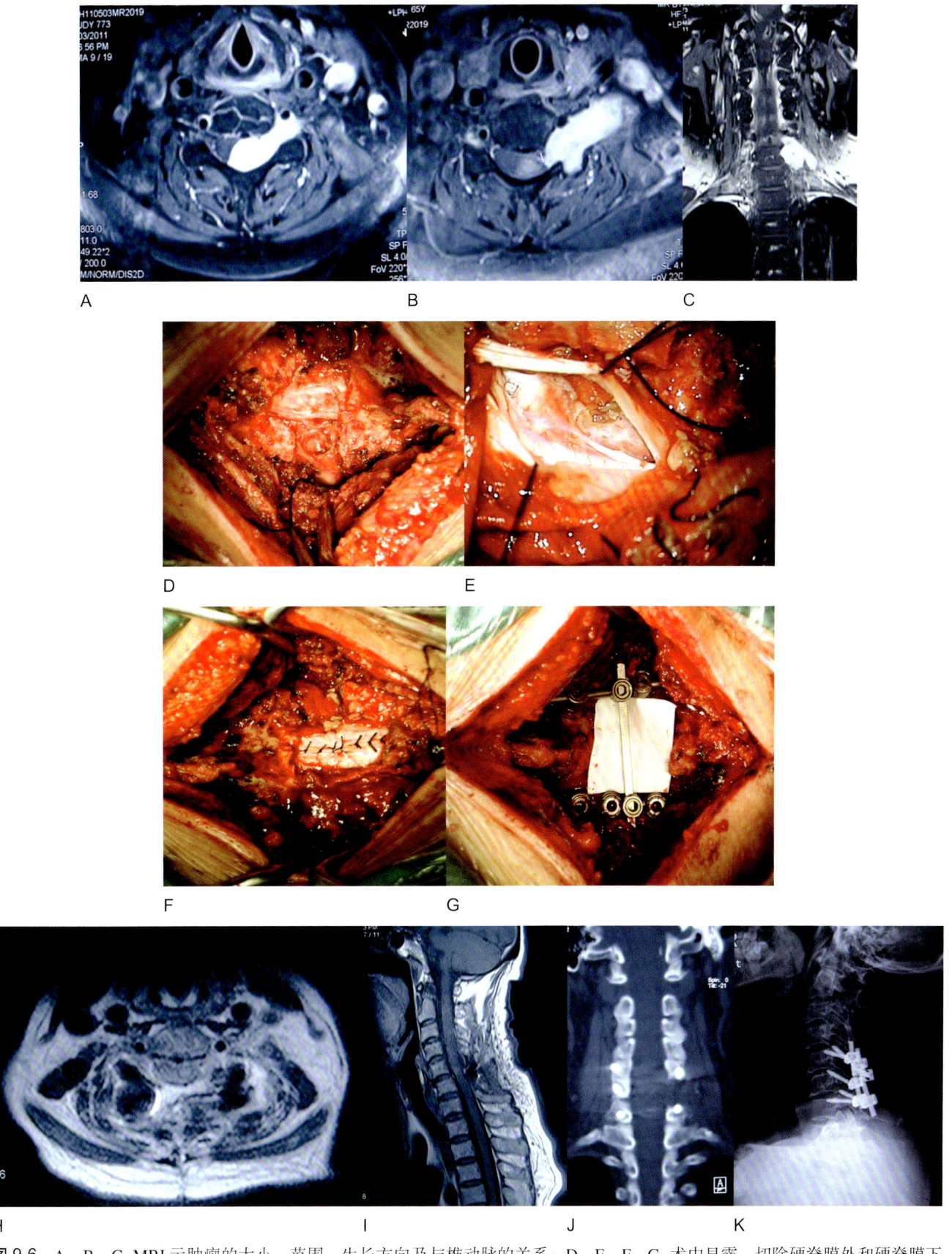

图 9-6　A、B、C. MRI 示肿瘤的大小、范围、生长方向及与椎动脉的关系；D、E、F、G. 术中显露、切除硬脊膜外和硬脊膜下肿瘤，并行颈椎内固定术；H、I. 术后 MRI 复查肿瘤全部切除，脊髓受压完全解除；J、K. 术后 X 线检查评估颈椎序列良好。

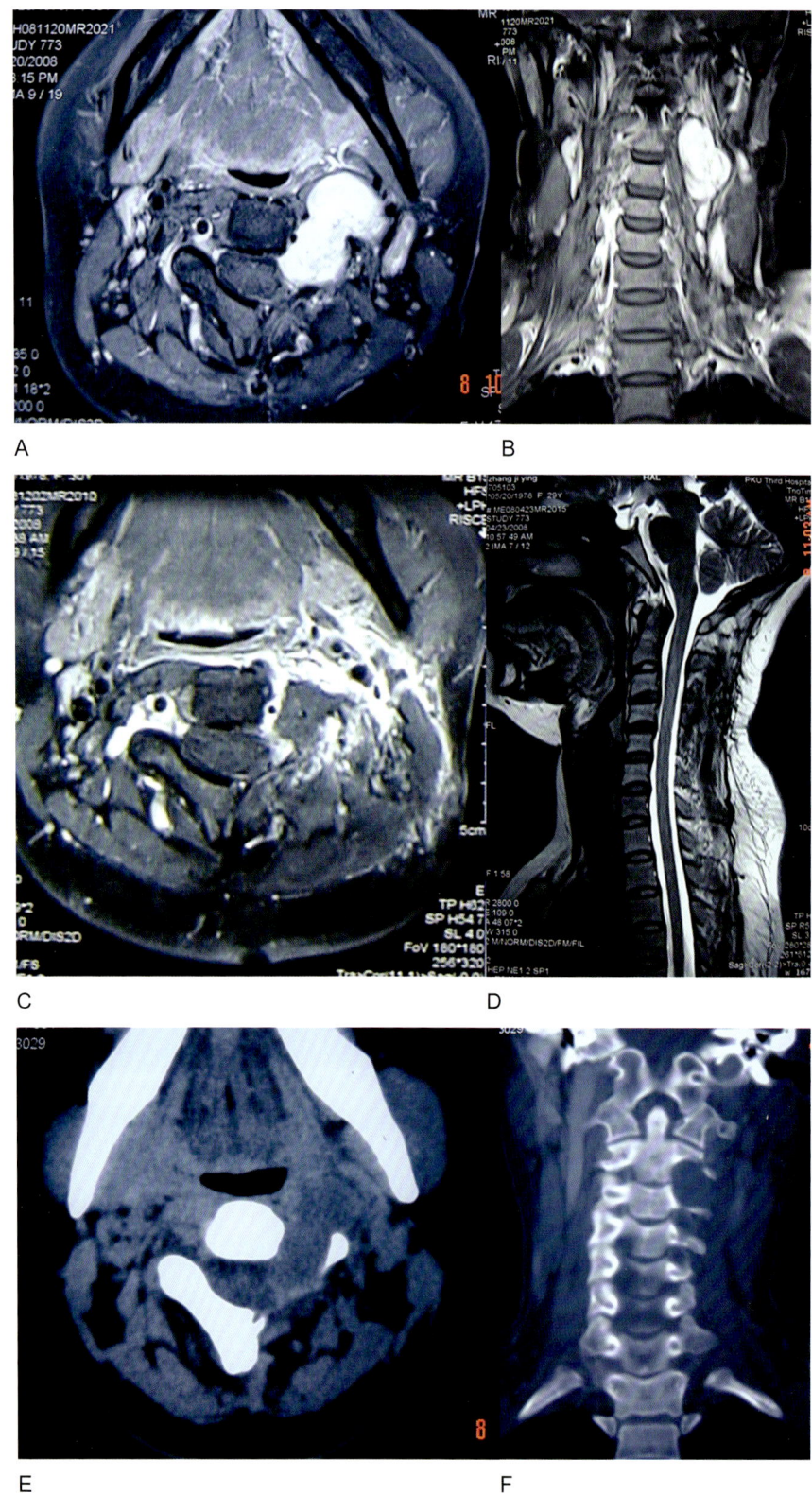

图 9-7 A、B. MRI 示肿瘤的大小、生长方向、侵及椎管内外的范围；C、D. MRI 示肿瘤被全部切除，脊髓受压恢复良好，椎动脉保护良好；E、F. 术后颈椎 CT 显示椎骨切除范围，颈椎序列良好。

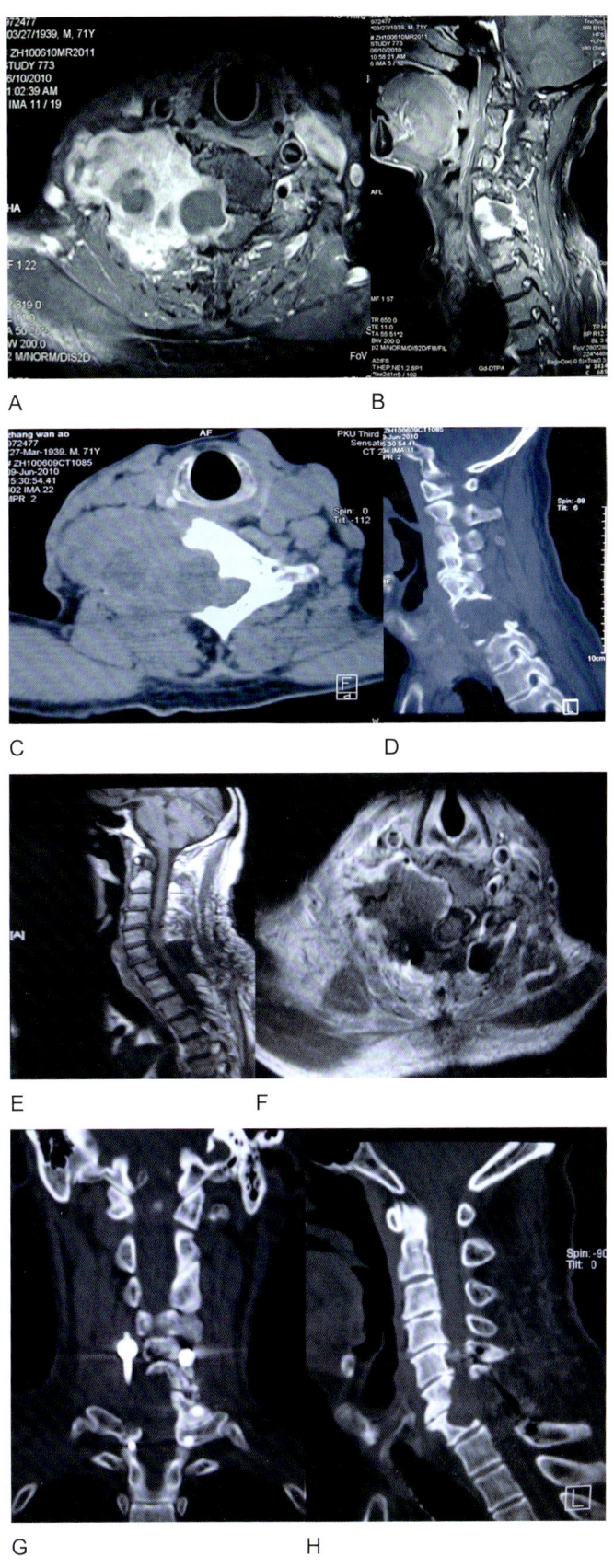

图 9-8　A、B. MRI 可见肿瘤巨大，广泛侵及椎管内外及椎体；C、D. CT 检查可见椎骨广泛破坏，小关节消失；E、F. 术后 MRI 未见肿瘤复发，脊髓压迫完全解除；G、H. 术后 CT 检查颈椎稳定性维持满意。

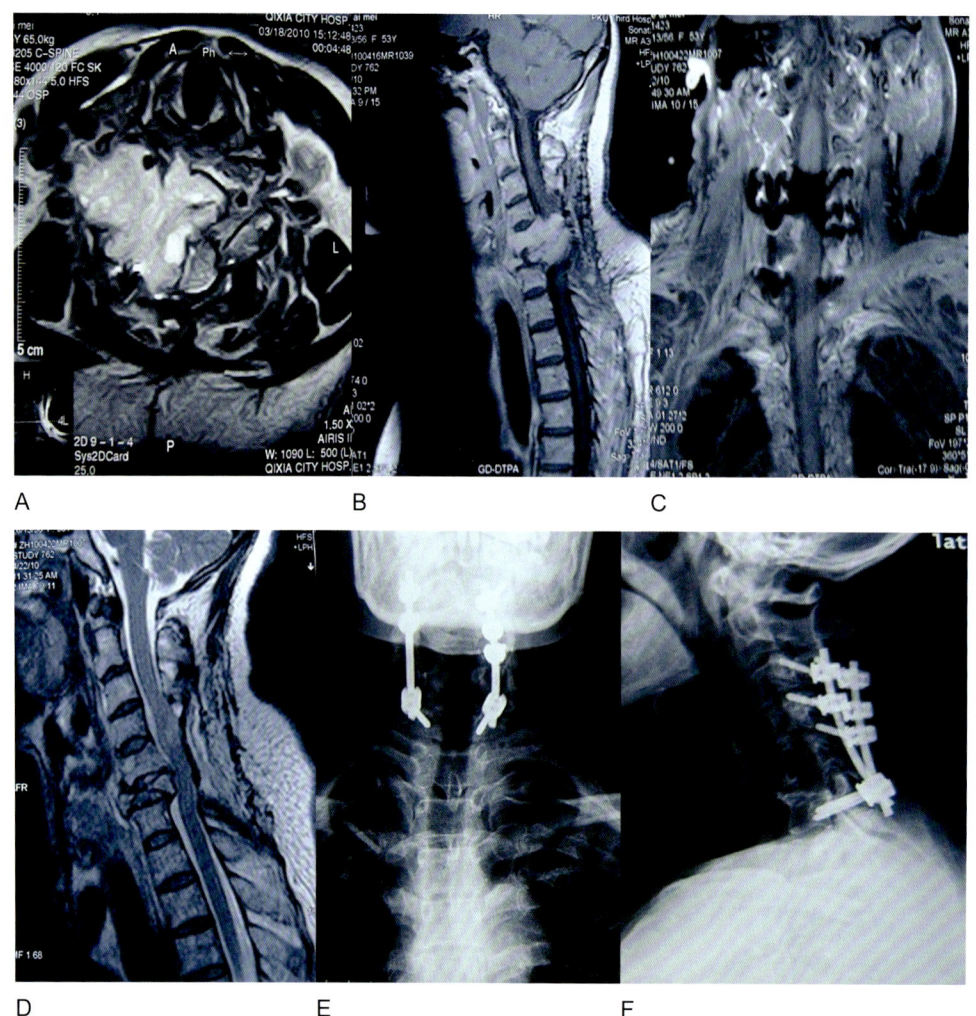

图9-9　A、B. MRI 示颈椎管哑铃型肿瘤巨大，椎弓、椎板、椎体均有明显肿瘤浸润，椎动脉被包绕；C、D. MRI 示肿瘤完全被切除，颈椎序列尚好，脊髓压迫解除，未见肿瘤复发；E、F. 术后随访X线片显示颈椎序列良好。

全部切除；患者术中肾功能监测持续恶化，不得不放弃椎体切除术；侧方基本全切椎管外肿瘤后，再行后正中入路，由于侵及椎体部分肿瘤和瘢痕组织混杂、粘连，实现了肿瘤次全切除，术后随访3年余，未见肿瘤复发。

病例10（图9-11）为一例累及多个节段的颈椎管哑铃型肿瘤患者，肿瘤除了占据6个节段的椎管外，还通过椎间孔侵犯到了椎管外。如常规切除肿瘤，不行内固定，则远期难以避免鹅颈畸形；如行内固定术，将严重影响颈椎的屈伸功能。而充分利用颈椎的宽度，采用半椎板入路，全切了椎管内的肿瘤。尔后利用长切口侧方显露充分的优势，切除少部分关节，全切椎旁肿瘤。这样避免了内固定术对颈椎活动度的不利影响，同时也保护了颈椎的稳定性。

对于C1~2的哑铃型肿瘤，由于C2棘突是重要的头颈肌肉附着点，且活动度大，对颈椎的稳定性有着重要的影响；同时该段椎动脉走行复杂，因此此段哑铃型肿瘤一直是手术的难点。但该部位并无椎间孔，脊神经直接从椎间隙发出，因此，该部位哑铃型肿瘤椎管外部分并不进入椎间孔，而是在椎旁肌肉中，这样只要侧方充分分离肌肉大多能较好显露肿瘤，而且由于不需要咬除更多的骨性结构，对稳定性影响较小。对于肿瘤位于椎管内部分，由于C1~2椎管较宽，一般半椎板入路的空间足以切除，这样就只需剥离一侧的附着肌肉，同样，缝合伤口时力争做到肌肉的解剖复位，从而使手术对颈椎稳定性的破坏降到最低。如果手术操作能严格限

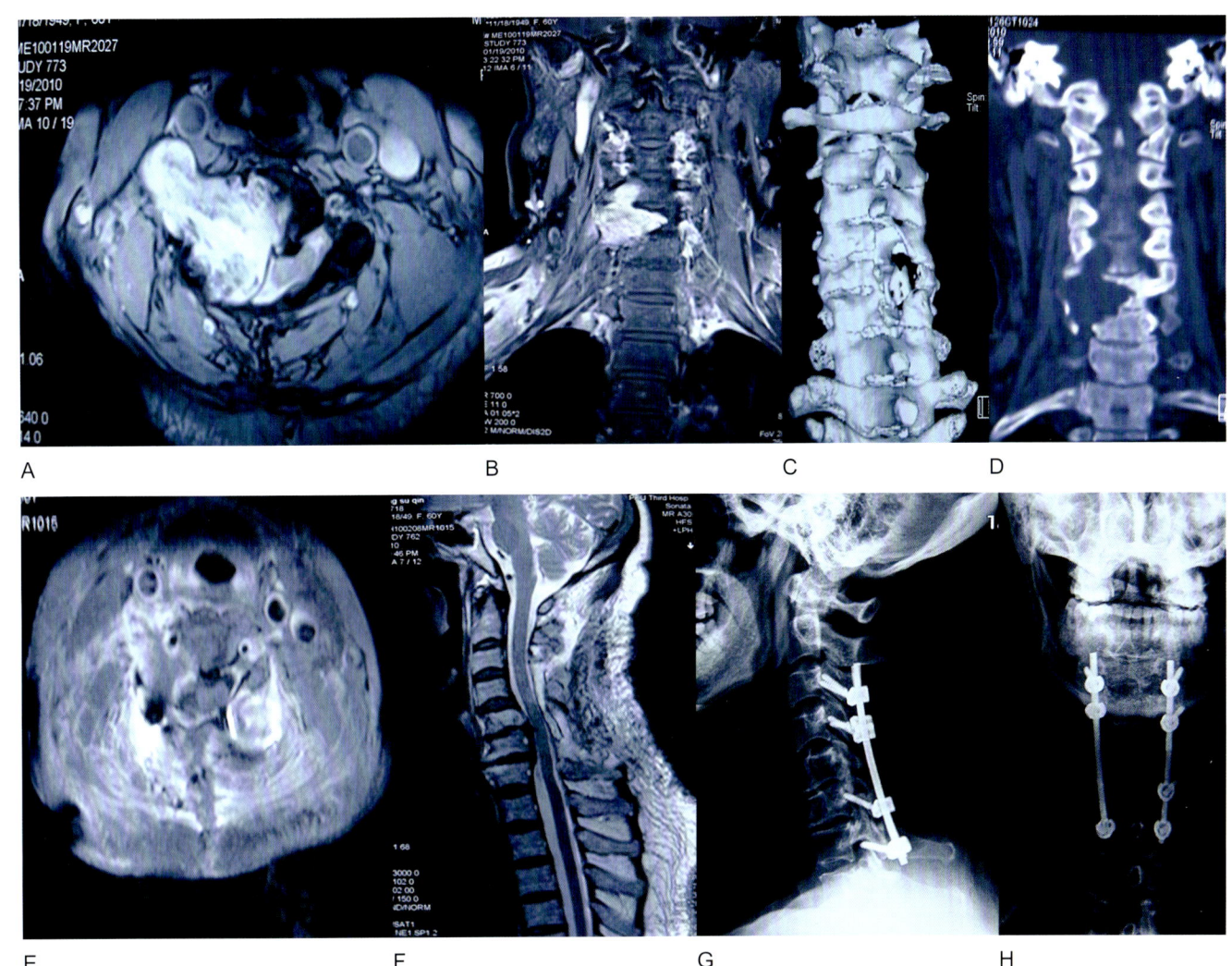

图 9-10　A、B. MRI 示肿瘤巨大，主体在椎管外，椎动脉被包裹，肿瘤侵及多个椎体，椎弓被完全破坏；C、D. 颈椎三维 CT 重建，可见上次手术及肿瘤破坏颈椎的范围：肿瘤严重侵及 2 个椎体，一侧椎弓明显破坏，小关节消失，椎板及一侧部分棘突消失；E、F. 术后 MRI 复查，未见肿瘤残留和复发，椎动脉正常，脊髓压迫完全缓解；G、H. 术后颈椎 X 线片可见颈椎序列良好。

制在肿瘤的包膜内，则能很好地避免椎动脉的损伤。

病例 11（图 9-12）为一例 C1~2 哑铃型肿瘤，采用后正中半椎板入路，尽可能向侧方显露分离肿瘤，在肿瘤包膜内全部切除肿瘤，术后复查未见肿瘤复发，颈椎稳定性良好。

病例 12（图 9-13）为一例完全位于硬脊膜外的 C1~2 哑铃型肿瘤，尽管肿瘤累及椎管外较多，仍可采用后正中入路，全部切除肿瘤，而且椎板可切除更少，颈椎的稳定性几乎不受影响。

二、胸椎管哑铃型肿瘤的手术治疗

胸椎由于有肋骨的存在而相对较为固定，因此其稳定性相对颈椎来说较为次要，但由于胸椎管较窄，因此，在切除胸椎哑铃型肿瘤时，较难以做到半椎板入路。对于突入胸腔部分的肿瘤，手术则需切除部分或全部小关节，必要时可切除部分肋骨以助显露从而达到肿瘤全切。由于肋骨对胸椎的稳定性有保护作用，我们的经验是切除一侧小关节对稳定性相对影响较小。但如果是下胸椎，我们建议如果全切了一侧小关节，还是做内固定术较为合适。手术切口可采用椎旁的弧形切口，以减少椎旁肌的牵拉，有利于显露。如果椎管外肿瘤较巨大，可考虑采用联合入路：先采用后正中入路切除椎管内和椎间孔区的肿瘤；再在胸腔镜下切除胸腔内的肿瘤。

胸椎管肿瘤常见的并发症有胸腔脑脊液漏，这要求术中做好硬脊膜的修补。还有气胸，这要求术

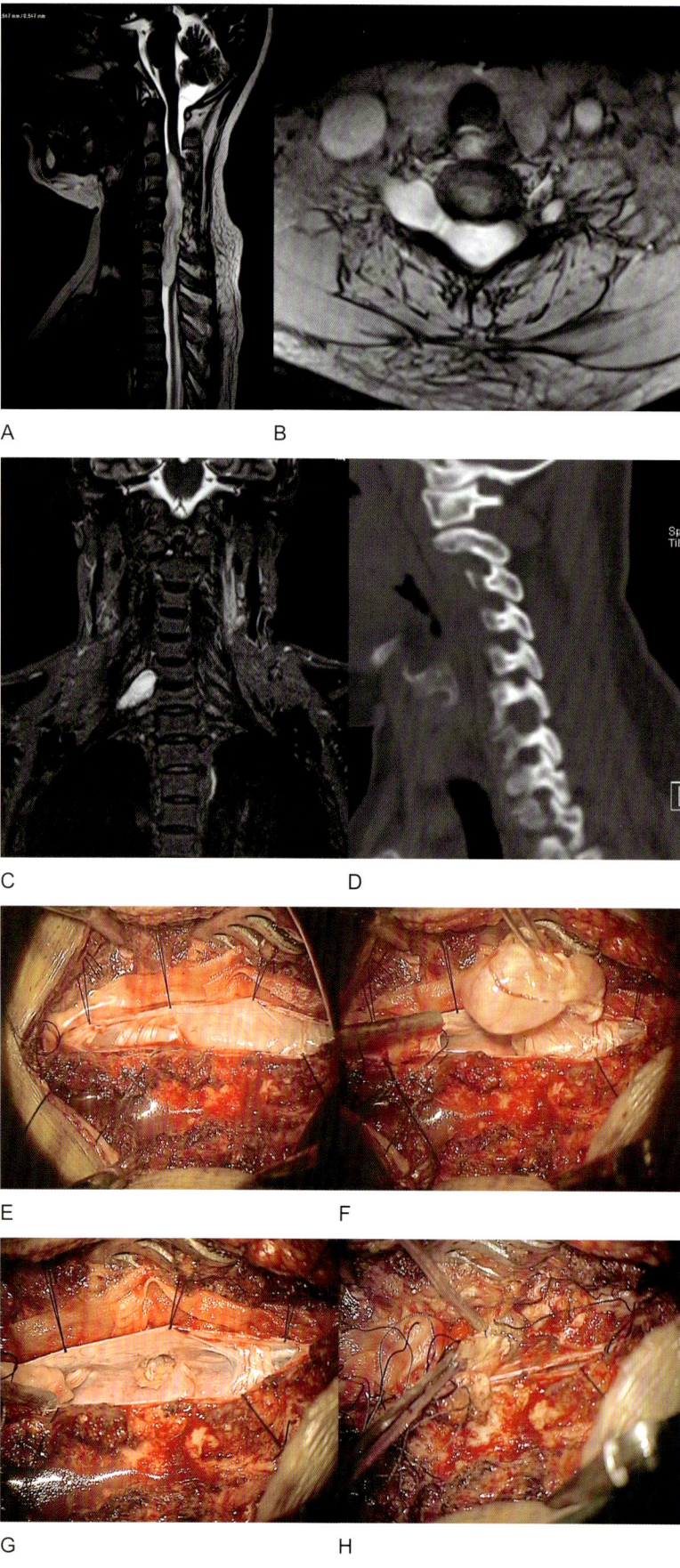

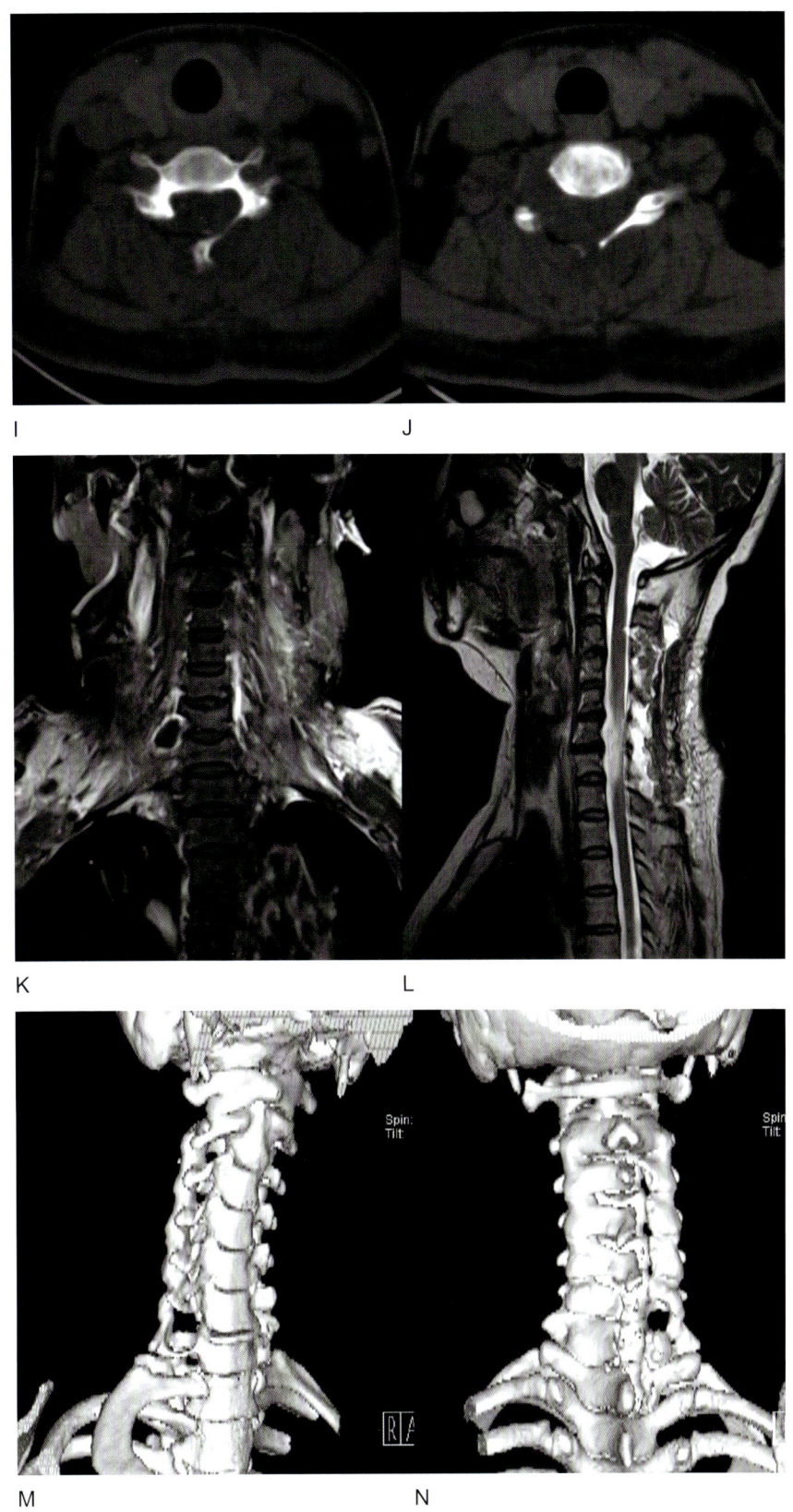

图 9-11 A、B、C. MRI 示肿瘤累及颈胸段 6 个节段,并累及到椎管外;D. CT 可见扩大的椎间孔;E、F、G、H. 分别切除椎管内、外的肿瘤;I、J. CT 示椎管内外肿瘤全部切除,颈椎序列良好;K、L. MRI 示半椎板切除的范围以及小关节部分切除;M、N. 术后三维 CT 重建表观成像可见半椎板切除范围,小关节部分保留,颈椎序列同术前无变化。

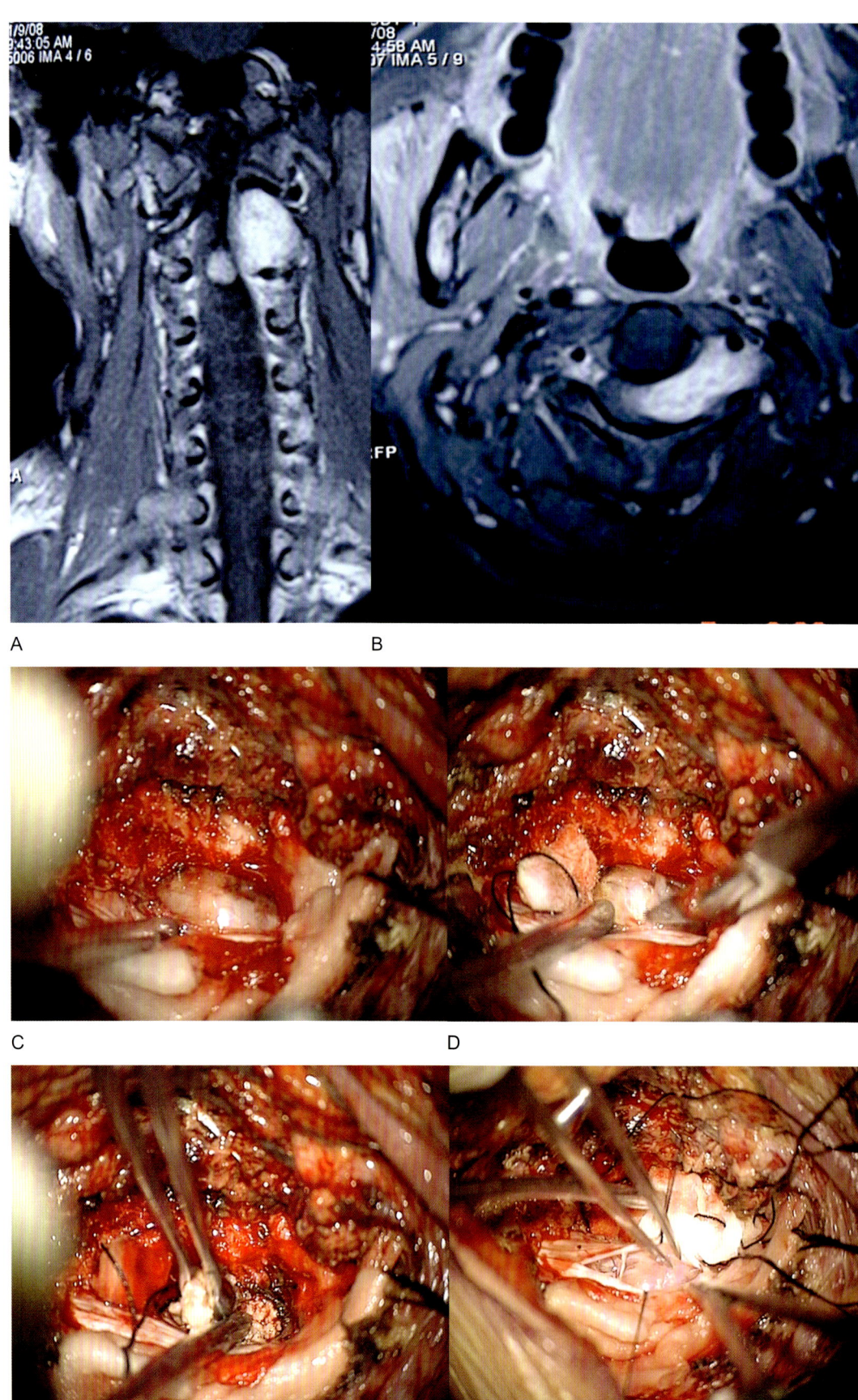

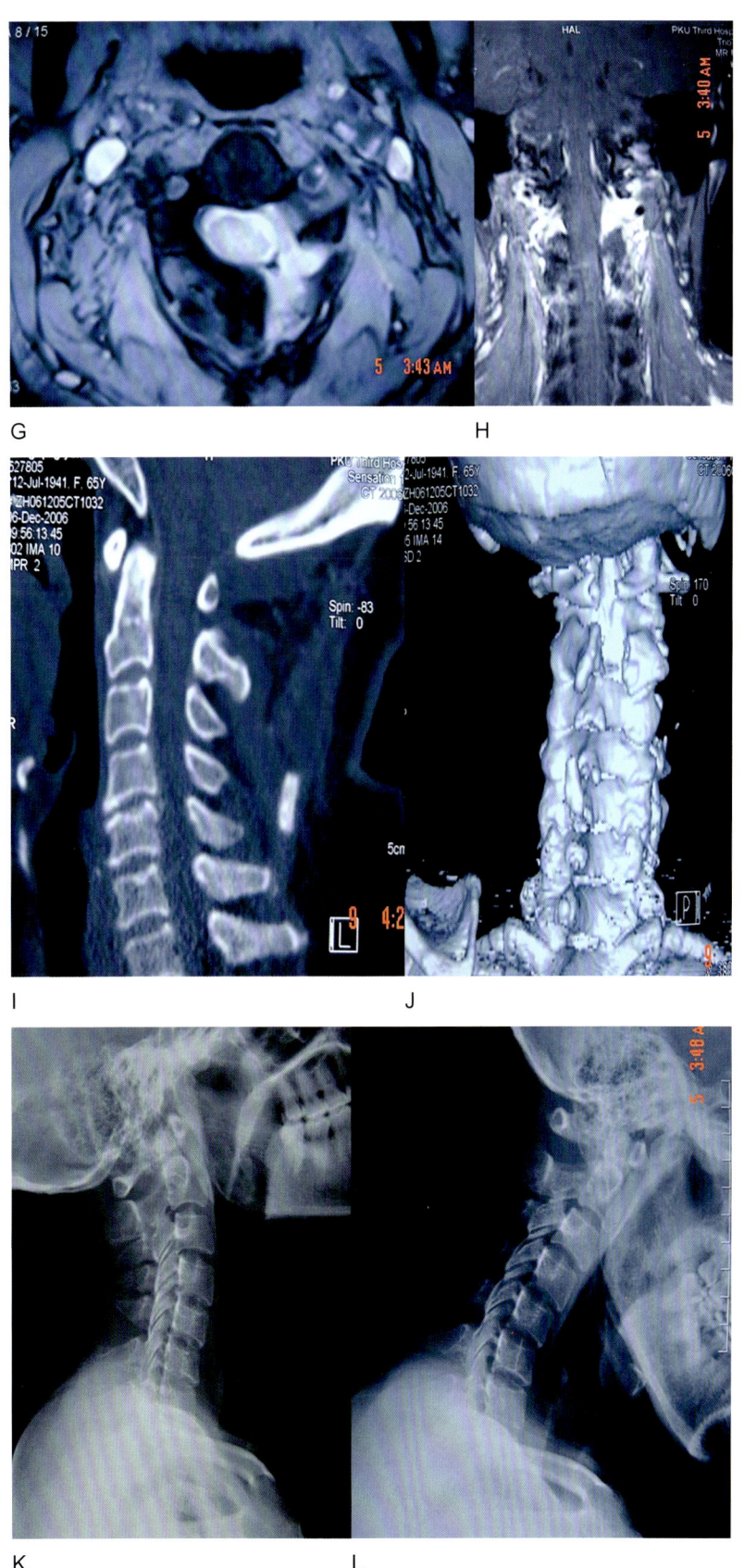

图 9-12　A、B. MRI 示肿瘤位于颈 2 椎管内、外，部分包绕椎动脉；C、D、E、F. 半椎板入路显露、切除椎管外、内肿瘤；G、H. 术后 MRI 复查肿瘤全部切除；I、J、K、L. 术后 X 线检查示颈椎稳定性良好。

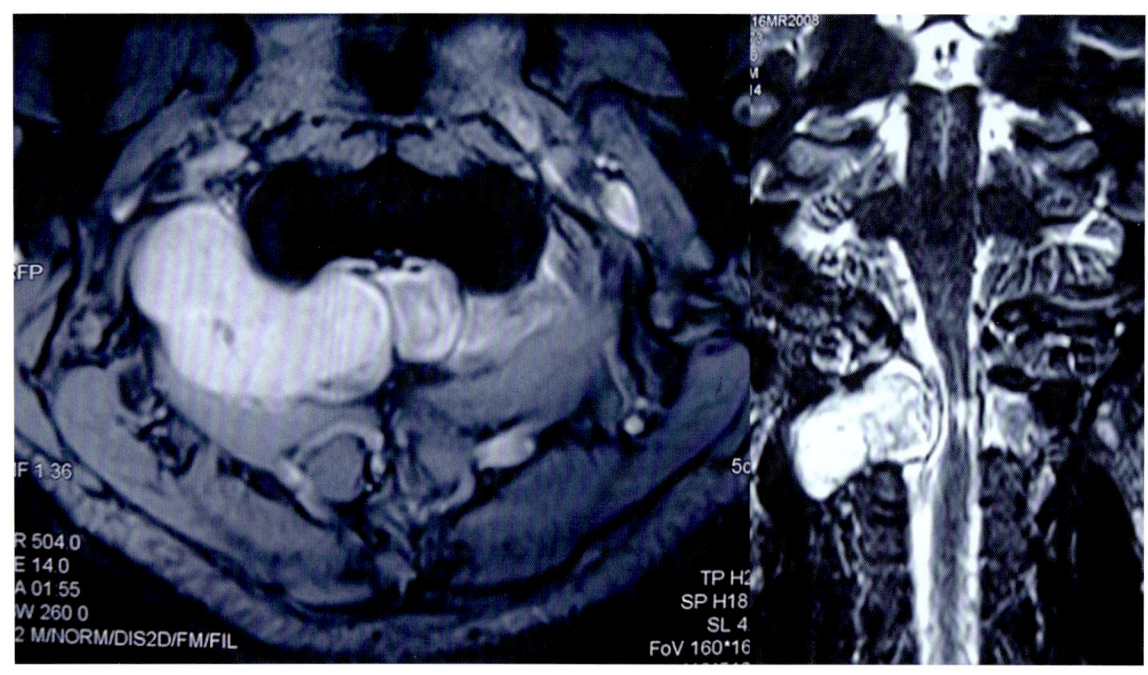

A B

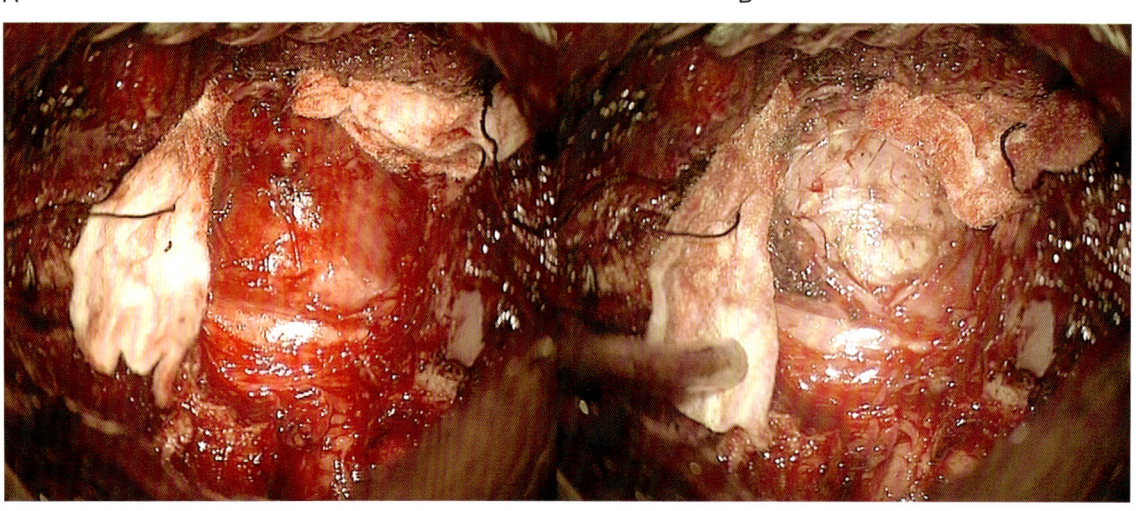

C D

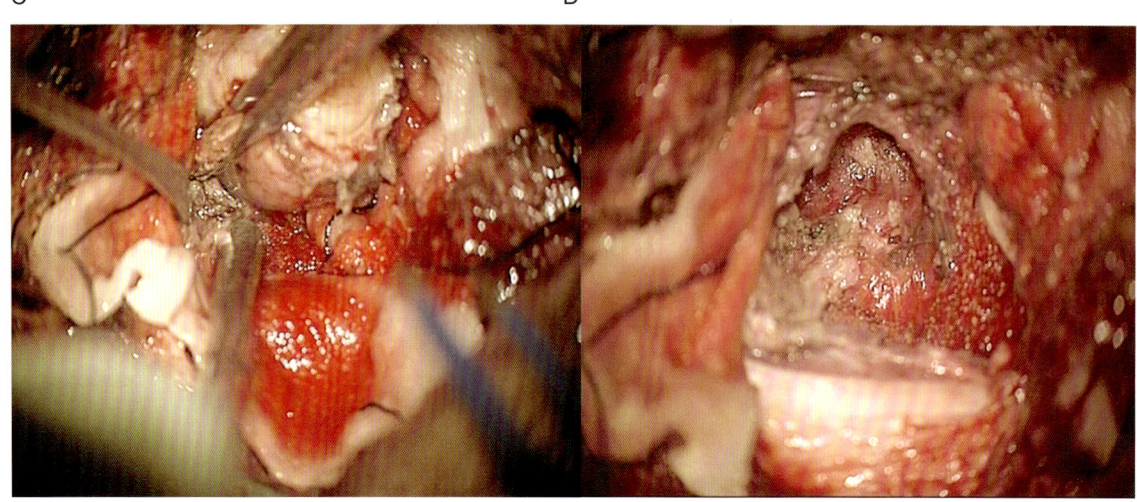

E F

哑铃型肿瘤 | 199

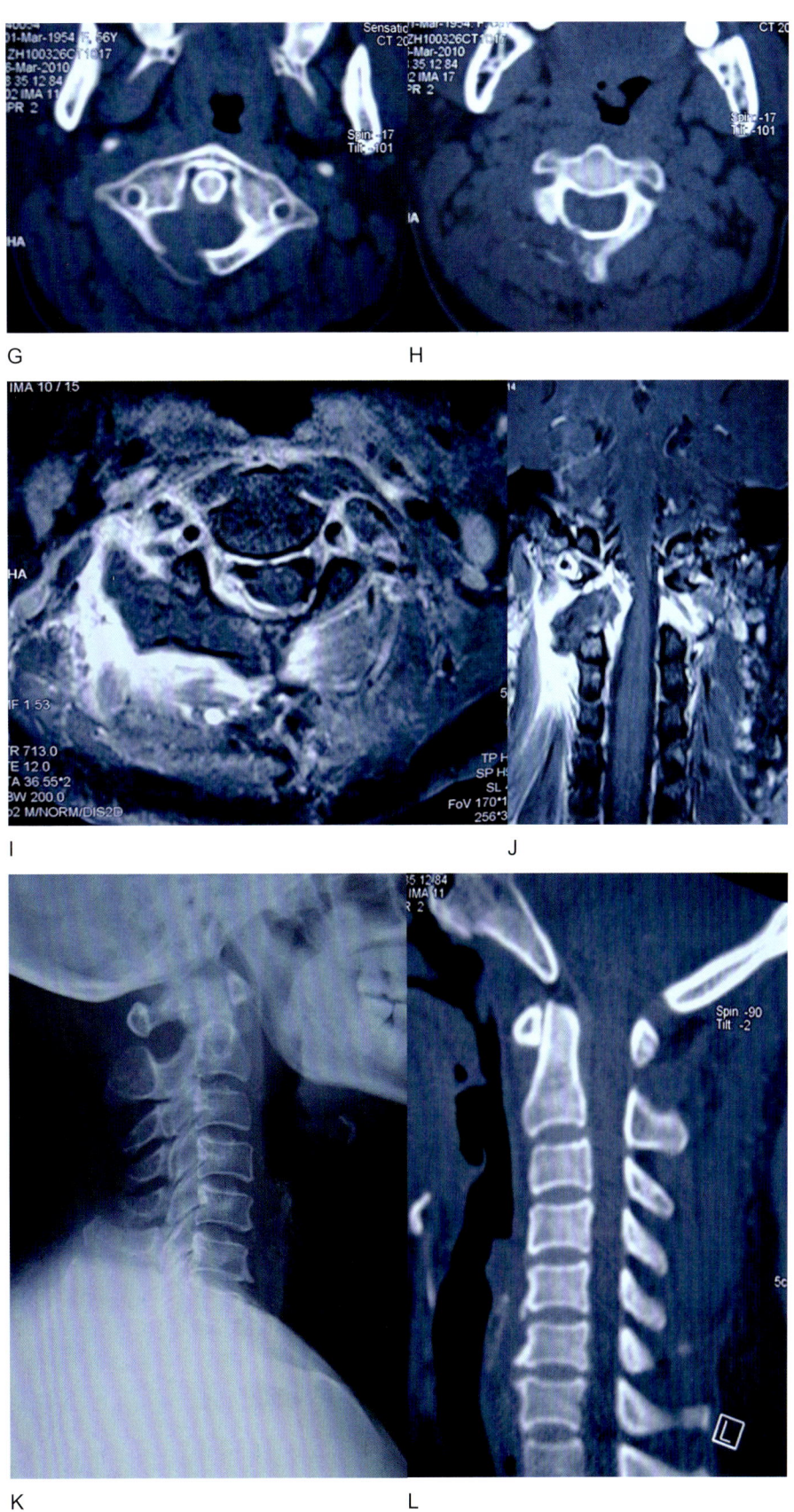

图 9-13　A、B. MRI 示肿瘤完全在 C1~2 硬脊膜外及其范围；C、D、E、F. 显示后正中半椎板入路，显露、分离、囊内分块切除、全部切除肿瘤；G、H. CT 示椎板切除范围；I、J. 术后增强 MRI 示全切肿瘤；K、L. X 线检查示术后随访颈椎序列良好。

中如果胸膜破了要及时缝合，术后必要时放置胸腔闭式引流。胸髓较细，血供较差，术后有导致截瘫的可能，因此术中操作更要细心。

病例13（图9-14）为一例典型胸椎管哑铃型肿瘤，肿瘤侵入椎体，并严重破坏了小关节和椎弓、椎板。采用后正中入路，全切肿瘤；因患者年轻，肿瘤位于下胸段，一侧小关节全部被破坏，手术切除了棘突和双侧椎板，因此加做了内固定术。

病例14（图9-15）为一例胸椎管外较巨大的哑铃型肿瘤，因此选用了弧形切口。手术显露满意，

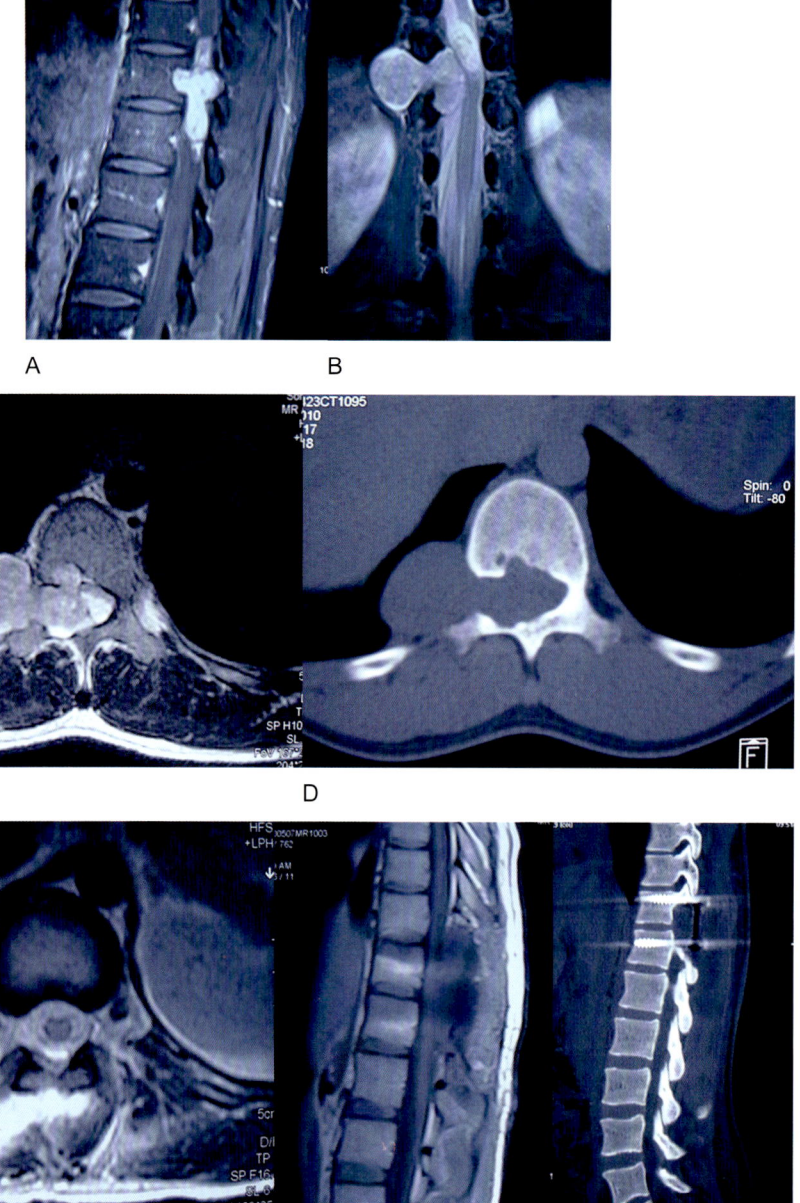

图9-14 A、B、C. MRI示肿瘤的大小、生长方向、椎管内外的范围；D. CT示椎骨被破坏的情况；E、F. 术后MRI示肿瘤被全部切除；G. CT示内固定术后胸椎序列良好。

哑铃型肿瘤 201

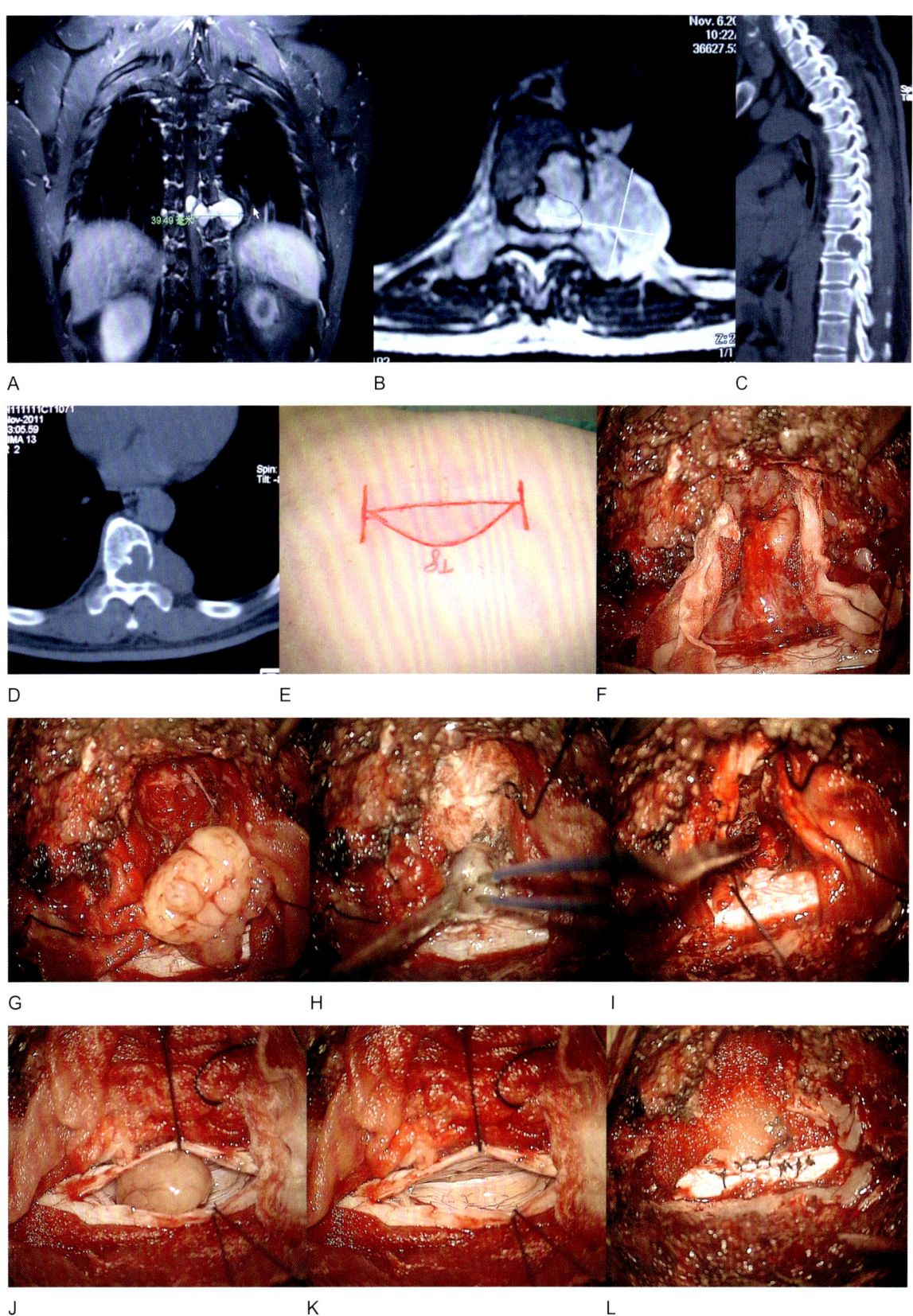

图9-15 A、B. MRI示胸椎管巨大哑铃型肿瘤的生长范围；C、D. CT示椎骨被破坏的情况；E. 显示手术选用的椎旁弧形切口；F. 术中暴露硬脊膜外肿瘤；G. 术中切除位于胸腔的肿瘤；H、I. 暴露、切除侵及椎体的肿瘤；J、K. 显露、切除硬脊膜下的肿瘤；L. 全部切除肿瘤。

虽然切除了肿瘤侧的小关节，但因肿瘤位于中胸段，且保留了另一侧椎板和部分棘突，所以没有采用内固定术。

三、腰椎管哑铃型肿瘤的手术治疗

腰椎也有较大的活动度，有大量的肌肉附着，同时由于腰椎负重较大，因此腰椎的稳定性占据着较重要的位置。因为腰椎管一般较宽，同时腰椎管内多为马尾神经，因此腰椎管哑铃型肿瘤可结合采用半椎板入路来切除椎管内肿瘤，这样能最大限度地保护脊柱的稳定性。但如果手术完全切除了一侧的小关节，我们还是建议行内固定治疗。手术的切口一般选择偏肿瘤一侧的弧形切口，这样有利于牵开椎旁肌显露椎管外肿瘤部分。如果椎管外部分肿瘤过于庞大，特别是与腹主动脉等重要结构关系密切，可考虑行经腹腔入路或经腹膜后入路，这样有利于保护这些重要结构避免损伤。

腰椎管哑铃型肿瘤手术的并发症有：腰椎畸形、二便功能障碍、双下肢运动障碍等，因此要求强调稳定性的重要性，同时要求术中注意圆锥和马尾的保护。

病例 15（图 9-16）为一例小型哑铃型肿瘤的患者，通过半椎板入路不仅很好地切除了肿瘤，而且腰椎的稳定性也受到了极好的保护。

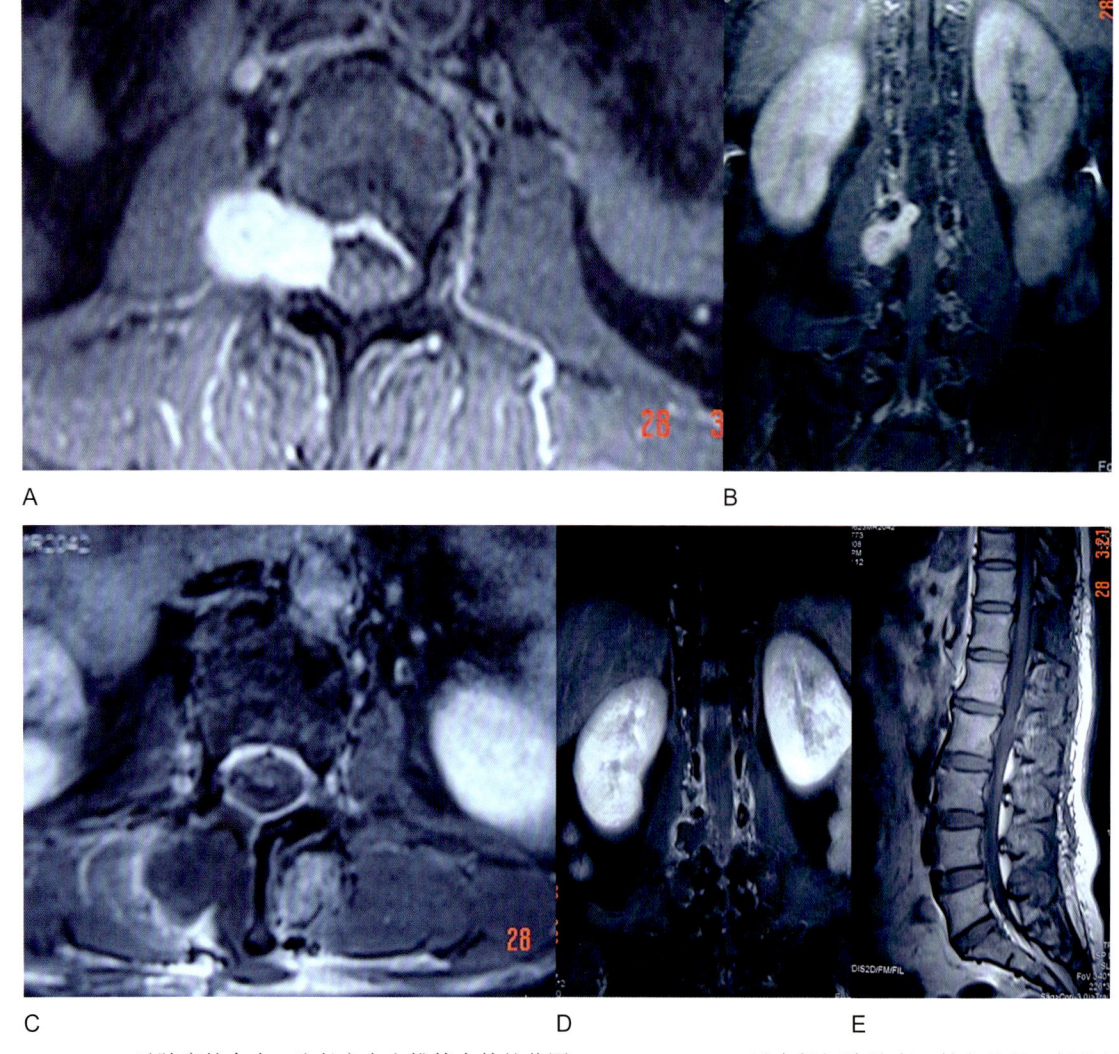

图 9-16 A、B. MRI 示肿瘤的大小、生长方向和椎管内外的范围；C、D、E. MRI 示全部切除肿瘤，棘突及另一侧椎板完好、肌肉无任何剥离，术后腰椎序列良好。

第六节　手术并发症及防治

椎管内哑铃型肿瘤手术早期的并发症有脊髓、神经的损伤，术中神经根的损伤可导致术后相应的神经功能障碍。感觉根的损伤影响较小，一般为某一区域的麻木感；运动根损伤可导致相应支配肌肉的运动功能障碍。硬脊膜外和硬脊膜下血肿也是并发症之一，多由止血不彻底导致，仔细操作及放置硬脊膜外引流，多能避免。脑脊液漏处理较为复杂，首先强调的是硬脊膜一定要缝合严密，如有缺损可用肌筋膜或人工材料予以修补；其次强调的是肌肉层一定要缝合严密，同时肌筋膜层要单独作为一层严密缝合，特别是在硬脊膜菲薄难以修补或硬脊膜修补后仍有明显脑脊液漏的情况下；皮下组织缝合最容易出现腔隙，可导致皮下积液。一般脑脊液漏发生后，通过压迫的方法可以取得较好的效果，同时可行腰椎穿刺置管持续引流，但要注意预防感染。伤口和硬脊膜下感染并不常见，但可导致严重后果。除了强调无菌操作和预防感染外，长时间的手术操作和人工植入物也是要考虑的因素，特别是胸椎管哑铃型肿瘤的手术，一旦胸膜破损，则更要注重感染的发生。抗生素的选择最好能针对致病菌，在没有得到细菌学结果前，可选择广谱抗生素或透过血脑屏障好的抗生素。椎管内哑铃型肿瘤术后最受关注的并发症是脊柱的不稳定，特别是切除多个节段椎板或为了切除椎间孔或椎管外肿瘤而必须切除部分或全部一侧小关节；脊柱的不稳定最容易出现在颈椎和腰椎，胸椎因为有肋骨的支撑相对出现较少。因此在术前或术中如考虑到可能出现脊柱不稳定的情况，一定要给予内固定治疗。肿瘤复发也是一个常见的并发症，复发最主要的原因是肿瘤未得到全部切除，有文献报道椎管内神经鞘瘤即使肉眼下全部切除，一年后的复发概率可高达20%。

第七节　预　后

椎管内哑铃型肿瘤多为良性肿瘤，如果选用恰当的手术入路，有着较为娴熟的手术技巧和丰富的解剖学知识，多能够获得肿瘤的全部切除，从而获得良好的手术效果。尽管有文献表明神经鞘瘤全部切除一年后仍有着较高的复发率，但我们近二十年的临床经验表明，全部切除的神经鞘瘤复发机会少见，复发的多为肿瘤未得到全部切除的病例。强调一次全部切除肿瘤是防止肿瘤复发的最佳途径。长期的随访发现，如果术后患者可能存在脊柱不稳定的情况，则患者可能会出现脊柱侧弯、鹅颈畸形以及脊髓、神经功能障碍。因此对于脊柱不稳定的患者，恰当的内固定术是必要的。

（马长城）

参 考 文 献

1. Asazuma T, Toyama Y, Maruiwa H, et al. Surgical strategy for cervical dumbbell tumors based on a three-dimensional classification. Spine, 2004, 29:10-14.
2. Barrey C, Kalamarides M, Polivka M, et al. Cervical dumbbell intra-extradural hemangioblastoma: total removal through the lateral approach: technical case report. Neurosurgery, 2005, 56:625.
3. Gottfried O, Binning M, Schmidt M. Surgical approaches to spinal schwannomas. Contemporary Neurosurgery, 2005, 27(4):1-9.
4. Jinnai T, Hoshimaru M, Koyama T. Clinical characteristics of spinal nerve sheath tumors :analysis of 149 cases. Nerusurgery, 2005, 56(3)：510-515.
5. 马长城，王振宇．半椎板切除入路治疗颈椎管哑铃型肿瘤．中国微创外科杂志，2001, 1(6)：336-337.
6. 谢京城，王振宇，单宏宽，等．哑铃型肿瘤的MR分析及显微外科手术．中华神经医学杂志，2002, (1)：29-30.
7. 谢京城，王振宇，马长城，等．颈椎椎管内肿瘤术后稳定性研究．中华神经外科杂志，2008, 24(2):116-119.
8. 王振宇，梁正，修典荣，等．半椎板切除联合胸（腹）腔镜技术治疗胸腰椎管哑铃形肿瘤. 中华神经外科杂志, 2009, (4):333-335.
9. 谢京城, 王振宇, 马长城, 等. 660 例椎管内肿瘤的手术治疗. 中国微创外科杂志, 2009, (10):940-945.
10. 马长城, 王振宇, 于涛. C1-2 哑铃型肿瘤的手术治疗. 北京大学学报 (医学版), 2011, (02):301-303.

第十章 颅颈交界区肿瘤

第一节 概 述

颅颈交界区是由斜坡、枕大孔以及颈1、2组成的一个生物力学和解剖单位，包括以下结构：前方的斜坡下1/3、寰椎前弓、齿状突；侧方的颈静脉结节、枕骨髁、寰椎侧块；后方有枕骨的下部、寰椎后弓及C2上方的椎间隙。起源于下斜坡与C2上方之间区域的肿瘤统称为颅颈交界区肿瘤。颅颈交界区肿瘤由于比邻或累及一些重要结构，如延髓、高颈髓、椎动脉及其分支、后组颅神经、寰枢椎等，一直被视为高风险的手术区域。早期的手术有较高的病死率和致残率。随着神经影像、显微外科、颅底手术技术的不断进步，明显提高了颅颈交界区肿瘤的诊断和治疗效果。

第二节 流行病学

颅颈交界区硬脊膜下常见的有脑膜瘤、神经源性肿瘤，少见肿瘤包括血管网织细胞瘤、肠源性囊肿等。颅颈交界区脑膜瘤占神经系统全部脑膜瘤的2%～3%，66%～73%的病例是女性，与神经来源肿瘤一起占所有椎管内肿瘤的55%。硬脊膜外主要为脊索瘤和骨与软组织起源的肿瘤等。

第三节 临床表现

颅颈交界区肿瘤可同时向后颅窝和颈椎管双向生长。有人根据肿瘤主体的位置及发展方向，分为颅脊型（craniospinal）和脊颅型（spinocranial），临床表现包括：颅内损害、骑跨损害、高位颈髓损害引起的症状和体征。血管受压和脑脊液循环改变可进一步加重病情。

当病变起源于颅内，可出现后组颅神经症状、脑干功能障碍以及有时出现小脑症状。沿枕骨大孔骑跨性生长的肿瘤患者，较少出现颅神经功能障碍，高位脊髓损害症状较为明显。高颈段肿瘤可以累及副神经脊髓根，表现出斜颈、斜方肌、胸锁乳突肌无力。不会或很少引起颅神经和小脑的症状。

疼痛往往是唯一最早出现的症状，主要为第二颈神经支配区的疼痛，可有强迫头位，类似于斜颈。头颈部运动可加重疼痛，并可涉及到枕下区域。面部、双手及肢体的感觉异常或麻木也较为常见。

肢体痉挛性瘫痪是此区域肿瘤的常见体征。肢体无力首先出现在病变的同侧上肢，渐发展到同侧下肢，再到对侧下肢，最后，则出现对侧上肢的无力。这种运动系统症状的渐进过程，是颈延交界区病变的一个重要特征。

第四节 影像学检查

鉴于该区域肿瘤解剖和病理学上的复杂性，需要明确肿瘤与周围重要结构如脑干、颈髓、后组脑神经和血管等的关系，设计手术入路。需多种影像学辅助检查，如X线平片、MRI、MRA、CT、三维CT血管成像等。

脑膜瘤常附着在枕大孔前缘，常侵犯并包绕椎动脉入颅区域以及颈神经根穿出区域。这些球状或纤维状的病变常同时向枕大孔上下延伸。X线平片和CT可发现枕大孔周围的侵蚀和钙化、上颈椎椎弓根间隙扩大（图10-1）。MRI能提供肿瘤的准确位置、血管包绕情况、与脑干的关系。典型的脑膜瘤是等T1、等到短T2信号，均一明显强化（图10-2）。

神经源性肿瘤多起源于颈1～颈2的神经根或神经节，由于该部位的椎间孔、椎间隙宽大，神经根走行短，肿瘤易于穿越硬脊膜并沿神经根孔向椎旁生长，部分肿瘤可呈哑铃形生长。X线平片和CT可了解详细的骨性结构，显示神经根肿瘤引起的椎间孔扩大。在MRI上，神经源性肿瘤呈等到长T1、长T2信号。瘤内出血或囊变则影响神经细胞瘤强化后的表现，均一、非均一或环状强化（图10-3）。必要时，可用MRA了解椎动脉情况。如禁忌做MRI检查时，可用CT造影显示硬脊膜下肿瘤。

肠源性囊肿是因发育异常而形成的脊髓囊性上皮样结构。偶见于颅颈交界区腹侧。X线平片可见椎体节段显示不清，CT有利于显示骨结构异常。MRI显示为一囊性结构，其T1、T2信号与脑脊液信号相同（图10-4）。

高分辨率CT可明确诊断颅底脊索瘤，表现为

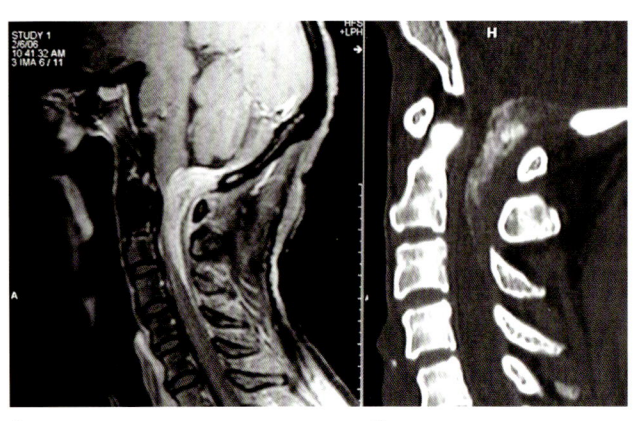

图10-1　A.MRI示颅颈交界区脑膜瘤；B.CT扫描见肿瘤有钙化。

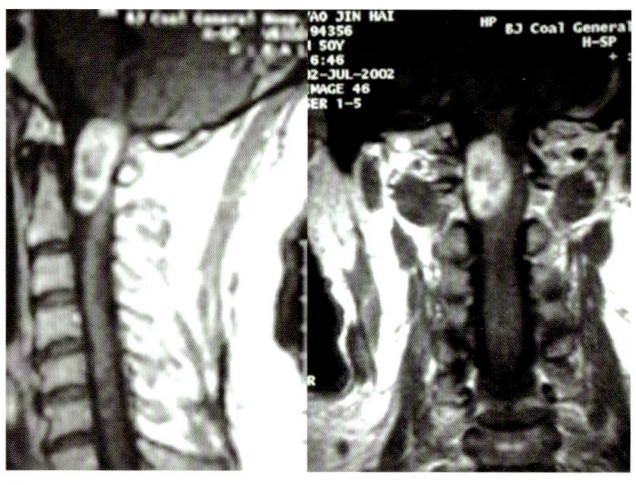

图10-3　颅颈交界区神经鞘瘤，肿瘤内有坏死，MRI见肿瘤不均匀性增强（A、B）。

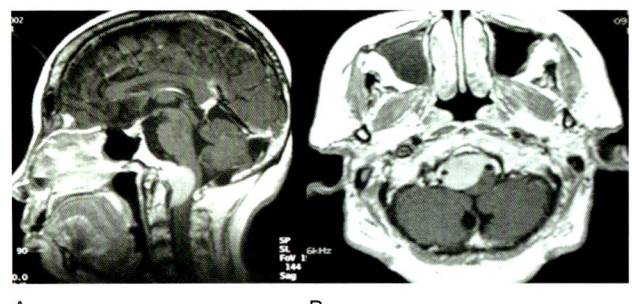

图10-2　颅颈交界区脑膜瘤。A.MRI矢状位片见肿瘤明显增强，基底附着于枕大孔前缘；B.轴位片见肿瘤包裹椎动脉。

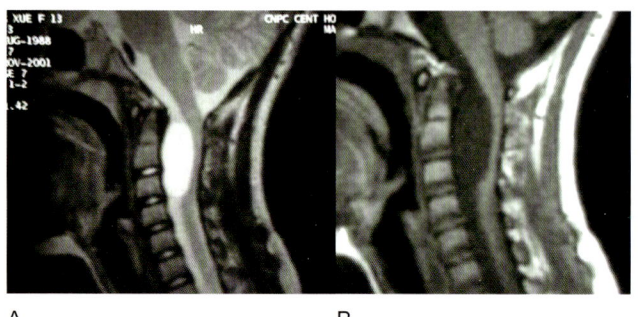

图10-4　MRI显示颈1～2水平肠源性囊肿（A、B）。

斜坡内孤立或多发的低密度区。MRI 的 T2 像显示颅底骨髓发亮的信号，显然是肿瘤代替了骨质信号。瘤内常可见异常钙化，为肿瘤内游离的骨化片段。MRI 可很好地显示脊索瘤的强化，T1 像表现为等信号（图 10-5）。

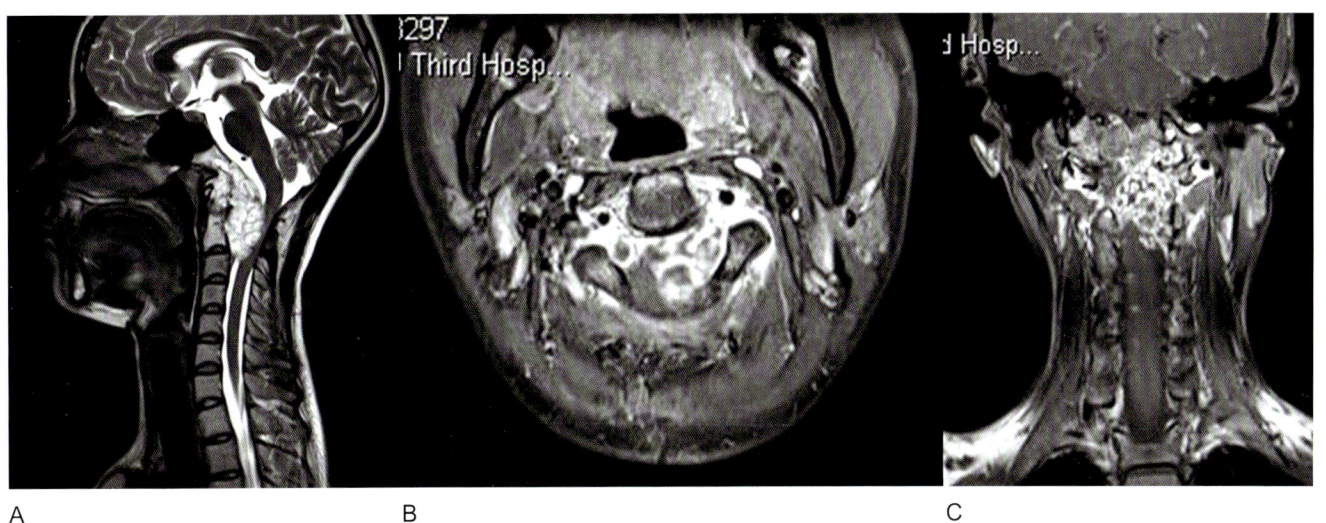

图 10-5　颅颈交界区脊索瘤，MRI 可见多发低密度区，并且有明显强化（A、B、C）。

第五节　诊断与鉴别诊断

根据临床表现和影像学特点，颅颈交界区肿瘤诊断多无困难，但有时定性诊断仍需病理检查确定。

最常考虑的鉴别诊断有：颈椎病、多发硬化、脊髓空洞、髓内肿瘤、Chiari 畸形和腕管综合征。颅颈交界区病变易误诊的其他疾病有：脑干和上颈段脊髓髓内肿瘤、进行性肌萎缩侧索硬化以及亚急性联合变性。

第六节　手术治疗

一、术前病情评估

术前心肺功能评估非常必要，而且需向患者及家属交代术后有延长气管插管时间或机械辅助呼吸的可能性。颅颈交界区巨大肿瘤的患者术前要求仔细检查颈椎运动，包括颈椎稳定性和颈部屈曲时是否会因肿瘤压迫脑干而导致神经功能障碍加重。上述检查有利于全麻下摆放合适的体位。

二、手术入路

（一）经口腔入路

用于前方肿瘤切除，但手术野深在，容易感染，侧方肿瘤及椎动脉的显露困难，肿瘤难以全切，术后硬脊膜不易缝合，术后常并发脑脊液漏，影响寰枢椎稳定等。

（二）经（颈/咽后）前外侧入路

主要应用于枕大孔区硬脊膜外肿瘤的切除。缺点是手术野狭长、深在，颈内动脉常影响上方及侧方的显露。

（三）极远外侧（经枕骨髁）入路

有利于椎动脉及枕大孔前方肿瘤的显露。但手术野深在，需要切除枕骨髁，手术费时，有损伤椎动脉及舌下神经的可能，而且影响寰枕关节的稳定，也易发生脑脊液漏。

（四）枕下中线或外侧入路

此入路在大多情况下足以暴露和切除枕大孔区

的大多肿瘤，而且操作便利、显露范围广，如有必要可向外延伸切除少部分的枕骨髁，以扩大显露。是大多学着倡导的传统经典入路。

三、手术目的与原则

在最小程度去除骨质以保持颅颈交界稳定的情况下，满意暴露影响脊髓、脑干的肿瘤组织。使用手术显微镜，先分块切除肿瘤减容，轻柔牵拉与分离，在保护或避免神经结构损伤的同时，切除肿瘤。许多情况下，应用超声碎吸刀、神经电生理进行监测有利于手术进程。

四、手术方法

1. 侧卧或俯卧位，手术切口常采用枕下后正中切口或枕下外侧入路切口（图10-6）。

2. 枕骨下方及寰椎后弓的切除尽可能偏向肿瘤一侧。枕骨切除可向外扩展到到枕骨髁，必要时可切除枕髁的后1/3，并咬除部分C2椎板（图10-7）。

3. 硬脊膜剪开后，手术显微镜下可见到颈延髓前外侧方的肿瘤、表面的颅神经或C1～2神经根以及与椎动脉的关系（图10-8）。

4. 为增加显露可剪断C1～2侧方的齿状韧带。

5. 先做包膜内的肿瘤切除，增大显露空间，仔细分离开瘤体上的神经，电凝肿瘤基底及供瘤血管。始终注意保护颈延髓、椎动脉及其分支、颅神经。神经鞘瘤的切除多无困难。脑膜瘤有时质地坚硬，与椎动脉或颈延髓粘连紧密，不强求全切（图10-9～图10-12）。

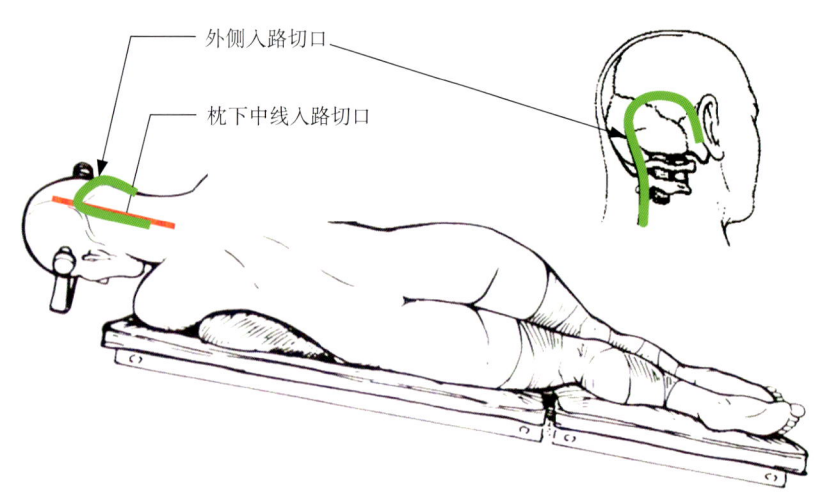

图 10-6　手术体位与切口。

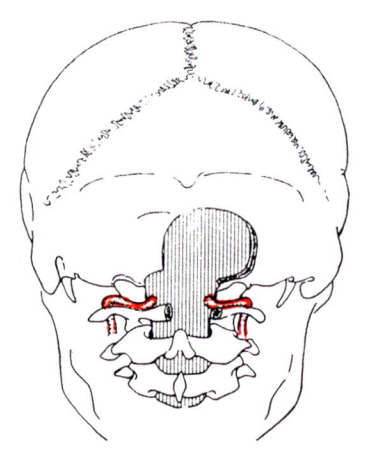 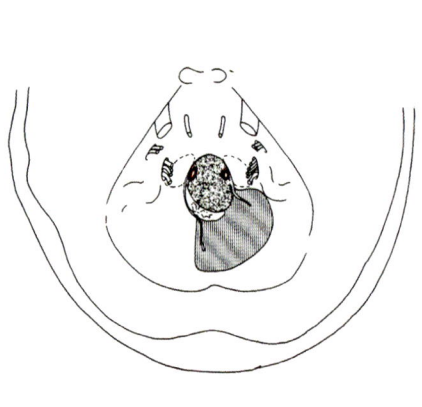 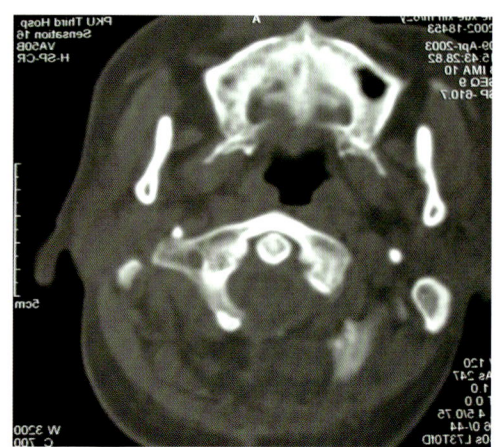

图 10-7　手术显露中骨切除的范围。

6. 术后应严密缝合硬脊膜。

五、手术并发症及防治

术后并发症包括脑脊液漏、脑膜炎和需行脑室腹腔分流术的脑积水。其他还有后组颅神经麻痹，但大多可以自行恢复。也可出现枕颈不稳定，术中慎重切除枕骨髁不超过 1/3～1/2 可防止这一并发症发生。

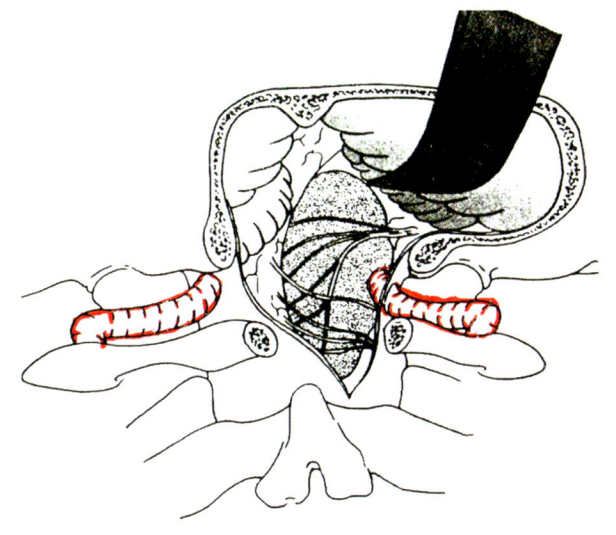

图 10-8　肿瘤与椎动脉、脑及神经的关系。

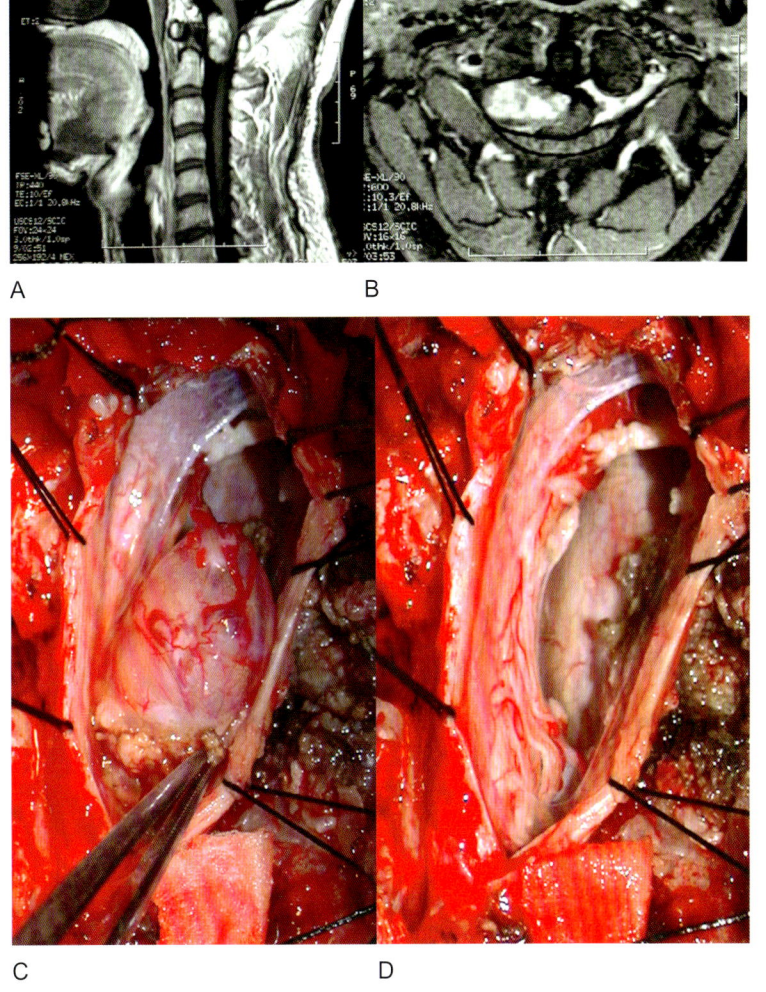

图 10-9　A、B. MRI 示颅颈交界区神经鞘瘤；C、D. 术中肿瘤的显露与切除。

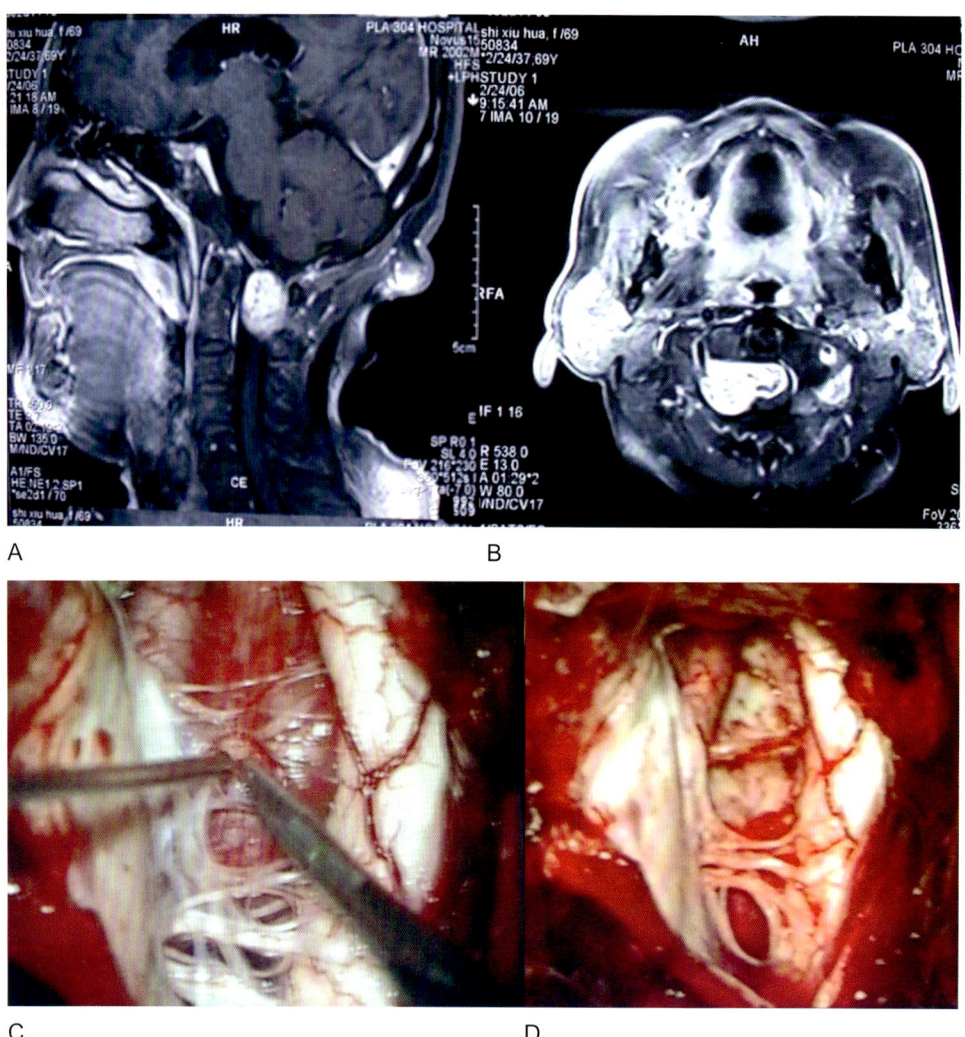

图 10-10　A、B.MRI 示颅颈交界区脑膜瘤；C.术中可见肿瘤与脊髓、神经和椎动脉的关系；D. 肿瘤切除后，神经、脊髓和椎动脉保护完好。

颅颈交界区肿瘤 211

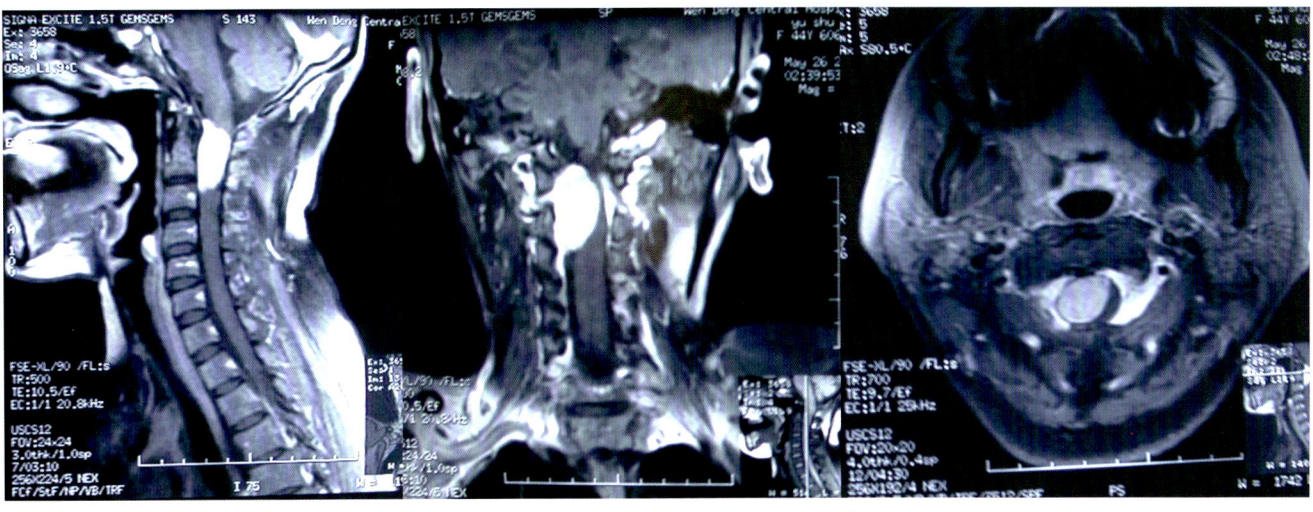

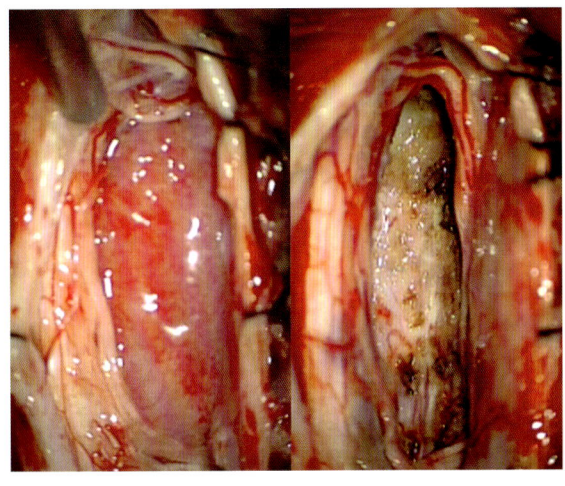

图 10-11　A、B、C. MRI 示颈 1～3 水平脊膜瘤；D、E. 术中肿瘤显露与切除。

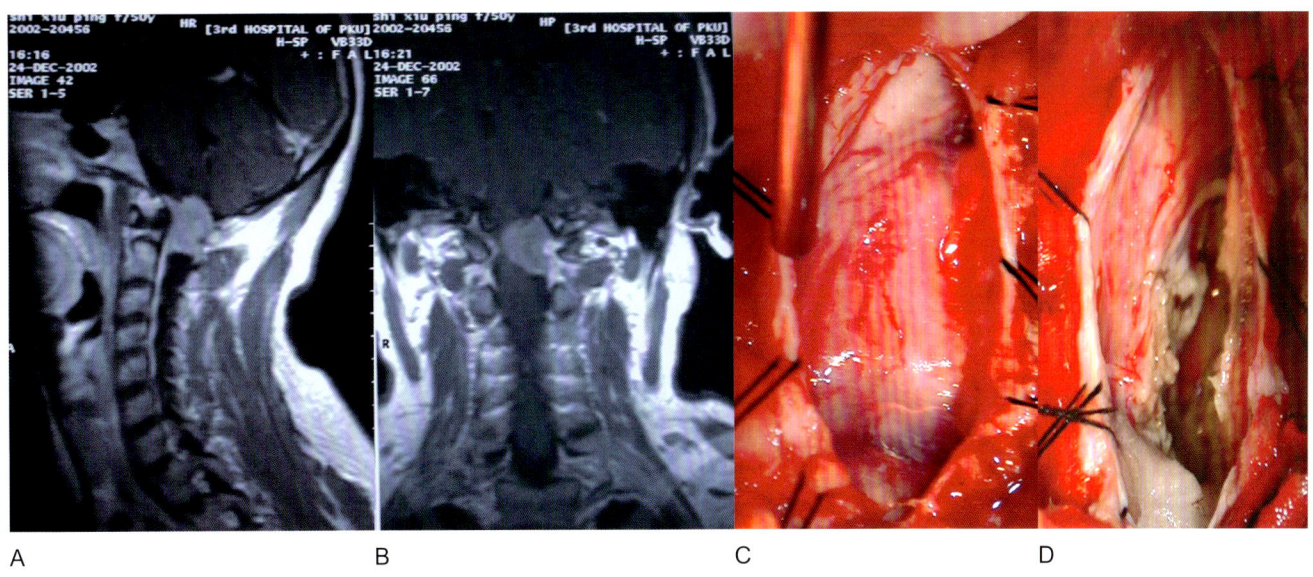

图 10-12　A、B. MRI 示颅颈交界区脑膜瘤；C、D. 因肿瘤与脊髓粘连紧密，手术做肿瘤大部切除。

第七节 预 后

影响该区域肿瘤手术治疗效果的因素有：①压迫的机制和肿瘤侵犯的方向；②病变的性质；③病变是否累及血管或髓内结构（如脊髓空洞）；④颅颈的稳定性；⑤患者的年龄等。

当肿瘤小、神经功能障碍较轻时作出诊断，并进行手术，可获较好效果和预后。严重的术前症状、年迈体弱患者术后易出现肺炎、深静脉血栓和肺栓塞等并发症，可能有较高的致残和死亡率。术后死亡患者多数与此有关。

（王振宇）

参 考 文 献

1. George B. Meningioma of the foramen magnum. In Schmidek HH(eds). Operative Neurosurgical Techniques. Philadelphia:WB Saunders, 2000, 1923-1933.
2. Nanda A, Vincent DA, Vannemreddy PS, et al. Far-lateral approach to intradural lesions of the foramen magnum without resection of the occipital condyle. J Neurosurg, 2002, 96:302-309.
3. Samii M, Klekemp J, Carvalho G. Surgical results for meningioma of the craniocervical junction. Neurosurg, 1996, 39:1086-1089.
4. Crokard HA, Sen CN. The transoral approach for the management of intradural lesions at the craniocervical junction: Review of 7 cases. Neurosurgery, 1991, 28:88-98.
5. Menezes AH, Traynelis VC, Gantz BJ. Surgical approach to the craniovertebral junction. Clin Neurosurg, 1994, 41:187-203.
6. George B, Lot G: Anterolateral and posterolateral approach to the foramen magnum. Skull Base Surg, 1995, 5:9-19.
7. Sen CN, Sekhar LN. An extreme lateral approach to intradural lesions of the cervical spine and foramen magnum. Neurosurg, 1990, 27:197-204.
8. Goel A, Desai K, Muzumdar D. Surgery on anterior foramen magnum meningioma using a conventional posterior suboccipital approach: A report on an experience with 17 cases. Neurosurg, 2001, 49:102-107.
9. Yasargil MG. Microneurosurgery of CNS tumors. New York: Thieme Verlag, Vol4, 1996, 134-165.
10. 王振宇，马长成，刘彬，等. 枕下扩大外侧入路手术切除枕大孔区脑膜瘤. 北京大学学报（医学版），2004, 36:634-636.

第十一章　多发脊髓肿瘤

第一节　概　述

多发脊髓肿瘤又称椎管内多发肿瘤，可以位于髓内、硬脊膜下、硬脊膜内外、硬脊膜外等多层次的任一种组合或同一层次结构、为不同部位的两个或多个占位病变，性质异同。最常见的有多发血管网织细胞瘤、神经源性肿瘤和转移瘤。

第二节　临床表现

髓内多发肿瘤的症状和体征相对复杂一些，特征性临床表现可能会有两个肿瘤相隔节段支配区域的片状感觉障碍。和髓内单发肿瘤不同，不会出现自上而下的髓内肿瘤特点，也许会同时出现上、下肢的感觉、运动以及二便功能障碍。对于临床表现难以以髓内单发肿瘤解释，或发现伴发全脊髓空洞，以及伴发囊变的血管网织细胞瘤或室管膜瘤，最好查全脊髓增强 MRI 排除髓内多发肿瘤的可能性（图 11-1）。多发的髓外、硬脊膜下肿瘤可位于偏一侧或两侧都有（图 11-2），典型的脊髓半切表现不明显，

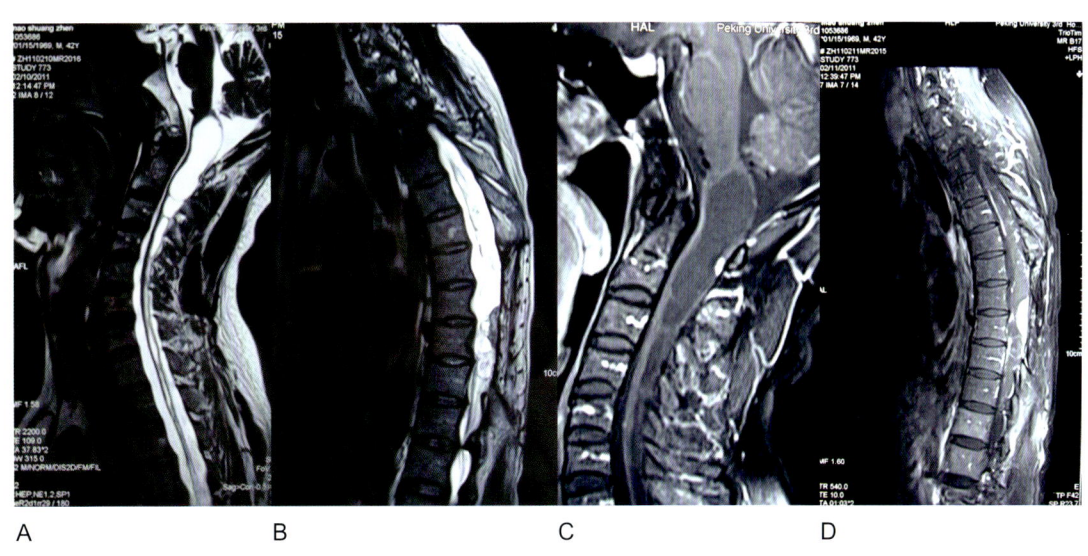

图 11-1　伴发脊髓全长空洞的多发血管网织细胞瘤。A. 颈胸段 MRI T2 像示颈上胸段脊髓空洞；B. 胸腰段 MRI T2 像示下胸段空洞；C. 增强 MRI 像示 C1~2 水平脊髓背侧的结节样肿物；D. 增强 MRI 示 T8~9 脊髓背侧水平另一较大的肿物。手术切除上述两个肿物后病理证实为血管网织细胞瘤。

症状和体征显得很杂乱,无规律可循。多发肿瘤对脊髓压迫相对较重,肢体麻木和无力症状出现较早。如上所述,遇到用单发脊髓肿瘤无法解释的临床表现时,或查体发现皮肤有牛奶咖啡斑、腋窝或腹股沟区有雀斑的(图11-3),建议查全脊髓MRI排除脊髓多发肿瘤。

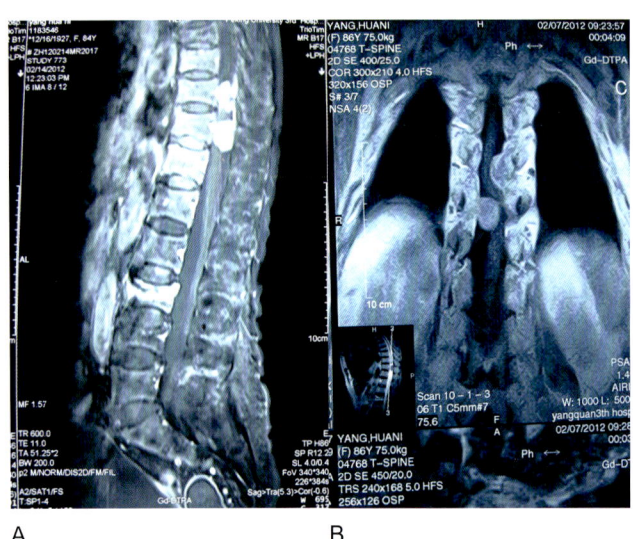

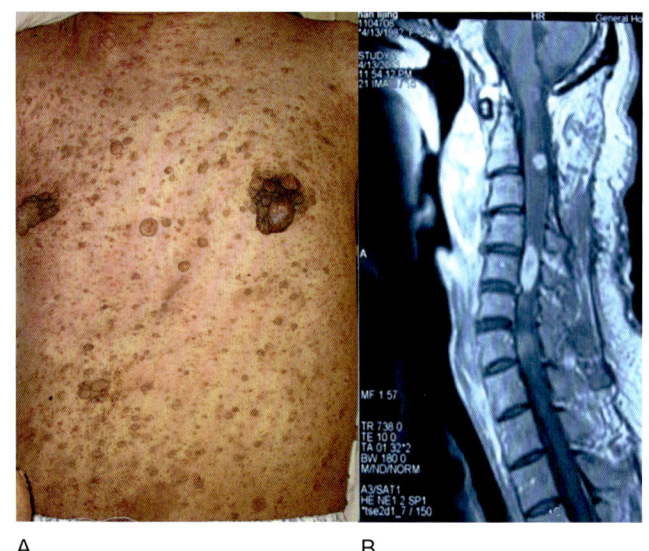

图11-2　胸段双侧的脊膜瘤。A. 增强MRI矢状位像示T10～11水平两个呈明显强化的肿瘤;B. 冠状位像示两个肿瘤分别位于左、右两侧。

图11-3　皮肤牛奶咖啡斑和椎管内多发肿瘤。A. 上半身皮肤可见多发牛奶咖啡斑;B. MRI示颈椎管内可见多发肿瘤。

第三节　手术原则和术中可能碰到的问题

脊髓多发肿瘤位于多个椎体节段,且可能位于不同侧别,如位于邻近脊柱序列(如颈段或胸腰段)、距离相近的肿瘤,可选择一个皮肤切口,椎板的开放要比单发肿瘤多,影响到脊柱稳定性的概率增大,可间断保留椎管间骨桥;或行和局部肿瘤对应的不同节段不同侧别的半椎板暴露,切除多发的肿瘤。如分别位于远隔的脊柱序列,可选择两个或多个切口,或分期进行切除。考虑到手术影响脊柱稳定性,最好行椎板复位、成形术或行脊柱融合、固定术。

针对髓内多发肿瘤的手术,多节段的脊髓后正中切开,必然破坏脊髓背侧的静脉引流,术后容易发生脊髓水肿,加上术中严格的术腔止血,术后也容易发生脊髓缺血。术中、术后应早期应用甘露醇脱水和甲泼尼龙冲击治疗,改善手术操作带来的脊髓水肿,早期应用活化血管药物,改善脊髓血供,以利一过性神经功能障碍的有效恢复。

神经纤维瘤病Ⅰ或Ⅱ型是基因缺陷所致神经系统(包括颅内和椎管内)多发肿瘤,临床治疗必须考虑两个问题:①手术很难将全部肿瘤切除干净;②即使全部切除肿瘤组织,也不能阻止术后肿瘤的复发,或其他部位肿瘤生长。手术只是切除占位效应明显、引起严重神经功能障碍的肿瘤(图11-4、图11-5)。

对于其他的多发脊髓肿瘤,术前评估很重要。如认为:①可将肿瘤一期或分期切除干净,切除后短期内不易复发,且手术不会造成很严重的神经功能障碍者,争取手术切除全部肿瘤(图11-6);②肿瘤非常多,一期手术难以切除全部肿瘤者,只切除严重影响神经功能的肿瘤,保留较小的、难以发现、不对脊髓神经构成明显压迫的肿瘤,术后严密随诊观察。肿瘤顺着双侧多个椎间孔或多对外周神经延伸生长的多发肿瘤,手术只是定性和解除部分占位效应,肿瘤生长也可能较缓慢,神经功能状况基本稳定(图11-7)。多发恶性转移瘤,手术可定性,同时解除引起严重神经功能障碍或剧烈疼痛不适的肿瘤病变,但难以阻止肿瘤再发(图11-8)。

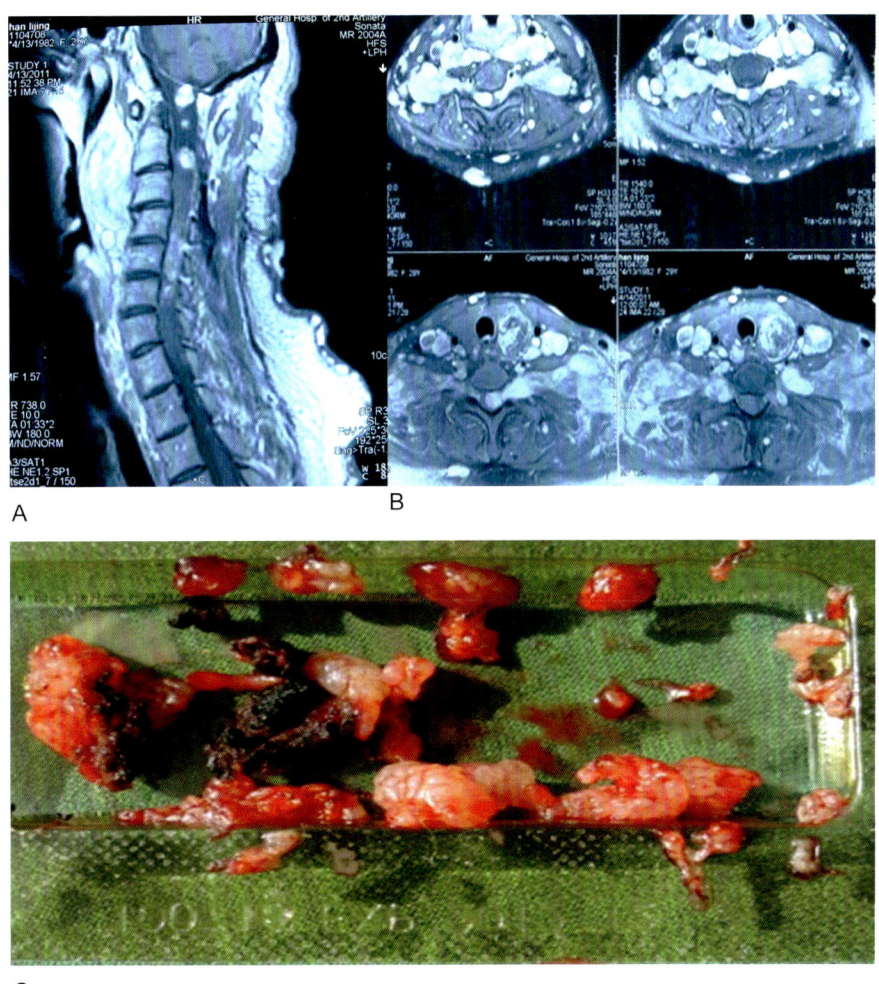

图 11-4　神经纤维瘤 I 型患者的手术。A. 增强 MRI 矢状位像示颈椎管内多发占位病变；B. 颈段 MRI 轴位像示椎管内、双侧椎间孔以及椎管外软组织内多发占位病变；C. 姑息性切除椎管内对脊髓构成实质压迫的多个占位病变。

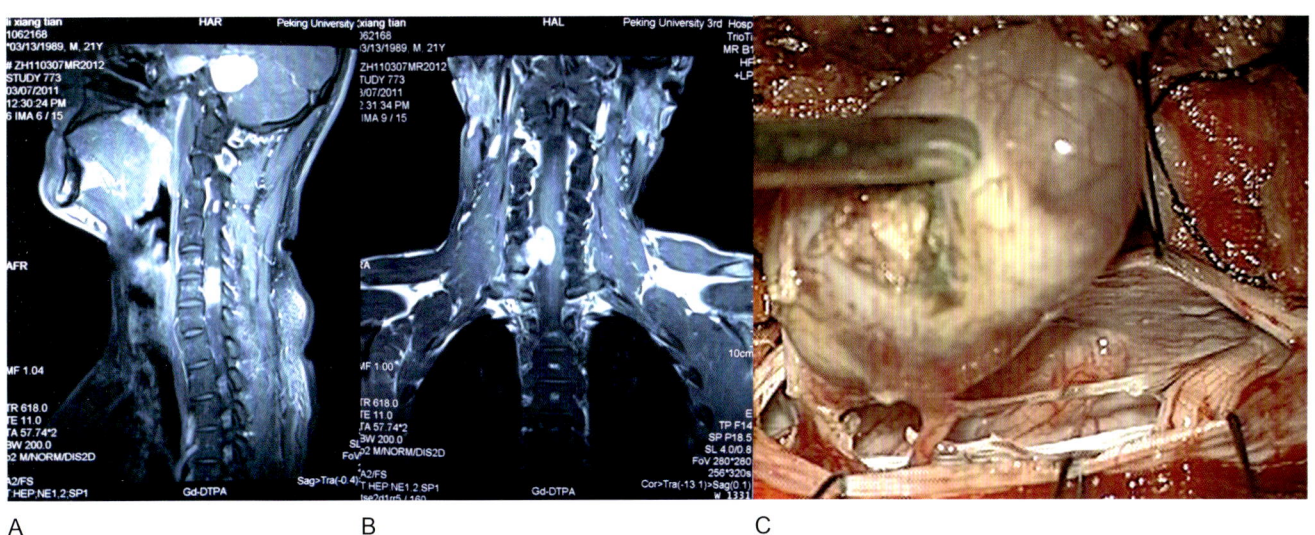

图 11-5　神经纤维瘤 II 型患者的手术。A. 增强头颈部矢状位 MRI 示颅内 CPA 区和颈椎管内多发肿瘤病变；B. MRI 冠状位像示 C5~6 椎间孔处较大的肿瘤病变；C. 手术姑息性切除颈椎管右侧较大的肿瘤。

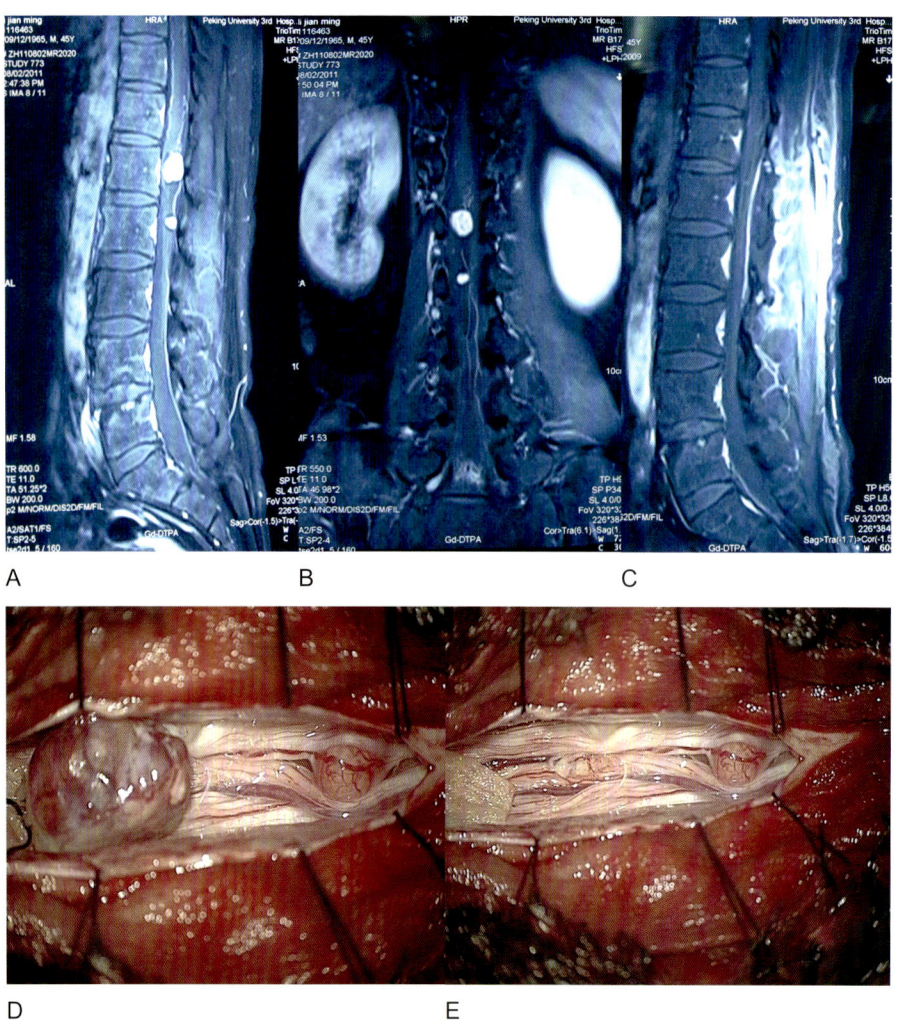

图 11-6 一期切除腰椎管内多发占位病变。A. 腰椎增强 MRI 矢状位像示 L1~2 水平髓外硬脊膜下两个强化的肿瘤病变；B. MRI 冠状位像示上下两个肿瘤病变；D. 术中显微镜下示神经丛内两个肿瘤；E. 切除近颅端较大肿瘤后；C. 两个肿瘤均切除后，增强 MRI 示肿瘤无残留。术后病理报告为神经鞘瘤。

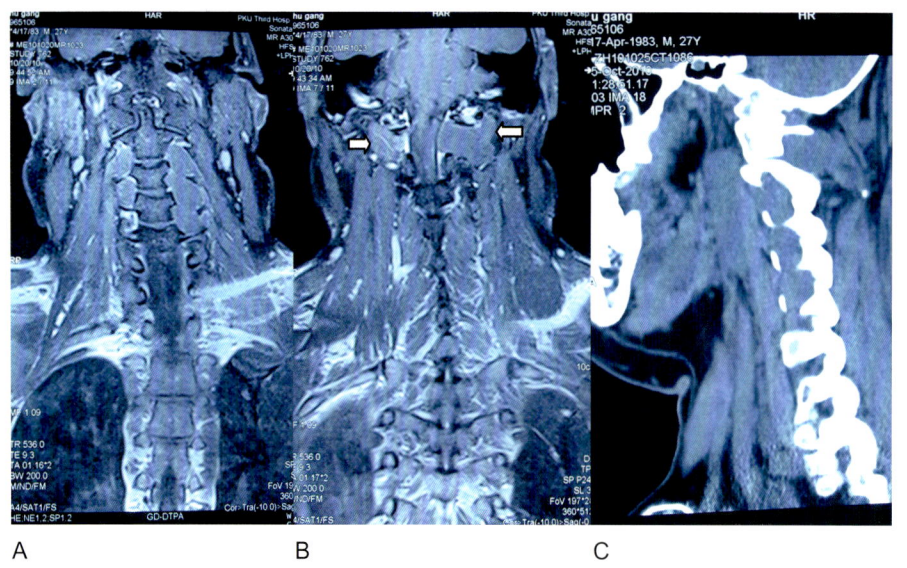

图 11-7 双侧颈椎间孔丛状生长的神经节细胞瘤。A. 冠状位增强 MRI 示 C2~3、3~4、4~5 双侧椎间孔丛状肿瘤病变；B. 冠状位增强 MRI 示双侧枕大孔区肿瘤病变；C. 矢状位 CT 示颈椎间孔连续性的破坏。

多发脊髓肿瘤 217

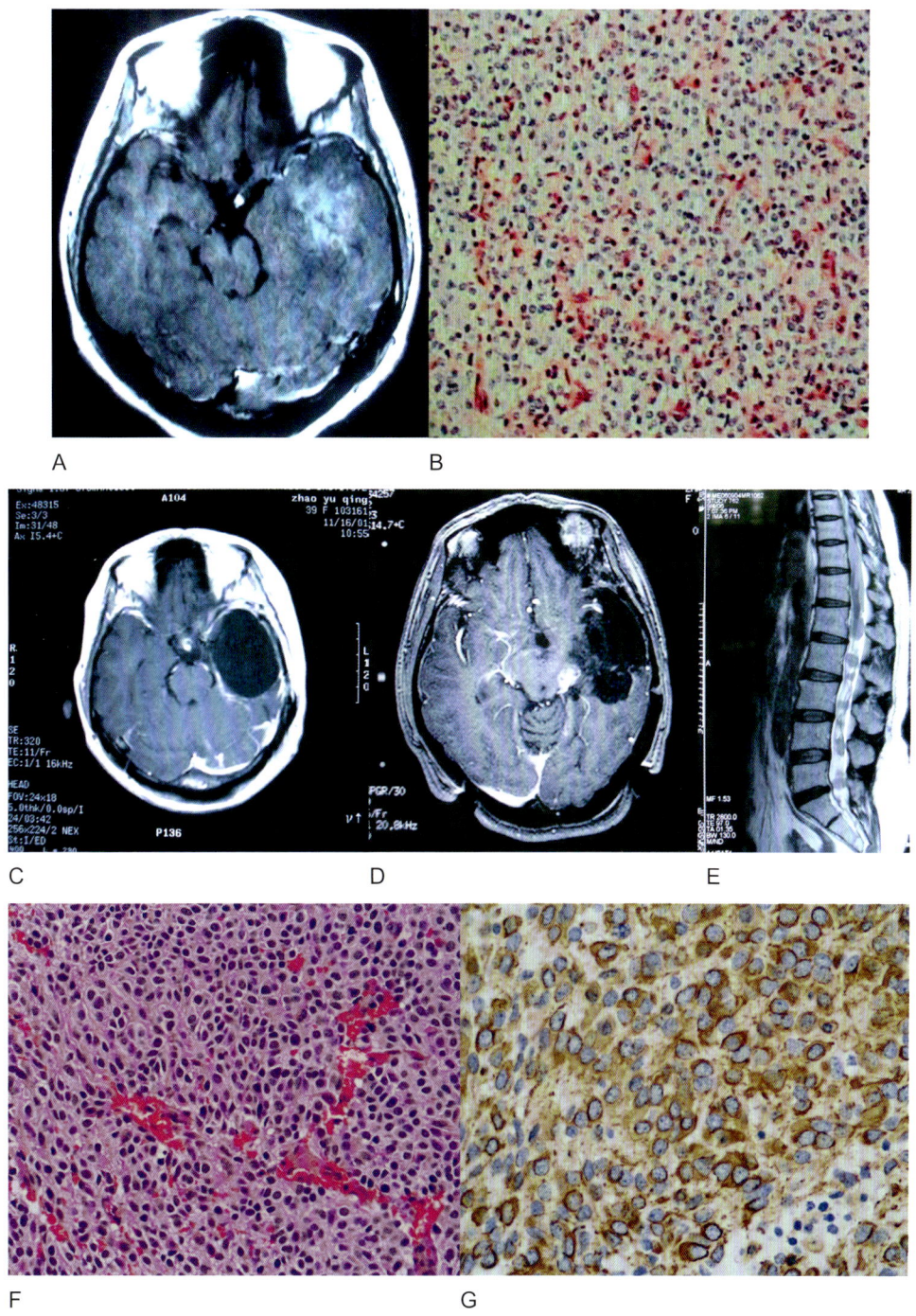

图11-8　脑少突胶质细胞瘤术后椎管内播散转移。A. MRI示左颞脑内不均一强化的占位病变；B. 肿瘤切除后病理证实为少突胶质细胞瘤；C. MRI示开颅术后左颞手术空腔，无残留肿瘤组织；D. 术后5年复查MRI发现术腔边缘强化的复发性肿瘤结节，再次行伽玛刀治疗；E. 伽玛刀治疗后2个月因腰腿剧烈疼痛查腰椎MRI发现腰椎管内多发肿瘤样病变。为缓解药物治疗无效的顽固性疼痛，腰部后正中入路切除腰椎管内多发肿瘤结节，术后病理证实为少突胶质细胞瘤转移入椎管；F. 病理切片HE染色；G. 病理切片GFAP染色。

（孙建军）

参 考 文 献

1. Sun JJ, Wang ZY, Li ZD, et al. Microsurgical treatment and functional outcomes of multi-segment intramedullary spinal cord tumors. J Clin Neurosci, 2009, 16:666-671.
2. Sun JJ, Wang ZY, Xie JC, et al. Comparative analysis the difference between multi-segments intramedullary spinal cord congenital tumors and benign ependymomas. J Pek Uni (Heal Sci), 2010, 42:89-93.
3. Wang ZY, Sun JJ, Xie JC, et al. Comparative analysis on the diagnosis and treatments of multi-segment intramedullary spinal cord tumors between the different age groups. Neurosurgical Review, 2012, 35(1):85-93.
4. Miller DJ, McCutcheon IE. Hemangioblastomas and other uncommon intramedullary tumors. J Neuro-oncol, 2000, 47:253-270.
5. Kim MJ, Yoon SH, Cho KH, et al.Tethered spinal cord with double spinal lipomas. J Korean Med Sci, 2006, 21:1133-1135.
6. Javalkar VK, Pigott T, Pal P, et al. Multiple schwannomas: report of two cases. Eur Spine J, 2007, 16:S287-S292.
7. 毛小明，史大鹏，刘秋明，等．神经纤维瘤病Ⅰ型累及脊柱脊髓的MR表现．实用诊断与治疗杂志，2006, 20(8):573-574.
8. 刘忆星，佟丹，许海雄，等．神经纤维瘤病Ⅱ型的MRI表现及在临床诊断中的作用．吉林大学学报(医学版)，2006, 32(2):341-343.
9. 刘彬，王振宇，谢京城，等．椎管内髓外硬脊膜下多发性肿瘤的诊断与手术治疗．中国微创外科杂志，2009, 9(8):678-681.
10. 陈孝柏，吕秀华，刘军．中枢神经系统多原发性及多源性肿瘤的MRI分析．临床放射学杂志，2003, 22(10):825-828.

第十二章 合并脊柱畸形的复发性脊髓肿瘤

第一节 流行病学

脊髓肿瘤术后复发同时合并脊柱畸形者比较少见（图12-1），成年人脊髓肿瘤术后很少有脊柱畸形发生。有报道在17岁以下的少年青春期病人，脊髓肿瘤术后并发脊柱不稳定的占25%~33%，18~30岁的青年患者为6%~8%。约有1/3的患者合并严重脊柱畸形需要矫正手术。

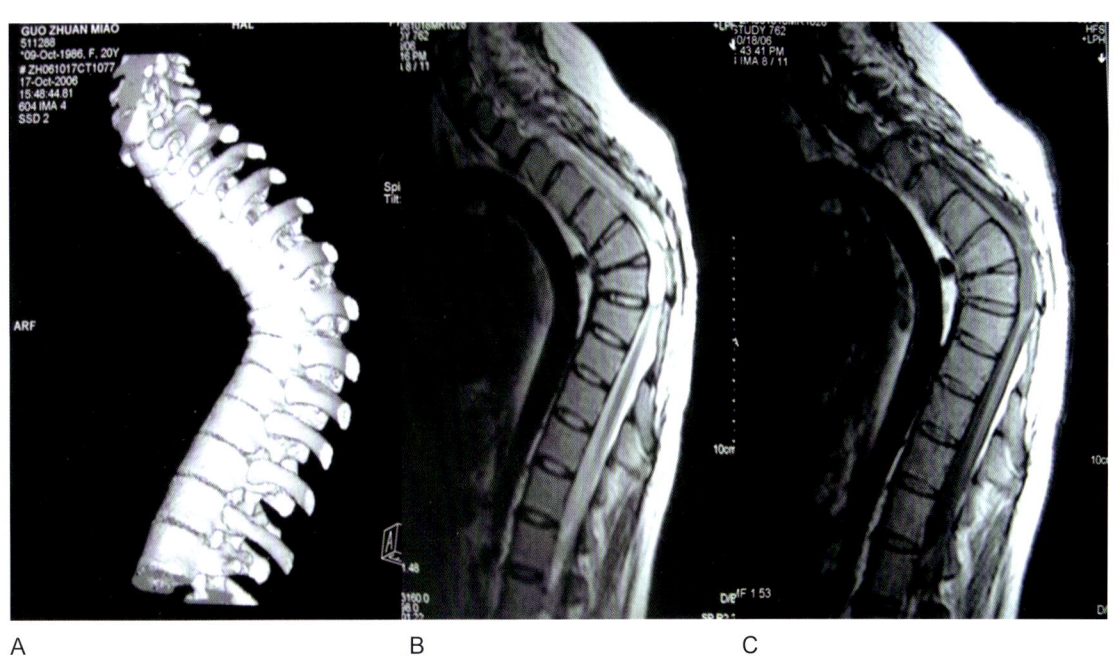

图12-1 胸段脊髓肠源性囊肿术后合并的脊柱畸形。A. CT三维重建；B. MRI T2像；C. MRI T1像。

第二节 脊柱畸形的易发因素

青少年出现脊柱畸形的风险最大。发育期的儿童因脊柱韧带、肌肉较成人松弛、椎骨及小关节发育不成熟等,容易发生脊柱不稳定或脊柱畸形(图12-2)。上颈椎部位肌肉与韧带的过度分离与切开,椎板切除范围过大,小关节的切除,破坏了椎间关节的完整性,出现脊柱侧弯、变直甚至后凸等,会明显增加术后脊柱畸形加重的风险(图12-3)。此外,肿瘤引起的椎骨及其关节的破坏也是引起脊柱畸形的重要因素(图12-4)。

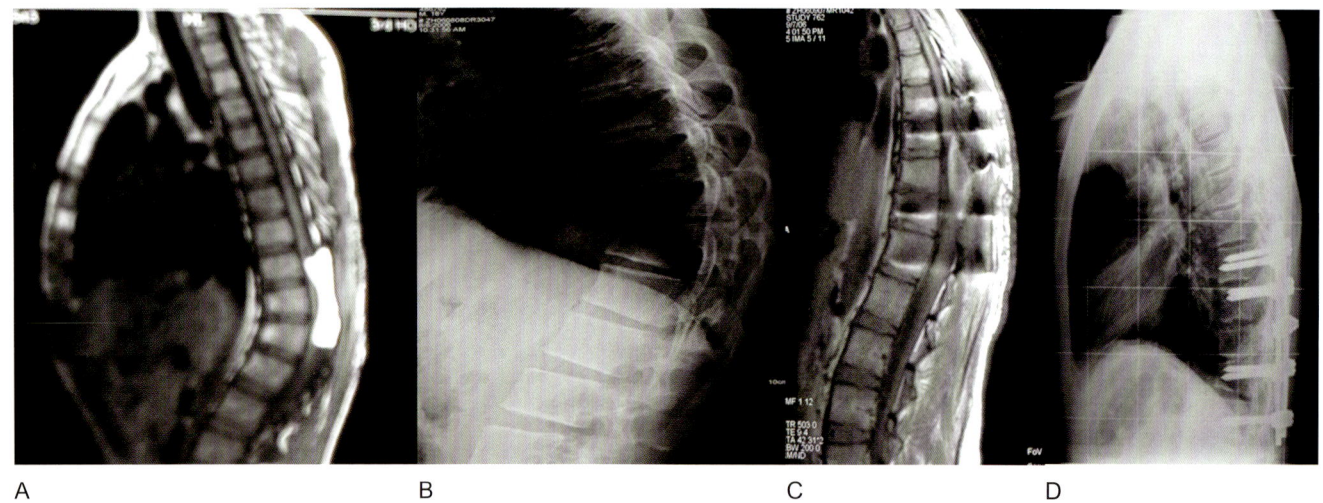

图12-2 患者12岁时因T9~11脊髓脂肪瘤手术治疗,术后病情好转。但术后4年又出现神经功能障碍,逐渐行走困难。A. 18岁时复查MRI证实肿瘤复发;B. 术前X线片显示合并明显的脊柱后凸畸形,T8~12 Cobb角53°。C. 术后MRI示肿瘤已切除。D. 术后X线片示后凸畸形已基本纠正,可见固定用钉棒系统。

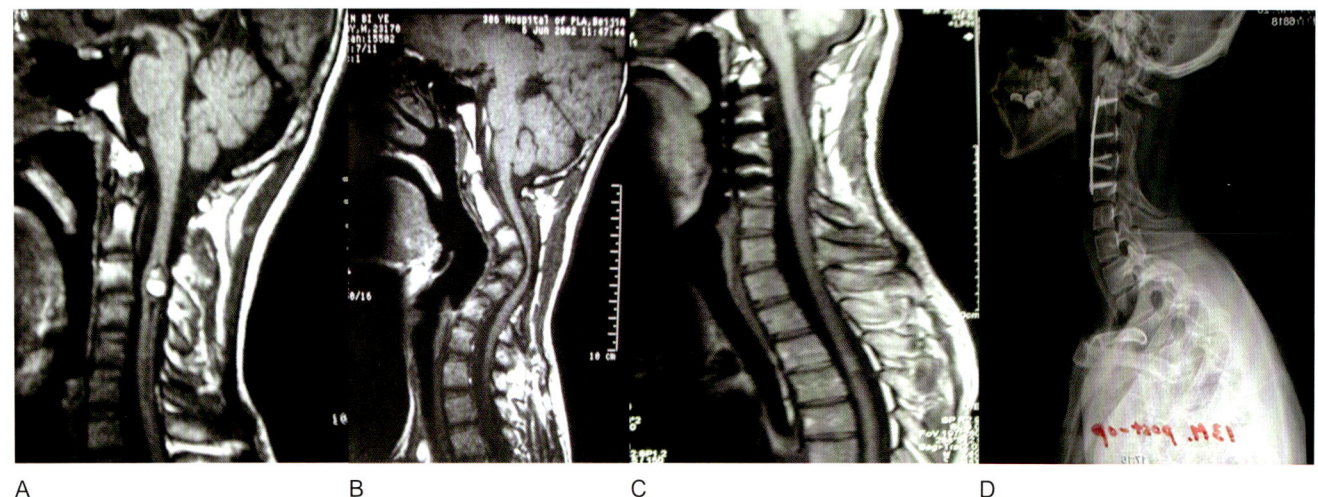

图12-3 A. 患者因双上肢麻木、无力,诊断为C3~4髓内血管网织细胞瘤(MRI增强);B. 手术切除后2年半,MRI示出现颈椎反向(后凸)畸形;C(MRI)、D(X线片)示前方植骨融合,矫正畸形,钉板内固定治疗。

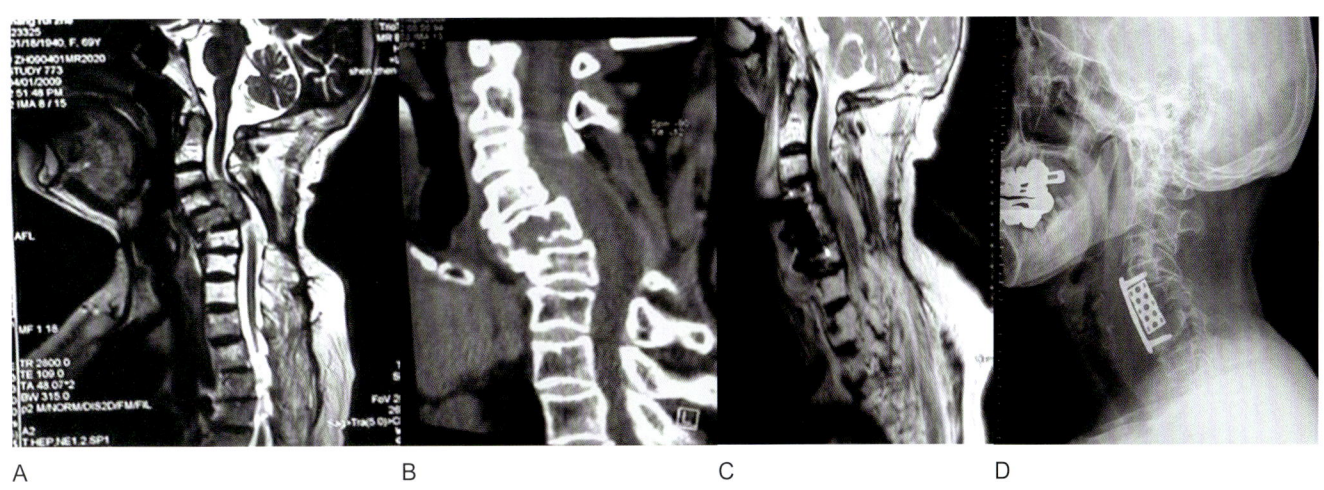

图 12-4　A、B. 颈 4～6 神经鞘瘤患者，术后 10 余年复发，神经功能障碍进行性加重，合并一侧椎体及附件破坏，颈椎后凸畸形；C、D. 切除肿瘤及破坏的骨质，钛网植骨融合，前方钉板系统矫正畸形固定。（A. 术前 MRI；B. CT 三维重建；C. 术后 MRI 复查；D. 术后 X 线片）

第三节　临床表现

由于脊髓肿瘤首次手术的椎板切除减压，即使肿瘤复发，早期一般很少出现新的神经功能障碍。但一旦合并脊柱的不稳定并且随着畸形程度的不断加重，包括脊椎的前移，脊柱前凸、后凸、侧弯，或者复合性脊柱畸形等，引起脊髓移位、牵张与压迫，脊髓发生缺血、萎缩变细，会出现疼痛、肌张力增高、肢体僵直痉挛、感觉及运动功能障碍等。应当及时手术治疗。

第四节　预防与治疗

一、脊髓肿瘤术后并发的脊柱畸形预防

1. 术前准确的肿瘤定位，应用显微手术技术，适度的椎板切除，尽可能保留椎间小关节的完整性。避免盲目无效地扩大显露和椎板切除范围。

2. 虽然椎板成形术与半椎板切除术对于预防脊柱畸形的效果仍不确定，但这些术式有益于脊柱稳定性，并能减少术后病变部位的粘连，值得推荐。

3. 目前，国内外尚缺乏有关脊髓肿瘤术后是否需要融合固定的指南。但对于易发生脊柱畸形的青少年，病变累及的脊柱节段长，尤其术前存在脊柱不稳定表现者，术前神经外科与脊柱外科医师进行会诊协商，评估术后可能出现脊柱畸形的风险，决定是否行术后的预防性融合手术。

4. 脊髓肿瘤术后支具（架）的使用，如颈托、胸夹背心或支架、腰围等可能有利于脊柱稳定的维持。

二、复发性脊髓肿瘤合并脊柱畸形的手术原则

1. 有进行性加重的相关临床症状，影像检查明确有严重的脊柱畸形，应及时手术。切除复发的肿瘤，后凸椎骨的截骨矫正，前后方的植骨融合，颈椎前方的钉板矫形固定或胸腰椎的后方钉棒矫形固定（图 12-2C、D；图 12-3C、D；图 12-4C、D）。

2. 手术中需要考虑的问题：切除复发肿瘤时，手术中瘢痕粘连分离、解剖层次、肿瘤界限辨认会遇到许多困难。手术应从原切口一端的正常硬脊膜开始，以便利用存在的蛛网膜间隙进行操作，避免损伤脊髓及其正常血管。通常应先矫正畸形和融合固定，然后再切除肿瘤。

（王振宇）

参 考 文 献

1. Baisden J, Voo LM, Cusick JF, et al. Evaluation of cervical laminectomy and laminoplasty. A longitudinal study in the goat model. Spine, 1999; 24:1283-1288.
2. Cobb MA, Boop FA. Replacement laminoplasty in selective dorsal rhizotomy: possible protection against development of musculoskeletal pain. Pediatr Neurosurg, 1994, 21:237-242.
3. McGirt MJ, Chaichana KL, Atiba A, et al. Incidence of spinal deformity after resection of intramedullary spinal cord tumors in children who underwent laminectomy compared with laminoplasty. J Neurosurg Pediatrics, 2008, 1:57-62.
4. Meyer NJ, Flatley TJ, Dunn DD. Superiorly based laminoplasty in children. J Spinal Disord Tech, 2003, 16:156-162.
5. Hosalkar HS, Pill SG, Sun PP. Progressive spinal lordosis after laminoplasty in a child with thoracic neuroblastoma. J Spinal Disord Tech, 2002, 15:79-83.
6. Raab P, Juergen K, Gloger H. Spinal deformity after multilevel osteoplastic laminotomy. Int Orthop, 2008, 32:355-359.
7. Simon SL, Auerbach JD, Garg S, et al. Efficacy of spinal instrumentation and fusion in the prevention of postlaminectomy spinal deformity in children with intramedullary spinal cord tumors. J Pediatr Orthop, 2008, 28:244-249.
8. Oliveira RS, Amato MC, Santos MV. Extradural arachnoid cysts in children. Childs Nerv Syst, 2007, 23:1233-1238.
9. Novak L, Dobai J, Nemeth T, at al. Spinal extradural arachnoid cyst causing cord compression in a 15-year-old girl: a case report. Zentralbl Neurochir, 2005, 66:43-46.
10. Yeh JS, Sgouros S, Walsh AR. Spinal sagittal malalignment following surgery for primary intramedullary tumours in children. Pediatr Neurosurg, 2001, 35:318-324.
11. Lonstein JE. Post-laminectomy kyphosis. Clin Orthop Relat Res, 1977, 128:93-100.

第十三章 椎旁肿瘤

第一节 概 述

椎旁肿瘤位于脊柱的侧方，可以发生在脊柱的各个阶段，比较少见。肿瘤大多生长缓慢。男女发病差别不大，多见于20~50岁中年人。临床常见的有神经鞘瘤、神经纤维瘤、神经节细胞瘤，比较少见的还有脊膜瘤、椎旁血管瘤、不同组织来源的恶性肿瘤等。

第二节 临床表现

椎旁肿瘤症状表现隐匿，病人早期除局部不适外，没有明显的神经症状。随着肿瘤的不断生长，会出现局部和相关的神经受压症状，如麻木、感觉异常、根性疼痛等，有时会出现上下肢的运动功能障碍。巨大肿瘤侵犯到周围脏器，还会带来受累器官的症状。如果为恶性肿瘤，由于生长浸润速度较快，症状明显。

第三节 影像学检查

CT扫描可见肿瘤呈圆形或椭圆形低密度块影，静脉注射造影剂后呈中等均一强化，可显示肿瘤与周围软组织及骨性结构关系（图13-1）。CT三维重建有助于观察到肿瘤与横突、椎间孔的关系及形态，并测量其大小，指导手术入路选择及椎间孔周围骨窗扩大范围。

在MR扫描图像上可见肿瘤位于脊柱侧方，T1加权像上呈等或低信号，T2加权像上呈高或混杂信号，可清晰显示出肿瘤与周围组织及邻近器官的关系。增强后有不同程度强化（图13-2）。有时部分肿瘤中心部分有坏死（图13-3）。脊膜瘤和血管性肿瘤常有明显增强（图13-4、图13-5）。恶性肿瘤信号与椎旁软组织相似，外形不规则，边界不清楚，邻近椎体及周围肌肉可见受侵袭异常信号（图13-6、图13-7）。

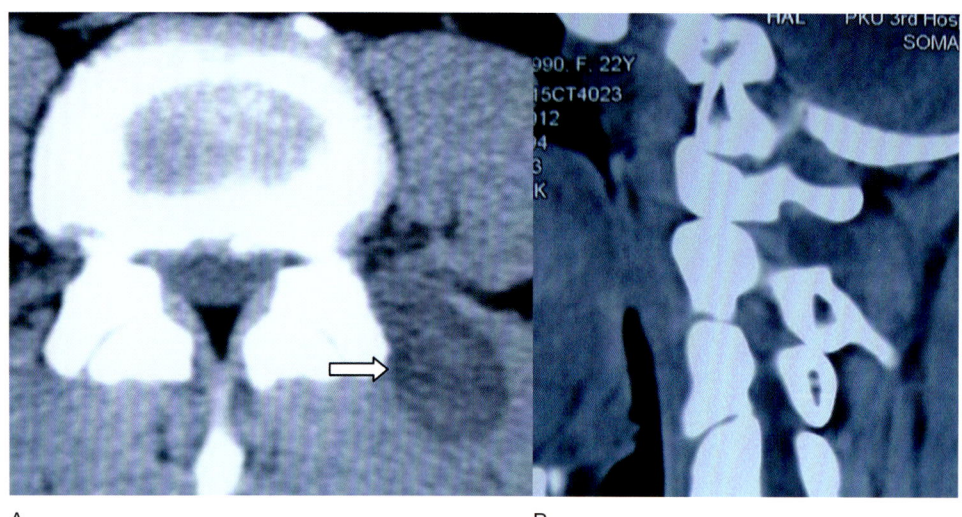

图 13-1　A. CT 轴位像见椎旁低密度椭圆形肿瘤影；B. CT 矢状重建示肿瘤与骨性结构和周围软组织关系。

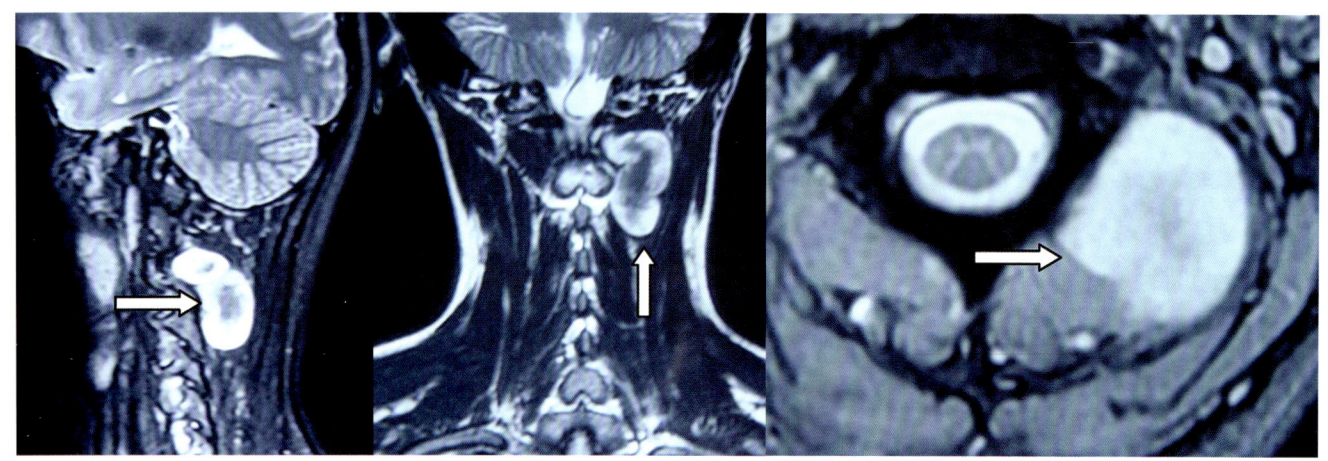

图 13-2　MRI 矢状、冠状和轴位图像示颈 2~3 椎旁神经源性肿瘤。

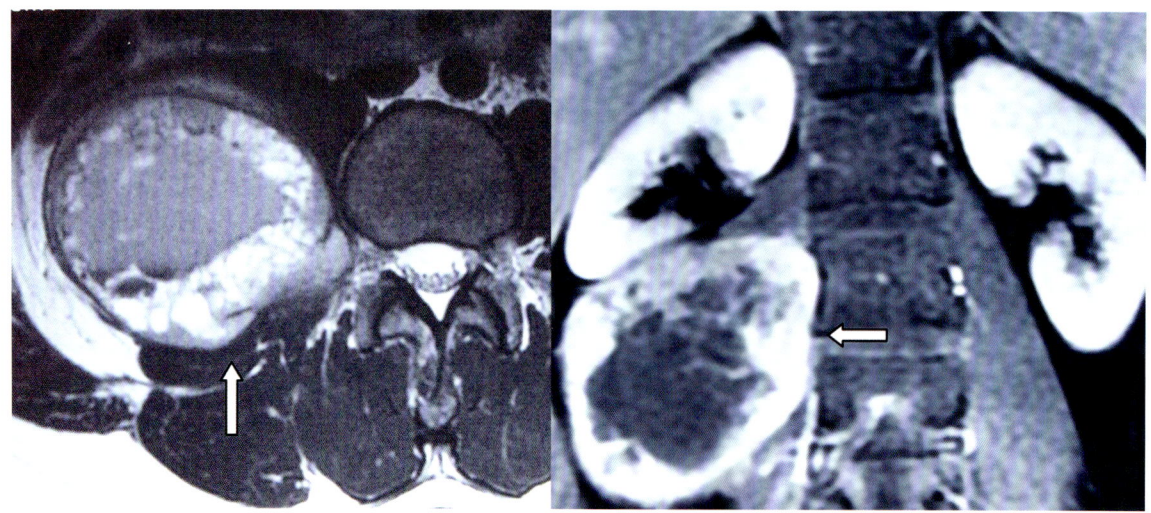

图 13-3　MRI 轴位和冠状位图像可见椎旁神经源性肿瘤，瘤内有坏死。不均一强化，肿瘤与肾关系密切。

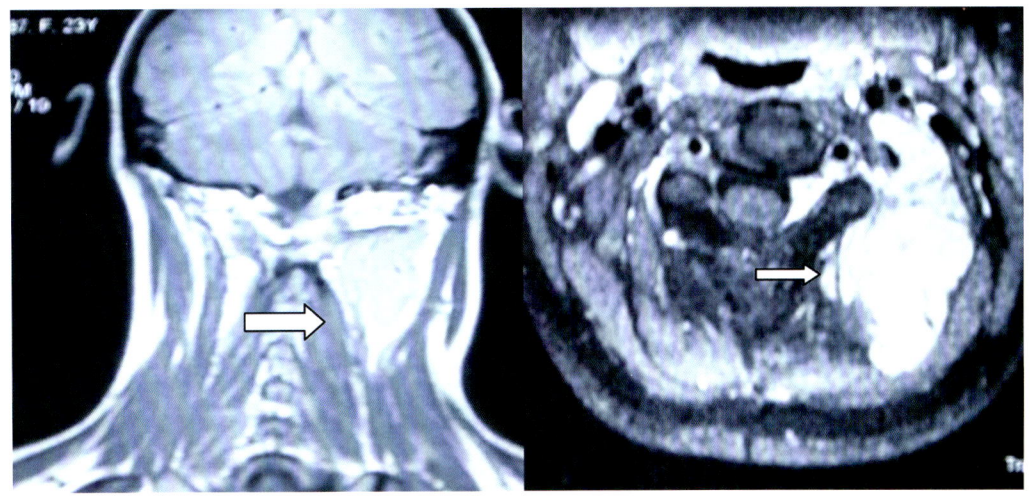

图 13-4　MRI 冠状位和轴位图像，示椎旁脊膜瘤，可见肿瘤明显强化。

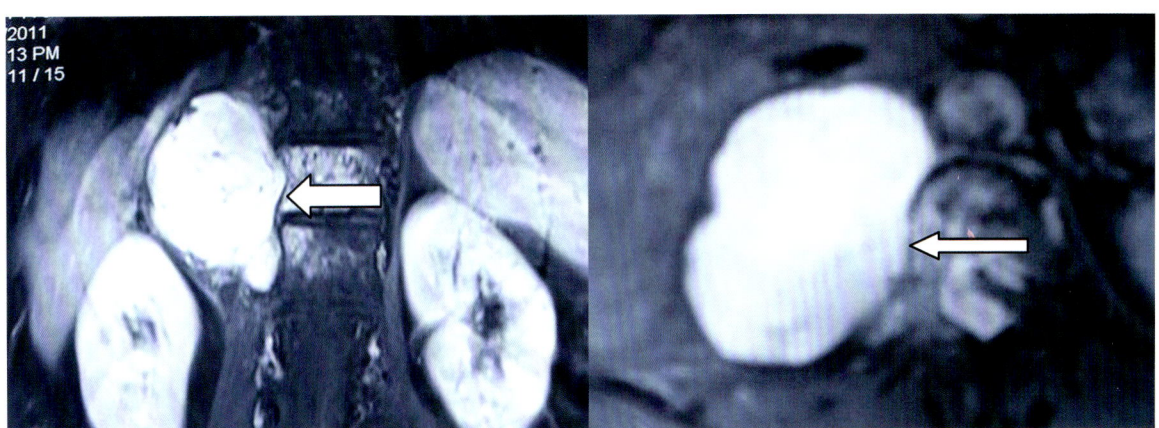

图 13-5　MRI 冠状和轴位图像示椎旁血管性肿瘤，可见明显强化。

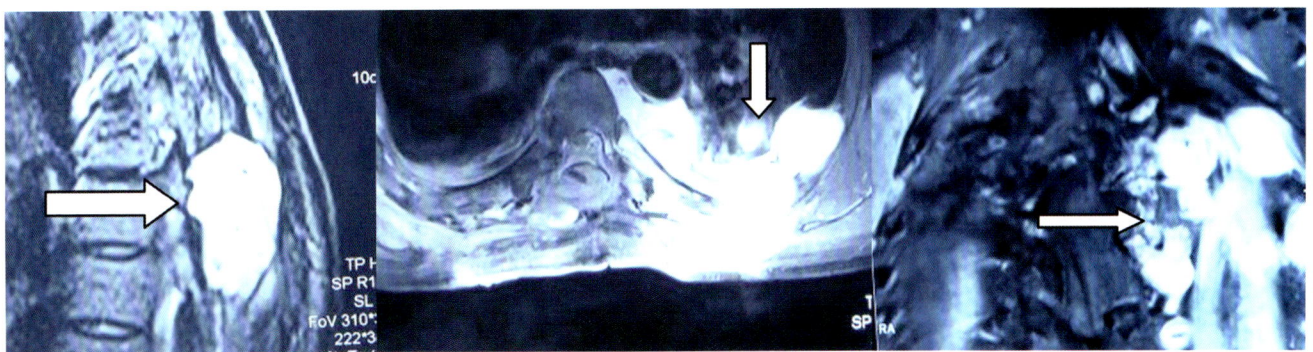

图 13-6　MRI 示椎旁软组织恶性肿瘤，显示片状不规则增强，边界不清，向周围组织浸润。

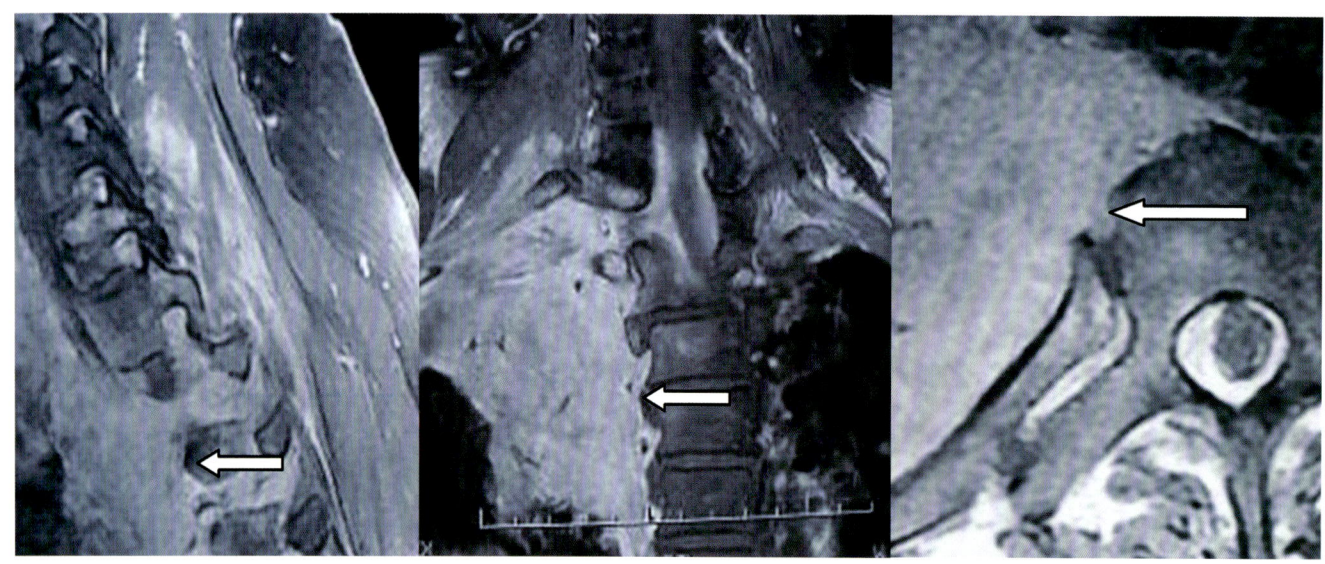

图 13-7　MRI 矢状、冠状和轴位图像示椎旁淋巴瘤，呈不规则浸润性生长。

第四节　诊　　断

椎旁肿瘤绝大部分为良性肿瘤，仅仅表现局部不适，有轻微牵拉性疼痛，临床无特异性症状和体征。恶性肿瘤生长迅速，浸润性强，发展速度快。但诊断主要依据 CT 和 MR 影像学检查。

第五节　手术治疗

一、手术入路与方法

（一）后正中经椎间孔入路

沿正中线做皮肤切口，范围超过病变上下各一个椎体。皮下组织切开后，可显露和切开棘上韧带，从棘突和椎板上剥离病变侧的椎旁肌。分离到棘突基底至横突关节突之间。牵开椎旁肌，显露出肿瘤侧的棘突和椎板。根据肿瘤生长的位置不同，有时需要将棘突基底至横突关节突之间的半椎板切除，打开椎间孔，沿神经根走行方向显露出椎旁的肿瘤。良性肿瘤有完整的包膜，小的肿瘤可以游离后完整切除肿瘤；大的肿瘤，需要先包膜内分块切除，最后将肿瘤完整切除（图 13-8）。

（二）后方旁正中入路

当肿瘤主体在椎旁超过 4cm 以上，位于肌肉深层，可选择后方旁正中入路，有时还需要术前行超声检查帮助肿瘤定位。取平行于后正中椎旁 3cm 的直线皮肤切口或肿瘤侧椎旁弧形切口。皮下组织切开后，可以看到肌肉筋膜。切开肌肉筋膜，顺肌肉方向分离，注意保护肌肉中穿行血管。在横突间隙找到肿瘤后，沿肿瘤周围钝性分离，一般情况下切除较易，大的肿瘤需要分块切除。注意保护和避免损伤胸腹膜和周围脏器（图 13-9）。

二、手术并发症及防治

1. 术后疼痛。椎旁肿瘤术后疼痛一般多由手术中组织损伤引起，因此术后常规应用止痛药物往往有效。少数病例可能由于神经根牵拉或损伤引起，止痛药物也有效，同时可加用少许激素或卡马西平等辅助治疗。

2. 颈椎旁肿瘤可能并发椎动脉、神经损伤。术前必须仔细阅片，充分了解椎动脉的走行、与肿瘤

椎旁肿瘤 227

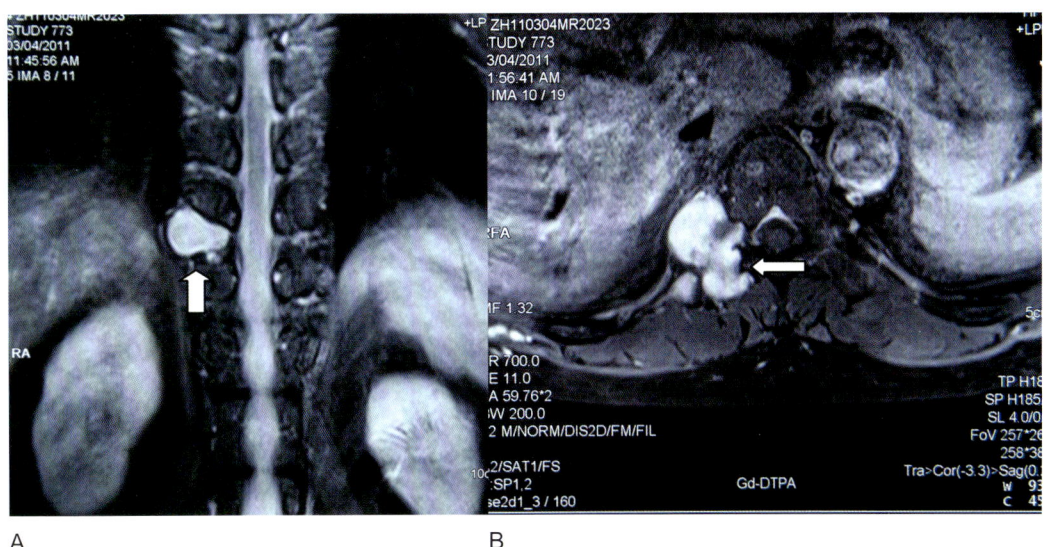

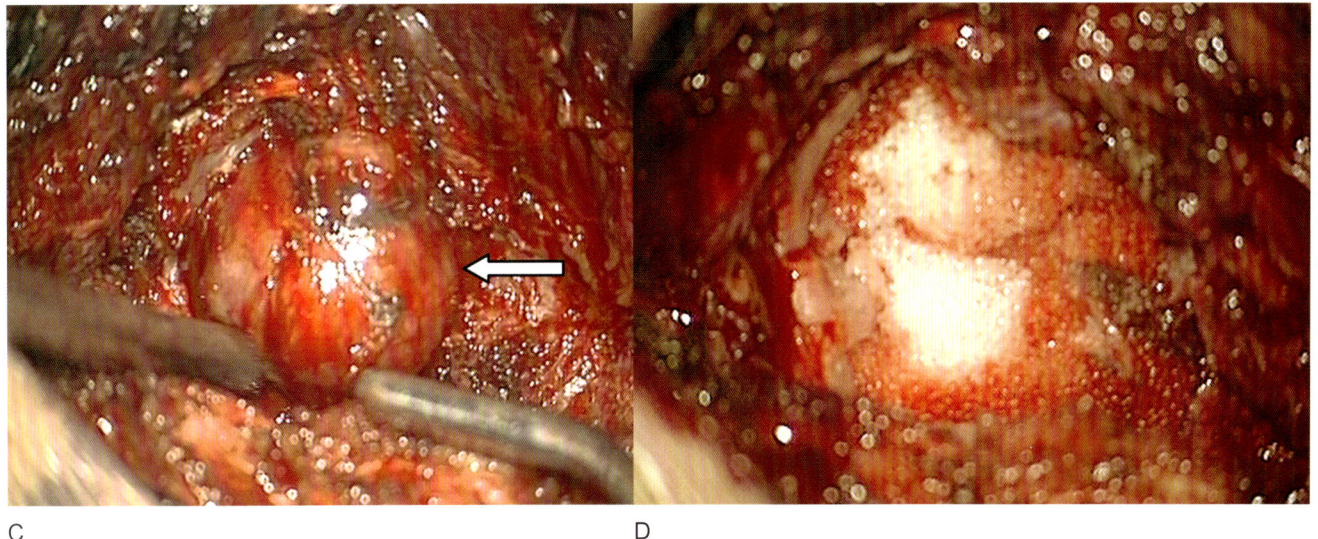

图 13-8　后正中入路手术。A、B. MRI 示胸椎旁肿瘤；C. 术中分离暴露出肿瘤；D. 肿瘤完整全切后，明胶海绵止血。

的关系，必要时可行血管造影或 MRA 检查。术中操作严格限制在肿瘤包膜内进行，对肿瘤的牵拉尽量要小，这样可以尽可能地减少椎动脉和神经的损伤。对于肿瘤与椎动脉粘连严重或完全包绕的情况，同时该侧椎动脉为主要供血动脉，在条件不具备的情况下，为保护椎动脉，可残留部分肿瘤。

3. 胸椎旁肿瘤有胸膜损伤、气胸。除了术中严格在肿瘤包膜内操作外，对暴露的胸膜要用棉片或纱布予以充分保护。对于小的胸膜损伤可以缝合，而严重损伤导致明显气胸的则要做胸腔闭式引流。对于术前评估胸膜损伤可能很大的病例，术中可考虑采用双腔管插管。

4. 腰椎旁肿瘤有可能伤及腹腔或后腹膜脏器。术前充分评估肿瘤和周围组织的关系，特别是恶性肿瘤或高度怀疑与相关脏器有粘连的肿瘤，则需请相关科室协助，共同协商手术方案。一般良性肿瘤和周围脏器多有包膜相隔，小心在包膜内操作，多难以损伤相关脏器。

三、手术疗效与预后

椎旁神经源性肿瘤以及脊膜瘤有完整的包膜，手术摘除肿瘤多不困难，治疗效果好，很少复发。恶性肿瘤可以大部分切除，借助于放疗和化疗也能取得一定的效果。

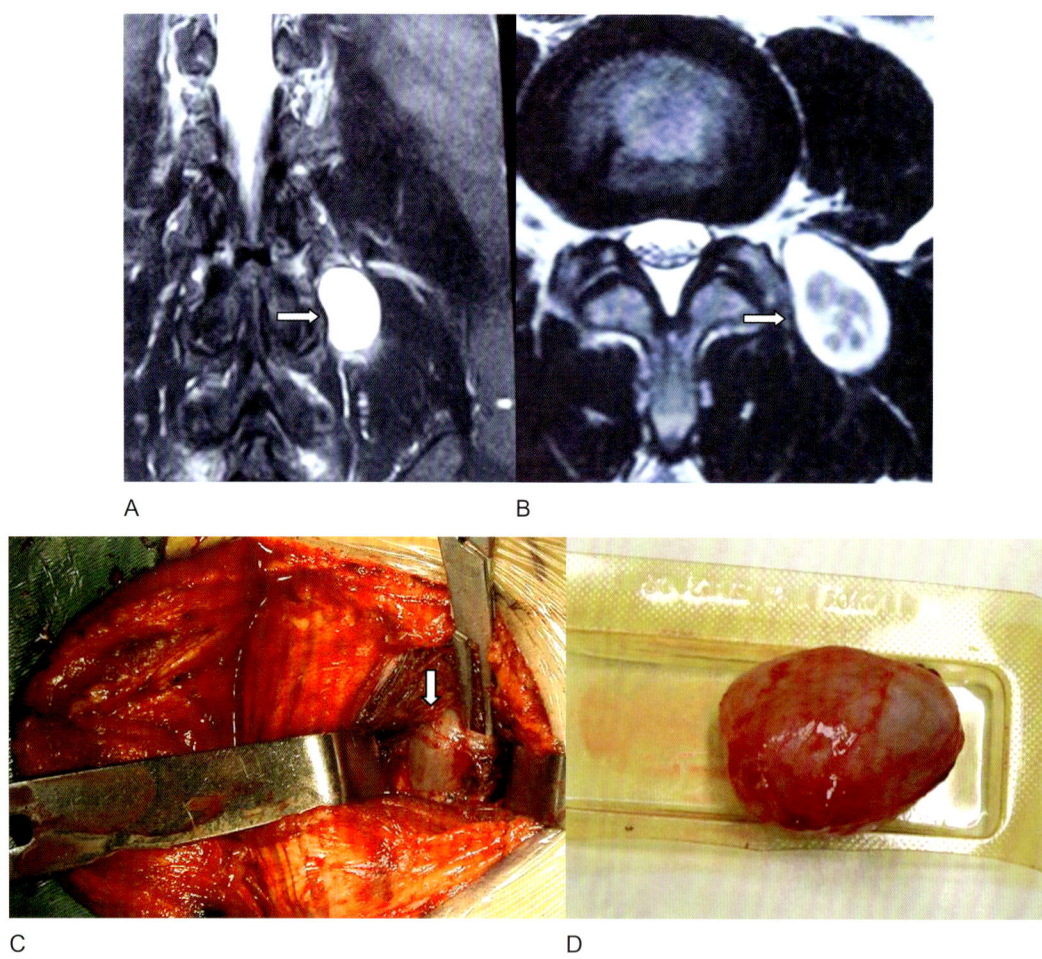

图 13-9　后方旁正中入路手术。A、B. MRI 示腰椎椎旁肿瘤；C、D. 术中显露和切除的肿瘤标本。

（李振东　王振宇）

参 考 文 献

1. Koeller kk, Rosenblum RS. Morrison AL. Neoplasm of the spinal cord and filum terminale. Radio Graphics, 2000, 20:1721-1749.
2. Buetow MP, Smimiotopoulos JG. A typical and misleading features in meningiomas. Radio Graphics, 1991, 11:1087-1106.
3. John WW, Stephen JK, Kahn SC. Paraspinal synovial sarcoma. AJR, 2000, 174.
4. Alice C, Daniei HK, Se-Hoon K, et al. Surgical approaches to paraspinal nerve sheath tumors. Neurosurg, 2007, Focus 22(6):1-9.
5. Austin LS, Chrristopher MC, To-Nao W, et al. Anatomic classification system for surgical management of paraspinal tumors. Arch Surg, 2004, 139:262-269.
6. Lucy A, Christopherson DA, Finelli JW, et al. Ectopic extraspinal meninggioma: CT and MR appearance. AJNR, 1997, 18:1335-1337.
7. Miettinen M, Finnell V, Fetsch JF. Ossifying fibromyxoid tumor of soft parts-a clinicopathologic and immunohistochemical study of 104 cases with long-term follow-up and a critical review of the literature. Am J Surg Pathol, 2008, 32:996-1005.
8. 林玉清，周为中，孔祥泉. 椎旁原始神经外胚层瘤 CT 和 MRI 诊断. 放射学实践, 2005, 9：765-767.
9. 夏军，王仁法. 单椎骨病变 MRI 诊断的探讨. 临床放射学杂志, 2000, 19(7)：439.
10. 王忠诚. 神经外科学. 武汉：湖北科学技术出版社, 2005.
11. 史峰军, 焉树林. 原发性脊椎旁肿瘤 7 例报告. 中华外科杂志, 1996, 7:439.

第十四章 假性脊髓肿瘤

相对于椎管内常见的肿瘤性占位病变，包括前面章节所述的良性肿瘤如神经鞘瘤、脊膜瘤、血管脂肪瘤、畸胎瘤等，恶性肿瘤如星形细胞瘤、淋巴及造血系统来源肿瘤、转移瘤等，椎管内还存在其他非肿瘤性占位性病变，又称假性脊髓肿瘤，如骶管囊肿、蛛网膜囊肿、脱垂游离型的椎间盘髓核组织、寄生虫病、脓肿及肉芽肿、自发性椎管内血肿及肠源性囊肿等。它们虽然属于非肿瘤性占位性病变，根据各自的疾病不同，在病程及临床表现上有特殊的特点，但最终都会导致脊髓及神经根压迫。多数疾病需要外科手术处理。

第一节 骶管囊肿

一、概述

骶管囊肿即骶部硬脊膜囊肿（sacral epidural cyst，SEC）是椎管内良性占位的一种特殊类型，是起源于硬脊膜或蛛网膜组织的一种少见的囊性肿物。本病发病率较低，约占椎管内占位性病变的0.01%，骶管硬脊膜外囊肿是引起腰腿痛的原因之一。在MRI应用于临床以前，该病很少为人们所认识。国内外仅有少量报道，临床上常被误诊为腰椎间盘突出症而得不到有效的治疗。

实质上骶部硬脊膜囊肿是一种与硬脊膜或蛛网膜紧密相连的肿物，可以在椎管内生长，也可以在椎管外生长，常引起邻近骨的骨质改变。本病最早于1932年由Enderle描述，命名为骶骨内隐性脊膜膨出。1955年Schurr首先采用骶部硬脊膜囊肿（SEC）的名称。国内则由张伯勋等1983年首次报道。

本病病因迄今未明，Tarlov和Schurr认为与创伤和炎症后天性因素有关，Elsbery等多数学者认为与遗传和先天因素有关。有学者认为该病是由于神经根袖局部扩张所致。Elsbery等首先提出骶神经硬脊膜外囊肿是先天性的硬脊膜憩室，属于硬脊膜的一种先天性缺陷。此缺陷可发生于硬脊膜囊中或神经根的硬脊膜袖外，多数与蛛网膜相通。它的形成和扩大，在很大程度上又与脑脊液的长期压力作用有关。长期站立和腹压增加等因素，使脑脊液逐渐流入这种先天性硬脊膜憩室内，从而形成囊肿，并使其逐渐扩大。另外，在先天性因素的基础上，组织液渗透也是囊肿发生和扩大因素之一。当囊肿较小时，对骶神经根未产生压迫，病人可无临床症状。当囊肿扩大，具有张力时，可对神经根产生压迫，而出现腰腿疼痛等症状。目前大多数学者认同此观点，即在腹压增加或动脉搏动时，脑脊液的流体静压增高，使脑脊液通过蛛网膜的薄弱处逐渐流入先天性缺陷的憩室内而形成囊肿，这一薄弱处即形成了交通孔。北京大学第三医院神经外科手术治疗的一组70例病人中，绝大多数病人均有明确的硬脊膜发育缺陷即交通孔。因此，我们认为骶管内囊肿的发生是由于硬脊膜的先天缺陷所致。在骶神经根鞘与硬脊膜的延续处，蛛网膜较薄弱，骶管内蛛网膜囊肿通常是骶神经根囊肿。

二、骶管囊肿分型

目前 SEC 国内外主要采用两种分型：

（一）根据影像学 SEC 位于椎管的位置

1. 起源于硬脊膜囊下方，在椎管内生长，造成椎管腔改变的为椎管内型，发病率约占 SEC 的 72%（图 14-1）。

2. 起源于神经根的硬脊膜袖处，通过椎间孔或骶骨裂孔在椎管外生长，造成骶椎管外骨皮质改变者为椎管外型，约占 SEC 的 17%（图 14-2）。

3. 两者兼有者称为混合型，约占 SEC 的 11%（图 14-3）。

（二）根据 SEC 数量

1. 单发囊肿　囊肿仅为单一型，不包括混合型

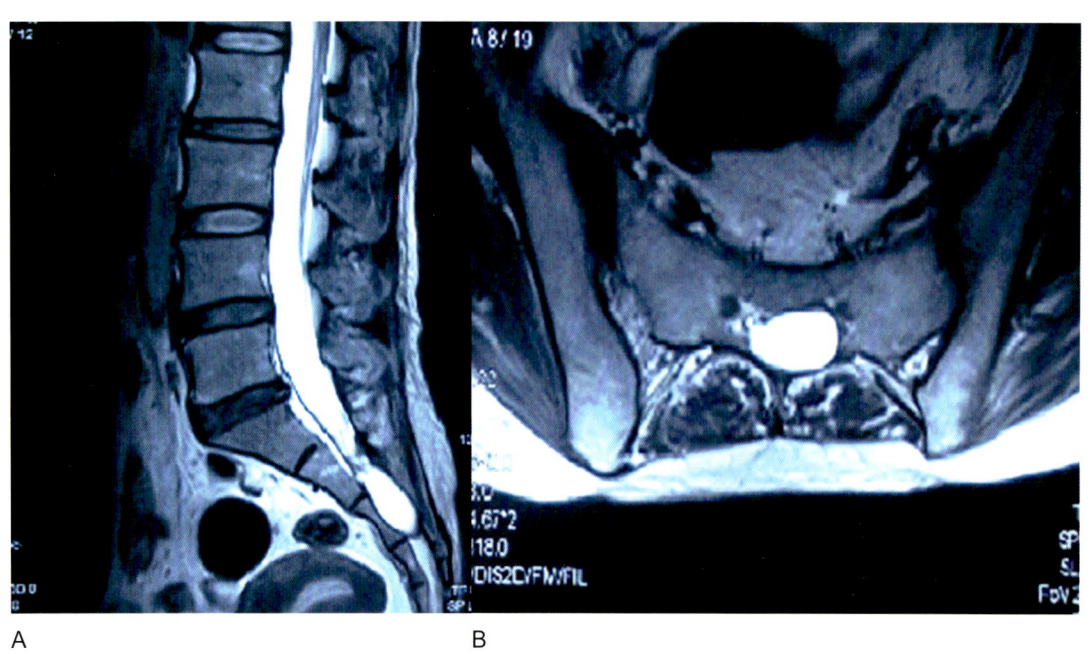

图 14-1　骶管内可见局限的囊性占位。A. MRI 矢状位像示囊肿位于 S2、3 水平；B. MRI 轴位像示囊肿位于椎管内。

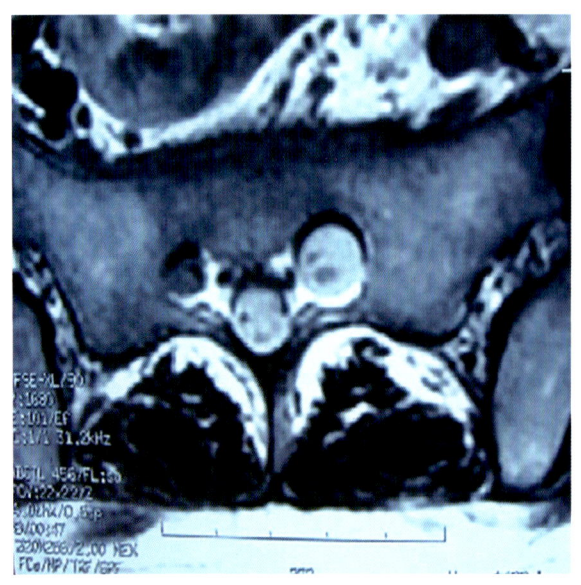

图 14-2　MRI 示椎管外左侧椎间孔内囊性占位。

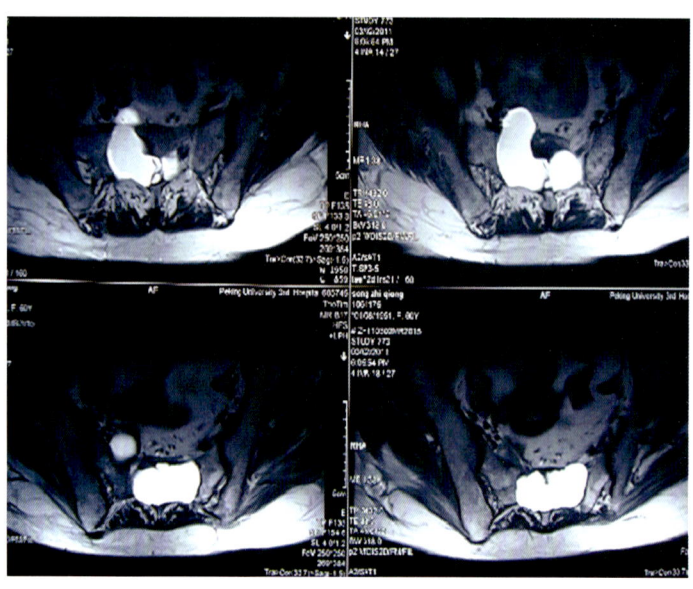

图 14-3　MRI 示囊肿同时累及椎管内及椎间孔。

（图 14-1）。

2. 多发囊肿　囊肿为混合型或单一型的两型以上（图 14-2、图 14-3）。

三、流行病学

本病可发生在任何年龄，一般多见于成人，有的则在幼年起病。本病男性多于女性，男 : 女平均约 1.4 : 1。一般病程较长，最长者可达 10 年，以骶部椎管内为好发，且多为单发，少数骶部椎管外生长并有巨型硬脊膜外囊肿形成的报道，偶见椎管内外混合型。

四、临床表现

本病临床表现与 SEC 大小及对骶神经根是否产生压迫有关。如果囊肿较小时，对骶神经根或硬脊膜囊未产生压迫，则患者往往无任何症状和体征；相反，如果囊肿扩大，具有张力时，可压迫周围神经的骶丛神经引起临床症状。主要临床表现为：

（一）腰骶部钝痛

最常见，约占 95%。疼痛多发生在站起和坐下等变位动态过程中，也有部分患者出现久坐或者长时间平躺后疼痛加重的症状。因为站和坐的动作可增加腹压，使脑脊液的动力学发生变化，导致原已充盈的囊肿对神经根产生脉冲样压迫引起疼痛，疼痛部位以 S1、2 分布区，即臀部及会阴区最为显著。

（二）下肢疼痛和间歇性跛行

发生率约 90%，与体位改变有明显关系，站立时疼痛加重，卧位时减轻，头低位时疼痛更轻。因为囊肿大部分与蛛网膜下腔相通，行走及站立时由于液体重力作用脑脊液逐渐注入囊肿内，使囊肿扩大而压迫神经根，症状加重；卧位或头低位时，囊肿内脑脊液反流入蛛网膜下腔，囊内压力降低，囊肿体积缩小，从而对神经根的挤压减轻，症状也减轻。依此特点可与腰椎间盘突出症、腰椎管狭窄症及椎管内肿瘤相鉴别。

（三）神经功能损害

神经功能损害的发生率约为 75%。

1. 运动　受累神经根所支配的肌肉发生萎缩，肌力减退，极少数有完全瘫痪，常有第 3、4、5 趾肌力减退或足跖屈无力。

2. 感觉　受累神经根分布区可出现感觉过敏、减退或消失，会阴部马鞍区感觉障碍，患侧臀部、大腿外侧、小腿后外侧、足跟部及足外侧感觉减退。

3. 反射　常有跟腱反射减弱或消失。

4. 括约肌及性功能障碍　大小便功能发生障碍，出现大便秘结、尿频、尿急、排尿控制困难，男性患者可发生阳痿等性功能障碍。

五、影像学表现

对于本病的诊断具有重要价值，但值得注意的是 X 线片、CT 扫描、MRI 之间不能相互替代。

（一）X 线片

阳性发现率较低，但腰骶部及骨盆 X 线片应列为常规检查。如囊肿较小 X 线检查不易发现异常，而病史较长、囊肿较大的病例，显示骶骨有压迹或缺损性改变，表现为骶椎椎管扩大，骶管后壁椎板变薄或中断，椎体后缘骨质侵蚀，呈扇状花边样改变（图 14-4）。

（二）CT 扫描

CT 特征性表现为骶管明显扩大，骶骨骨质侵蚀，其周边呈扇形分叶状改变，边缘清晰、锐利，其扩大区内有一光滑的囊性低密度影充盈，密度均匀一致，CT 值同脑脊液，无钙化。如为混合型囊肿

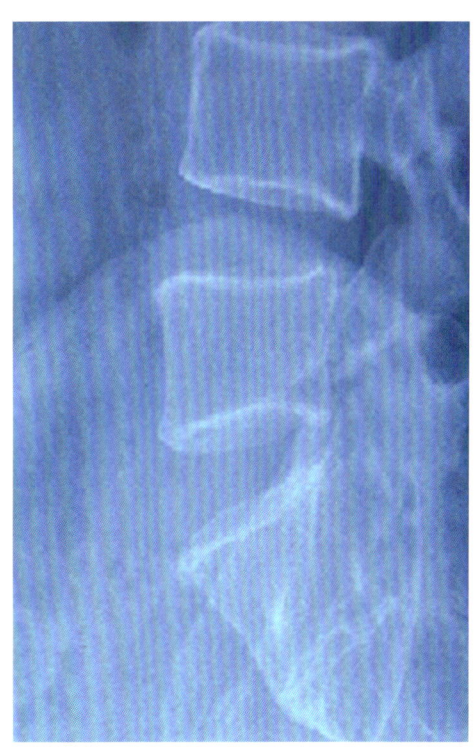

图 14-4　X 线片示骶 2 椎体后缘骨质侵蚀。

能够清晰显示骶前区类圆形囊性低密度肿块，其内容物均匀，周边有包膜，并且与骶管内囊性肿物相延续（图14-5）。

（三）MRI检查

MRI因具有分辨率高，无骨伪影，无创伤性、放射性，安全可靠，能被接受，软组织成像及轴、矢、冠状各方位成像的特点，加之骶部硬脊膜外囊肿特征性信号改变，可对骶部硬脊膜外囊肿作出明确诊断，并能对临床手术治疗提供帮助，目前被认为是骶管囊肿病最好的检查方法，诊断阳性率100%。不仅可以发现囊肿的所在部位、形态和大小、毗邻关系及伴随疾病，而且可以作出定性诊断，可与椎管内其他占位病变加以鉴别。

MRI应包括T1、T2及质子密度加权像，以便于鉴别。MRI表现除了具有CT表现特征外，其特征性表现为囊肿位于骶管硬脊膜囊的末端即骶管内背侧硬脊膜外，形状不规则，有圆形、椭圆形、纺锤形和滴水样囊性肿物，边缘光滑、清晰，信号长轴与骶管一致。其信号强度均匀，与脑脊液一致，增强扫描无强化，有的较大者可见到骶管骨质压迫征。囊肿T1加权像呈低信号，与椎管内或皮下高信号的脂肪组织形成明显的对比。T2加权像呈高信号，因为囊肿内为脑脊液，周围脂肪组织T2加权像信号低于脑脊液，因此，囊肿呈长T1和长T2信号（图14-6、图14-7）。

六、治疗

主要采用以下两种方法：

（一）非手术或微创治疗

临床工作中经常能碰到偶然做腰骶部MRI检查发现的小骶管囊肿而就医的门诊患者。对于SEC较小，又无明显神经症状的患者，无需特殊治疗。对于囊肿小，有轻微神经根压迫与刺激症状的患者，主要以对症治疗和理疗为主，观察随诊。

有文献报道，囊肿累及少于1个椎体节段的病

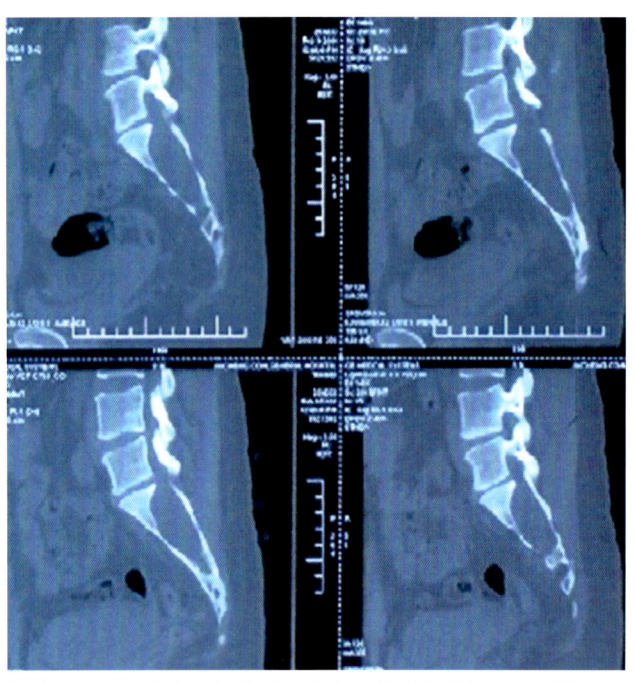

图14-5　CT重建示骶管明显扩大，骶骨骨质侵蚀，其周边呈扇形分叶状改变，边缘清晰、锐利，其扩大区内有一光滑的囊性低密度影充盈。

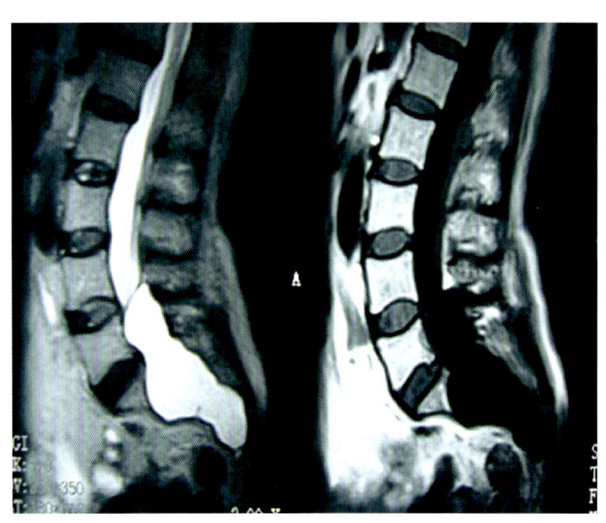

图14-6　骶管内可见长T1、T2信号病变。

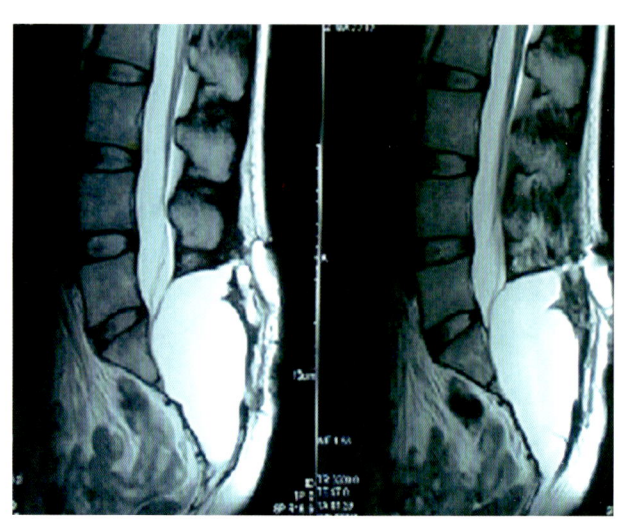

图14-7　骶管内巨大的长T2信号囊性病变。

例，可在 CT 引导下经皮穿刺抽液减压。这种介入治疗法可降低囊肿的压力，缓解神经根、脊髓的刺激及受压症状，然而由于 CT 的局限性和抽吸后囊肿易再度复发，这种方法已基本废弃不用。Patal 等学者提出在穿刺基础上注入适量的人工医用生物蛋白胶，封闭囊腔，促进愈合，从而达到治愈。但是该方法容易引起囊内神经根与周围组织粘连，变囊性压迫为实行压迫。

（二）手术治疗

手术是治疗症状性 SEC 最主要、最有效的治疗手段。手术适应证的选择非常重要，只有当囊肿扩大压迫周围的骶丛神经引起明确临床症状时才考虑手术。

1. 手术治疗指征

（1）腰骶部、大腿后侧疼痛放射至会阴区，长期保守治疗无效。

（2）伴有下肢神经功能障碍或间歇性跛行者；伴有大小便障碍者。

（3）累及 1 个以上椎体节段或直径大于 2cm 的骶管囊肿。

（4）囊肿较大，骨性结构压迫明显，合并骶骨骨质破坏者。

（5）伴有骶前或椎管外巨大囊肿或混合型 SEC 者。

2. 手术技巧　由于囊肿内很多情况下都有神经根穿行（图 14-8），无法采取直接结扎的方法。目前北京大学第三医院神经外科的手术方法均对单发囊肿以直视下彻底剥离囊肿壁、摘除囊肿、解除压迫为主，并在囊肿蒂部即囊颈交通口处仔细双重结扎，阻断脑脊液循环，以防止复发或术后发生脑脊液漏。

手术前应仔细阅读腰骶部 X 线平片及腰骶椎 CT 片。术中注意对合并骶管后壁不全者，避免在切开或剥离棘突旁软组织时损伤硬脊膜或骶神经。对粘连严重，实在不能剥离，无法完全切除者，可切除大部分囊肿壁。剥离、切除囊肿时最好在显微镜下进行，利用显微外科器械、技术，仔细分离，尤其在分离粘连的马尾神经时，操作精细，切勿损伤骶神经。对于保留有神经纤维束附着的囊壁，应予以保留，并修剪成合适的形状后行神经根袖成形术（图 14-9）。

对于囊肿与硬脊膜囊的交通孔的处理，如果交通孔内有脊神经通过，在修补时缝至靠拢神经根即可，不要缝合太紧，以免引起医源性神经卡压；对于包绕神经根之囊肿切除后蛛网膜瘘口处应予以修补或用筋膜、明胶海绵覆盖，以免形成脑脊液漏（图 14-10）。

3. 术后宜采用俯卧位，伤口压沙袋可防止皮下积液及脑脊液漏；术后不常规应用脱水剂，可以静脉使用甲泼尼龙 80mg 3~5 天，有利于防止蛛网膜或马尾神经粘连及蛛网膜炎。部分患者术后可口服乙酰唑胺，以减少脑脊液的生成而降低脑脊液漏的

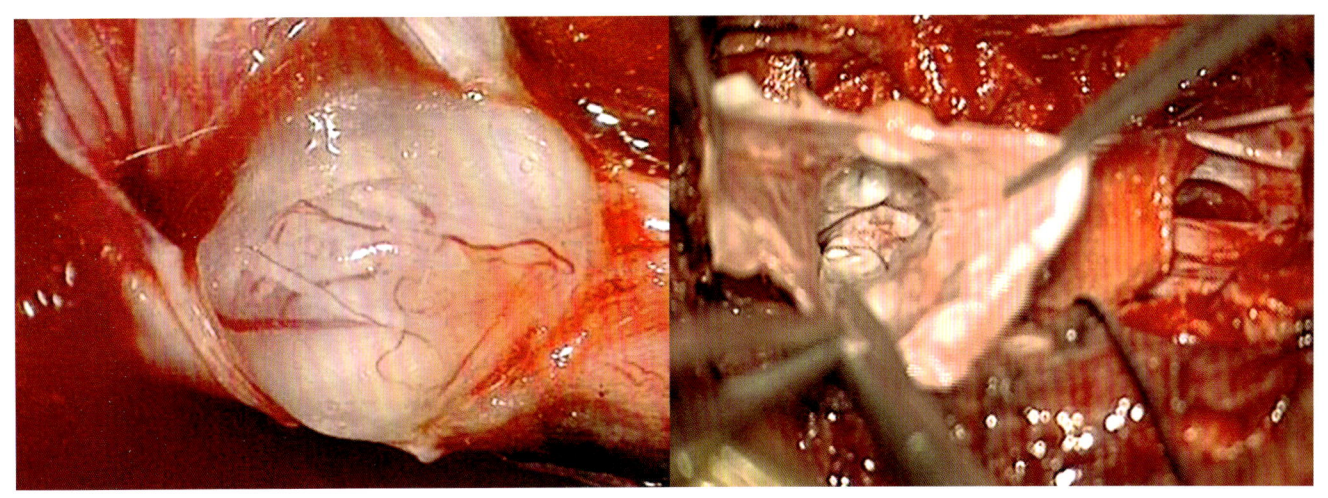

图 14-8　A. 术中显露囊肿；B. 见囊内有神经根穿行。

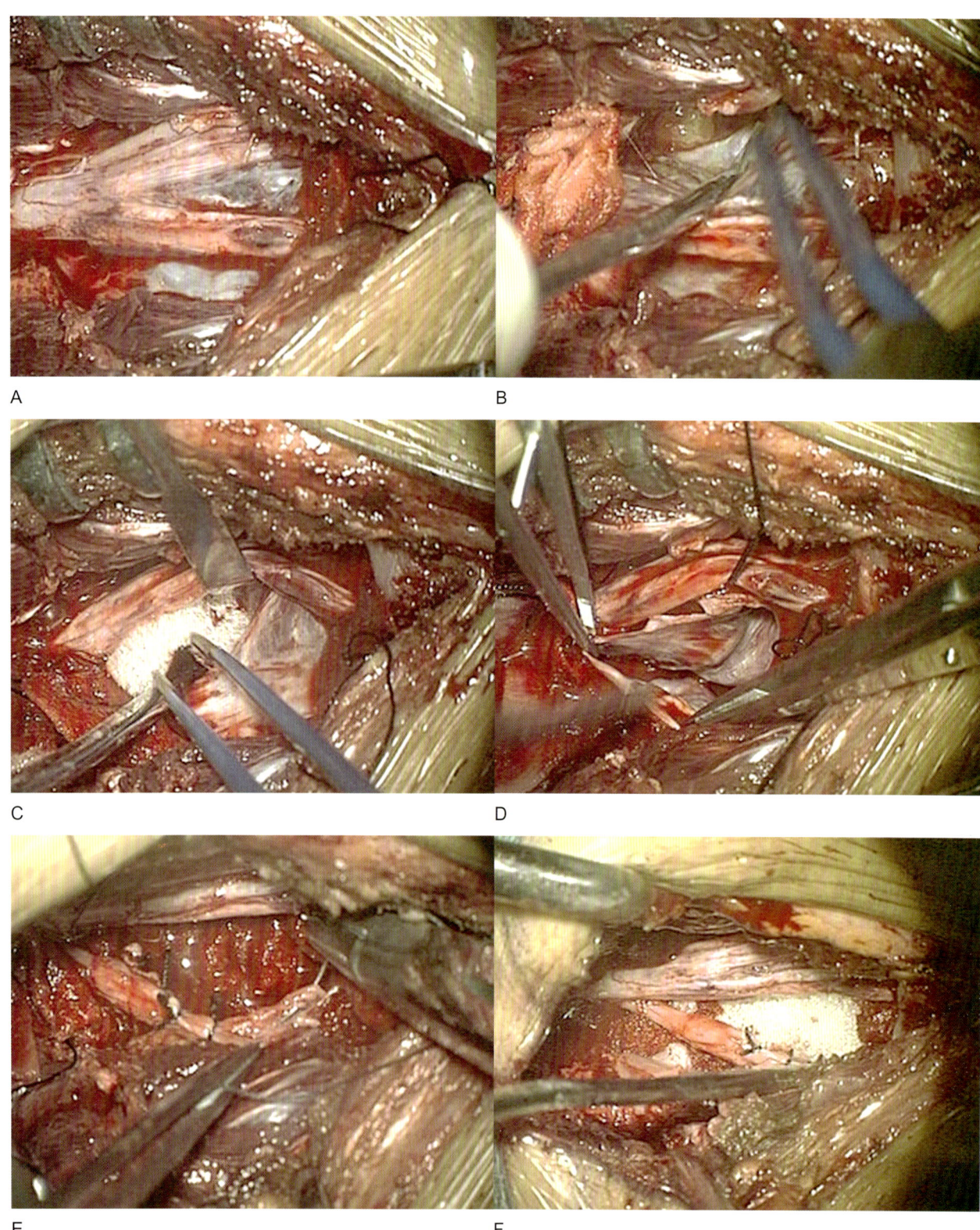

图 14-9　巨大骶管囊肿行囊肿壁切除、神经根袖成形术。A. 显露骶管囊肿，见其表面有神经根走行；B. 沿囊肿壁周围仔细分离囊肿；C. 对于分离过程中的硬脊膜外出血要采取边分离、边填塞明胶海绵压迫的方法；D. 囊肿分离后剪开囊肿探查，可见附于其内壁的神经根（如图吸引器所指示）；E. 剪除多余囊壁，剩余囊壁修剪后行根袖重建；F. 根袖重建完毕，神经根完整保留，囊肿切除，占位效应解除。

发生。

七、预后

一般可以得到良好的症状缓解。影像学证实大多数囊肿消失，有的情况下，囊肿切除后囊腔依然存在，但患者临床症状如疼痛会消失。个别患者会有影像学上囊肿复发，但临床症状复发很少。

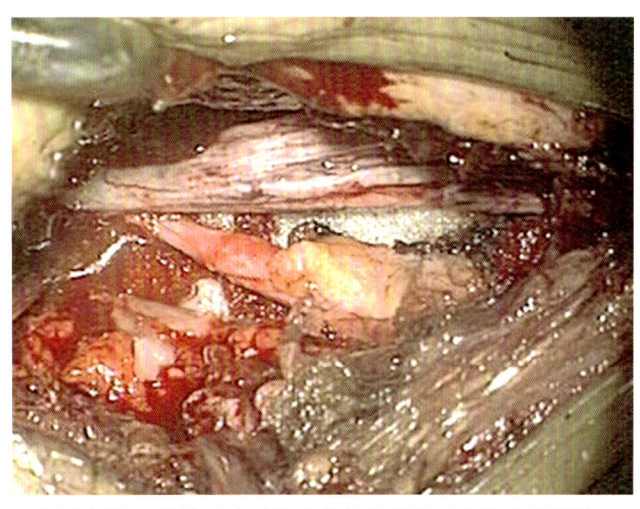

图 14-10　根袖重建后外敷生物胶黏贴的小片自体脂肪。

第二节　硬脊膜囊肿

一、命名与分类

Tarlov 在 20 世纪 70 年代初较早使用了脊髓脊膜囊肿（meningeal cyst）这个词以区别于神经束膜囊肿，此类囊肿起源于脊髓被膜，故用"椎管内脊膜囊肿"来总称这类疾病。本节讨论的硬脊膜囊肿不包含骶管囊肿。

二、病因

椎管内脊膜囊肿多数被认为是先天性的，也有部分是后天原因形成的，各型的成因有所不同。其原因包括先天性因素如硬脊膜憩室或先天性硬脊膜缺陷所致蛛网膜疝出，后天获得型常继发于脊柱外伤、感染和肿瘤，以粘连性蛛网膜炎最为常见。无论何种原因，囊肿的形成总是由于其初期与蛛网膜下腔相通，脑脊液随着动脉搏动进入，最终由于流出不畅或因液体静水压而逐渐扩大。多见于脊髓背侧，腹侧少见，可伴有脊柱畸形或发育异常。多位于硬脊膜囊外，绝大多数发生于胸段脊髓，也可见于颈段或腰段，一般单发多见。文献多为个案或不超过 10 例的小数目报道。北京大学第三医院神经外科曾总结 2000—2011 年诊断治疗的 41 例脊膜囊肿患者，为目前国内最大宗的病例回顾性总结。

三、临床表现

椎管内脊膜囊肿一般不引起明显的不适，有时仅在影像学检查时偶尔发现。各型囊肿引起的症状有一定差异。

硬脊膜外脊膜囊肿好发于硬脊膜囊背侧，胸段及胸腰交界处最常见（76%），腰段 20%，颈段少见，只占约 4%。由于胸椎骨性椎管相对狭小，胸段囊肿病人可在 20～30 岁出现症状，而腰段由于椎管较宽，囊肿可在更大年龄，30～60 岁发病。

脊膜囊肿通常表现为脊髓及神经根受压症状，可以是间歇性出现或者缓慢进展性表现，随着囊肿内压逐渐升高症状逐渐加重。神经功能缺损的类型及程度是由囊肿的位置及大小决定，胸段囊肿常产生胸部束带状分布的根性疼痛，而腰段囊肿多数造成腰痛伴有放射痛，部分患者存在感觉及运动功能缺失。

四、影像学检查

（一）脊柱 X 线平片和脊柱 CT

X 线平片可显示椎弓根间距增宽，椎弓根变薄，椎管扩大（图 14-11）。表明囊肿慢性或进展性增大。有时也可发现同时存在腰骶部先天性畸形如隐性脊柱裂、脊柱滑脱、脊柱后凸等。CT 可清楚显示骨质破坏和占位病变。

（二）MRI

脊柱 MRI 是椎管内脊膜囊肿最好的检查方法。囊肿可以是长条状囊袋形、卵圆形或不规则形等，

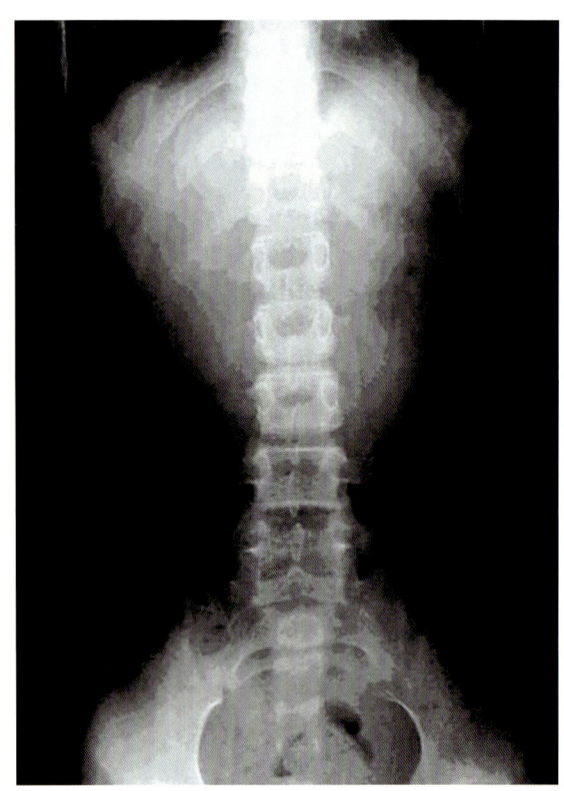

图 14-11 脊柱 X 线片示 L1、2 节段椎弓根间距增宽，椎弓根变薄，椎管扩大。

囊液信号与脑脊液信号相似，T1 加权像呈低信号，T2 加权像呈高信号。部位常位于中下段胸椎脊髓背侧，并致脊髓及硬脊膜囊受压（图 14-12）。亦有少见的不同部位多发囊肿的患者（图 14-13）。

五、诊断和鉴别诊断

有部分椎管内脊膜囊肿病程缓慢，临床症状轻且不典型，临床表现及体征与腰椎间盘突出症有相似之处，术前诊断较为困难。要做到正确的诊断，关键在于认识本病的特点，以下几点有助于椎管内脊膜囊肿的诊断：

1. 椎管内脊膜囊肿为良性病变，生长缓慢，病程较长，症状可有中间缓解期。

2. 囊肿内的液体可传递压力，因此奎肯试验（Queckenstedt test）可提示蛛网膜下腔无阻塞或不全阻塞。

3. 囊肿为膨胀性病变，脊柱 X 线平片可见病变区椎管腔扩大，椎弓根变薄，椎弓根间距加宽。

4. 胸腰骶部有疼痛，会阴部感觉减退，大小便费劲，肢体无力、麻木。有以上情况疑为本症者即

做 MRI 检查，可明确诊断。

鉴别诊断：

1. 脊膜囊肿主要应与神经鞘瘤区分。神经鞘瘤多为实性肿瘤，发生在椎管内，可合并颅内肿瘤，MRI 增强扫描可见肿瘤强化（图 14-14A）。脊膜囊肿位于硬脊膜外，呈大小不等单发囊性肿物，MRI 增强扫描囊肿无强化。

2. 硬脊膜囊肿应与肠源性囊肿区分。肠源性囊肿常位于脊髓腹侧，由单层柱状上皮细胞构成，囊液呈乳白色，蛋白质含量高，多位于颈胸段，好发于青少年，其 MRI 可显示典型的脊髓虫蚀样改变（图 14-14B）。硬脊膜下囊肿多位于脊髓背侧，由蛛网膜细胞构成，以胸腰段多见，好发于中青年。

3. 脊膜囊肿应与局部蛛网膜炎及外伤性脊髓空洞区分。外伤性脊髓空洞症患者多有局部脊柱脊髓外伤史，伤后数年出现症状，MRI 可提示局部外伤遗留表现及脊髓空洞，外伤局部及周围可见蛛网膜下腔异常丝状或条状信号影（图 14-14C）。

4. 颈胸段脊膜囊肿合并脊髓空洞时，应注意与原发性脊髓空洞症区分。后者多合并小脑扁桃体下疝（图 14-14D），颅底凹陷，而囊肿则不伴上述畸形。

六、治疗

并不是所有的椎管内脊膜囊肿都有临床症状，对 MRI 显示有囊肿但临床症状不明显者，可先行观察。患者出现明显脊髓受压症状，如保守治疗无效的疼痛、下肢肌力感觉减退、大小便功能障碍且 MRI 检查结果与其一致，则为手术适应证。

手术方法：

1. 对位于硬脊膜外的脊膜囊肿，应尽量分离囊壁、切除囊肿，分离粘连的神经根，仔细寻找囊肿与硬脊膜相通的瘘口，要环扎缝合硬脊膜，严密封闭瘘口（图 14-15）。

2. 对硬脊膜下囊肿，尽量将囊肿壁切除，但要注意避免损伤脊髓及神经根，严密缝合硬脊膜，预防术后形成局部积液，避免术后复发。

手术注意事项：

1. 操作精细，最好应用显微器械在显微镜下进行操作，避免损伤脊髓及神经根。

2. 术中囊肿壁尽量切除干净。

3. 术中囊肿漏口严密缝合，防止术后局部积液

假性脊髓肿瘤 237

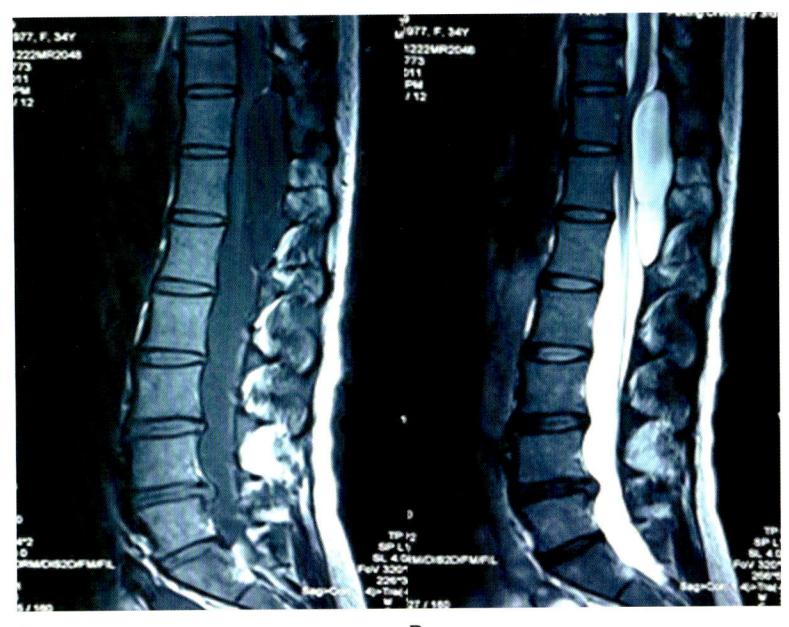

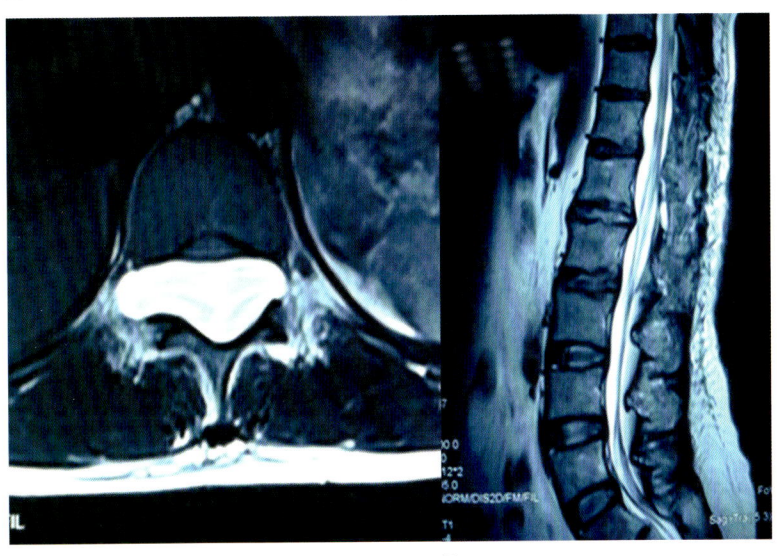

图 14-12　胸腰段椎管内硬脊膜囊肿术前、术后 MRI 表现。A、B. 术前矢状位 MRI 示囊肿位于胸段脊髓背侧，呈长 T1、长 T2 信号，脊髓明显受压；C. 术前轴位 MRI 示囊肿位于硬脊膜外，向两侧椎间孔生长，正常硬脊膜囊及脊髓明显受压向腹侧移位；D. 术后 MRI 示囊肿完全切除，硬脊膜囊及脊髓压迫解除。

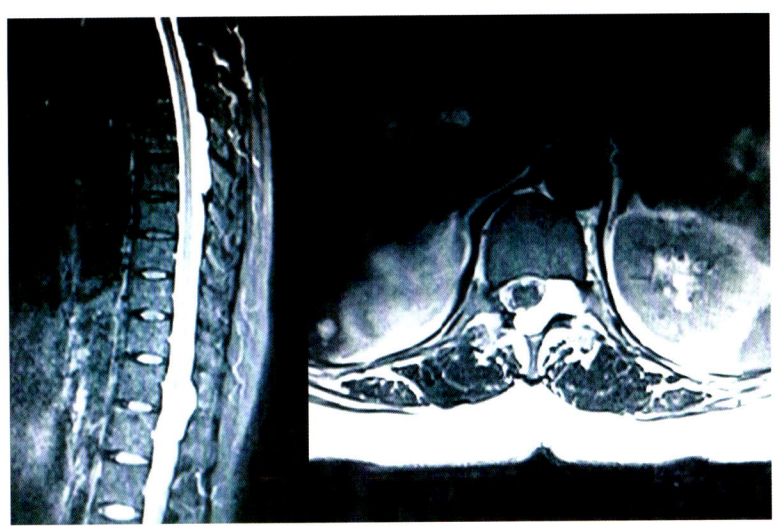

图 14-13　一例少见的胸椎管及胸腰段椎管内多发硬脊膜囊肿 MRI 表现。A. 胸椎 MRI 可见 T5、6 及 T11、12 椎管内多发脊髓背侧异常 T2 高信号；B. 相应 MRI 轴位像示囊肿位于硬脊膜囊背侧，向左侧椎间孔生长。

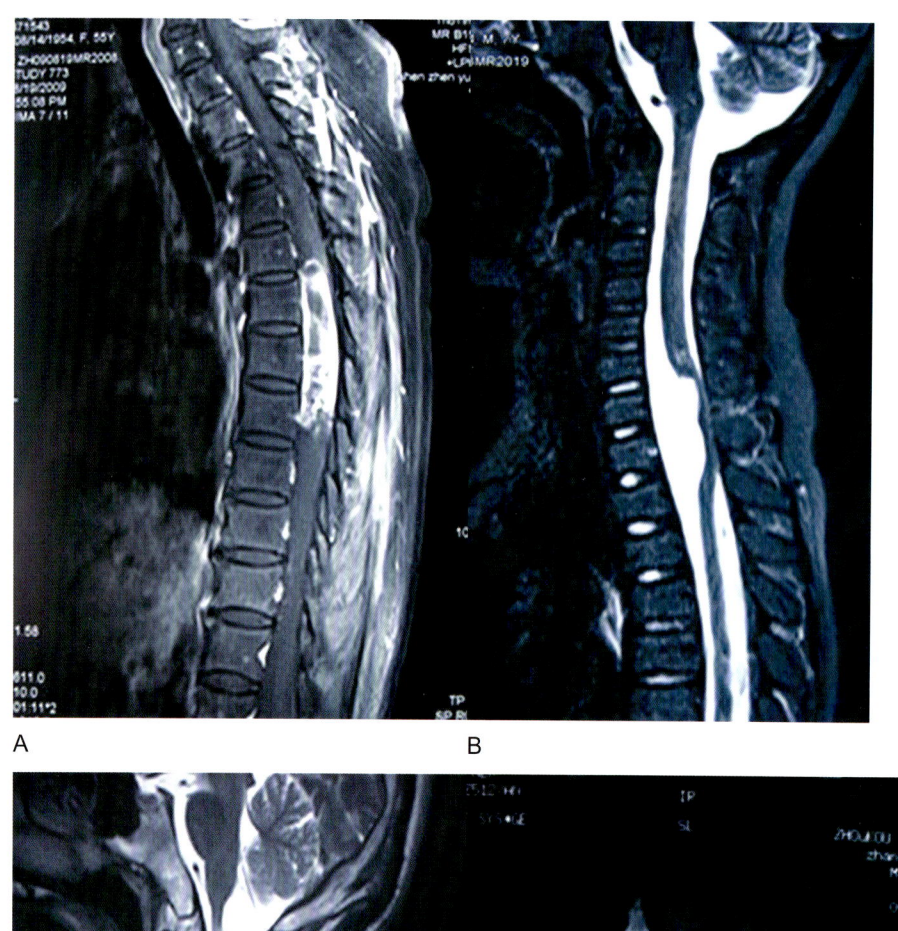
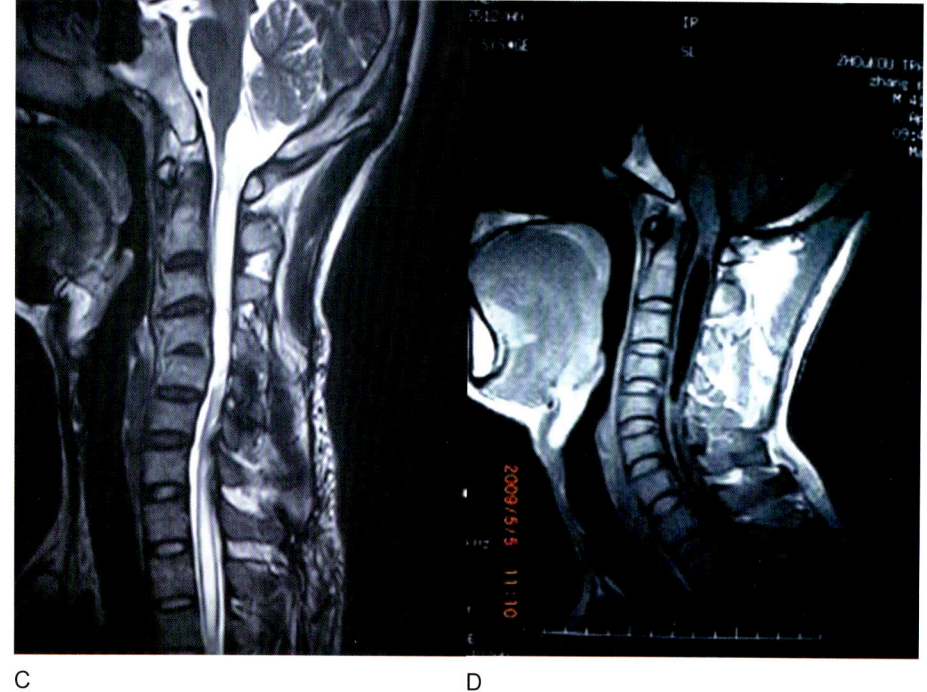

图 14-14 硬脊膜囊肿常见的鉴别诊断。A. MRI 示胸椎管内神经鞘瘤伴囊变，可见肿瘤实体的不均匀强化影像；B. MRI 示颈胸交界处椎管内脊髓腹侧肠源性囊肿，呈现典型的脊髓虫蚀样改变；C. MRI 示颈椎外伤多年后局部蛛网膜炎、脊髓空洞，可见脊髓变细，蛛网膜下腔结构不清；D. MRI 示 Chiari 畸形合并脊髓空洞症，可见小脑扁桃体疝入枕大孔下缘水平。

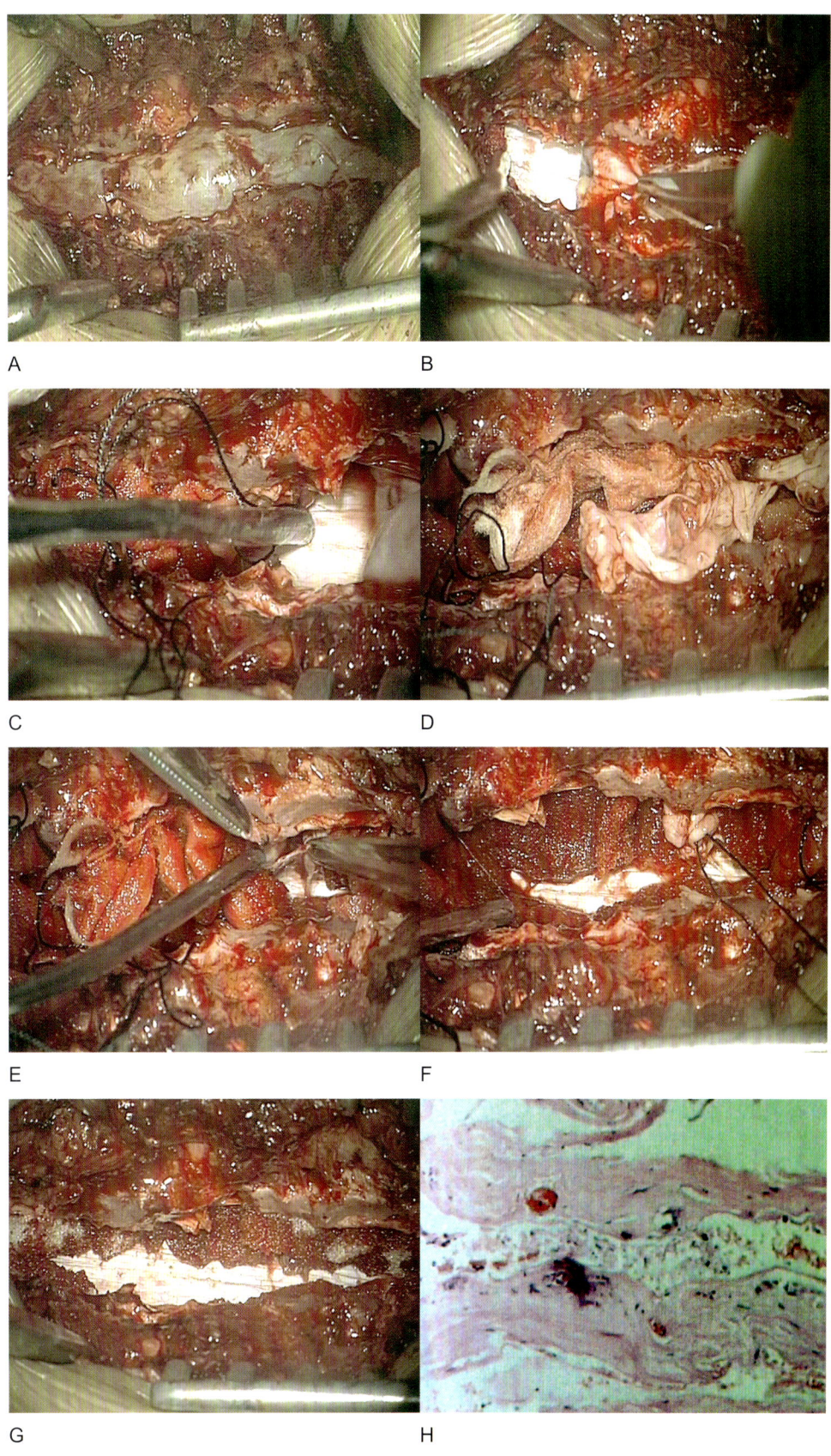

图 14-15 显微手术切除胸腰段脊膜囊肿过程。A. 相应节段椎板切除后，见囊肿位于硬脊膜囊背侧，囊壁较正常硬脊膜薄；B. 从囊肿两端分离囊肿壁；C. 剥离囊肿后，其下可见正常硬脊膜囊；D. 囊肿大部从硬脊膜囊上剥离；E. 剪除大部分囊壁，见硬脊膜囊右侧存在缺损（瘘口）；F. 荷包缝扎硬脊膜囊瘘口，证实无脑脊液渗出；G. 囊肿全切、瘘口缝扎后；H. 术后病理证实为单纯性囊肿。

及囊肿复发。

4. 对于巨长椎管内囊肿，可以采用跳跃式椎板切除的方法，术前仔细阅片，术中关键在于寻找并缝合瘘口。对于其他部分的囊肿可以予以旷置，降低因术后广泛椎板切除所致的脊柱畸形的发生率。

七、预后

随着 MRI 广泛应用于临床，临床医师对椎管内脊膜囊肿的认识及诊断水平均有很大提高。只要选择好手术适应证，行椎板切除、囊肿壁剥离的手术治疗效果是令人满意的。

第三节 脊髓囊虫病

一、概述

神经系统囊虫（nerve system cysticercosis）根据病变部位不同，分为脑实质型、脑膜型、脑室型和脊髓型。脊髓型囊虫病（spinal cysticercosis）少见，文献报道仅占中枢神经系统猪囊尾蚴病的 0.7%～1%，通常认为与颅内囊虫病有关，是幼虫从大脑直接沿脑脊液播散而来。大多发生在髓外硬脊膜下腔或蛛网膜下腔，少数位于脊髓髓内。常见发病部位为：胸段 44.5%，颈段 34%，腰段 15.5%，骶部 6%。综合国内外文献报道 50 余例，累及全椎管者极为罕见（图 14-16），国内外仅报道 2 例。

二、临床表现

脊髓囊虫病缺乏特异性神经功能损害表现，临床诊断困难。容易误诊为脊髓胶质瘤、脊髓海绵状血管瘤、粘连性蛛网膜炎及蛛网膜囊肿等，误诊误治较多。位于蛛网膜下腔内的囊性占位病变是引起临床症状的主要原因，其症状与病灶所在的位置、范围以及猪囊尾蚴所造成的蛛网膜炎性反应轻重等情况密切相关。临床上以疼痛、运动功能及大小便功能障碍、感觉异常为常见的首发症状。成人以疼痛为多，可占 60%。部位不同出现的首发症状也不同。北京大学第三医院神经外科诊治过 2 例椎管内囊虫病患者，其中一例位于腰段，以左下肢麻木疼痛及急性尿潴留起病；一例累及颈胸腰全椎管，以胸腹部束带感及下肢游走性疼痛起病。表现都不具有特异性，在获得正确诊治之前都有相当长时间的"筋膜炎"、"风湿性关节炎"、"腰椎间盘突出症"的误诊误治过程。对于部分能提供"脑囊虫病"诊治史的患者，诊断则变得相对容易（图 14-17）。

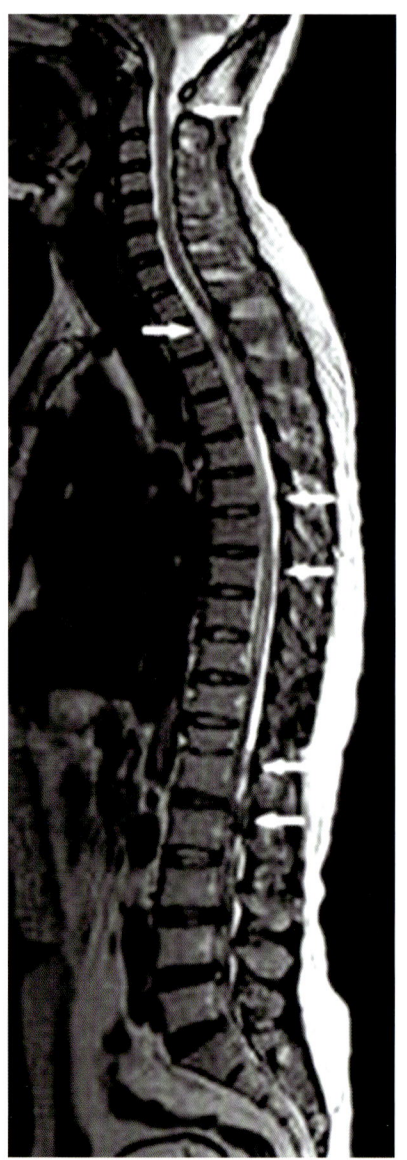

图 14-16 颈胸腰多发椎管内囊虫病 MRI，致压物为多发，如箭头所示。

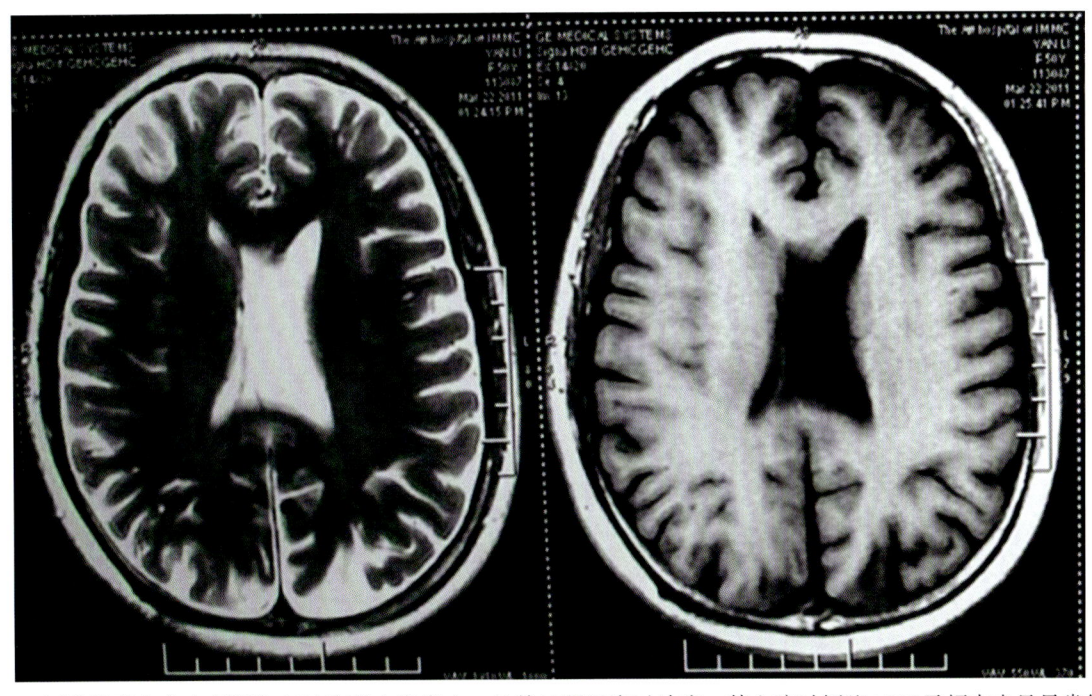

图14-17 一例脊髓囊虫病患者既往有过脑囊虫病病史，且曾口服灭涤灵治疗。其入院时颅脑MRI示颅内未见异常结节影，但存在脑积水，考虑与囊虫引起的蛛网膜下腔梗阻有关。

三、影像学表现

有文献认为，由于囊尾蚴在脑脊液中处于漂浮状态，故病变部位多位于脊髓上段，而下段马尾处病变在临床上极为少见。而北京大学第三医院神经外科诊治的2例囊虫病患者病变压迫主体都位于脊髓下段，似与文献报道不符。典型MR影像可表现为：①多发性不规则囊性病变，可见头节影，即T2加权像囊性高信号中出现点状低信号，T1加权像囊性低信号中出现点状高信号；②不规则囊变影；③蛛网膜炎症改变：蛛网膜下腔粘连、变窄，脊髓扭曲变形；④钙化表现（图14-18、图14-19）。病灶增强后呈薄壁环形强化，囊虫病的特征性所见是囊虫头节，为其诊断要点。对于椎管内囊性病变（MRI上长T1、长T2信号），尤其多囊性病变，有血或脑脊液囊虫酶标试验或囊虫血清凝集试验阳性者，患者有疫区居住史及含有囊虫幼虫的病猪肉（米猪肉）接触史，脑脊液常规检查发现嗜酸性粒细胞者，应考虑囊虫感染可能。

四、治疗

椎管内囊虫病的治疗同于其他神经系统囊虫病，全身应用驱虫药物同时，手术解除局部占位病变对脊髓的压迫。切除囊肿，分离粘连的神经根，术中注意使用棉片堵塞保护术区两侧蛛网膜下腔，避免出现脑脊液播散。在避免脊髓、神经根损伤和无菌性脑、脊髓膜炎发生的情况下，尽量切除头节及其囊壁，缝合硬脊膜前以氢化可的松盐水冲洗蛛网膜下腔可以减轻炎性刺激和术后蛛网膜粘连。术后给予大剂量甲泼尼龙冲击治疗，辅以甘露醇和神经营养治疗以促神经功能最大程度恢复。

对于病变主体位于胸段的患者，椎管相对较为狭窄，血运差，受压更容易出现不适症状和体征，且胸椎椎板切除减压后多不影响脊柱稳定性，所以椎板切除减压选择在胸段，节段可稍长以做到减压充分。

全椎管内囊虫病文献报道极少，无成熟的操作经验。行颈胸腰全节段椎板切除一则不现实，二则创伤巨大，且术后发生脊柱畸形的概率很高。我们认为，对于全椎管囊虫病，手术减压应从受压最严重的部位着手。北京大学第三医院神经外科曾对于全椎管内囊虫手术全切困难、无法从上至下全开放椎管摘除头节和囊壁的一例患者，尝试性切除完胸腰段压迫最严重的部分头节后，在囊肿上方及下方将剩余虫体及炎性反应物缓缓抽出，从而既减少了创伤，减少了椎板切除节段，又解除了实性压迫，效果良好（图14-20）。术中标本可见完整摘除长10

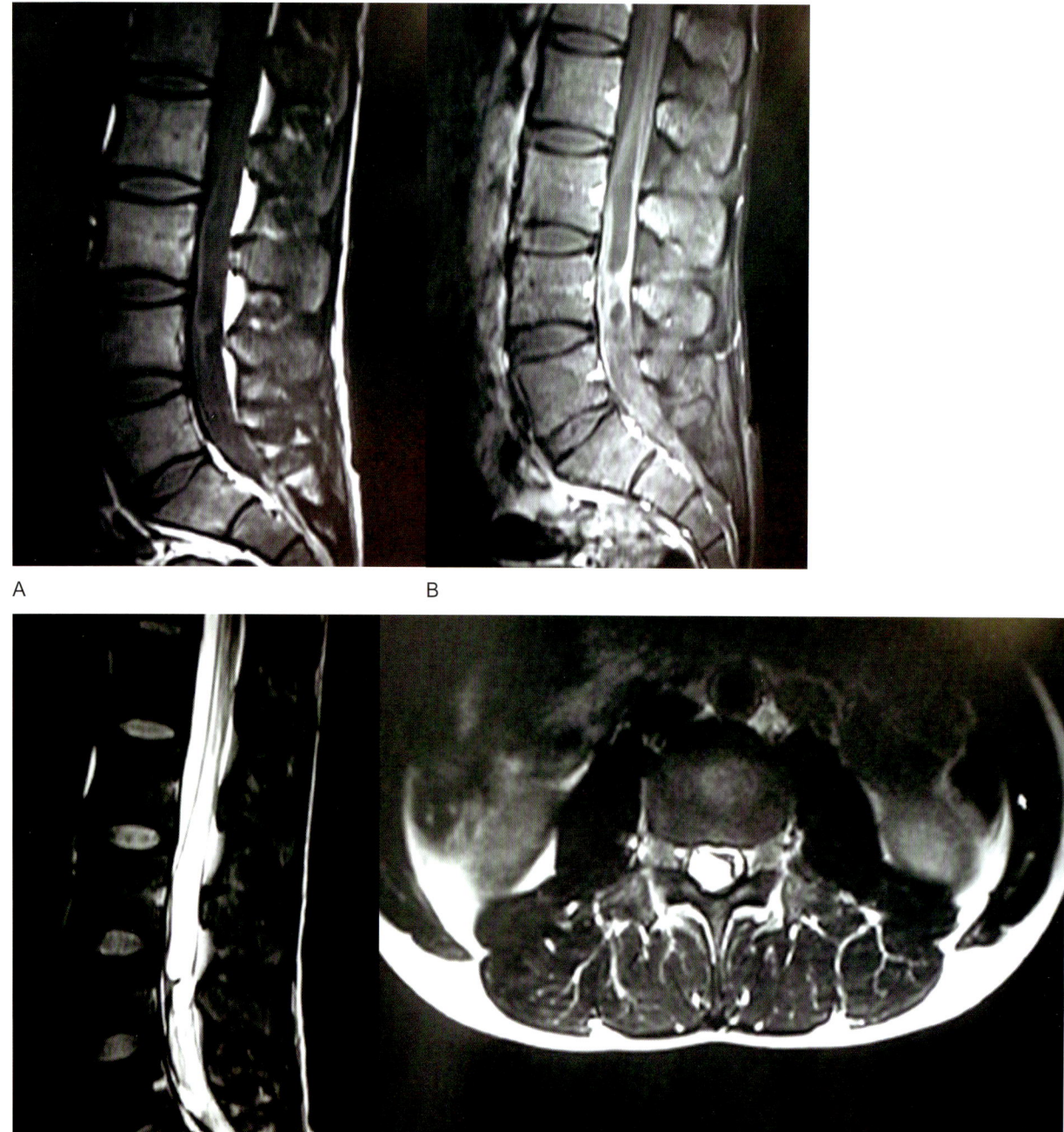

图 14-18 腰椎管内囊虫病患者术前 MRI。A. 术前 MRI 平扫 T1 像示 L2～S1 椎管内异常囊性信号，与脑脊液信号基本相同，蛛网膜下腔广泛粘连；B. 对应的强化扫描示囊壁呈不均匀强化，诊断缺乏特异性；C、D. 术前 MRI 平扫 T2 像矢状位及轴位示侧前方囊肿壁呈现片状低信号，怀疑为囊虫头节表现。

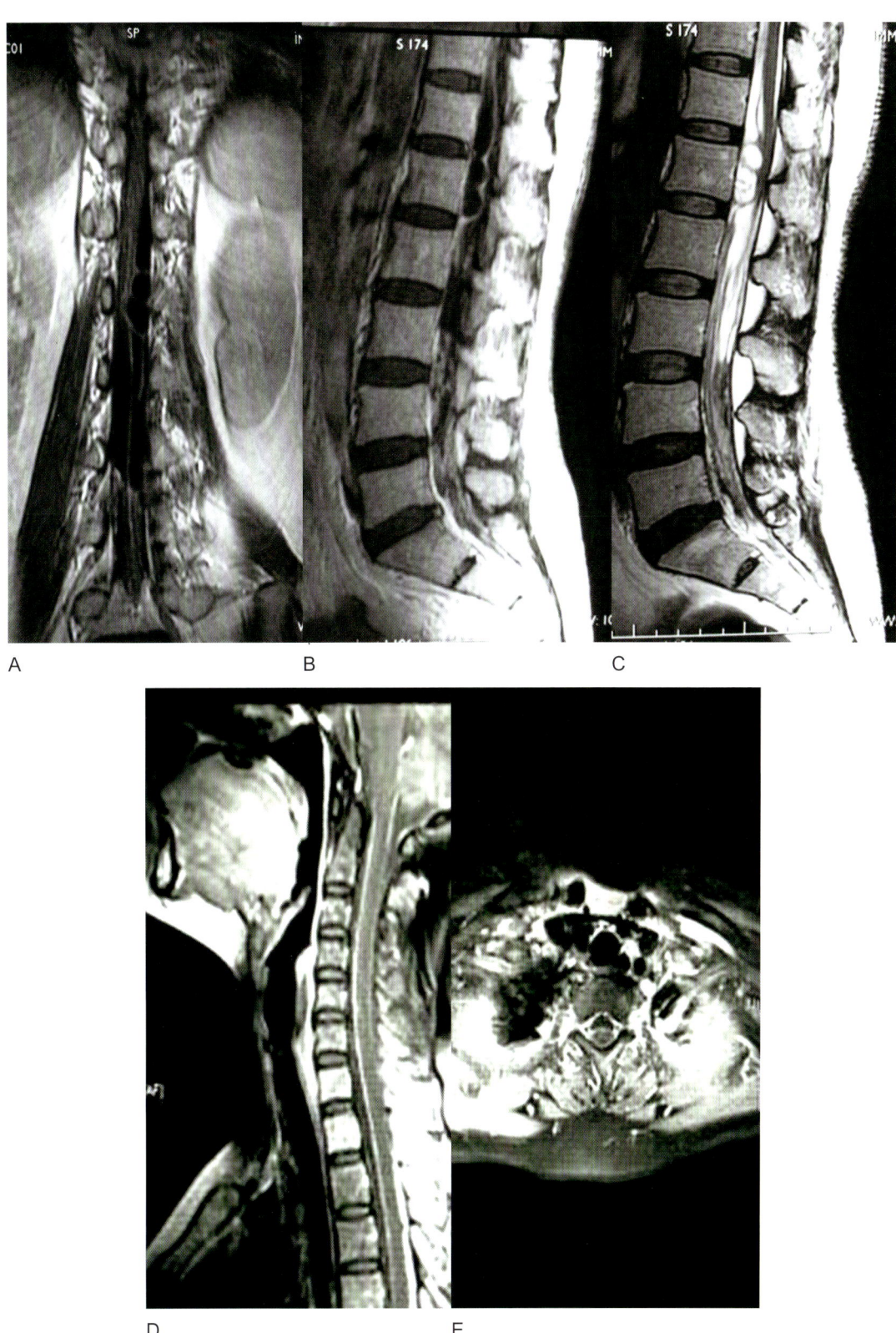

图 14-19　全椎管囊虫病患者术前胸腰段及颈胸段 MRI。A. 胸腰段 MRI 示 T10～11 节段 T1 像冠状位平扫可见硬脊膜下多发囊性占位，脊髓呈虫蚀样受压改变；B. 矢状位增强扫描示相应节段囊性占位囊壁呈环形强化；C. T10～11 节段 T2 像平扫示多发囊肿呈现串珠样改变，部分囊壁呈现短 T2 表现；D、E. 颈胸段 MRI 示颈胸段长节段来自脊髓前方的压迫。

余厘米的虫体及炎性反应物和多个完整的囊实性头节包块（图 14-21）。术后 MRI 复查提示先前存在的虫蚀性压迫解除，增强后亦未见明显强化。硬脊膜下腔恢复，脊髓形态基本恢复正常，无明显压迫（图 14-22）。病理检查证实为椎管内囊虫及大量嗜酸性粒细胞浸润（图 14-23）。

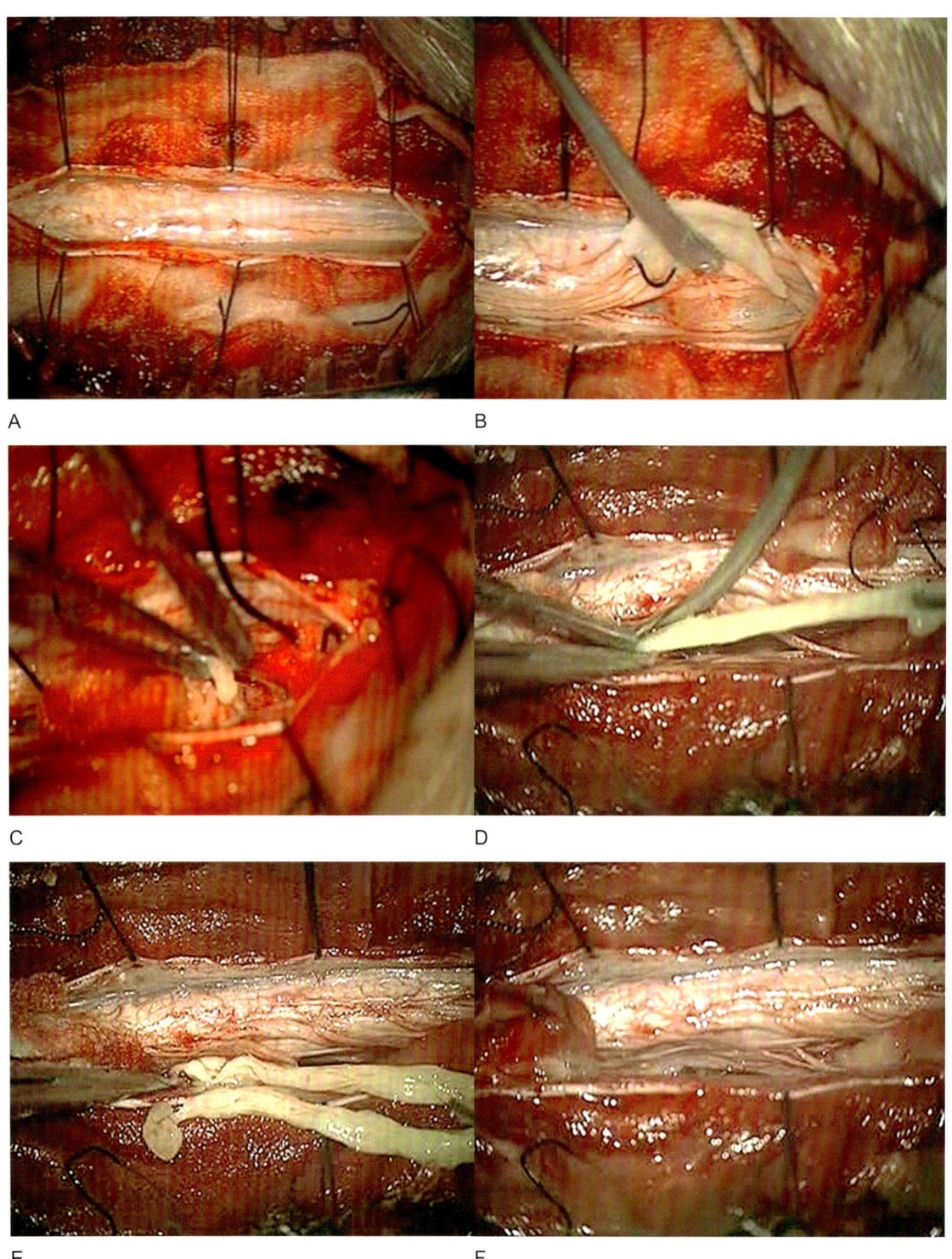

图 14-20　一例全椎管内囊虫病患者手术过程。A. 行 T9～L1 后正中入路探查，术中剪开硬脊膜后，脊髓明显肿胀，无搏动；B. 见多发灰白色半透明囊肿位于腹侧髓外蛛网膜下，囊肿上下极呈细管状分别向头尾段延伸，囊肿壁和脊髓粘连严重；C. 分离串珠样囊肿并予以完整切除，囊内有多个灰白色头节；D. 继续在 T9 水平沿囊肿条状管腔向头端探查，缓缓牵出头端新生物；E. 抽出长 10 余厘米条状灰白色带完整头节的虫体伴炎性反应物；F. 减压满意后脊髓张力明显降低，压迫解除。

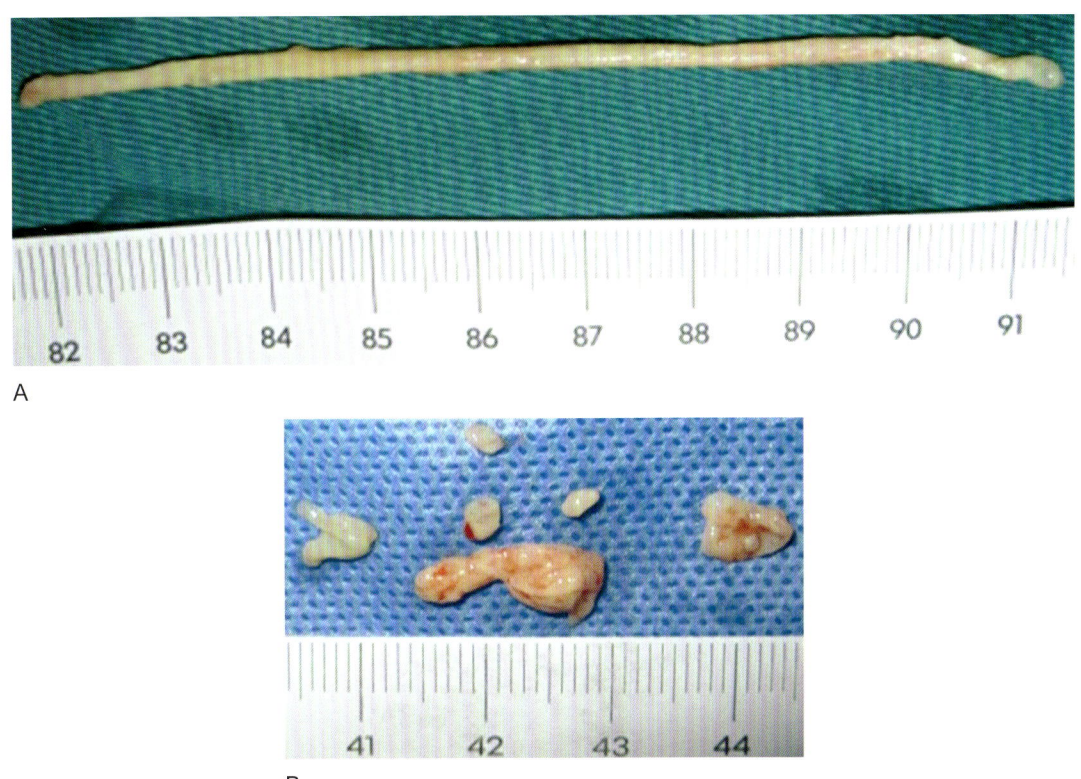

图 14-21　术中标本。A. 完整摘除长 10 余厘米虫体及炎性反应物；B. 术中摘除多个完整的囊实性头节包块，最大约 1.6cm×0.8cm。

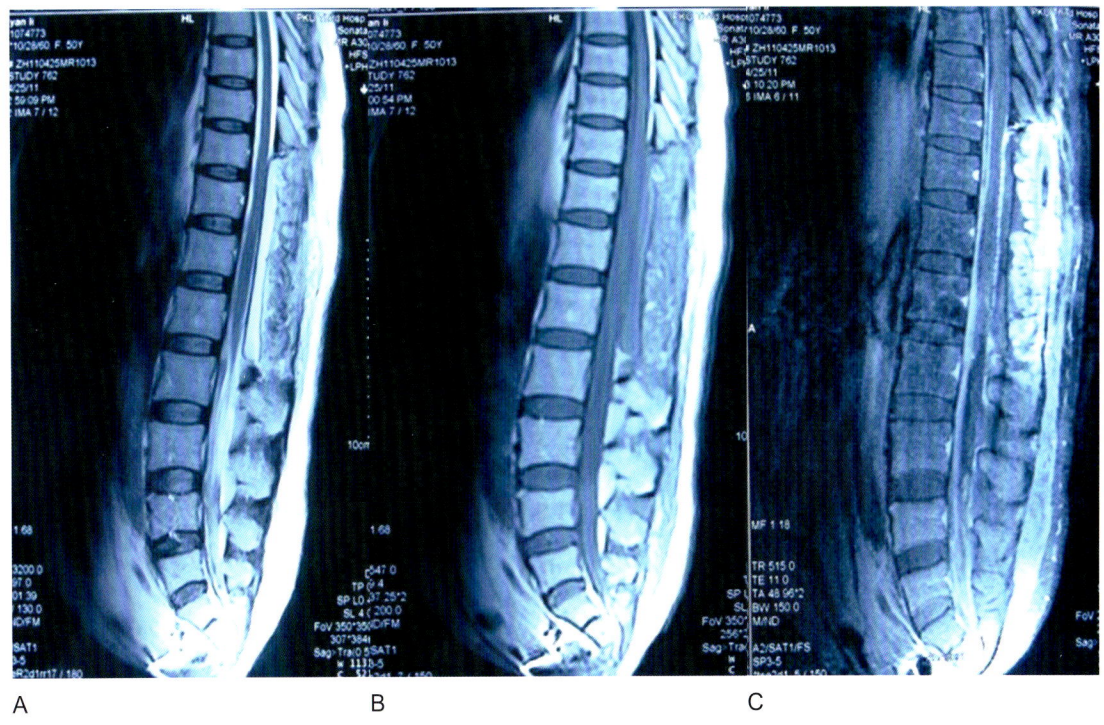

图 14-22　全椎管囊虫病患者术后 MRI 复查（图 14-19 患者）。A. T2 像矢状位；B. T1 像矢状位；C. T1 增强矢状位。提示先前存在的虫蚀性压迫解除，增强后亦未见明显强化。硬脊膜下腔恢复，脊髓形态基本恢复正常，无明显压迫。

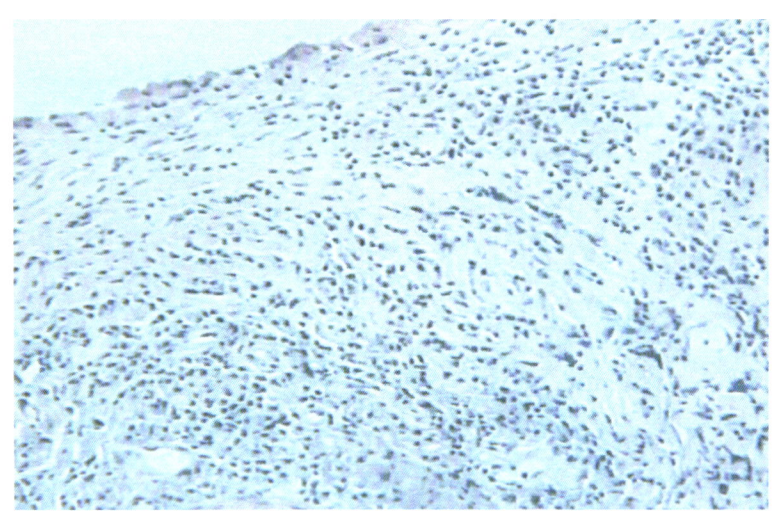

图 14-23　病理检查证实为椎管内囊虫（HE×10）。

第四节　椎管内脓肿及肉芽肿病变

一、概述

椎管内脓肿主要包括脊髓脓肿、硬脊膜下脓肿与硬脊膜外脓肿，多由血行感染或炎症局部及周围蔓延而致。近年来，随着多种广谱抗生素的普遍应用，典型的椎管内脓肿在临床上已日见减少。但由于其临床表现复杂多样，容易延误诊治。

二、分类及病因

在椎管内脓肿中，最常见者为硬脊膜外脓肿，其次为硬脊膜下与脊髓内脓肿。硬脊膜外脓肿多由血源性感染、附近组织炎症蔓延所引起。近年来，随着硬脊膜外封闭、穿刺及手术等有创操作的增多，医源性感染的机会也在增加。硬脊膜外脓肿血源性感染较为少见。在局部感染蔓延中，先天性藏毛窦感染者占相当比例。

先天性藏毛窦为开口于脊柱背侧中线部位皮肤的外胚层管道，以腰骶部最多见，是由于在胚胎第3~5周神经管闭合过程中，背部的神经外胚层与皮肤外胚层分开不完全所导致。易合并细菌性脑膜炎、皮肤脓肿破溃、硬脊膜外及硬脊膜下脓肿。

脊髓内脓肿多为败血症、血源性感染引起。细菌培养可以确定细菌类型，一般为金黄色葡萄球菌，而链球菌、大肠杆菌、绿脓杆菌和肺炎双球菌等细菌少见。

三、临床表现及诊断

在临床上，椎管内脓肿多以腰背痛、神经根刺激性痛起病，部分病例有括约肌功能障碍和发热、中枢感染等表现。髓内脓肿则少有腰背痛、神经根痛等刺激症状，而以进行性感觉、运动功能障碍为特点发病。MRI 是诊断椎管内脓肿的有效手段，MRI 可很好地显示脊髓形态、脓肿位置、皮肤窦道以及和脓肿的关系，从而为手术提供充分资料（图14-24）。

在临床工作中，对既往有前驱感染史，起病急，有发热、寒战、白细胞增高，甚至有败血症的病人，发生严重局限性胸背疼痛，伴有脊髓功能障碍者，应考虑椎管内脓肿的可能性。当然，应注意排除一些其他病变（如脊柱退变性疾病、脊髓肿瘤等）。MRI 可明确诊断，病变多在 T1 加权像上呈低信号，在 T2 加权像上呈高信号（图14-25）。

四、治疗

治疗成功的关键在于早期识别和及时手术。治疗以手术减压及抗感染治疗为主。原则上病变一经确诊，就应立即行椎板减压、脓肿清除、术后放置切口深方引流（图14-26）。对于硬脊膜下脓肿伴有先天性疾患的病例，手术方法是沿皮肤潜毛窦道分离，直至椎管缺损处，打开椎管，完全显露椎管内

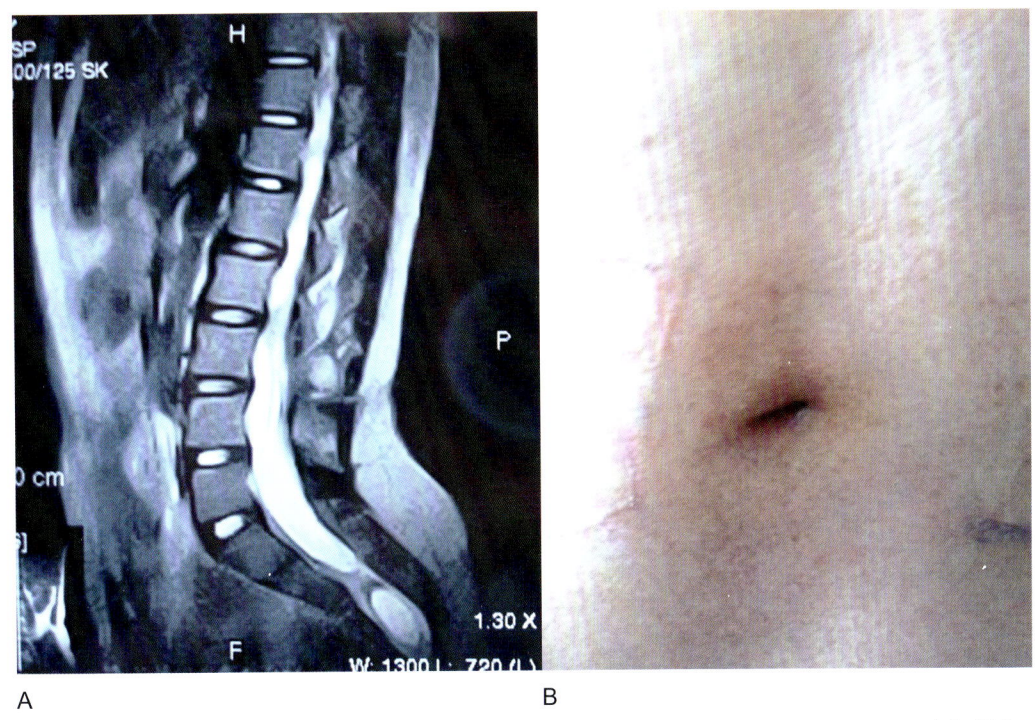

图 14-24　腰骶管多发脓肿的患者腰部 MRI 及皮肤改变。A. 腰骶部 MRI 可以清晰显示 L3～4 节段皮肤窦道影；B. MRI 对应患者局部窦道皮肤改变。

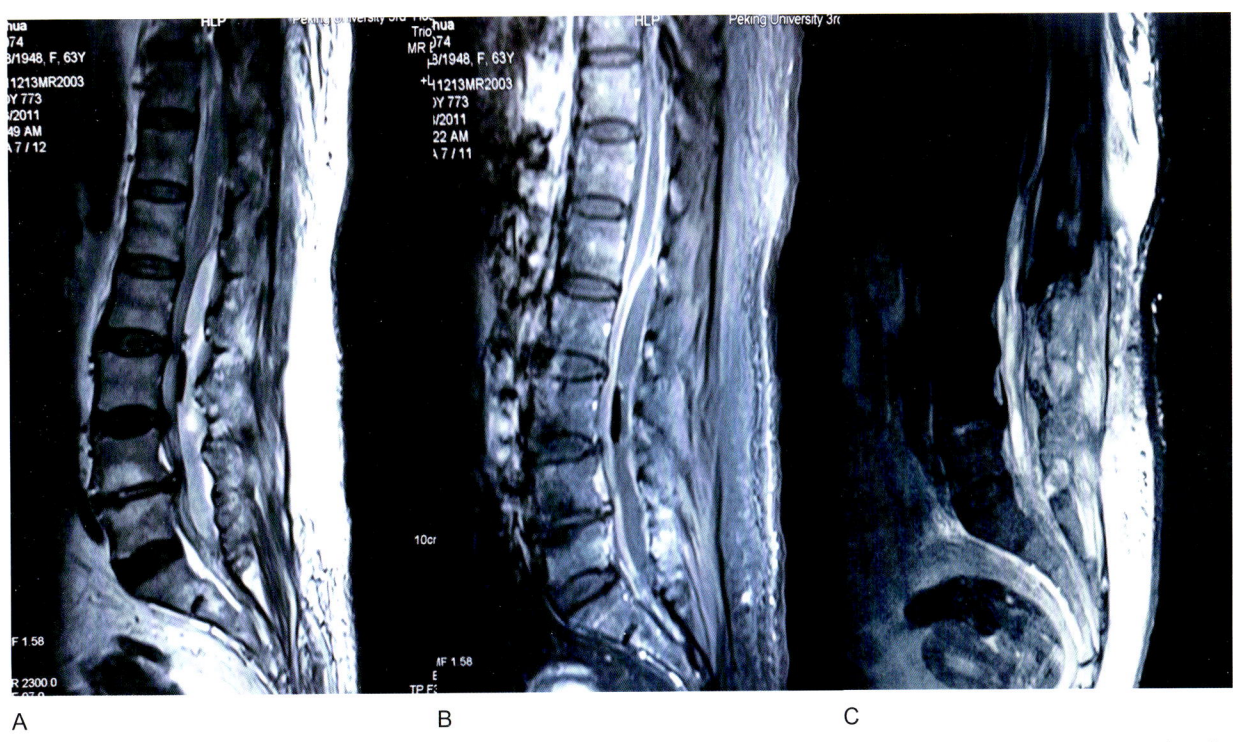

图 14-25　椎管内硬脊膜外厌氧菌感染的病例术前、术后影像学对比。A. 腰椎 MRI T1 像示 L1～L5 长节段椎管内硬脊膜外混杂信号影，其前方存在短 T2 的气体影；B. MRI 增强扫描示 L1～L5 囊性病变的囊壁明显强化，其内容物呈混杂信号，无强化。硬脊膜囊及马尾神经明显受压；C. 术后腰椎 MRI 示硬脊膜外占位解除，病原学结果提示为大肠杆菌及产气荚膜杆菌混合感染。

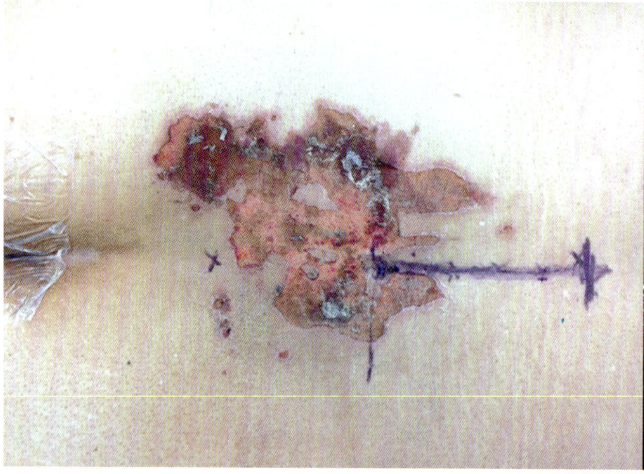

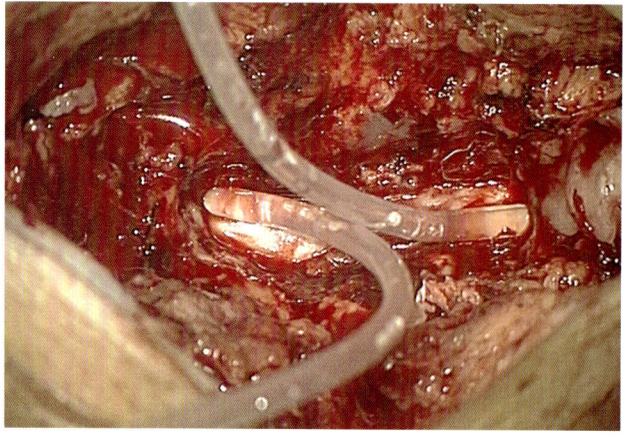

图 14-26 椎管内硬脊膜外厌氧菌感染的病例手术过程。该患者为老年女性，突发双下肢无力及尿潴留起病 7 天入院。查体：一般情况差，营养不良。颅神经及上肢（-），双下肢肌力Ⅱ级，浅感觉减退，病理征阴性。化验检查：ALB 24g/L。A. 术前骶尾部已出现压疮。考虑与患者营养不良及截瘫卧床有关；B. 手术入路分离过程中发现皮下及肌肉组织广泛水肿；C、D. L3、4 椎板间黄韧带咬除后即有大量黄白色脓液涌出，证实为脓肿；E. 局部脓肿清除、去椎板减压后，向头、尾两端脓肿壁置管冲洗引流。

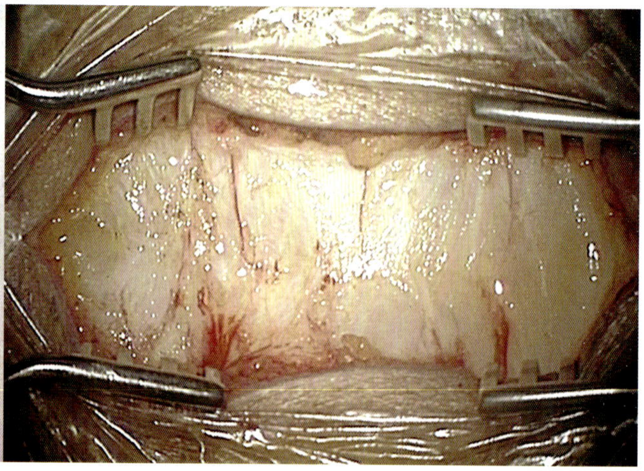

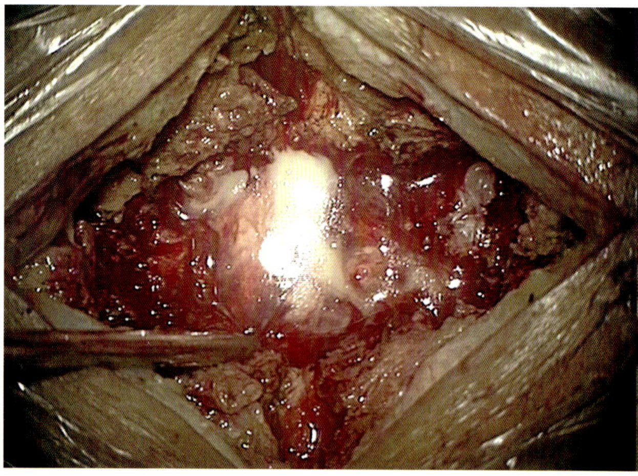

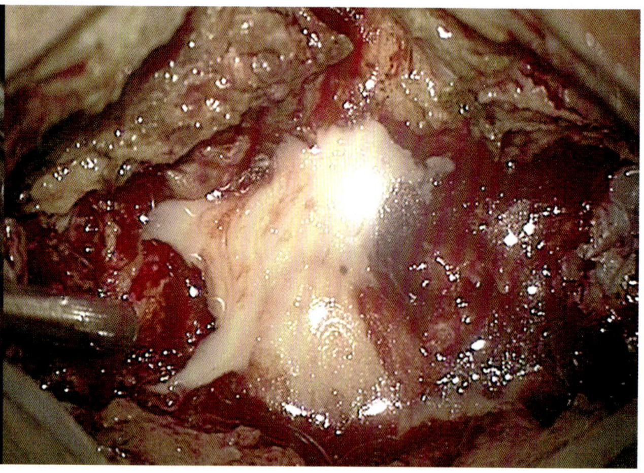

的病变，再切除窦道，剥离或引流囊肿及脓肿。皮样囊肿或表皮样囊肿应在手术显微镜下尽可能完全剥离。对于和神经粘连严重的炎性增厚的囊肿壁，在手术难以完全剥离时，应尽量刮除含有的皮脂腺及毛囊的内壁后，使用微电流电灼或石炭酸烧灼囊肿壁内层，以防止术后复发。对于广泛硬脊膜下囊肿的病例（图14-27），则应该采用在压迫严重节段广泛减压的方法（图14-28）。

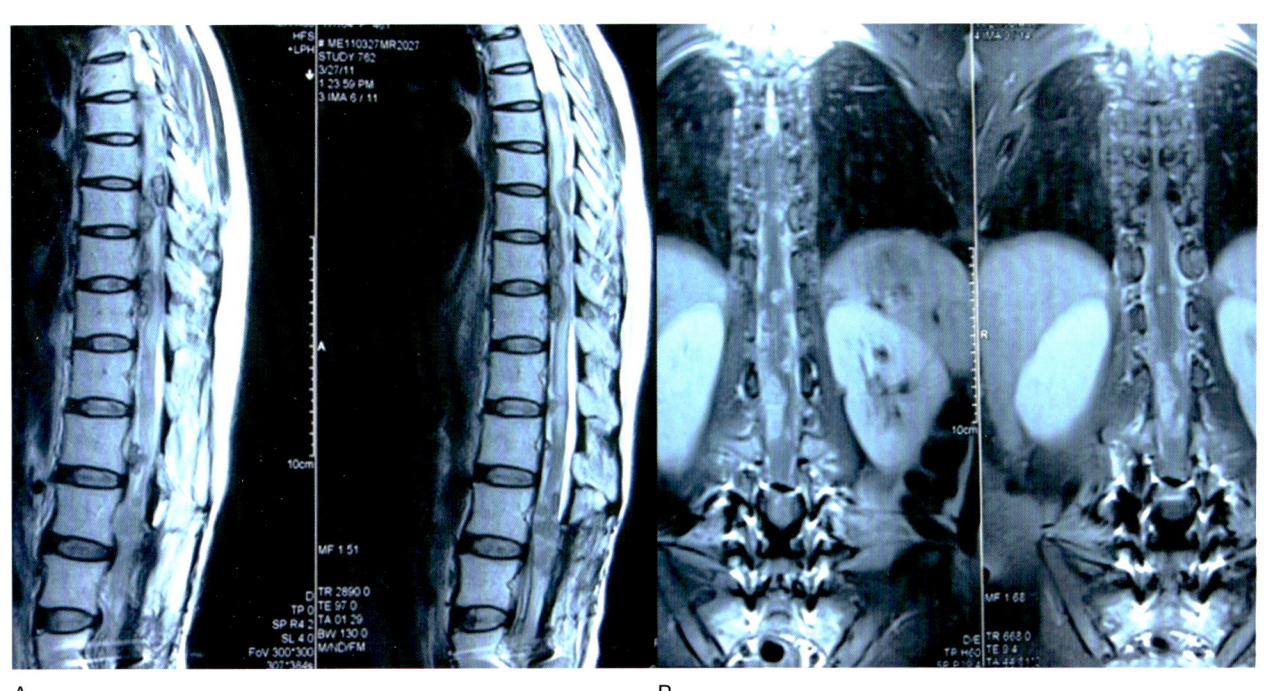

图 14-27　胸腰椎管内多发脓肿患者术前 MRI。该患者为 46 岁女性，主因"腰椎内固定术后 11 个月，左下肢无力、抽搐 15 天"入院，入院查体：左下肢肌力Ⅱ～Ⅲ级，右下肢肌力Ⅲ～Ⅳ级。影像学资料提示椎管内多发病变，界线欠清。A.胸腰段矢状位 MRI 示胸腰椎管内多发异常信号，部分呈短 T2 信号；B.冠状位 MRI 示胸腰椎管内多发异常信号，脊髓明显受压。

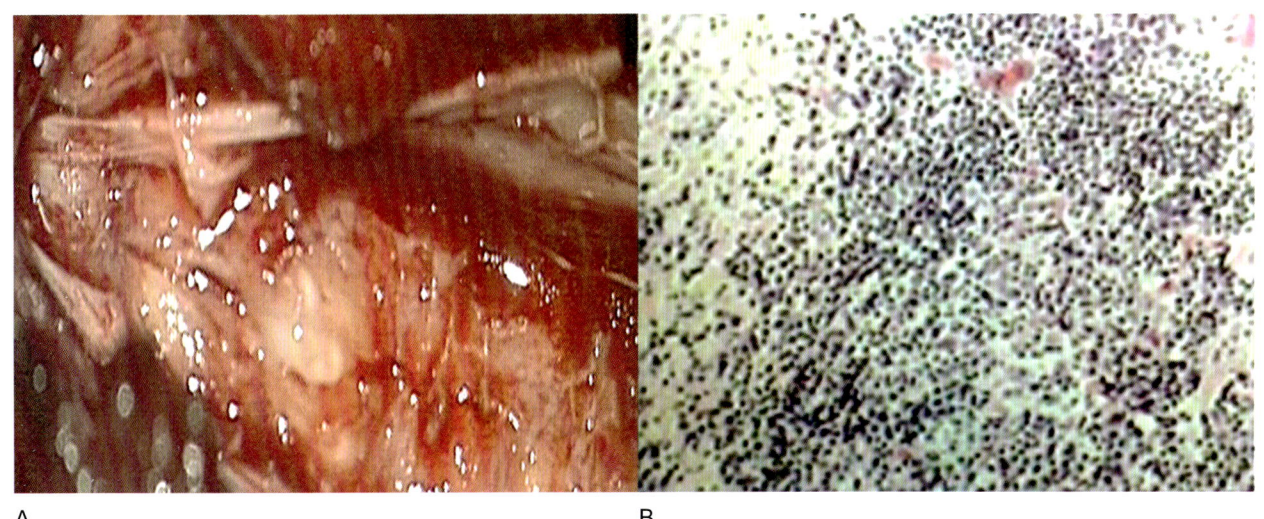

图 14-28　胸腰椎管内多发占位患者术中情况。A.行椎管内探查手术，术中发现脊髓明显水肿，肉芽肿样组织与脊髓分界不清；B.病理回报其内富含毛细血管及炎性细胞，考虑为肉芽肿。

第五节　椎管内脱垂游离型间盘

一、概述

腰椎间盘突出症根据脱出物所处解剖位置不同，分为包含型和非包含型。包含型或未破裂型指髓核虽已发生移位，但纤维环及后纵韧带仍保持完整，即通常所称椎间盘膨出。非包含型或破裂型指手术中未切开后纵韧带及纤维环之前即可看到部分或全部突出的髓核（图 14-29）。

二、发病机制及临床表现

脱垂游离型是椎间盘突出症较为特殊且严重的一型，其发生机制为椎间盘突出后，髓核组织退变钙化变硬，纤维环、后纵韧带逐渐退变变薄，长期活动摩擦，尤其是受外伤、推拿、按摩后，髓核突破纤维环和后纵韧带进入椎管内，部分严重者突破硬脊膜进入蛛网膜下腔。髓核游离后可在椎间隙处，也可移动至相应椎间隙的上方或下方。

髓核游离后除机械压迫外，还有直接的化学刺激，造成神经根的充血、水肿、粘连甚至变性。脱垂游离型严重者可直接压迫硬脊膜囊及马尾神经。临床症状可有典型的腰痛、下肢根性放射痛，症状较重的患者出现剧烈疼痛及急性马尾神经损伤表现，如鞍区麻木、大小便障碍等症状，有部分病人甚至出现足下垂。

三、影像学表现

CT 和 MRI 可显示椎间盘髓核脱出，并游离于椎管内，大部分游离于病变间隙的下方，也有部分向上游离，压迫上位神经根，产生与突出间盘所在间隙定位不一致的体征。椎间盘髓核游离的 MRI 表现通常为：在 T1 加权像上，椎间盘纤维环及后纵韧带破裂处出现低信号，形成双线征，而游离的髓核呈等信号或低信号，比脑脊液信号稍高，信号强度相对较高。注射造影剂后，游离髓核环形强化，中央部为低信号容易误诊为腰椎管内囊变的神经鞘瘤（图 14-30、图 14-31A～F）。随着近年来 MRI 的广泛

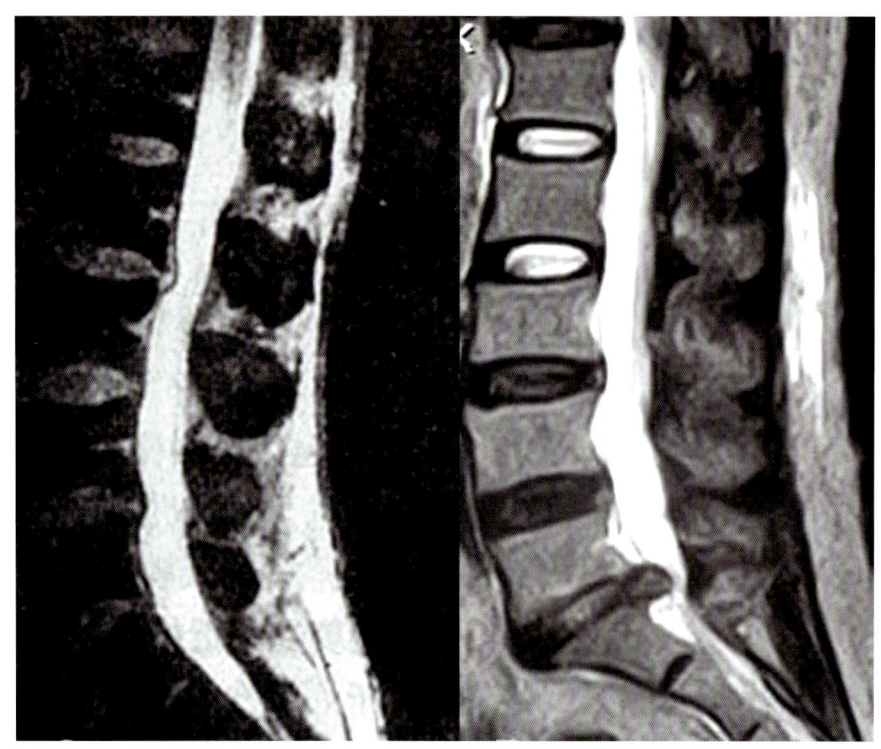

图 14-29　MRI 示腰椎间盘突出的两种类型。A. 包含型：椎间盘膨出；B. 非包含型：髓核突破纤维环进入椎管。

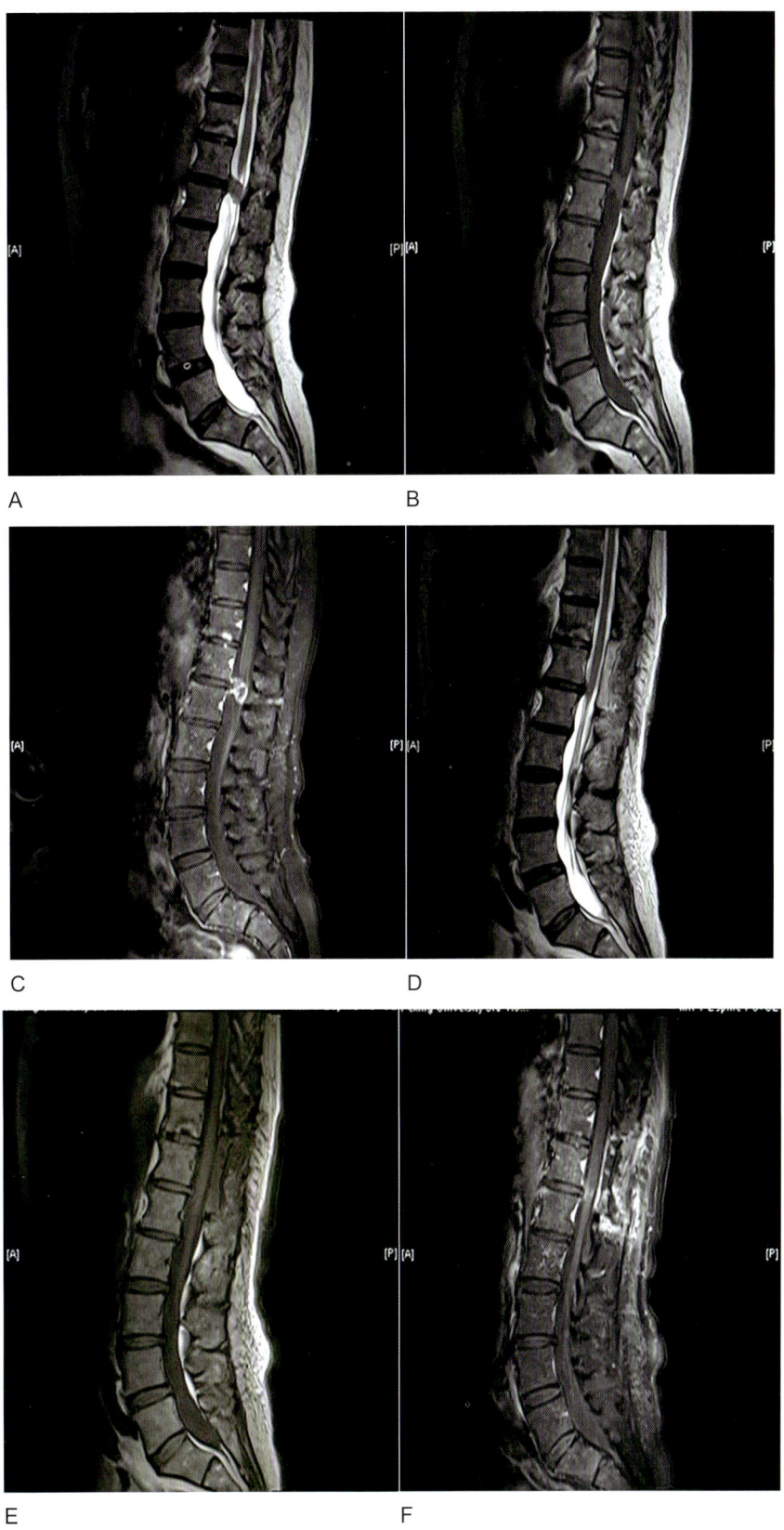

图 14-30　高位脱垂游离型 T12、L1 间盘突出症患者术前、术后影像学对比。A、B. 术前矢状位胸腰段 MRI 平扫示 T12、L1 节段椎管内异常压迫信号，呈等 T1、等 T2 信号。占位似与椎间盘相延续；C. MRI 增强扫描示周边强化，不能排除神经源性肿瘤；D、E、F. 术后矢状位 MRI 平扫及增强扫描示原 T12、L1 节段椎管内异常压迫信号消失，马尾神经受压解除。

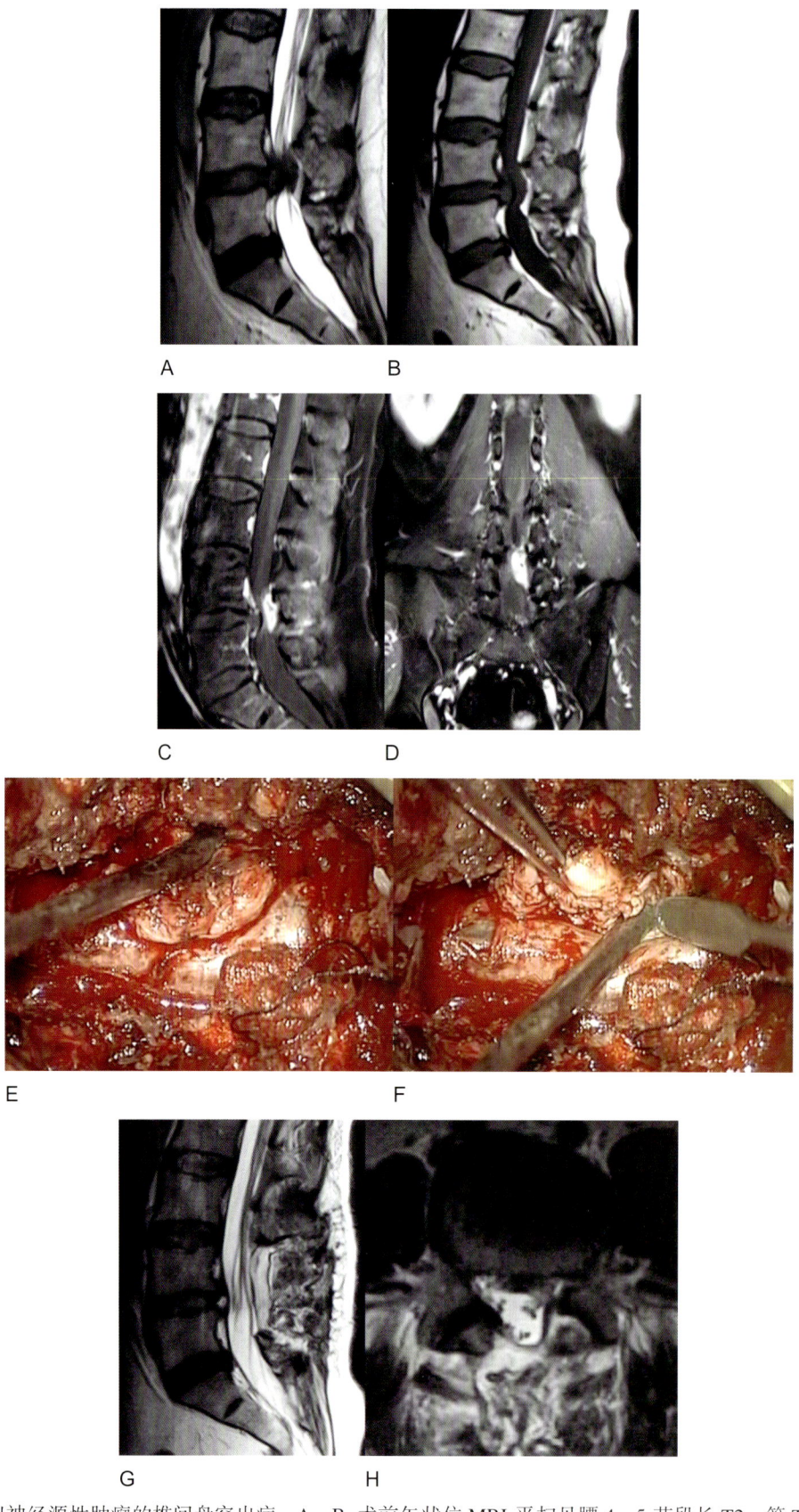

图 14-31 腰 4～5 酷似神经源性肿瘤的椎间盘突出症。A、B. 术前矢状位 MRI 平扫见腰 4、5 节段长 T2、等 T1 信号；C、D. MRI 增强后可见占位位于右侧硬脊膜外，明显增强，术前影像考虑神经源性肿瘤；E、F. 术中见硬脊膜囊右侧异常软组织占位，质地韧，切除后证实为髓核组织；G、H. 术后 MRI 显示术前存在的压迫解除。

应用，能够矢状位、冠状位及轴位多角度显示病变，脱垂游离型腰椎间盘突出症的术前准确率大为提高。

四、治疗

当髓核脱出游离，引起椎管狭窄，神经根受压严重时，患者疼痛及神经根受压症状明显，结合典型影像表现，及早手术仍为首选和最佳治疗手段，如果影像表现不典型，则要与椎管内肿瘤相鉴别。脱出间盘及髓核组织一般位于硬脊膜囊腹侧，手术在直视下轻柔牵开硬脊膜囊及神经根，即可显示及彻底摘除致压物（图14-31G、H）。

第六节　自发性椎管内血肿

一、病因

硬脊膜动静脉瘘、海绵状血管瘤、原发部位肿瘤卒中或者邻近部位的肿瘤侵入硬脊膜外间隙后出血，出血积聚于硬脊膜外，形成自发性椎管内血肿。有文献报道，高血压病、接受抗凝治疗以及凝血机制障碍者如心肌梗死后抗凝治疗、白血病、妊高征以及一些医源性因素如硬脊膜外麻醉、腰椎穿刺等，也会引起自发性椎管内血肿。但由于隐匿性血管畸形十分微小，破裂后病变本身易被破坏，病理学检查难以辨认，这样有可能意味着血管畸形作为病因的比例会更大。

二、病理特点及好发部位

目前大家广泛接受本病属于静脉性出血，由于硬脊膜外静脉无静脉瓣，且易受胸腹压变化的影响，从而易出血。但是也有作者认为其出血属于动脉性出血。病变好发于胸背部，颈部及腰部少见，且血肿多位于背侧，其原因可能与胸段较长及解剖结构有关。

三、临床表现

本病症状主要为局部刺激症状和神经功能损害症状。大多数患者起病时快速出现相应出血部位的胸背部剧烈疼痛，以及相应的神经根放射痛，进而出现脊髓受压平面以下的感觉、运动、括约肌功能障碍。特急性和急性患者多表现为急性尿潴留，慢性出血者尿潴留发生时间较晚。体征主要是脊髓受压平面以下感觉减退或丧失，双下肢肌力、肌张力改变，病理反射阳性。极少数患者可有脊髓中央损伤综合征的表现。具体的症状由病变的部位决定，颈段的病变可以出现四肢瘫，甚至出现呼吸、循环功能障碍，乃至引起死亡。值得注意的是，本病的病程可以反复，患者在一次出血后可能会出现再次出血。具体在诊断方面，凡临床表现为不明原因的急性脊髓压迫症而没有前驱感染征兆的患者均应该考虑本病，一旦怀疑到此诊断，就应该立即行必要的辅助检查以免延误病情，造成严重的后果。

根据出现症状的缓急、症状体征进展和治疗预后的特点，自发性椎管内血肿可以分为三类：

1. 特急性　出现症状到进行性双下肢完全性瘫痪在8小时以内。该类出血速度很快，形成血肿长度较短，但横径较大，血肿呈椭圆形或梭形，有严重脊髓压迫，24小时内手术减压有70%的患者神经功能可达到Frankel C级以上的改善。也有报道手术1周后神经功能完全恢复。

2. 急性　出现症状到完全或不完全性瘫痪在48小时以内。出血较急，血肿长度较短，多呈梭形。患者若非完全性瘫痪，及时诊断和手术效果一般较好。

3. 慢性　症状出现到进展超过48小时。血肿较长，可累及5~6个椎体节段，多为长梭形。病程中症状可能有反复，可自行缓解，以后再次加重等。出血为间断性，每次出血量较少，最终导致脊髓严重压迫症状加重。

应该强调的是本病的鉴别诊断，近来很多文献都提出要与心肌缺血或心肌梗死造成的胸背痛相鉴别，由于急性胸背痛往往是本病的首发症状，若在此时能够得到及时的诊断从而得到及时的治疗，往往可以明显地改善预后。其他的鉴别诊断还包括硬脊膜外脓肿、急性脊髓炎、椎管内肿瘤卒中、淋巴血液系统肿瘤椎管内转移等。

四、影像学表现

对怀疑本病的病例应立即行MRI检查，其对本病的定位、定性诊断具有独特的价值，常有特征性的改变。在 T1 加权像可以表现多种信号强度，主要是等信号和高信号，在 T2 加权像表现为多种信号区域伴有高信号，类似硬脊膜外脂肪帽状盖在脊髓背侧（图 14-32）。如果出血诊断有疑问的话可以行 CT 检查，可以清晰显示位于椎管内的高密度影（图 14-33）。急性硬脊膜下出血少见，可以呈现特殊的长节段 T2 加权像低信号（图 14-34）。当怀疑可能为脊髓血管畸形出血时，可行血管造影，可以充分了解供血动脉及引流静脉的情况，以及是否伴有其他的血管畸形。位于髓内的血肿，一般根据出血时间不同，可以显示为 T1 高信号及相应 T2 像低信号，增强扫描血肿本身可不强化，但如果合并髓内及髓周血管畸形，可显示强化信号（图 14-35）。

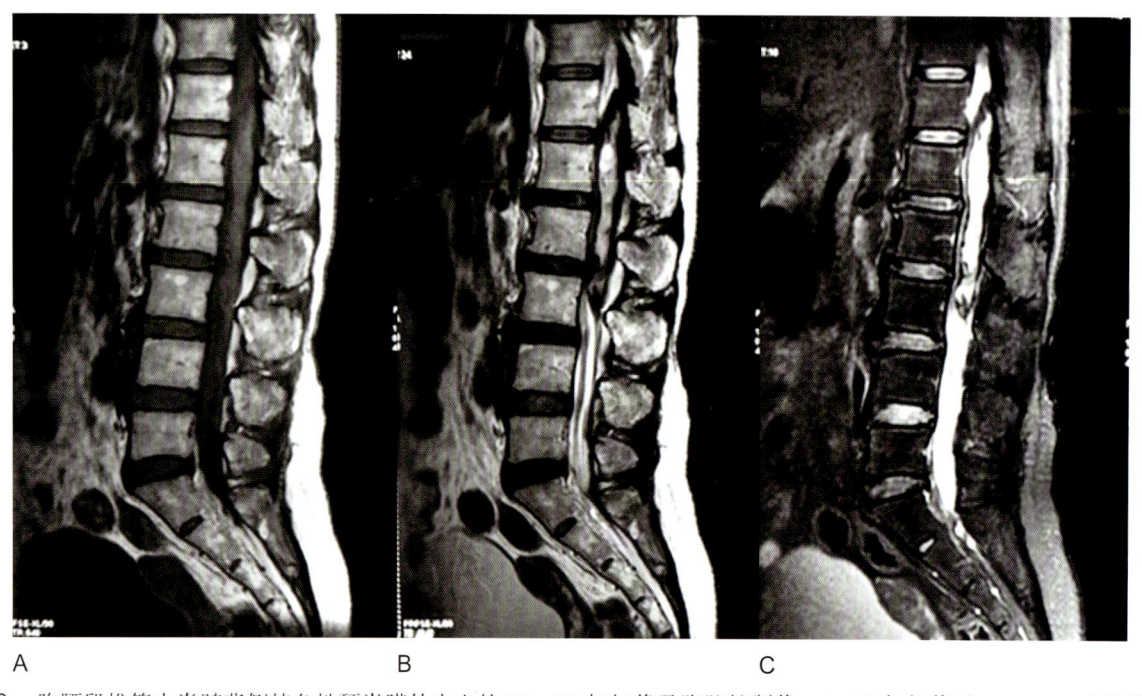

图 14-32　胸腰段椎管内脊髓背侧特急性硬脊膜外出血的 T1、T2 加权像及脂肪抑制像。A. T1 加权像示 T12～L3 节段脊髓背侧硬脊膜外异常高信号；B. T2 加权像示相应节段表现为高、低不等的混杂信号，考虑出血速度快，血肿信号不均；C. 脂肪抑制像示其内乏脂肪信号。

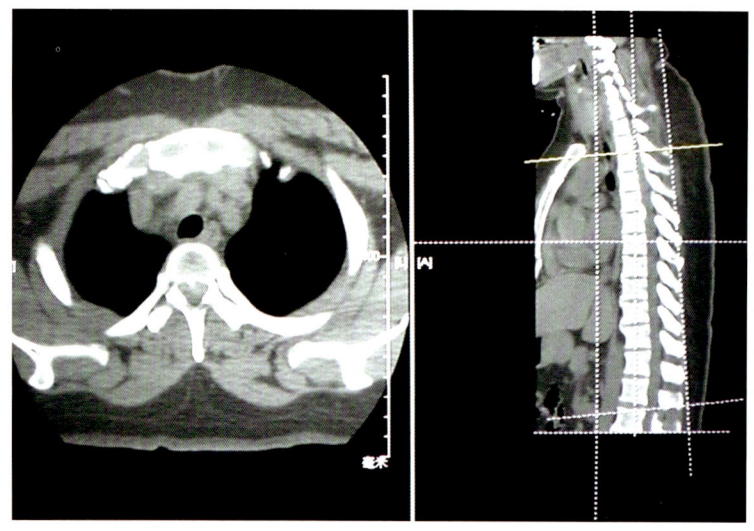

图 14-33　CT 检查能明确椎管内出血的高密度情况。

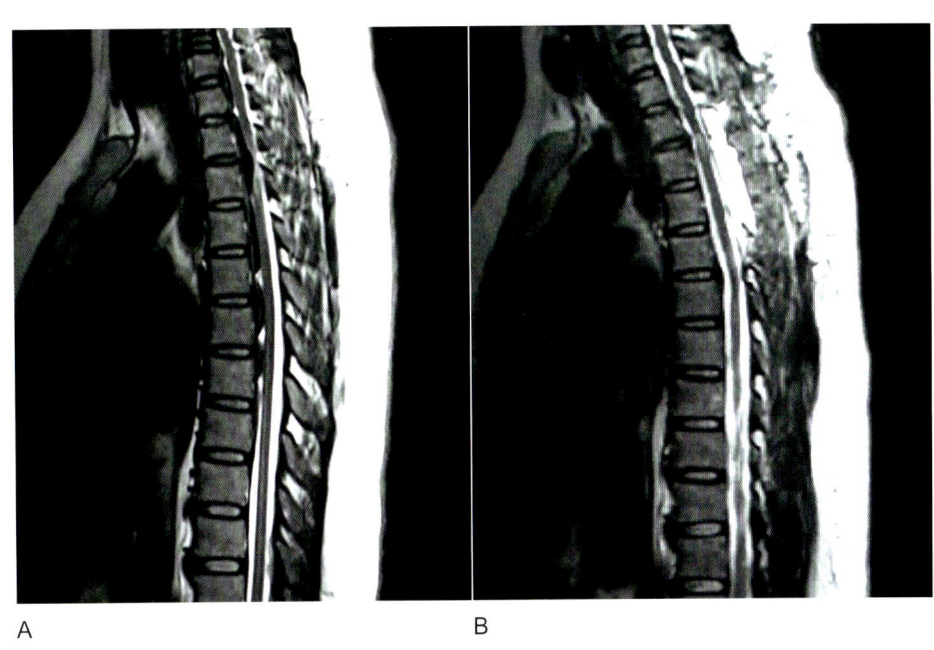

图 14-34 颈胸段椎管内脊髓腹侧亚急性硬脊膜下出血术前、术后的影像对比。A. 术前 MRI 示颈胸段硬脊膜下长节段 T2 像低信号，考虑出血可能；B. 术后 MRI 示术前存在的异常信号消失，脊髓无明显受压。

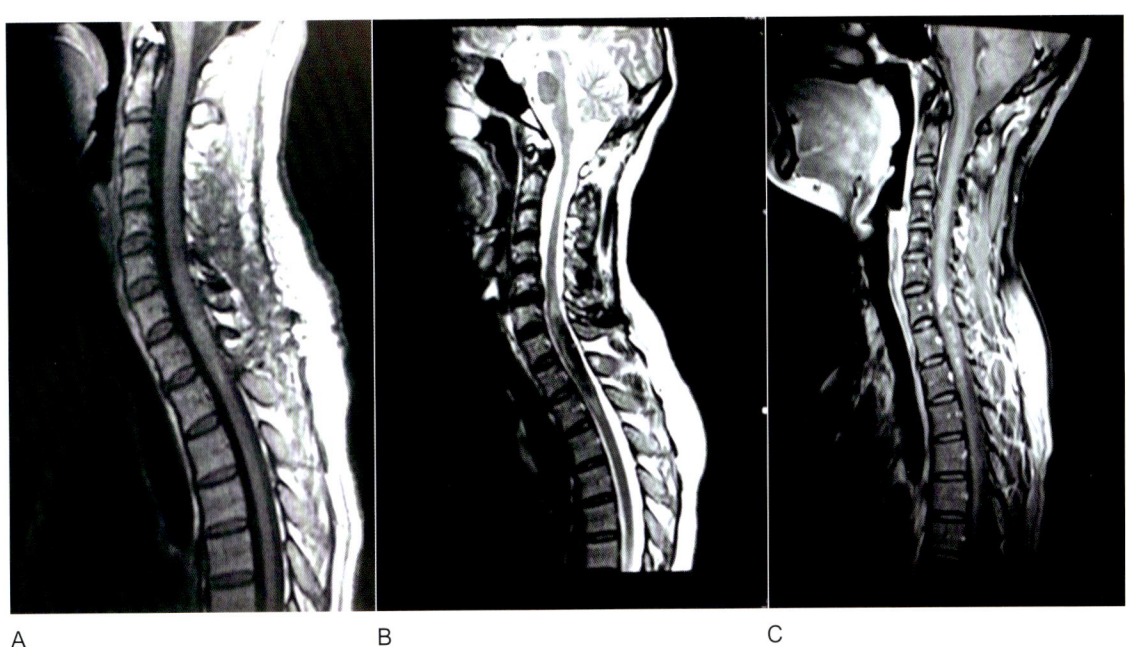

图 14-35 自发髓内血肿患者的 MRI 表现。A. 颈椎 MRI 矢状位 T1 像示颈胸交界髓内呈现一异常高信号，边界欠清；B. 颈椎 MRI 矢状位 T2 像示颈胸交界髓内呈现异常低信号，脊髓明显增粗，结合 T1 像考虑自发髓内出血；C. 相应增强提示髓内异常信号，部分强化，考虑不能除外髓内血管畸形合并自发血肿。

五、治疗

自发性椎管内血肿发病急，进展快，出血通常为固态，质地硬韧，对硬脊膜囊及脊髓压迫明显（图14-36），可在数小时内因急性脊髓压迫出现不可逆的脊髓损伤。高位椎管内出血会影响患者呼吸功能，甚至危及生命。因此本病出现明显的脊髓压迫症状一经诊断，或者在保守治疗过程中症状逐渐加重时，应该尽可能地早期手术治疗。

手术方法为去除椎板减压及清除血肿，一些隐匿性血管畸形破裂后术中往往无法寻找。若为硬脊膜动静脉瘘引起的出血，则应尽可能注意同时切除瘘口及部分硬脊膜下引流静脉。关于手术时机的选择往往已经达成共识，原则是尽可能地早期手术。

对于髓内血管畸形合并自发髓内出血，手术宜慎重，若患者出现严重神经功能障碍，MRI显示明确脊髓增粗，血肿占位效应明显，则应手术治疗。术中在清除血肿的同时，尽可能同期切除畸形血管（图14-37），并送病理证实（图14-38）。

手术效果与瘫痪发生的速度及程度、脊髓受压程度以及手术距瘫痪发生的时间等因素有关。Nocughi根据术前MRI血肿占椎管矢状径的百分比确定预后：若血肿占椎管矢状径的60%以上提示预后不良，神经功能恢复概率低；若血肿占椎管矢状径小于60%则预后相对良好。也有少部分作者认为对于不完全性瘫痪及病程中有好转趋势的自发性椎管血肿非手术治疗效果尚可，但Groen在对文献中对非手术治疗和手术治疗的病例总结并进行统计学分析后认为，硬脊膜外血肿的治疗方案仍是手术治疗且越早效果越好，提倡尽早手术。这已成为目前神经外科界普遍认同的观点。

针对亚急性或者慢性血肿的患者，如果患者神经功能损害尚不严重，相应MRI提示椎管内出血量较少且稳定，是否手术治疗目前存在争论。北京大学第三医院神经外科曾在严密监测下保守治疗过数例自发硬脊膜外血肿，患者在经历保守治疗过程后都能获得较好的恢复（图14-39）。

自发性椎管内血肿确切病因不清，发病的诱因可能和凝血功能以及椎管内血管畸形有关。根据急性神经功能损害的特点和特征性CT及MRI表现可以得出正确诊断。治疗应以手术治疗为主。手术前神经功能损害的严重程度与自起病到手术时的时间间隔是决定手术结果和预后的主要因素。而血肿部位及血肿量往往没有明显的影响预后的差异。对于那些由于凝血功能障碍而导致自发出血的患者，应该经药物治疗纠正凝血异常后积极地行手术治疗，对没有明确手术禁忌的急性截瘫患者，则应急诊手术。

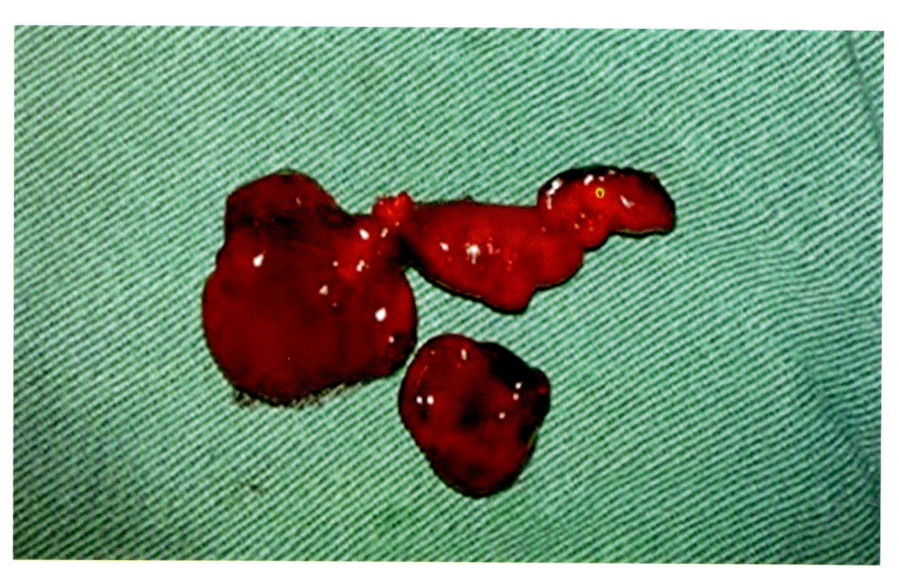

图14-36　急性硬脊膜外血肿患者术中清除的血肿呈固态，质地硬，对硬脊膜囊压迫明显。

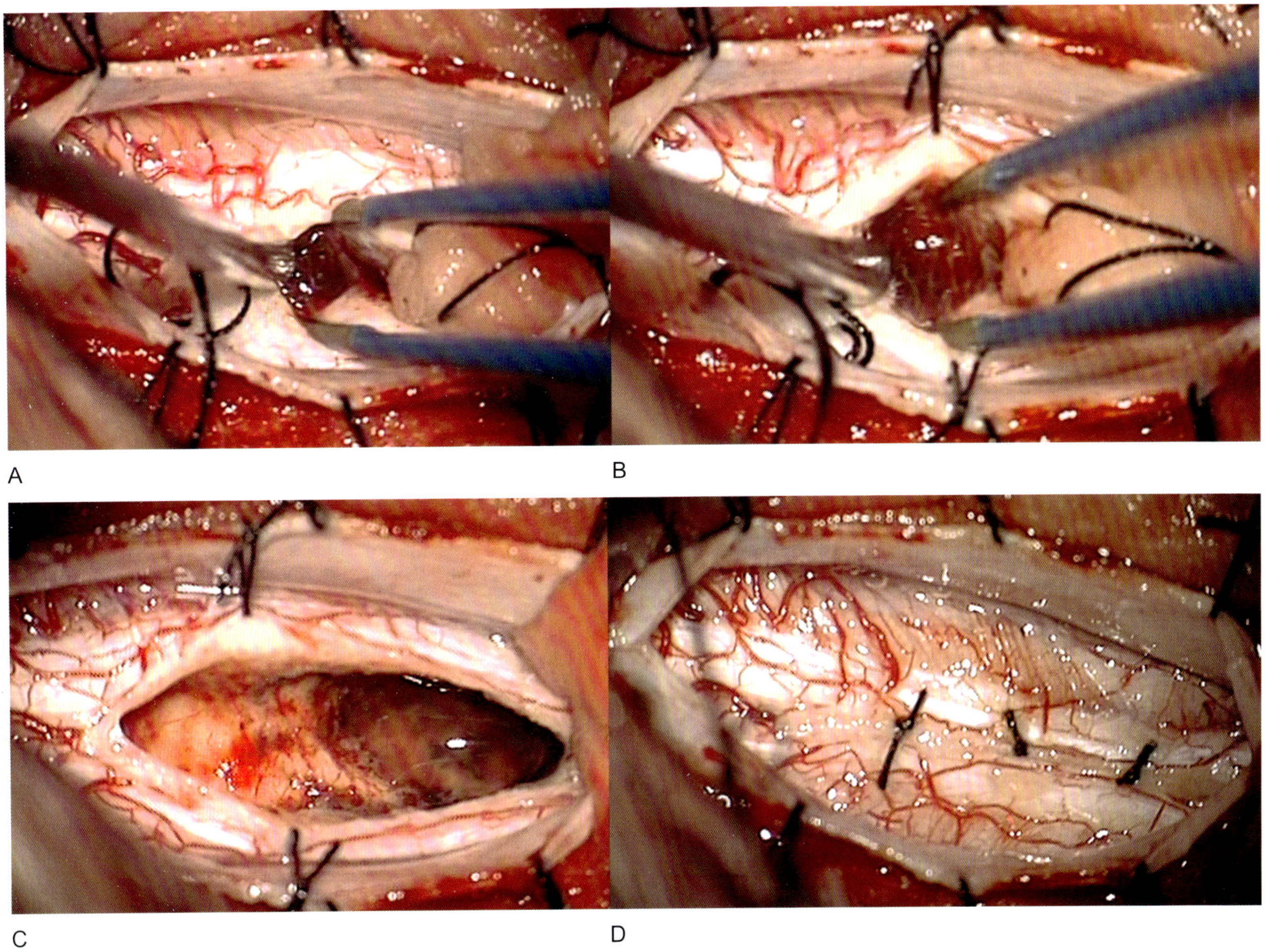

图 14-37 一例自发颈胸段髓内血肿合并脊髓血管畸形患者的手术治疗。A. 脊髓切开后见髓内血肿；B. 分离进入血肿腔，清除血肿；C. 血肿清除后的血肿腔；D. 脊髓软脑膜及蛛网膜缝合。

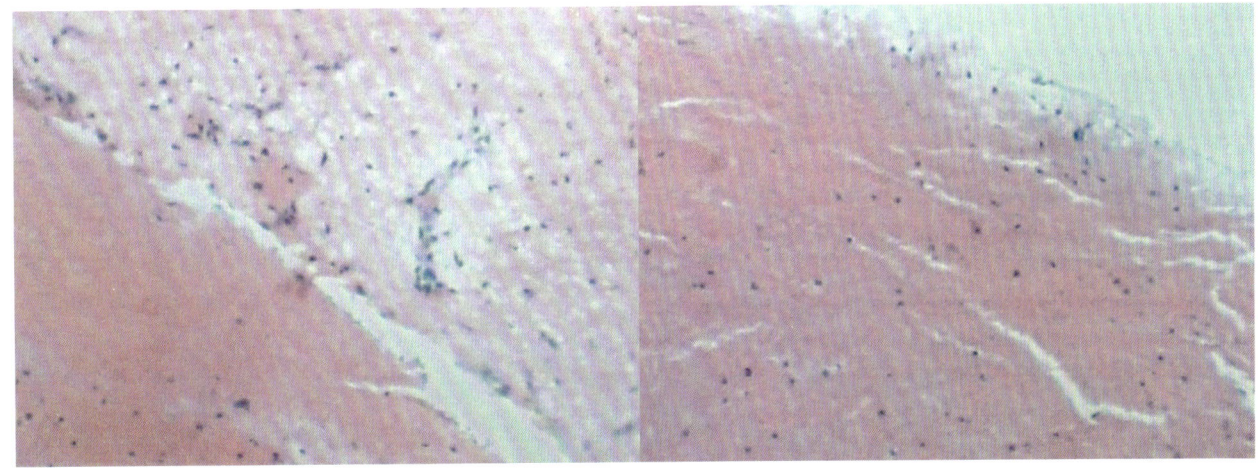

图 14-38 病理提示送检物为血凝块，可见畸形血管。

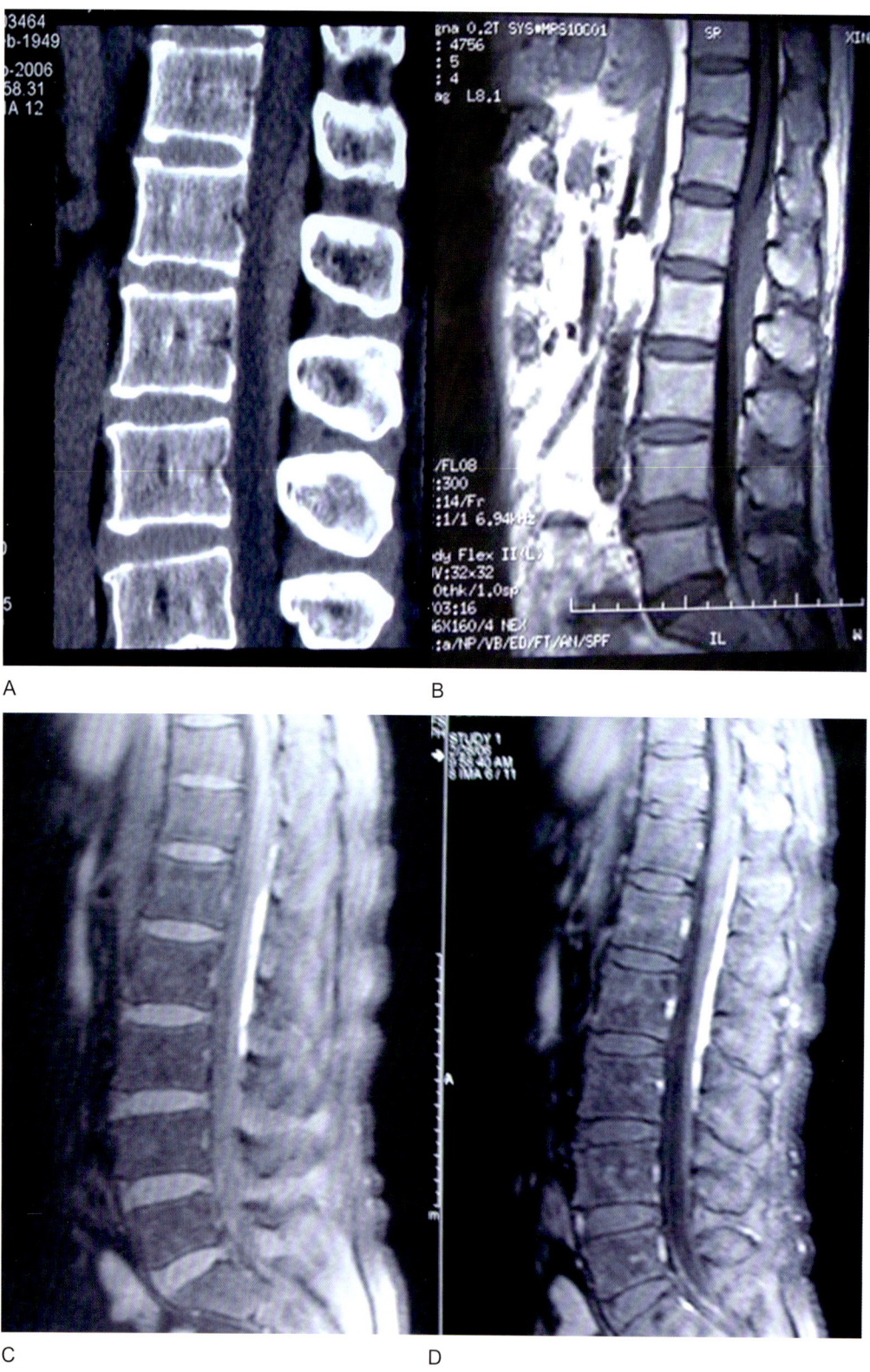

图 14-39　腰椎管内自发硬脊膜外出血患者。患者为中年男性，1 周前有臀部着力外伤史，出现右侧下肢麻木、无力。A. 腰椎 CT 平扫提示 L1～2 节段硬脊膜外出血信号；B. MRI 提示 L1～2 节段硬脊膜外出血；C、D. 经保守治疗 20 天后复查腰椎 MRI 出血信号明显减小，同时此患者症状基本消失。

第七节 肠源性囊肿

一、概述

肠源性囊肿是一种罕见的先天性、发育性畸形。《WHO中枢神经系统肿瘤组织学分类（2007）》的命名是肠源性肿瘤（enterogenous cysts），并将其定义为"衬以能分泌黏液的类似于胃肠道黏膜上皮的囊肿"。

二、流行病特征

国外报道肠源性囊肿发病率占椎管内肿瘤的0.4%，占脊髓囊肿性疾病的12%。国内报道占椎管内肿瘤的1.3%，男女比例约为（2~3）：1。

肠源性囊肿可以发生在椎管内任何部位及颅内的中线区。但目前已有的病例报道中，绝大多数位于椎管内，少数位于后颅窝，个别位于鞍旁。

三、发病机制

肠源性囊肿的发病机制目前仍不清楚。因囊壁与胃肠道的组织学特征相似，一般认为它是内胚层起源。肠源性囊肿好发于颈胸段椎管内，常伴有脊柱及呼吸道、消化道的发育异常，因此认为其发生与消化道形成时神经管与原肠未完全分离有关。

四、病理

肠源性囊肿好发于颈胸段硬脊膜下的脊髓腹侧，多位于髓外硬脊膜下，其形态多为圆形或椭圆形；其蒂附着于脊髓的前方，盲端游离，一般多粘连不紧，易分离切除。囊壁较薄，肉眼所见与蛛网膜囊肿相似。囊液无色透明，或稍浑浊，或呈乳白色胶冻状。蛋白含量高，合并出血则呈黄褐色浑浊样，有些内容物为较黏稠的黄白色液体。

Wilkins和Odom根据囊肿壁的组织学来源将肠源性囊肿分为三种类型，Ⅰ型：囊肿壁基底膜为单层、假复层或柱状上皮，有或无绒毛，类似于胃肠上皮（占50%）、呼吸道上皮（17%）或两种上皮混合存在（33%）。Ⅱ型：类似于Ⅰ型加上黏液腺、平滑肌等成分。Ⅲ型：类似于Ⅰ型加上室管膜或胶质组织作为固有成分。单纯性囊肿80%以上为Ⅰ型，而伴有合并畸形的囊肿壁上则常常有中胚层或外胚层衍生成分（图14-40）。

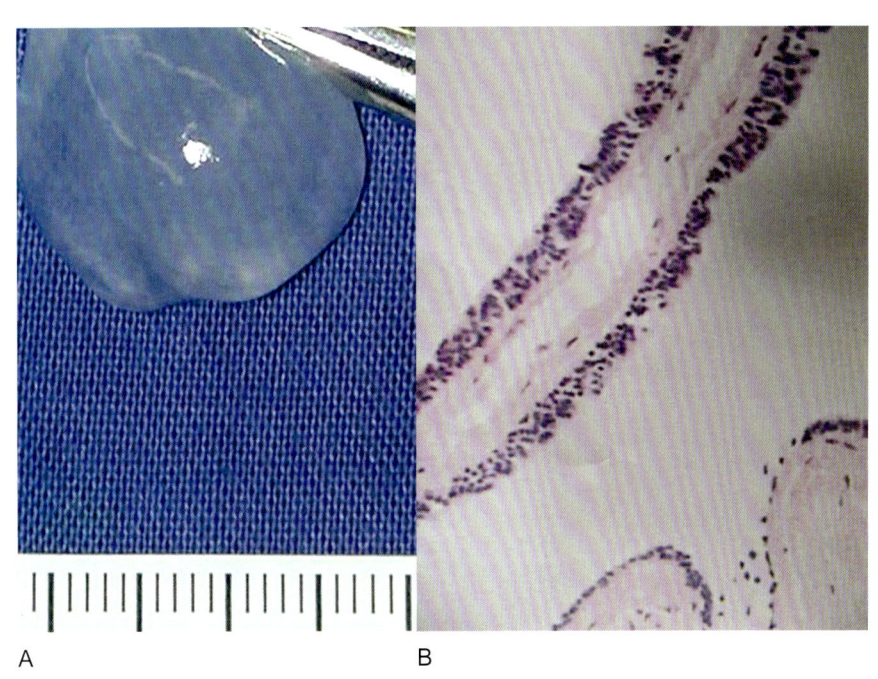

图14-40　肠源性囊肿大体标本及病理检查结果。A. 切除的大体标本，囊壁呈灰白色半透明样；B. 病理提示为肠上皮组织。

五、临床表现

肠源性囊肿可以合并脊柱畸形、肠道或心脏畸形、肛门闭锁、中央管脊髓膨出、脊膜膨出及脊髓脊膜膨出等。单纯性肠源性囊肿的临床表现与囊肿所在部位有关,主要表现为根性痛和脊髓压迫症状,一般病变所致相应部位神经根性疼痛为首发症状,多起病突然,起病后病情进展快,脊髓受压后可出现感觉、运动和括约肌功能障碍。由于病变多位于脊髓腹侧,运动障碍常出现较早且较重,多呈双侧,常在短期内出现截瘫,少数表现为 Brown-Sequard 综合征,高颈段的囊肿可引起呼吸功能障碍而威胁生命。约半数病例呈间歇性发作,有时很像多发性硬化炎症过程,Adams 等认为间歇发作的原因可能为囊肿的周期性破裂或囊液通过囊壁外渗使症状得以缓解。随着囊壁上皮细胞分泌液的增多,脊髓压迫症状又再次出现。此外,间歇性发热或外伤后症状加重,可能由于囊肿破裂,高蛋白的囊液进入蛛网膜下腔或中央管所致。如蛛网膜下腔粘连,则可引起脑积水。

六、影像学表现

在 MRI 未广泛应用以前,该病的诊断主要依靠脊髓造影及 CT。脊髓造影虽然能定位诊断,但无法做出定性诊断,而且很多病人因腰椎穿刺及注入造影剂导致病情加重。CT 扫描为球形或椭圆形水样均匀性低密度影,边缘光滑,脊髓可见受压,CT 增强扫描一般无强化。B 超适合于新生儿和婴儿的检查,高分辨率的 B 超甚至可以发现妊娠 18 周胎儿的畸形。

MRI 的应用使术前的正确诊断成为可能,MRI 可显示囊肿的性质、位置和范围。典型的 MRI 表现是髓外硬脊膜下长 T1、长 T2 囊性占位病灶,均匀一致,边缘锐利。91% 的囊肿 T1 像呈现相对于脊髓的低信号(水样囊液),个别在 T1 像呈稍低信号或混杂信号者可能是高蛋白内容物或罕见的囊内出血所致;T2 像呈高信号,囊壁薄而均匀,可被强化。MRI 可显示囊肿嵌入脊髓程度及伴随的脊髓萎缩,对确定病变性质、拟订手术计划和判断预后有一定的临床意义。高培毅等研究表明当 MRI 在脊髓腹侧中线部位硬脊膜下腔发现一边缘光滑的囊肿,其 T1 和 T2 加权像上信号强度类似于脑脊液并伴有其他脊柱畸形时,应高度提示肠源性囊肿的诊断(图 14-41、图 14-42)。

七、诊断与鉴别诊断

肠源性囊肿是一种比较少见的先天性椎管内肿瘤,其临床表现因囊肿部位、大小、形态不同而异,常有反复发作,因其有中间缓解期或加重,早期往往易漏诊或误诊,导致病程较长。术前能够诊断的不多。目前诊断肠源性囊肿的主要依据是 MRI,确诊必须依靠病理检查。

本病应与其他囊性病变,如蛛网膜囊肿、表皮样囊肿、皮样囊肿、室管膜囊肿等进行鉴别。由于这些囊肿均为上皮来源,因此对于它们相互间的鉴别诊断主要依赖于镜下的组织学形态观察。

八、治疗

椎管内肠源性囊肿应在出现并发症之前早期诊断、早期治疗。手术治疗是唯一行之有效的方法。放疗和化疗对本病无明显疗效。手术的目的在于囊肿全切。文献报道的全切率仅为 36%,多数情况下仅能做到部分切除。这和囊肿位于脊髓腹侧面,或囊肿壁与脊髓粘连紧密有关。

囊肿多位于脊髓腹侧给手术操作带来一定困难,在不损伤脊髓、神经根的前提下尽可能全切囊壁,可视情况切断一侧一到数个齿状韧带并抽出部分囊液减压,一般可获足够操作空间。术中找到囊肿后先穿刺抽吸囊液,尽量避免内容物流入蛛网膜下腔,以减少术后无菌性脑膜炎的发生。若囊肿与脊髓粘连紧密,可大部切除,将剩余的囊壁残端反复冲洗,用双极小电流电灼,防止复发,对残留病灶可试行放疗(图 14-43)。

腰骶段肠源性囊肿小儿患者常伴有脊髓栓系综合征,手术时除切除囊肿外,还应做栓系松解术。若囊肿较大,术前还应考虑到脊柱稳定性,以防术后出现远期脊柱畸形。必要时在囊肿切除后可行脊柱重建,尽量保留脊柱的解剖完整性,减少术后并发症。

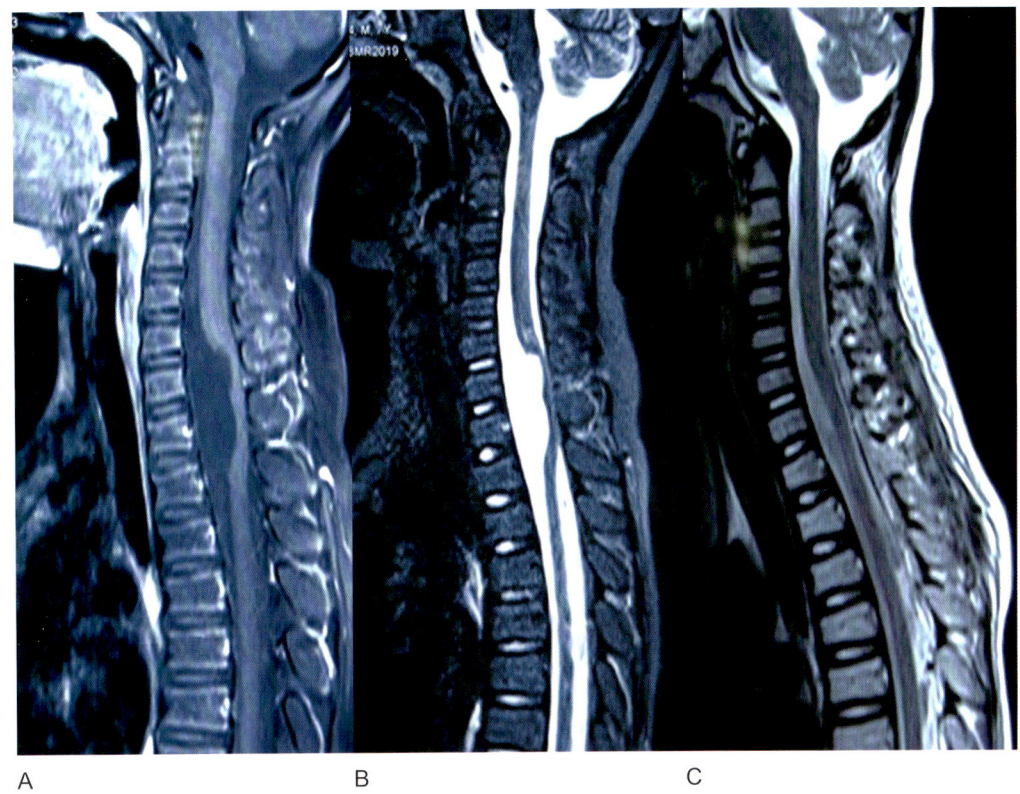

图 14-41 颈胸段典型肠源性囊肿的术前、术后 MRI 对比。A、B. 术前 MRI 提示脊髓腹侧长 T1、长 T2 信号影,脊髓呈虫蚀样改变,此为肠源性囊肿典型的影像学特征;C. 术后 MRI 提示囊肿全切,脊髓无明显受压。

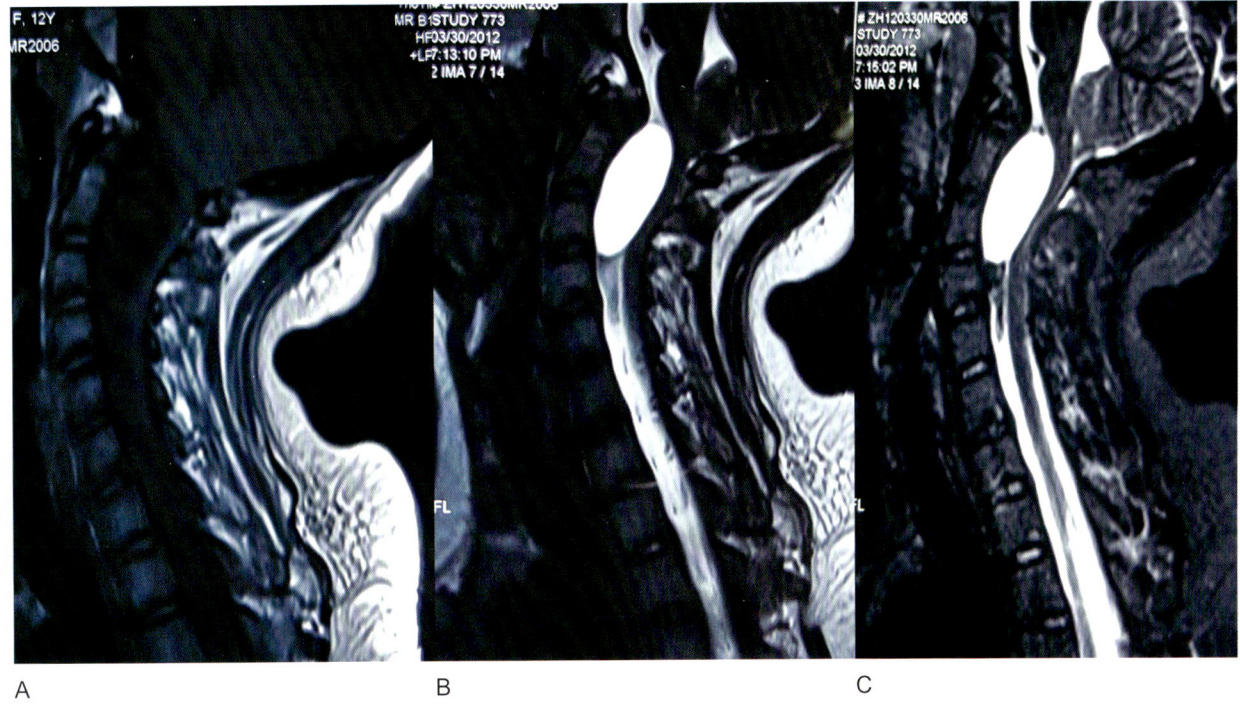

图 14-42 高颈段典型肠源性囊肿的 MRI,提示脊髓腹侧长 T1、长 T2 信号影,脊髓受压后移,压脂像无变化。

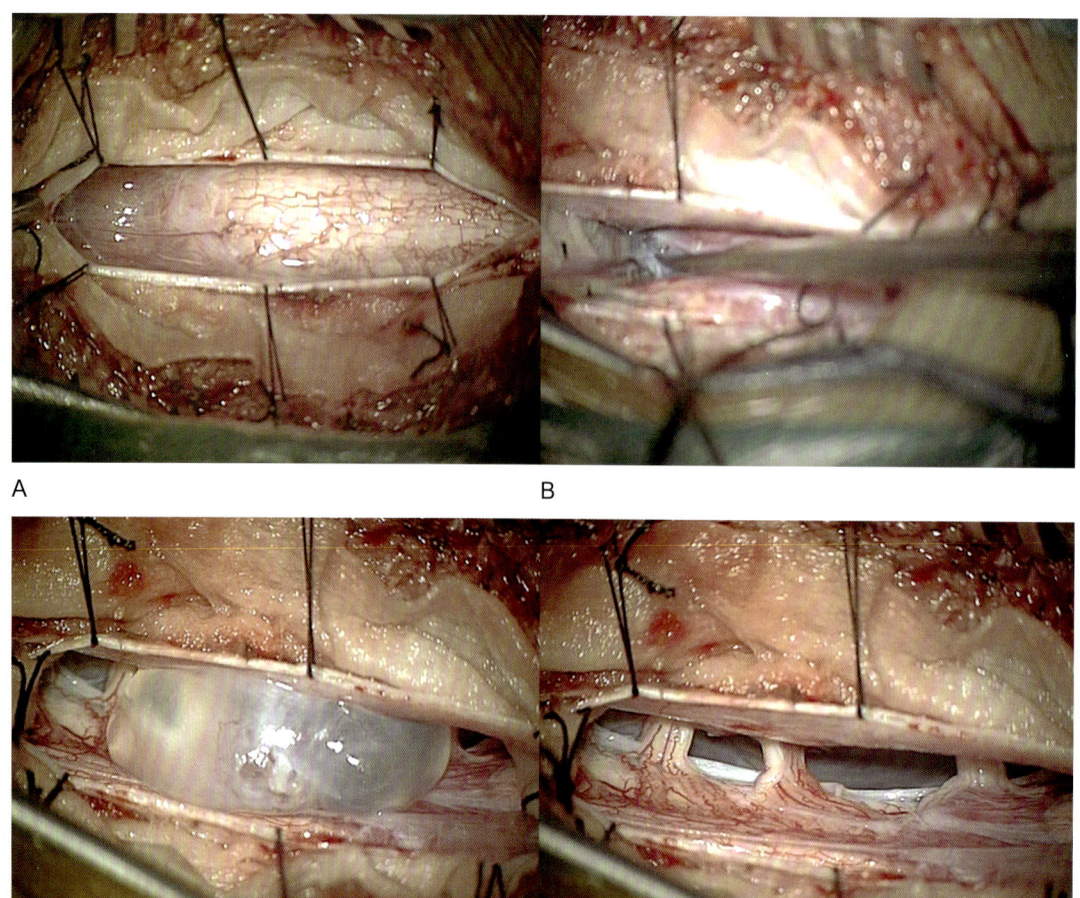

图 14-43　颈脊髓腹侧肠源性囊肿手术切除过程。A. 硬脊膜切开悬吊后，显露脊髓，囊肿完全位于脊髓腹侧；B. 轻柔牵开脊髓及神经根，寻找囊肿，分离粘连；C. 粘连分离后将囊壁大部分牵出；D. 囊肿切除后，颈神经根保留完好。

（于　涛　张　嘉）

参 考 文 献

1. Kunz U, Mauer M, Maldbaur H. Lumbosacral extradural arachnoid cysts: diagnostic and indication for surgery. Eur Spin J, 1999, 8:218-222.
2. Schurr PH. Sacral extradural cyst: an uncommon cause of low back pain. J Bone Joint Surg(Br), 1955, 37:601-602.
3. Hejaze N, Hassler W. Microsurgical treatment of intramedullary spinal cord tumors. Neuro Med Chit(Tokyo), 1998, 38(5):266-273.
4. Crellin RQ. Sacral extradural cyst a rare case of low backache and sciation. J Bone Jeiut Su rg, 1973, 55:20-21.
5. Bartels RH, Van Overbeeke JJ. Lumbar cerebrospinal fluid drainage for symptomatic sacral nerve root cysts: an adjuvant diagnostic procedure and/or alternative treatment? Technical case report. Neurosurgery, 1997, 40(4):861-864.
6. Lynn M, Mules MB, CHB. Multiple extradural arachnoid cysts as a cause of spinal cord compression in a child. J Neurosugery, 1999, 91:116-118.
7. Cloward RB. Congenital spinal extradural cyst: case report with review of literature. Neurosurg, 1968, 68:51-52.
8. McCrum C, Williams B. Pinal extradural arachnoid pouches. Neurosurg, 1982, 7:49-50.
9. North RB, Kidd DH, Wang H. Occult bilateral arterial and intranasal meningeal and perineurial cysts: case report and review of the literature. Neurosugery, 1990, 27:981-983.
10. Bantels RHMA, Van Overbear JJ. Lumbar cerebrospinal fluid drainage for symptomatic sacral nerve root cysts.

Neurosurg, 1997, 40(4):861-863.
11. Paulsen RD, Call GA, Murtagh FR. Prevalence and percutaneous drainage cysts of the sacra nerve root sheath(tarlov cysts). A JNR, 1994, 15:293-295.
12. Cheng MH. Intraspinal extradural arachnoid cyst with spinal cord herniation. J Formos Med Assoc, 1996, 95:712-716.
13. Patal MR, Louie W, Rachlin J. Percutaneous fibrin glues therapy of cysts of sacral spine. AJR, 1997, 168:367-368.
14. Colli BO, Valenca MM, Carlotti CG, et al. Spinal cord cysticercosis: neurosurgical aspects. Neurosurg Focus, 2002, 12(6):e9.
15. Roy RN, Bhattacharya MB, Chatterjee BP, et al. Spinal cysticercosis. Surgical Neurology, 1976, 6(2):129-131.
16. Lim BC, Lee RS, Lim JS, et al. A case of neurocysticercosis in entire spinal Level. J Korean Neurosurg Soc, 2010, 48(4):371-374.
17. NK, Jain VK, Das BS, et al. Intramedullary cysticercosis. Clin Neurol Neurosurg, 1989, 91(4):337-341.
18. Ahmad FU, Sharma BS. Treatment of intramedullary spinal cysticercosis: report of 2 cases and review of literature. Surg Neurol, 2007, 67(1):74-77.
19. Apuzzo ML, Dobkin WR, Zee CS, et al. Surgical considerations in treatment of intraventricular cysticercosis: an analysis of 45 cases. J Neurosurg, 1984, 60(2):400-407.
20. Tacconi L, Arulampalam T, Johnston FG, et al. Intramedullary spinal cord abscess: case report. Neurosurgery, 1995, 37(4):817.
21. Lovst ad RZ, Bernt sen AG, Berild D, et al. Intraspinal infections in patients treated with epidural analgesia. Tidsskr Nor Laegeforen, 2000, 120(20):2403.
22. Hejaze N, H assler W. Microsurgical treatment of intramedullary spinal cord tumors. Neurol Med Chit(Tokyo), 1998, 38(5):266-273.
23. Puusepp M. Variete rare de teratomesous-dural de la region cervical(interstinome). Revista de Neurologia, 1934, 2, 879-886.
24. Harriman, DEF. An interspinal enterogenous cyst. Jpath Bace, 1958;73:213.
25. Kwork DM F. Intraspinal enterogenous cyst. J Neurosurg, 1982, 56:270.
26. Lippman CL, Argintenu M, Purohit D, et al. Intramedullary neurenteric cysts of spine. Case report and review of the literature. J Neurosurg(spine2), 2001, 94:30.
27. Millis RR, path MRC, Holmes AE Enterogenous cyst of the spinal cord with associated intestinal reduplication, vertebral anomalies, and a dorsal dermal sinus. J Neurosury. 1973, 38, 73-77.
28. H. J. ten Donkelaar, et al. A spinal intradural enterogenous cyst with well-differentiated muscularis propria. Acta Neuropathol, 2002, 104:538-542.
29. Wilkins RH, Odom GL. Handbook of clinical neurology. In: Vinken PJ, Bryn GW. eds. Spinal intradural cysts. New York: North Holland pubishing Co, 1976:55-102.
30. Agnoli A I, Laun A, Schonmayr R. Enterogenous intraspinal cysts. J Neurosurgy, 1984, 61:834.
31. Kadhim H, Proano PG, Saint MC, et al. Spinal neurenteric cysts presenting in infancy with chronic fever and acute myelopathy. Neurology, 2000. 54:2011-2015.
32. Perry A, Scheithauer BW, Zaias BW, et al. Aggressive enterogenous cyst with extensive craniospinal spread case report. Neurosurgy, 1999, 44(2):401-404.
33. Wilkins RH, Rossitch E Jr. Intraspinal cysts. In: Pang D ed. Disorders of the Pediatric Spine. New York: Raven Press; 1995:445-466.
34. Kulkarni V, Daniel RT, Haran RP. Extradural endodermal cyst of posterior fossa:case report, review of the literature and embryogenesis. Neurosurgery 2000, 47:764-767.
35. Lee SH, Dante SJ, Simeone FA, et al. Thoracic neuroenteric cyst in an adult:case report. Neurosurgery, 1999, 45:1239-1243.
36. Matsushima T, Fukui M, Egami H. Epithelial cells in a so-called intraspinal neurenteric cyst: A light and electron microscopic study. Surg Neurol, 1985, 24:656-660.
37. Zahos PA, Goodman LA, Onesti St. Dorsal endormal cyst of the upper cervical spine:case report and review of the literature. J Spinal Disord, 1996, 9:536-539.
38. Birch BD, McCormie PC. High cervical split cord malformation and neuroenternic cyst associated with congenital mirror movements: case report. Neurosurgery, 1996, 38:813-681.
39. Pang D, Dias MS, Ahab-Barmada M. Split cord malformation:Part I-A unified theory of embryogenesis for double spinal cord malformations. Neutosury, 1999,

31:451-480.

40. Agrawal D, Suri A, Mahapatra AK, et al. Intramedullary neuroenteric cyst presenting as infantile paraplegia: A case and review. Pediatr Neurosurg, 2002, 37:93-96.
41. Noguchi T, Oguri S, Yamaguchi T, et al. Spinal epidural hematoma: relationship between imaging findings and neurological outcomes. Nippon Igaku Hoshasen Gakkai Zasshi, 2003, 63:385-389.
42. Duffill J, Sparrow OC, Millar J, et al. Can spontaneous spinal epidural haematoma be managed safely without operation? A report of four cases. J Neurol Neurosurg Psychiatry, 2000, 69:816-819.
43. Hentschel SJ, Woolfenden AR, Fairholm DJ, et al. Resolution of spontaneous spinal epidural hematoma without surgery: report of two cases. Spine, 2001, 26:525-527.
44. Groen RJ. Non-operative treatment of spontaneous spinal epidural hematomas: a review of the literature and a comparison with operative cases. Acta Neurochir(Wien), 2004, 146: 103-110.
45. 冀勇，郑楠，郭军旗．椎管内肿瘤400例临床分析．颈腰痛杂志，1997, 18 (1):82-83.
46. 杨树源，洪国良．椎管内肿瘤402例报告．中华神经外科杂志，2000, 3(16):162-164.
47. 张伯勋，卢世璧，朱盛修，等．骶部硬脊膜外囊肿——腰痛和坐骨神经痛的少见原因．中华骨科杂志，1983, 3:272-274.
48. 康两期，刘晖，丁真奇，等．骶部硬脊膜外囊肿的诊断．临床骨科杂志，2004, 7(1):33-35.
49. 杨永林，马文学．骶部硬脊膜外囊肿的诊断和治疗．临床军医杂志，2005, 33 (4):455-456.
50. 温立升，曹家树，陈富春，等．骶部硬脊膜外囊肿诊治体会．颈腰痛杂志，2001, 22 (1):32-33.
51. 张建宁，陈志强，王喜民．骶部硬脊膜外囊肿13例手术分析及分型．青海医药杂志，2001, 31:23-24.
52. 洪天禄，赵理铭，陈国平，等．骶管硬脊膜外蛛网膜囊肿引起的坐骨神经痛．中华骨科杂志，1994, 14(9):546-548.
53. 孙荣君．硬脊膜外囊肿．中华神经外科杂志，1996, 12:153.
54. 徐巍，周宇，陈方海，等．骶管内硬脊膜外囊肿25例报告．四川医学，2003, 24:681-682.
55. 于学忠，魏鹏飞，穆夕涛，等．腰骶部硬脊膜外囊肿的诊断和治疗．颈腰痛杂志，2002, 23:38-39.
56. 赵乃昊，农大件，刘贺，等．蛛网膜囊肿的分型与诊断探讨．中国矫形外科杂志，2000, 11:1132-1133.
57. 吴昆华，戴敏方，翟凌云．椎管内肿瘤的MRI特征及鉴别诊断．中外医用放射技术，1999, 5:41-43.
58. 胥少汀，葛宝丰，徐印坎．实用骨科学．2版．北京：人民军医出版社，1999, 1562-1563.
59. 刘玉杰，梁燕，卢世璧，等．骶神经根囊肿影像学诊断和治疗方法的探讨．中国脊柱脊髓杂志，1999, 2:73-75.
60. 叶根茂，王乾兴，吴苏稼，等．医学影像检查方法的选择在诊断椎管内肿瘤的意义．中国矫形外科杂志，1999, 6:568-569.
61. 王晓彤．骶部硬脊膜外囊肿的影像学评估．颈腰痛杂志，2001, 22:35-36.
62. 夏亚一，孙正义，何宁．胸腰段巨大硬脊膜外囊肿1例报告．中国脊柱脊髓杂志，2002, 12:645.
63. 凌波．骶管内硬脊膜外囊肿的诊断和治疗（附16例报告）．广西医学，2002, 24:1270-1271.
64. 于涛，王成林，袁毓会．椎管内肿瘤163例临床分析．中国综合临床，2003, 19:86-88.
65. 陈晓东，王振宇，谢京城．症状性骶管内囊肿的诊断与治疗．中国脊柱脊髓杂志，2006, 02, 138-141.
66. 魏希发，董京飞，刘庆良．脊髓肠源性囊肿20例分析．中华神经外科杂志，1991, 7(3):229-230.
67. 高培毅，Anne G. Osborn．椎管内肠源性囊肿的磁共振影像诊断．中国医学计算机成像杂志，1995, 1:154-159.
68. 罗玉民，马延山．幕下开颅肿瘤切除术后合并无菌性脑膜炎原因的探讨．中华神经外科杂志，1998, 14(6):338.

索 引

B

半椎板入路 183
半椎板切除术 30
表皮样囊肿 140, 148, 170

C

成熟畸胎瘤 136
肠源性囊肿 206, 259

D

电生理监测仪 52
多发性硬化 144
多发脊髓肿瘤 213
骶管囊肿 229

F

复发性脊髓肿瘤 219

H

后方旁正中入路 226
后正中经椎间孔入路 226
海绵状血管瘤 138, 140, 148
黑色素瘤 154

J

肌电图 50
脊髓肿瘤 9, 65
假性脊髓肿瘤 229
即时旋转轴 12

极远外侧（经枕骨髁）入路 207
畸胎瘤 136, 140, 148, 169
痉挛状态 154
经（颈/咽后）前外侧入路 207
经口腔入路 207
脊柱不稳定 36
脊柱固定融合术 79
脊柱畸形 154, 219
脊索瘤 98, 206
脊膜瘤 65, 112, 122, 166, 175
脊髓内转移瘤 138, 148
脊髓型囊虫病 240
脊髓空洞 144
脊髓髓内肿瘤 133
颈椎管哑铃型肿瘤 183

L

两柱法 13
颅颈交界区肿瘤 205

M

弥漫性星形细胞瘤 148
马尾综合征 160

N

脑脊液漏 178

P

皮样囊肿 140, 148, 170

胚源性肿瘤 115, 126

Q
全椎板切除 79

R
软脊膜 4

S
三点屈曲 39
神经源性肿瘤 65
三柱法 14
室管膜瘤 115, 126, 133, 139
室管膜瘤手术 148
神经束膜囊肿 235
神经源性肿瘤 65, 206
神经电生理监测 49, 146
神经鞘瘤 114, 122, 166, 171, 181
赛博刀 92
髓内肿瘤 87
髓内脂肪瘤 136
髓内血管畸形 256

T
体感诱发电位 50

X
胸廓出口综合征 75
星形细胞瘤 134, 140, 148, 169
胸椎管哑铃型肿瘤 193
血管网状细胞瘤 136, 140, 148, 166, 175

血管脂肪瘤 99

Y
运动诱发电位 50
哑铃型肿瘤 87, 181
圆锥综合征 160
圆锥马尾部肿瘤 159
硬脊膜 4
硬脊膜下脓肿 246
硬脊膜内髓外肿瘤 111
硬脊膜囊肿 235
硬脊膜外肿瘤 97
硬脊膜外脓肿 246
腰椎管哑铃型肿瘤 202
腰椎间盘突出症 250
运动节 9

Z
枕下中线或外侧入路 207
椎旁肿瘤 223
椎板成形术 25
椎管内脊膜囊肿 235
椎管内脓肿 246
椎管哑铃型肿瘤 181
终丝室管膜瘤 161
脂肪瘤 140, 148, 171
自发性椎管内血肿 253
蛛网膜 4
蛛网膜囊肿 126
转移瘤 99, 115